Christof Decker

Die ambivalente Macht des Films

Explorationen des Privaten
im amerikanischen Dokumentarfilm

wt
FILM

Christof Decker

Die ambivalente Macht des Films

Explorationen des Privaten im amerikanischen Dokumentarfilm

wvt Wissenschaftlicher Verlag Trier

Die Deutsche Bibliothek - CIP-Einheitsaufnahme

Decker, Christof:
Die ambivalente Macht des Films : Explorationen
des Privaten im amerikanischen Dokumentarfilm /
Christof Decker. -
Trier : WVT Wissenschaftlicher Verlag Trier, 1995
  Zugl.: Berlin, Freie Univ., Diss., 1994
  ISBN 3-88476-129-3

Titelbild aus dem Film *David Holzman's Diary*
mit freundlicher Genehmigung der
Stiftung Deutsche Kinemathek
Umschlag: Brigitta Disseldorf
(Marco Nottar, Agentur für Werbung & Design, Konz)

© WVT Wissenschaftlicher Verlag Trier, 1995
ISBN 3-88476-129-3

Alle Rechte vorbehalten
Nachdruck oder Vervielfältigung nur mit
ausdrücklicher Genehmigung des Verlags

WVT Wissenschaftlicher Verlag Trier
Postfach 4005, 54230 Trier
Bergstraße 27, 54295 Trier
Tel. (0651) 41503, Fax 41504

Inhalt

Vorbemerkung 9
Einleitung 11

Teil I: Begriffsbestimmungen und historische Entwicklungen des
Dokumentarfilms 24

1. Funktionszuweisungen und Produktionskontexte 33
   1.1 *Creative Treatments of Actuality*: Aufklärungsanspruch oder
       Erfahrungsideal 37
   1.2 Institutionelle Kontexte der sechziger und siebziger Jahre:
       Verschränkungen fernsehmedialer und alternativer Praktiken 41
       1.2.1 Produktionskontexte der Explorationen des Privaten 47
   1.3 Exkurs: Utopie und Praxis des amerikanischen *public television* 51
       1.3.1 Utopische Ziele für ein alternatives Fernsehen 52
       1.3.2 Politische und finanzielle Probleme in der Praxis 53

2. Textmodelle des Dokumentarfilms, Hypothesen zur historischen
   Entwicklungslogik 57
   2.1 Traditionelle Positionen bei Barsam und Barnouw 58
       2.1.1 Der Dokumentarfilm als Archiv des Realen bei Barsam 58
       2.1.2 Filmgeschichte als Autorengeschichte bei Barnouw 67
   2.2 Der zeichentheoretische Ansatz von Bill Nichols 74
       2.2.1 Textordnungen und Anspracheformen 83
       2.2.2 Die Typologie der Repräsentationsmodi 87

3. Wirkungsannahmen und Strukturveränderungen des Rezeptionsraums
   'politische Öffentlichkeit' 100
   3.1 Programmatische Reflexivität? Zur Beschränkung des dokumen-
       tarfilmischen Geltungsanspruchs 100
   3.2 Aufklärung, Manipulation, Ausschluß: Zur Bedeutung der politi-
       schen Öffentlichkeit innerhalb einer demokratischen Kultur 106
       3.2.1 Historische Vorläufer: Die Debatte zwischen Walter Lipp-
             mann und John Dewey über die Funktion der Öffentlichkeit 107
       3.2.2 Die Öffentlichkeit im Spannungsfeld privatwirtschaftlicher
             Marktmodelle 113

Teil II: Explorationen und Konstruktionen des Privaten im amerikanischen Dokumentarfilm 124

4. *Selling an Experience*: Zur Geschichte des amerikanischen Direct Cinema 128
   4.1 Der Übergang vom analytischen zum performativen Repräsentationsmodus 128
       4.1.1 Der institutionelle Fernsehkontext und das Neutralitätspostulat der Filmemacher 133
       4.1.2 Drehsituative Kontrolle, fließende Montagerhythmen und Erzählverfahren mit Krisenstruktur 137
       4.1.3 Mythen des Dabeiseins, der authentischen Realität und der apparatefreien Transparenz: Zur Kritik am Direct Cinema 141
   4.2 Subjektpositionen, Narrativität und Ideologie: Weiterentwicklungen einer kritischen Erzähltheorie 146

5. Private Spiegelbilder, intime Erzählungen, Einschreibungen des Selbst: Protokolle, Selbstanalysen, Selbstinszenierungen, Systemanalysen 160
   5.1 Übersicht der Explorationskategorien 162
   5.2 Protokolle: Szenarien der Privatheit 165
       5.2.1 Der 'neutrale Blick' auf die amerikanische Kultur 165
       5.2.2 Das Spiel mit der Verschmelzung: Innen- und Außensichten 176
       5.2.3 Die Performanz als Selbst-Setzung oder die Authentizität des Rollenspiels 185
       5.2.4 Emotionalisierungen der Ansprache und Bewältigungsversuche einer unmöglichen Präsenz 193
   5.3 Selbstanalysen: Autobiographische Spaltungen als 'Technologien des Selbst' 201
       5.3.1 'Männliche' und 'weibliche' Blicke: Das Private als Raum der geschlechterspezifischen Exploration 217
   5.4 Selbstinszenierungen: Fingierte Szenarien, Maskeraden und die Reflexivität der 'Täuschung' 228
   5.5 Systemanalysen: Das Private als symptomatische Kategorie gesellschaftlicher Machtverhältnisse 242
       5.5.1 Exkurs: Die Kritik von Richard Sennett und Christopher Lasch an der Umwertung des Öffentlichen 257
       5.5.2 Die mediale Repräsentation des Privaten als Konsolidierung der Sphären 'sekundärer Intimität' 262

6. Filmische Repräsentation und individuelle Rezeption: Konzeptionen und
   Formen einer 'gesellschaftlichen Weiterverarbeitung' 266
   6.1 Rezeptionstheoretische Annahmen zur Zuschauer-Text-Interaktion 269
   6.2 Schutzlosigkeit und Wissenwollen - zur Ethik des Dokumentarfilms 277
       6.2.1 Tabuverletzungen, Provokationen der Filmemacher und das
             öffentliche 'Recht auf Wissen' 284
       6.2.2 Die Eindämmung des medialen Zugriffs als Schutz des
             Individuums 288
   6.3 Die Popularisierung des Dokumentarischen: Die 'Familienserie'
       An American Family als kulturelles Objekt 296
       6.3.1 Zum Produktionshintergrund der Serie 302
       6.3.2 Reaktionen, Projektionen der Zuschauer und eine Geschichte
             neben den Bildern 305
       6.3.3 Spuren der Lesekompetenz 315
       6.3.4 Nachtrag zur psychoanalytischen Dimension der
             Rezeption 317
   Schlußbemerkungen zu Teil II 324

Teil III: Modelle kultureller Demokratisierungs- und
         Vermachtungsprozesse 329

7. Bedingungen, Merkmale und Grenzen einer demokratischen Medienkultur 329
   7.1 Zur Typologie der Kommunikationssysteme bei Williams 333
   7.2 Funktionsbestimmungen der 'freien Rede' und der politischen
       Öffentlichkeit 338
       7.2.1 Vorstellungen zur Propaganda in einem technokratischen
             Kommunikationssystem 343
       7.2.2 Aufklärungsprozesse (in) der politischen Öffentlichkeit 349
       7.2.3 Das Postulat der sichtbaren Regierung und die Macht der
             Überwachung 370
   7.3 Kommunikation als gemeinschaftskonstituierendes Ritual 380
       7.3.1 Symbolvermittelte Interaktion unter kommunikationstech-
             nologischen Bedingungen 384
       7.3.2 'Qualitäts'-Kriterien kultureller Verständigung - zur Theorie
             einer demokratischen Kultur 394

8. Quellen- und Literaturverzeichnis 413

Vorbemerkung

Die vorliegende Arbeit ist in einem interdisziplinären Bereich entstanden, der gleichermaßen von der Film- und Fernsehwissenschaft wie der amerikanistischen Kulturwissenschaft geprägt ist. Im Rahmen eines Graduiertenkollegs am Kennedy-Institut (Berlin), das sich mit 'Problemen der Demokratie in den USA' auseinandersetzte, wurde mein Interesse an Fragen einer demokratischen Kultur vertieft, während die Beschäftigung mit dem Dokumentarfilm auf die Mitarbeit an einem Forschungsprojekt in Frankfurt/Main zurückgeht, das sich der akademischen Aufarbeitung des amerikanischen Dokumentarfilms gewidmet hatte. Aus beiden Diskussionskontexten habe ich wichtige Anregungen erhalten; durch die enge Zusammenarbeit im Kolleg konnte sich darüber hinaus ein konstruktiver Austausch entwickeln, der auf vielfältige Weise für die Anfertigung der Arbeit hilfreich war. Mein Dank geht insbesondere an Winfried Fluck, Noll Brinckmann, Heinz Ickstadt, Martin Christadler, Dorothee Lossin, Michael Barchet, Maximilian Preisler, Martin Klepper und die TeilnehmerInnen des Graduiertenkollegs.

Einleitung

Die vorliegende, film- und medienhistorisch ausgerichtete Untersuchung widmet sich Entwicklungstendenzen des amerikanischen Dokumentarfilms, die ihn seit den sechziger Jahren kennzeichnen und in ein spezifisches Verhältnis zu Phänomenen der filmischen Repräsentation, der Veröffentlichung des Privaten und der kulturellen Demokratisierung gesetzt haben. Sie orientiert sich an der Prämisse, daß der Dokumentarfilm jenseits des journalistischen Tagesgeschäfts eine wirklichkeitszugewandte Geltungs- und Erklärungskraft und eine kritische öffentliche Relevanz beansprucht. Dieser Anspruch ist in filmhistorischen Untersuchungen oftmals in den Zusammenhang einer kulturellen Demokratisierung durch jene filmischen und elektronischen Medien gestellt worden, die im Verlauf des 20. Jahrhunderts ihre strukturbildende Kraft ausgeweitet und internationalisiert haben. Er hat jedoch auch - und diese Entwicklungsdynamik ist vor allem im Kontext ideologiekritischer und poststrukturalistischer Einwände deutlich geworden - zu einer gegenläufigen Zurichtung und Stereotypisierung 'fremder' Kulturen und Lebenswelten beigetragen, die sich einer Bebilderung nicht erwehren konnten und auch nicht über die technische Kompetenz oder Apparatebasis für eine eigenständige filmische Repräsentation verfügten. So stellt sich der Dokumentarfilm als doppeldeutiges Genre dar, das zwar einerseits eine Demokratisierung und Emanzipation anstrebt, aber gleichermaßen eine mediale Vereinheitlichung und stereotype Festschreibung unterstützen kann.

In der vorliegenden Untersuchung soll auf verschiedenen theoretischen und filmanalytischen Ebenen eine Auseinandersetzung mit diesem dialektischen Verhältnis vorgenommen werden. Es ist zu einem zentralen Bezugspunkt für Fragen der Begriffsbestimmung des Dokumentarfilms und seiner historischen Entwicklung geworden und erfaßt auch die Problematik einer massenmedial erschlossenen Gesellschaft und Kultur, die ihre demokratische Ausgestaltung in zunehmendem Maß an den ökonomischen und technologischen Bedingtheiten aufreibt. Mit der Orientierung an der Geschichte des Dokumentarfilms wird insofern ein Aufschluß über Entwicklungen verbunden, die charakteristisch für Tendenzen massenmedialer Kommunikation sind. Über die besondere Positionierung des Genres sollte dabei jedoch Klarheit bestehen. Es beansprucht zwar eine Geltungskraft und öffentliche Relevanz, konnte diese aber nie wirklich 'massenhaft' umsetzen - wie vielleicht auch das Herausstellen seiner 'dämonischen' Kräfte einer Idealisierung der rezeptionsbedingten Wirksamkeit entspringt. Das Genre hat sich statt dessen als ein Minderheitenphänomen konsolidiert und bleibt sowohl in der Produktion wie in der akademischen Aufarbeitung marginalisiert. Es eignet sich dennoch dazu, die Bedingungen und Merkmale einer demokratischen Kultur zu erörtern, da es zum einen die Verklammerung von Demokratisierungs- und Vermachtungsprozessen eindringlich nachvollziehbar macht, zum anderen an der Historizität der gesellschaftlichen Erfahrung in ihrer filmischen Repräsentation auf eine besondere und eigenständige, in anderen filmischen Genres unerreichte Weise arbeitet, und schließlich, da es in seiner Randposition die zentralisierenden und dominierenden massenmedialen Kräfte veranschaulichen kann. Aus diesen Gründen gilt es, die Aufmerksamkeit weniger auf die Marginalisierung des Dokumentarfilms zu richten als auf die Bedingungen, die diese hervorgebracht und institutionalisiert haben.

Daher sollen in den theoretischen und historischen Erörterungen der vorliegenden Arbeit sowohl die Funktionsbestimmungen des Genres in unterschiedlichen Produktions- und Rezeptionskontexten als auch die damit verbundenen textspezifischen Strukturmerkmale eine ausführliche Berücksichtigung finden. Im Mittelpunkt des filmanalytischen Teils steht dagegen jene Dialektik, die für Mediengesellschaften symptomatisch und für die Entwicklung des amerikanischen Dokumentarfilms historisch bedeutsam erscheint: die Veröffentlichung des Privaten und die Verpersönlichung des Politischen. Sie breitet sich ab den sechziger Jahren in neuartigen Formen vielschichtig aus und führt zu einer Problematisierung jener Kategorien, die durch die Trennung der Sphären als unumstößlich erschienen: das geschlechterspezifische Verhalten und Verhältnis, die Authentizität der Selbsterfahrung oder die Beschaffenheit des öffentlichen Diskurses. Obwohl die Proliferation der intimen und privaten Szenarien dabei beständig zugenommen hat, muß die Einschätzung dieser Prozesse - ihre Qualität einer 'tyrannischen Intimität', einer das authentische Selbst zerstörenden Klischierung oder einer Vervielfältigung diskussionswürdiger Neuansichten des Privaten - uneinheitlich bleiben. Die filmische und fernsehmediale Repräsentation erfaßt jedoch offensichtlich eine Sphäre, die für Konzepte der Menschlichkeit, Subjektivität, Identität und gruppalen Integration paradigmatisch ist, so daß sie in den Mittelpunkt dokumentarfilmischer Explorationen rücken, die das individuelle Subjekt oder das vergesellschaftete Individuum filmisch zu umkreisen versuchen. Zur genaueren kultur- und filmhistorischen Verortung der vorliegenden Untersuchung sollen diese Bezüge zwischen dem Dokumentarfilm und der Dialektik des Öffentlichen und Privaten kurz umrissen werden.

Ein Teil der Faszination des Films und später des Fernsehens ist von jeher die schier grenzenlose appellative und affektive Macht eines Apparates gewesen, der die Zuschauermassen in den hypnotischen Zustand der simultanen Rezeption versetzen kann. Erzählte Geschichten werden zu 'Botschaften', neue Wahrnehmungsformen zum Angriff auf die Sinne - die faszinierende Weitläufigkeit und Gleichzeitigkeit der filmischen und fernsehmedialen Vernetzung hat Phantasien der Beherrschung und Kontrolle, der Steuerung und Manipulation, aber auch der Befreiung, Emanzipation und Transgression genährt. Damit erscheint die Politisierung des Films - seiner institutionellen Organisation, seiner Geschichten und Ästhetiken und seiner gesellschaftlichen Funktionen - unvermeidlich; denn was die 'Massen' kommunikativ in Beziehungen zueinander setzt, stellt ein unverzichtbares Mittel da, um die Idee des sozialen und politischen Kollektivs auszuformulieren. Die Massengesellschaft erhält insofern durch die filmische Repräsentation eine Form und ein Modell ihrer politischen Verfaßtheit. In den industrialisierten Gesellschaften des 20. Jahrhunderts knüpft sich dabei die Utopie einer autonomen Selbstbestimmung, einer demokratischen 'Herrschaft des Volkes' wesentlich an die Möglichkeiten ihrer massenmedialen Vermittlung. Jeder mediale Übersetzungsprozeß trägt einerseits zur Ausdifferenzierung der politischen Subjekte bei, die sich eine selbstbestimmte soziale Ordnung geben sollen, andererseits zur kommunikativen Vernetzung, die die diffusen und uneinheitlichen Lebenswelten homogenisiert und zum Aggregat der 'Nation' oder des 'Volkes' werden läßt. Die mediale Repräsentation umfaßt das doppeldeutige Relais einer individualisierenden Ansprache und einer subsumierenden politischen Fürsprache. Das Sichtbare erhält einen Namen, das Sagbare eine Gestalt, ihr Zusammenspiel eine strategische Kraft; die mediale Repräsentation entwickelt sich zunehmend zur Vorbedingung einer politischen Repräsentation und definiert in Ritualen der Ansprache und der Interaktion die kommunikative Leerstelle bzw. den Ort des politischen Subjekts. Die Geschichte des Films und des Fernsehens ist insofern auch die Geschichte einer Bebilderung und Adressierung der 'Masse' von Individuen, die zur zentralen Kraft einer möglichen Volkssouveränität werden sollen, deren filmische Repräsentation jedoch an jene Fluchtpunkte der unterschiedlichen Kommunikationssysteme verwiesen bleibt, die das Gehorchen, Erziehen, Diskutieren oder Unterhalten, das Einrücken ins Kollektiv, die gemeinschaftsorientierte Pluralität oder die Gratifikationsmaximierung zum Primat erheben.

Seit er sich in den zwanziger Jahren mit seinem expositorischen Fundament konsolidiert hat, beansprucht der Dokumentarfilm dabei eine erzieherische Qualität, die das Subjekt der Ansprache aus den konsumtiven Bezügen herauslöst und auf einen gesellschaftlichen Gesamtzusammenhang rückbezieht. Nicht das scheinbar unverfälschte Abbilden unberührter Gegebenheiten, sondern eine soziale Funktion untermauert die Selbstdefinition des Genres, die sich ebenso gegen die affektive Kraft des Spielfilms richtet wie gegen die vermeintliche Verführ- und Ablenkbarkeit der Zuschauer, gegen den Eskapismus der Scheinwelt wie gegen das politische Desinteresse des Volkssouveräns. So entsteht der Dokumentarfilm als ein Genre, das mit der Politisierung des Films explizit einen kommunikativ zusammenführenden, demokratisierenden Auftrag verfolgt und implizit das Inventar und das Instrumentarium des Repräsentierens auf die politischen Subjekte ausdehnt, denen es gleichermaßen eine 'Stimme' verleiht und Autonomie verwehrt. Gegen die ideologische Verfälschung gesellschaftlicher Zustände und die Trivialisierung der historischen Erfahrung im Spielfilm richtet sich ein Aufklärungs- und Vermittlungsinteresse, dessen tendenziell paternalistische Parteinahme eine repressive Subsumierungstendenz nicht verleugnen kann. Insofern etabliert sich im Dokumentarfilm die Repräsentation als stellvertretende Textordnung, als politische Fürsprache und - in ihrer prozessualen Qualität - als drehsituative Interaktion der Aufnahme, die im Repräsentationsakt ein Potential hervortreiben, dessen emanzipatorische und demokratisierende Qualität mit ausbeuterischen und vermachtenden Abschattungen einhergeht. Der Dokumentarfilm gerät -

vor allem im Kontext einer postkolonialistischen und poststrukturalistischen Kritik an der Indoktrination und instrumentellen Zurichtung des Subjekts - in den Verdacht, die Produktion von Herrschaftswissen ausdifferenziert und befördert zu haben. Anhand der Geschichte des amerikanischen Dokumentarfilms muß jedoch die *Ambivalenz* einer massenmedialen Vermittlung gesellschaftlicher Prozesse berücksichtigt werden. Weder die idealistische Einschätzung einer ungebrochenen Tradition bewußtseinsbildender, emanzipatorischer Filme von 'unterdrückten Minderheiten' oder einer durchgängigen journalistischen Kontrollfunktion der vierten Gewalt, noch die Konzeption eines beständig sich einengenden Zugriffs überwachender Agenturen auf die bedrängten Lebenswelten werden den gegenläufigen und sich überlappenden Formen dokumentarfilmischer Repräsentation gerecht. Diese bündeln sich vielmehr zu phasenspezifischen Entwicklungen, in denen Demokratisierungs- und Vermachtungspotentiale erschlossen und ausgeschöpft oder verhindert und abgewehrt werden können, die jedoch neben kontinuierlichen Entwicklungstendenzen auch Kontingenzen und Brüche aufweisen. Demnach ist die Geschichte des Dokumentarfilms eine der paternalistischen Fürsorge und stellvertretenden Fürsprache, sie ist jedoch auch eine der publikumsorientierten Dialogizität und - durch den Wandel vom kollektiven Subjekt der *New-Deal*-Filme über das interaktionistische des Direct Cinema zum fragmentierten des intertextuellen Films - eine Geschichte der Individualisierung. Auch wenn diese im Kontext kulturtheoretischer Betrachtungen zur Postmoderne in die Endlosschleife einer kommerzialisierten Oberflächlichkeit einzurücken scheint, arbeiten sich die dokumentarfilmischen Repräsentationen an einer Politisierung des Films und an einer emanzipativen Praxis seiner technologischen Prozesse ab. Die Demokratisierung der kommunikativen Interaktion durch die Partizipation der betroffenen Subjekte nimmt im Dokumentarfilm eine spezifische Form an, die sich nicht ohne weiteres unter den Kommerzialisierungsdruck einer postindustriellen Logik subsumieren läßt.

Das amerikanische Direct Cinema der sechziger Jahre, das den Dokumentarfilm innovativ belebt und das - mit einigen signifikanten Erweiterungen - im Zentrum der vorliegenden Arbeit stehen wird, zeichnet sich dennoch durch eine Reihe von Eigentümlichkeiten und paradoxen Prämissen aus. Es proklamiert die Unmittelbarkeit der Erfahrung, den Rhythmus des unbeeinflußten, nur beobachteten Lebens, den Purismus einer beobachtbaren Realität, die Zurücknahme der technologischen Instanzen in der Aufnahmesituation und das 'Dabeisein' als Telos der Repräsentation. Es etabliert damit einen normativen Kern der nichtkontrollierenden Beobachtung, die sich auf eine authentische Realität richten soll. Für Mamber (1974, 2), der in seiner Kurzdefinition des Direct Cinema den französischen Begriff 'Cinéma Vérité' aufgreift, um den Wahrheitsanspruch eines angestrebten Kontrollverlusts zu unterstreichen, geraten die 'real people' zum Fetisch: "The essential element in cinema verite [sic] is the act of filming real people in uncontrolled situations. *Uncontrolled* means that the filmmaker does not function as a 'director' nor, for that matter, as a screenwriter. In a cinema-verite film, no one is told what to say or how to act." Das Leben soll sich sein Drehbuch selbst schreiben und inszenieren - jene performative und spontaneistische Qualität des unmittelbaren Dabeiseins, die dem instantanen Gratifikationsgebot der *counter culture* ebenso unterliegt wie der sich ausweitenden Fernsehkultur, rückt in den Mittelpunkt der dokumentarfilmischen Arbeit und unterminiert die paternalistische und erzieherische Funktion, die dem Dokumentarfilm noch in den fünfziger Jahren zukommt. Neben die analytische Welterklärung tritt die performative Selbstenthüllung. Damit strebt das Direct Cinema ein 'befreiendes', enthierarchisierendes Moment an, das jedoch durch die problematische Prämisse einer 'nur abzubildenden Realität' unweigerlich die Kriterien der Authentizität, der Transparenz des realistischen Textes und der un/möglichen Selbstverleugnung der Filmemacher in den Vordergrund der Auseinandersetzungen rückt. In der Folgezeit gerät der Verweis auf die Zeichenhaftigkeit des dokumentarischen 'Abbildes' zur ritualisierten Referenz seines problematischen Geltungsanspruchs, während oftmals unzureichend berücksichtigt wird, daß einige Filmemacher frühzeitig den rigiden Katalog des Beobachtungsparadigmas überschreiten. Aufgrund der performativen Anteile bleiben sie dem beobachtenden Primat zwar verbunden, doch sie richten dieses zunehmend auch auf die filmemachenden Instanzen und loten den Geltungsanspruch der Filme oder die Historizität der 'präsentischen' Erfahrung aus. Das Direct Cinema löst sich demgemäß durch reflexive und interaktive Elemente von puristischen Beobachtungs-, Wahrheits- und Abbildungskriterien und sucht eine *empathische Nähe* zum Gegenstand. Im Unterschied zu Mambers enger Definition eines 'Aufgebens von Kontrolle' verkomplizieren sich die Beobachtungs- und Befragungsrelationen in einer Weise, die eine erweiterte Definition des Direct Cinema notwendig und zum konzeptionellen Ausgangspunkt der vorliegenden Arbeit macht. Jene katalysatorische Qualität, die dem französischen 'Gegenmodell' des Cinéma Vérité im allgemeinen zugesprochen wird, manifestiert sich zunehmend auch in den amerikanischen Filmen und differenziert sich in den autobiographischen, feministischen, experimentellen und gesellschaftskritischen Erweiterungen des Beobachtungsparadigmas aus.

Diese Erweiterung der expressiven Parameter zeigt nicht nur eine zuschauerbezogene Dialogizität an; sie geht auf eine explorative Bewegung der Filmemacher zurück, die sich aus den öffentlichen Räumen und Auseinandersetzungen zunehmend zurückziehen und den privaten Lebenswelten zuwenden. In der polarisierten amerikanischen Gesellschaft der sechziger Jahre, die durch Vietnamkrieg, Generationskonflikte, Unterdrückung und Auflehnung von Minderheiten ebenso wie durch die Vertrauenskrise in politische Institutionen traumatisiert ist, gerät das Private zum Refugium, das die authentische Selbsterfahrung, die Modi der Subjektkonstitution und die Merkmale der Geschlechterspezifik bereithalten soll. Der Vermassung, Vergesellschaftung und gewalthaften Transparenz des Öffentlichen steht die Individualität und Emotionalität des Geheimen und Latenten, des Subjektiven und Verborgenen gegenüber. Das Private stellt sich als ein Rückzugsgebiet dar, das der Traumatisierung zunächst zuwiderläuft, in seiner Veröffentlichung jedoch zur exemplarischen Kategorie vergesellschaftet und zum Indikator für den pathologischen oder therapeutischen Untergrund des öffentlichen Lebens erhoben wird. Damit hat der Dokumentarfilm teil an einer Dynamik, die - etwa von Habermas (1990) - als Strukturwandel der Öffentlichkeit analysiert worden ist und auf die gegenläufige Bewegung einer Entprivatisierung des Intimen und einer Kommerzialisierung des Öffentlichen abhebt. Während dieser Prozeß ansatzweise auch für die amerikanische Medienkultur zutrifft, sind zwei Einschränkungen der dabei implizierten Entwicklungslogik angebracht. Zum einen läßt sich das Private im Dokumentarfilm weder auf einen unambivalenten Warenstatus reduzieren, noch geht im Zuge der filmischen Selbstmitteilung und -erfahrung ein dialogischer Publikumsbezug vollständig verloren; zum anderen ist es offensichtlich, daß die filmischen und elektronischen Öffentlichkeiten - auch aufgrund der Diskurse, die sich an sie anlagern - mehr sind als Pseudo-Öffentlichkeiten. Vielmehr füllen sie in zunehmendem Maß jene Lücken aus, die im Einschrumpfen der literarischen Öffentlichkeit entstanden sind.

Die öffentlichen Konstruktionen des Privaten im amerikanischen Dokumentarfilm finden insofern in einer Dynamik der protokollierenden Ausleuchtung und der publikumszugewandten Ausstellung statt, die im Kontext einer Vergesellschaftung der intimen und privaten Szenarien eine partielle Selbstbemächtigung der Filmsubjekte befördert, dabei jedoch auch eine Instanz ausdifferenziert, die alles sehen und hören darf, der alles mitzuteilen ist und unter deren Aufsicht sich das Private als Raum des Geheimen und Verborgenen aufzulösen beginnt. Die Veröffentlichung des Privaten vermischt das subjektive Erleben mit der kollektiven Bewertung, die geschlechterspezifische Zurichtung einer 'weiblichen' Häuslichkeit mit der 'männlichen' Sphäre ihrer öffentlichen Diskussion, die atomisierte Gruppe mit der narzißtischen Selbstbezüglichkeit, den filmtechnologischen Kontakt mit der Entfremdung einer obszönen Nähe. Sie enthierarchisiert die sozialen, klassen- und geschlechterspezifischen Grenzen zwischen den privaten Szenarien und überfrachtet gleichermaßen die Abgeschiedenheit des Unbekannten mit stereotypen Modellen eines 'spontanen' und 'authentischen' Selbst. Zu Beginn der achtziger Jahre merkt Biskind (1982, 58) eine gewisse Er- und Ausschöpfung des Sichtbaren an:

> After two decades of filmic forays into every nook and cranny of American society, there is a widespread feeling that there is nothing left to see. Documentaries have given us marriage and divorce, war and peace, birth and death, VIPs and everyday people, extremes of poverty and wealth, mental hospitals, migrant workers, terminally ill cancer patients, junkies, delinquents, dying towns, rock groups, sex therapy, religious cults, and on and on.

Die empathische Nähe des Direct Cinema fördert die Hinwendung zur authentischen Selbsterfahrung, aber auch eine Proliferation der Szenarien des Privaten, die für die amerikanische Gesellschaft in kulturkritischen Diagnosen als tyrannische Intimität, als Diktatur des Spektakels oder als Beweis eines unmäßigen Narzißmus bezeichnet worden ist und deren Dynamik sich innerhalb der gleichermaßen fortgeschrittenen wie pathogenen 'Techno-Kultur' nicht unambivalent bestimmen läßt. Diese demokratisiert die Integration der Kommunikationstechnologien in den Alltag, und sie erweitert und verfeinert Abhängigkeiten der prothesenhaften, apparategestützten Interaktion und Mitteilung. Dabei wird das Private als eine Kategorie, die ihre Form durch Informationen erhält, die den Charakter des Geheimen einbüßen müssen, in einer aporetischen Doppelbewegung eingerichtet. Ist es einmal in eine Gestalt gebracht, verliert es als symptomatisches Modell gesellschaftlicher Entwicklungstendenzen die Aura des Einmaligen, während es mit der Veröffentlichung auch die Qualität der Abgeschiedenheit aufgeben muß und schließlich im öffentlichen Diskurs aufgeht. Dementsprechend oszilliert seine Exploration in jenen Bereichen der aggressiven Ausleuchtung, spielerischen Maskerade und publikumszugewandten Selbstbefragung, die in kulturhistorischen Analysen als Felder einer 'exzessiven Transparenz' eine neue Qualität der dialektischen Vermittlung des Privaten und Öffentlichen markieren.

Diese Prozesse der Grenzverschiebung, Überlagerung und Verschmelzung, der Invasion und Integration filmtechnologischer Apparate in die Lebenswelten sowie der Ausdifferenzierung eines dokumentarfilmischen Ansatzes, der die Nähe sucht und die Individualisierung filmischer Expressivität zum Programm erhebt, markieren den kultur- und filmhistorischen Kontext der vorliegenden Untersuchung. Ihr zeitlicher Rahmen reicht von den sechziger bis in die frühen achtziger Jahre, da sich neben einer Konsolidierung des Direct Cinema in diesem Zeitraum unterschiedliche Explorationsstrategien ausbilden, deren Relevanz im weiteren Verlauf zugunsten anderer Problembereiche und Repräsentationsverfahren (z. B. Fragen subkultureller Identität und des intertextuellen Dokumentarfilms) zurücktritt. Das Erkenntnisinteresse dieser Arbeit richtet sich zum einen auf die filmtheoretische und -historische Erörterung des Dokumentarfilmgenres; zum anderen sowohl auf die spezifischen Explorationsstrategien des 'erweiterten' Direct Cinema, die das Selbst in den privaten Lebensräumen umkreisen, als auch auf die divergierenden Konzepte und 'Leseformen' des massenmedialen Publikums im Umgang mit den Filmen; und schließlich auf die Konsequenzen, die sich aus den Entwicklungen des neueren amerikanischen Dokumentarfilms für Modelle kultureller Demokratisierungs- und Vermachtungsprozesse ergeben. Die Struktur der Arbeit orientiert sich demgemäß an drei übergeordneten Fragestellungen: in Teil I zunächst an den unterschiedlichen funktions-, text- und rezeptionstheoretischen Zugriffen auf den Dokumentarfilm und auf seinen historischen Wandel, in Teil II an den Explorationen des Privaten und ihrer Rezeption und in Teil III an der Verortung des Dokumentarfilms in Modellen einer demokratischen Medienkultur.

Der konzeptuelle Rahmen ist sowohl im erzähl- und rezeptionstheoretischen Feld der Filmtheorie als auch im Bereich der kritischen Diskurstheorie angesiedelt, um einerseits eine Weiterführung der kritischen Film- und Fernsehtheorie vorzunehmen und sie andererseits in den übergreifenden Zusammenhang kulturhistorischer Betrachtungen zu stellen, in denen die Exploration des Privaten nicht mehr nur eine dokumentarfilmspezifische 'Anwendung' des Direct Cinema darstellt, sondern zur Ausformulierung von Modellen beiträgt, die das Private zu einer besonderen gesellschaftlichen Kategorie werden lassen. Dabei ist bemerkenswert, daß diese Kategorie in ihrer identitäts- und geschlechterspezifischen Qualität - nicht nur für den Bereich des Films - bislang nur sehr unvollständig zur Diskussion gestanden hat, so daß die 'Verdinglichung' des Privaten zwar allseits beklagt, aber weder hinreichend theoretisiert noch umfassend historisiert worden ist. Auch für die Analyse des amerikanischen Dokumentarfilms der sechziger und siebziger Jahre stellt die Untersuchung von Lane (1991) einen ersten - dabei auf autobiographische Filme beschränkten - Versuch dar, die 'Einschreibungen des Selbst' nachzuvollziehen. Während sich die filmwissenschaftliche Arbeit allmählich - z. B. bei Hohenberger (1988), Guynn (1990), Beyerle/Brinckmann (1991), Nichols (1991), Barsam (1992) oder Renov (1993) - wieder dem Dokumentarfilm zuwendet, erschließt die vorliegende Untersuchung einen Fragenkomplex, der in film- oder kulturhistorischer Hinsicht noch wenig erörtert worden ist.

Die erweiterte Perspektivierung des Direct Cinema erlaubt eine Filmauswahl, die sich zwar an den beobachtenden Filmen des 'klassischen' Paradigmas orientiert, aber zugleich jene autobiographischen, feministischen, gesellschaftskritischen oder experimentellen Impulse aufgreift, mit denen es in den sechziger und siebziger Jahren immer stärker zu interagieren beginnt. Die unterschiedlichen Privatheitskonstruktionen des feministischen Films (Michelle Citron, Amalie Rothschild, Maxi Cohen) und der autobiographischen Selbstbefragungen (Ed Pincus, Alfred Guzzetti, David Parry) können insofern sowohl mit den traditionelleren Umsetzungen des Beobachtungsparadigmas bei Richard Leacock, Albert und David Maysles, Craig Gilbert, Alan und Susan Raymond, Peter Davis und Tom Cohen als auch mit experimentellen und gesellschaftskritischen Ansätzen bei Jonas Mekas, Mitchell Block, Jim McBride, Marjorie Keller, Jon Jost und Emile de Antonio in Beziehung gesetzt und in ihren heterogenen Explorationstendenzen bestimmt werden. Der erzähl-, rezeptions- und diskurstheoretische Rahmen der vorliegenden Arbeit führt dabei zu einem Dokumentarfilmbegriff, der das Genre weder als Abbild noch als arbiträres Konstrukt, sondern als Erzählform versteht, die sich - als Teilbereich eines reflektierten realistischen Programms - an der Historizität der medialen Erfahrung und an der Repräsentierbarkeit gesellschaftlicher Prozesse abarbeitet und ihre Geltungskraft diskurs- und kontextabhängig entfaltet. Während für diesen Ansatz vor allem auf die Arbeiten von Paul Arthur, Bill Nichols, Vivian Sobchack, Dai Vaughan, Linda Williams und Brian Winston zurückgegriffen wird, sollen seine Implikationen in den übergeordneten Zusammenhang einer kritischen Kulturtheorie gerückt werden, die im Umfeld der britischen *Cultural Studies* - etwa bei Stuart Hall, Raymond Williams oder David Morley - und den medienanalytischen Weiterentwicklungen der frühen Kritischen

Theorie - bei Douglas Kellner, Stephen Heath oder David E. James - das Projekt einer kulturellen Demokratisierung mit einem emanzipativen Potential der technologischen und ästhetischen Praxis verbindet. Unter diesem Vorzeichen wird es auch möglich, jene fruchtbaren Ansätze, die die poststrukturalistische und postmoderne Arbeit von Michel Foucault, Jean Baudrillard oder Jean-François Lyotard hervorgebracht hat, für die Analyse der Wissensformationen, der Sichtbarmachung oder des 'Simulationscharakters' massenmedialer Kommunikation mit einzubeziehen.

Damit läßt sich in groben Zügen der Aufbau und immanente Zusammenhang der unterschiedlichen Abschnitte dieser Untersuchung skizzieren. Im ersten Teil steht neben der Auseinandersetzung mit theoretischen und historischen Begriffsbestimmungen oder Entwicklungslinien des Dokumentarfilms eine Verortung des Genres in jenen medieninstitutionellen bzw. öffentlichen Kontexten im Vordergrund, die den emanzipatorischen Anspruch der dokumentarfilmischen Repräsentation mit hervorgebracht und gleichermaßen umschränkt haben. Das Genre gehört in den zwanziger Jahren in das Programm einer tendenziell paternalistischen 'Verwaltung' der politischen Subjekte, das in den fünfziger und sechziger Jahren immer stärker durch konkurrierende Formen der spontaneistischen und direkten Erfahrungsvermittlung abgelöst wurde. Dementsprechend trägt die Untersuchung der Privatheitsexplorationen in Teil II dazu bei, die unterschiedlichen Repräsentationsstrategien dieser 'unmittelbaren' Kommunikationsform auszudifferenzieren, während gleichzeitig deutlich wird, wie die repräsentierten und sichtbaren Zonen der Lebenswelten sich in ihren problematischen Konsequenzen einer Allgegenwärtigkeit des Privaten, eines Authentizitätsverlusts und einer Nivellierung der gesellschaftlichen Binnendifferenz zunehmend ausweiten. Die textanalytische Arbeit des zweiten Teils widmet sich zunächst den unterschiedlichen Explorationsstrategien; in einem weiteren Schritt veranschaulicht die Rezeptionsanalyse, daß sowohl für die Frage einer 'Ethik des Dokumentierens' wie auch für die prominente Ausstellung einer spezifischen Familie in *An American Family* die Veröffentlichung der alltäglichen Interaktion zu kontroversen Reaktionen und oftmals zur Forderung nach einer Beschränkung der filmemacherischen Aktivität führt. Schließlich greift Teil III sowohl die film- und medienhistorischen Funktionsbestimmungen des Dokumentarfilms als emanzipatorische Aufklärung, propagandistische Indoktrination, sensuelle Unmittelbarkeit etc. als auch die text- und rezeptionsanalytischen Ergebnisse zur Exploration des Privaten für eine Erörterung demokratisierender oder vermachtender Potentiale der amerikanischen Kultur auf. Denn während sich der gesellschaftliche Auftrag des Dokumentarfilms immer durch politische Relevanz ausgezeichnet hat und demnach sein historischer Wandel innerhalb einer 'politischen Öffentlichkeit' Rückschlüsse auf kulturübergreifende Prozesse zuzulassen scheint, wird in der Auseinandersetzung mit *An American Family* deutlich, daß der Film zwar eine demokratisierende Kraft der kulturellen Selbstverständigung über sich verändernde Familienmodelle entfaltet, im Hinblick auf seine 'ästhetischen Qualitäten' jedoch an einer Banalisierung und Verflachung teilhat, die den massenmedialen und populärkulturellen Texten oftmals vorgeworfen wird. Damit zeichnet sich aufgrund der Analysen in den ersten beiden Teilen der Arbeit die Notwendigkeit ab, den kategorialen Rahmen für die Auseinandersetzung mit den Ambivalenzen der filmischen Repräsentation weiter zu fassen und den Dokumentarfilm in den Kontext der amerikanischen Medienkultur zu stellen. Für diesen Kontext erscheint dabei eine Orientierung an jenen Ebenen angebracht, die in kulturtheoretischen Modellen massenmedialer Prozesse privilegiert sind: zum einen die institutionellen und technologischen Ebenen, die den strukturellen Rahmen der Kommunikation ermöglichen, zum anderen die 'Qualitäten', die den Textmerkmalen zugesprochen werden, und schließlich die anthropologischen Annahmen zum Umgang des Publikums mit populärkulturellen Objekten, d. h. die impliziten Vorstellungen zu Bedürfnissen und Kompetenzen der Zuschauer. Während die divergierenden Konzeptualisierungen dieser Ebenen in Entwürfen der *Cultural Studies*, der Kritischen Theorie und der postmodernen bzw. poststrukturalistischen Theorie entwickelt werden sollen, rückt gleichermaßen der Anspruch einer kritischen, emanzipativen Praxis des Dokumentarfilms in den Mittelpunkt, der im Zuge einer Kritik an vereindeutigenden (realistischen) Repräsentationsverfahren und am impliziten Paternalismus einer intendierten Emanzipation an Legitimität verloren hat. Auch wenn sich eine demokratische Kultur durch die Absage an Beschränkungen oder paternalistische Vorgaben des Sagbaren oder 'kulturell Wertvollen' auszeichnen muß, bleibt - so die implizite These - die Funktionsbestimmung des Dokumentarfilms an einer sozialen Praxis ausgerichtet, die eine Freisetzung der Filmsubjekte aus Vermachtungsverhältnissen anstrebt, zu diesem Zweck an der Ausdifferenzierung reflektierter Repräsentationsformen arbeitet und diese im Rahmen eines demokratischen Diskurses zur Diskussion stellt.

Daß in der vorliegenden Untersuchung unterschiedliche methodische und theoretische Schwierigkeiten deutlich werden, soll ausführlicher in den einzelnen Teilen berücksichtigt und hier nur für die Kriterien der Kanonisierung, die implizierte filmhistorische Linearität, die Abgeschlossenheit der Rezeption und die Repräsentativität des kulturellen Materials umrissen werden. Auch wenn die Kanonisierung bestimmter Filme im Bereich des Dokumentarfilms noch keine dem literarischen Kontext entsprechende Problematisierung erfahren hat, stellt sie tendenziell immer eine Subsumierung kultureller Heterogenität dar, deren adäquate Berücksichtigung die kulturhistorische Arbeit gerade zu leisten versucht. Ihre Festlegung verschärft sich für den Dokumentarfilm außerdem durch die Tatsache, daß sich dessen Begriffsbestimmung immer stark am jeweils zugrundegelegten Filmkorpus orientiert. Weder zum ethnographischen, noch zum journalistischen oder gar zum fiktionalen Film sind die Grenzen jedoch so trennscharf zu ziehen, wie dies für die filmanalytische Arbeit mitunter beansprucht wird. Davon ist auch ein weiteres Problemfeld - das einer filmhistorischen Linearität, eines evolutionären Prinzips, das der Filmentwicklung ihre Logik verleihen soll - betroffen; denn durch eine Erweiterung und Korrektur des Kanons wird gleichermaßen jene vermeintlich transhistorische Tendenz eines 'Realistischerwerdens' der Filme hinterfragbar. Die dahinter sich abzeichnende, traditionelle Schwierigkeit der Begriffsbestimmung des Dokumentarfilms, die sich einerseits auf einen normativen und transhistorischen Modus der 'Welterschließung' beziehen, andererseits den Wandel eines nur historisch zu fassenden, empirischen Phänomens erklären soll, bleibt als widersprüchliche Prämisse auch in der vorliegenden Untersuchung tendenziell unaufgelöst. Sie bevorzugt und isoliert mitunter die diachronischen Tendenzen der Filmgeschichte, während sie die synchronen Relationierungsverfahren nur ungenügend ausdifferenziert.

Allerdings verfügen jene Ansätze, die eine archivarische Hinwendung zur gleichzeitigen Mannigfaltigkeit kultureller Prozesse fordern, noch über keine hinreichende Konzeption der determinierenden Kräfte, die zur Hierarchisierung und Relationierung der kulturellen Objekte beitragen sollen. Diese Konzeption stellt sich jedoch auch für das dritte Problemfeld - die rezeptionstheoretische Analyse massenmedialer Vorgänge - als ein zu theoretisierendes Feld zukünftiger Untersuchungen dar. Denn während es auf der Mikroebene rezeptiver Prozesse durch die 'Flußqualität' des Fernsehens, das keine uneingeschränkte Aufmerksamkeit einfordert, immer schwieriger wird, diskrete Rezeptionseinheiten zu isolieren, kann deren Position und Relevanz auch für den globaleren Zusammenhang eines öffentlichen, massenmedialen Diskurses nur schwer bestimmt werden. Für die Rezeptionstheorie bleibt demnach klärungsbedürftig, wo die Rezeptionsleistung verortet und wie ihre analysierbare Abgeschlossenheit postuliert werden kann - wenn sie nicht auf das Konstrukt einer Fragebogenrezeption reduziert werden soll. Mit diesen methodischen Einwänden verbindet sich schließlich die grundsätzliche Frage, wodurch ein analytisches Feld überhaupt seine kulturelle Repräsentativität erhält. Gerade die Forschung im Bereich der Massenmedien steht vor dem Dilemma, daß entweder globaldiagnostische Thesen von ihrem empirischen Fundament völlig abgelöst werden oder sich in der detaillierten Analyse vereinzelter Phänomene keine Synthetisierung des heterogenen Materials mehr vornehmen läßt. Die Befunde erhalten damit die Qualität einer thetischen und normativen Abstraktion oder einer vereinzelten und unsystematischen Kontingenz. Auch durch die Privilegierung *eines* Genres läßt sich die Repräsentativität kultureller Objekte nicht immer befriedigend einschätzen. Zwar zeichnet sich der Dokumentarfilm - wie angedeutet - durch symptomatische Qualitäten aus, doch müßte deren Repräsentativität für die Dialektik einer Veröffentlichung des Privaten innerhalb der amerikanischen Kultur durch die Berücksichtigung anderer Genres und anderer kultureller Materialien ergänzt werden.[1]

---

[1] Durch die Hinzunahme der Untersuchungen des pornographischen Films bei Williams (1989) oder der Familienserien des kommerziellen Fernsehens bei Taylor (1989) drängt sich z. B. die These auf, daß es eine lineare und homogene Entwicklung - etwa im Sinn einer traditionellen Verfallsgeschichte - nicht gegeben hat. Am Anfang einer derartigen Relationierung von kulturellen Teilbereichen oder Genres - die in der vorliegenden Untersuchung nicht ausführlich

Die Probleme der Kanonisierung bestimmter Filme, der vermeintlichen filmhistorischen Linearität, der Abgeschlossenheit von Rezeptionsvorgängen und der kulturkritischen Verallgemeinerbarkeit einzelner Ergebnisse können demnach im Folgenden nur partiell und vorläufig gelöst werden. Während sich die Untersuchung der Formen, Relevanz und Wirksamkeit einer dokumentarfilmischen Veröffentlichung des Privaten aufgrund des Materials aufdrängt, sollte nicht die Illusion einer erschöpfenden Behandlung des amerikanischen Dokumentarfilms der sechziger bis in die frühen achtziger Jahre entstehen.[2] Obwohl die Filme nach systematischen und autor/innenbezogenen Gesichtspunkten ausgewählt wurden, um sowohl eine Bandbreite der Erschließung des Privaten aufzuzeigen als auch eine Kanonisierung wichtiger Filmemacher/innen zu berücksichtigen, sind das fünfte und sechste Kapitel als ausbaufähig und korrigierbar gedacht.[3] Für den Einstieg in die Frage nach dem Verhältnis zwischen den Explorationsstrategien und einer sich an demokratischen Idealen orientierenden Kultur erscheinen die angedeuteten Schematisierungen als vertretbar. Zum Anspruch der Arbeit wird daher nicht die filmhistorisch erschöpfende Taxonomie, sondern die selektive Bearbeitung eines Teilbereichs der amerikanischen Filmarbeit zur Annäherung an Fragen nach den Potentialen des technischen Zugriffs auf Lebenswelten, nach der Organisation öffentlicher Diskurse und nach den demokratisierenden oder vermachtenden Möglichkeiten filmästhetischer Praxis.

Die vielfach vermerkte Legitimationskrise des Dokumentarfilms hat dabei zu einem Dilemma beigetragen, das abschließend den Ort der vorliegenden Untersuchung markieren kann. Jene Theoretiker und Praktiker, die in neueren Publikationen - etwa in der Aufsatzsammlung von Renov (1993) - über Dokumentarfilme schreiben, halten an bestimmten Ansprüchen des Genres fest, dekonstruieren jedoch in ihrer kritischen Reflexion von Realitätsmodellen und Produktionsformen den Legitimationsgrund, auf dem das Genre einmal fundiert war, so daß die theoretische Arbeit ihren Gegenstand am Ende nicht mehr rechtfertigen kann. Dieses Dilemma versinnbild-

---

weiterverfolgt werden kann - müßte daher die Erörterung ihrer Kriterien und Durchführbarkeit stehen.

[2] Die kritische Bestandsaufnahme von Biskind (1982), die dieser zu Beginn der achtziger Jahre über den amerikanischen Dokumentarfilm vornimmt, identifiziert einen Bereich der Medienproduktion, der viele Elemente der in Frage stehenden Filme übernimmt und in den achtziger und neunziger Jahren immer wichtiger wird, in der vorliegenden Untersuchung jedoch keine Berücksichtigung erfährt: das sogenannte *reality programming* des kommerziellen Fernsehens. Die Dialektik einer Beicht- und Geständnishaltung der Fernsehsubjekte, die ihre privaten Geheimnisse öffentlich ausbreiten, hat sich offensichtlich im Verlauf der achtziger Jahre in einer eigenständigen Form aus dem Dokumentarfilm in den Fernsehkontext verlagert. Die Dokumentarfilme der sechziger und siebziger Jahre stellen sich für diese Entwicklung zum Teil als Vorläufer, zum Teil als kritisches Gegenmodell dar, das die 'Kommerzialisierung des Geständnisses' zu vermeiden versucht.

[3] Es gibt noch einen für filmwissenschaftliche Arbeiten typischen, verfahrensspezifischen Grund für diese Einschränkung. Einige Filme, die für die Thematik wichtig erscheinen, waren auch in den amerikanischen Archiven nicht verfügbar. So kann etwa Allan Kings *A Married Couple* (1969) keine Berücksichtigung finden, obwohl ihm in der Literatur eine besondere Relevanz zugeschrieben wird.

licht indes den Fluchtpunkt einer ausgereizten Reflexivität, die schon für die Dokumentarfilmemacher der siebziger Jahre nicht auflösbar sein konnte. Denn während der Wunsch, die eigene institutionelle Position zu hinterfragen, eine kritische Selbstbetrachtung nahelegen kann, bleibt jeder Ordnungsvorgang des Sicht- und Sagbaren Teil einer sozialen Praxis, die ihre Erklärungsversuche mit einem spezifischen Wahrheitsgehalt belegt. Insofern soll die Kritik am dokumentarfilmischen Geltungsanspruch, die in den folgenden Ausführungen eingehender formuliert wird, zwar ein Programm der Reflexion über Machtpotentiale medialer und wissenschaftlicher Diskurse umsetzen; dessen Praxis wird jedoch nicht als versuchte Selbstauflösung, sondern als Affirmation einer Möglichkeit der kritischen Analyse verstanden.

***

Abschließend zwei Hinweise zur filmanalytischen Aufbereitung und zu Schreibkonventionen der vorliegenden Untersuchung: Ein grundsätzliches Problem der wissenschaftlichen Arbeit zum Dokumentarfilm besteht in der mangelnden Verfügbarkeit und Bekanntheit der zur Diskussion stehenden Filme. Dieser Umstand wurde insofern berücksichtigt, als sich an die erste Erwähnung der Filme, die eine ausführlichere Beachtung finden, eine kurze Inhaltsangabe in den Fußnoten anschließt; zum anderen wurde in einigen Fällen - allerdings nur, wenn Videokopien zur Verfügung standen - ein Segmentprotokoll beigefügt. Für den allgemeinen Sprachgebrauch der Arbeit muß darüber hinaus angemerkt werden, daß das grammatische Geschlecht des Substantivs in Singular oder Plural - etwa bei 'die Autoren' oder 'die Filmemacher' - keine geschlechterspezifische Zuordnung implizieren soll; nur in wenigen Fällen wurde durch entsprechende Genera eine kontextspezifische Kennzeichnung vorgenommen.

Teil I: Begriffsbestimmungen und historische Entwicklungen des Dokumentarfilms

Der Dokumentarfilm ist ein eigenwilliges Genre. Seine Praxis überlebt trotz widriger institutioneller und medienökonomischer Bedingungen, seine Theorie verfeinert sich trotz begrifflicher Unschärfen und definitorischer Verwirrungen. Er bleibt eng verzahnt mit jenen Erzählformen, die dem fiktionalen Film zugeschrieben werden, und erhält dennoch seine Relevanz erst durch den konkreten Rückbezug auf Fragen der Historizität, der gesellschaftlichen Machtstrukturen und der signifizierenden Praxis. Insofern ruft er eine Problematisierung der Kategorien auf, die seinem Repräsentationsfundament, seinem Geltungsanspruch und seiner Wirkungsweise immanent sind. Der Dokumentarfilm mag Geschichten erzählen wie der Spielfilm auch, aber diese lassen sich nicht ohne weiteres von Kriterien der Authentizität, Referentialität, Objektivität oder auch der Wahrheit abkoppeln, die zentrale Bestandteile der Zuschauererwartungen darstellen und sich auf das Genre - bzw. den historiographischen Diskurs, dem es angehört - richten. Für die Theoriebildung entsteht damit einerseits das Problem einer Ausuferung der zu berücksichtigenden Einflußfaktoren: semiotische Zeichentheorien sind ebenso wichtig wie erzähltheoretische Annahmen zur spezifischen Qualität des dokumentarischen Textes, rezeptionstheoretische Modelle der 'dokumentarischen Zuschauer' oder technologie- und institutionentheoretische Konzepte des Produktionskontextes. Andererseits führt die Hinwendung zu Definitionsfragen des Genres zu einem gewissen Wiederholungseffekt innerhalb des akademischen Diskurses, der mit unterschiedlichen Graden des Dogmatismus Abgrenzungsbewegungen zwischen divergierenden 'Schulen' hervorbringt und einige Grundpositionen kontinuierlich zirkulieren läßt. Seit der Dokumentarfilm zur Repräsentation und Emanzipation einer unzureichend verhandelten sozialen Realität verstanden und etabliert wurde, oszilliert seine Konzeptualisierung in einer Reihe von Begriffspaaren, die zumeist von einer Abneigung gegen den vermeintlichen Eskapismus des Spielfilms ausgehen und zwischen sozialer Wirksamkeit oder Ästhetizismus, der 'Abbildung' von Realität oder der Fiktionalisierung des Realen, einer integrativen oder emanzipatorisch-verändernden Wirksamkeit u. a. angesiedelt worden sind. Die durch Grierson und Rotha (1952) mit dem Buchuntertitel von *Documentary Film* geprägte Formel der britischen Schule, die den Dokumentarfilm ansetzt als "the use of the film medium to interpret creatively and in social terms the life of the people as it exists in reality", enthält in diesem Sinn zentrale Orientierungsachsen, die nachfolgende Generationen von Filmemachern und -theoretikern inhaltlich ausgedeutet und angefochten haben. Sie greifen die Ebenen des Geltungsanspruchs, Realitätsgrades und der Wirkung des Genres auf und lassen einen Katalog der präskriptiven Definitionskriterien entstehen: Didaktizismus oder Emanzipation der Zuschauer, revolutionärer filmischer Kampf oder journalistische Aufklärung, technischer Purismus der Abbildung oder katalysatorischer Einsatz der Technologie. Die

Schulen der Filmtheorie richten sich dabei oftmals an jenen der Filmpraxis aus, leiten aus ihnen nicht nur die Begriffsbestimmungen, sondern auch den historischen Anker (des idealtypischen Dokumentarfilmtextes) ab, an dem sich die Entwicklungslogik des Genres bemessen und in ihrer übergreifenden Tendenz bestimmen lassen soll.

Im Rahmen dieses kurzen Vorspanns soll es zunächst nicht um die eindeutige Definition des 'wirklichen' Dokumentarfilms und des exemplarischen Referenztextes gehen, sondern um eine Auseinandersetzung mit unterschiedlichen und teilweise widersprüchlichen Definitionsversuchen. Alle Ebenen, auf die in den folgenden Zitaten eingegangen wird, sind für die Spezifik des Dokumentarfilms relevant; ihre unterschiedlichen Ausrichtungen sollen dargestellt und im weiteren Verlauf des ersten Teils mit einer eigenständigen Gewichtung versehen werden. Dabei orientiert sich die Dokumentarfilmtheorie an einigen wiederkehrenden Punkten, die zum 'Vertrag' des Genres gehören, aufgrund medienökonomischer und technologischer Rahmenbedingungen aber einem grundsätzlichen Wandel unterliegen. Daher wird in einem zweiten Schritt - nach der Auseinandersetzung mit den divergierenden Definitionsversuchen - ein Verweis auf jene Faktoren notwendig, die zu einer 'Krise' des Dokumentarfilms beigetragen haben. Durch die allgemeine Bedeutung, die den Kategorien der Referentialität, der Historiographie oder der Repräsentation zukommen, stellt sich die Krise des Dokumentarfilms als Krise des Dokumentarischen dar, die über den engen filmhistorischen Horizont hinausgeht. Wie die Filmpraxis und die Filmtheorie mit diesen Veränderungen umgeht, kann insofern die Schwierigkeiten des grundsätzlichen Anspruchs der Filmemacher verdeutlichen, mit Hilfe der filmischen Repräsentationsverfahren eine Kommunikationsform aufrechtzuerhalten, die historische und gesellschaftliche Wirklichkeit aufgreift und als 'Material' bearbeitet.

Jeder Definitionsversuch des Dokumentarfilms privilegiert bestimmte Aspekte des Genres und vernachlässigt andere. Die bekannte Formel einer 'kreativen Realitätsinterpretation', wie sie durch die britische Schule geprägt wurde, stellt die Elemente der Wirklichkeitszugewandtheit, der sozialen Nützlichkeit des Films und der Kreativität seines Einsatzes in den Vordergrund. Eine traditionelle, sich daran anschließende Formulierung wird von Barsam vorgeschlagen:

> Nonfiction film is the art of *re*-presentation, the art of presenting actual physical reality in a form that strives creatively to record and interpret the world and to be faithful to actuality without substantially altering the filmmaker's perceptions of it. (Barsam 1986, 133)
> A nonfiction film is one which declares that a profilmic event has not been constructed or arranged for the purpose of producing a film. (Kuhn 1978, 73)

Barsam wandelt die Griersonsche Formulierung einer 'kreativen Realitätsinterpretation' durch das Herausstellen des filmischen Repräsentationscharakters leicht ab, während Kuhn das Postulat eines ungestellten Vorfindens von Wirklichkeit erneuert (in einem weiteren Schritt jedoch als Transparenzideal kritisiert, siehe unten). Für beide wird das Profilmische zu einem Realitätsausschnitt, der eine Genauigkeit der

Wiedergabe erfordert und eine Ergebenheit des Anschauens induziert. Wie so oft in der Behandlung des phänomenologischen Fundaments der Fotografie und des Films ist das 'Reale' nicht nur vor einer Verfälschung, sondern auch vor einer Verunreinigung zu bewahren. Die spirituellen Konnotationen einer Epiphanie werden dabei oftmals durch den sozialen Auftrag des Genres verweltlicht: "Communication is valid as documentary only when it is designed to further and advance individual and social causes, values, conditions, and institutions by inspiring man to consider their significance and relationship to himself as a social being" (Bluem 1965, 15). Diese Abhängigkeit des Dokumentarfilms von einer sozialen Funktion wird in den Definitionsversuchen, die sich einer Abgrenzung vom Fiktionalen zuwenden, zwar nicht ausgeschlossen, sie wird jedoch stärker auf die Zugehörigkeit des Genres zu einer spezifischen Diskursformation - der Historiographie - konzentriert. Bei Guynn und Rosen leitet sich diese Zugehörigkeit aus dem Beweisstatus der 'historischen' Bilder und Töne ab:

> Documentary film - the designation already situates its object in a cultural field. The sort of films in question belong to the class of social discourses - juridical or historical - that seek to account for actual occurrences in the phenomenal world. They take as their reference events that are perceptible, have been observed, and can be specifically located in time and space. Documentary films are constituted of documents, in the sense by which this word obtains in the human sciences: faithful representations (here, filmed rather than written) of events that exist outside the consciousness of the documentarist. Furthermore, the designation nonfiction film (which in most critical practice is synonymous with documentary) suggests that a polarity exists. The nonfiction film is to be distinguished by that to which it stands in opposition: it excludes in its very definition all elements that evoke those fields of imaginary reference we call fictional. (Guynn 1990, 13)
>
> The concept of documentary, as a mode of understanding the nature, potential, and functions of cinema and indexical representations, is in intimate ways intricated with the concept of *historical* meaning. (Rosen 1993, 65)

Bei Paech und Hohenberger wird darüber hinaus die nichtfilmische 'historische' Realität - im Unterschied zum fiktionalen Film - als ein *Verweisungshorizont* bezeichnet, auf den sich die Referenz des Dokumentarischen richtet:

> Die *Ausgangsthese* ist also folgende: Während im Fiktionsfilm alles, was erzählt wird, zu unserem Vergnügen anwesend ist (der Film ist, was er zeigt - nicht mehr und nicht weniger), ist der dokumentarische Film der Beweis für die Abwesenheit des Ereignisses, das er zeigt (der Film ist gerade *nicht*, was er zeigt). (Paech 1990/91, 24)
>
> Als heuristische Definition kann es daher genügen, den Dokumentarfilm als einen Film zu bezeichnen, dessen Referenzobjekt die nichtfilmische Realität ist. (Hohenberger 1988, 26)

Diese Referenz kann sich - mit einem rezeptionsorientierten Schwerpunkt - jedoch erst herstellen, wenn die Zuschauer in die Begriffsbestimmung einbezogen werden. Dementsprechend tauchen sie entweder, wie bei Sobchack/Sobchack, als ein zu überzeugendes Anspracheublikum auf oder als eine Erwartungshaltung, die sich auf den Film richtet und dessen Etikettierung mit einem Wahrheitsanspruch korrelieren läßt. Im ersten Fall sind es die Zuschauer, auf die sich ein Appell richtet, im zweiten ist es der Text, mit dem die Zuschauer auf die ihm gemäße Weise umgehen:

> Documentary film, the representation of actual events and people on the screen, places its major emphasis on educating and persuading viewers. (Sobchack/Sobchack 1987, 347)
> Nonfiction films are those that we evaluate on the basis of their knowledge claims in accordance with the objective standards appropriate to their subject matter. (Carroll 1983, 24)

Als Orientierungspunkte einer Begriffsdefinition des Dokumentarfilms lassen sich demnach fünf Felder ausmachen: die physische Realität, die soziale Funktion, die (historiographische) Diskurszugehörigkeit, die außerfilmische Referenz und die appellative Zuschaueransprache oder die den Text kategorisierende Erwartungshaltung. Doch werden diese im Zuge eines antiessentialistisch verstandenen Poststrukturalismus um die metatheoretische Variante erweitert, daß das Definitionskriterium des Dokumentarfilms seine Nichtdefinierbarkeit darstelle: "There is no such thing as documentary - whether the term designates a category of material, a genre, an approach, or a set of techniques" (Minh-ha 1993, 90). Während Minh-ha trotz dieser Prämisse an einer Kritik des gängigen Dokumentarfilms festhält und so in gewisser Weise ihren Ansatz unterläuft, wendet Nichols sich der interessanteren Frage zu, welche Annahmen dem theoretischen Projekt einer Definition unterliegen. Das eigenwillige Genre 'Dokumentarfilm' läßt sich für ihn nicht in klaren Taxonomien und Stilfiguren festschreiben; dessen Theoretisierung stellt insofern immer auch eine spezifische Praxis dar, der eine Absicht immanent ist:

> Documentary as a concept or practice occupies no fixed territory. It mobilizes no finite inventory of techniques, addresses no set number of issues, and adopts no completely known taxonomy of forms, styles, or modes. The term *documentary* must itself be constructed in much the same manner as the world we know and share. Documentary film practice is the site of contestation and change. Of greater importance than the ontological finality of a definition - how well it captures the "thingness" of the documentary - is the purpose to which a definition is put and the facility with which it locates and addresses important questions, those that remain unsettled from the past and those posed by the present. (Nichols 1991, 12)

Dieses metatheoretische Postulat markiert ein zusätzliches Orientierungsfeld für eine Begriffsbestimmung des Dokumentarfilms. Es veranschaulicht die Nähe, die zwischen dem Genre und seiner Theoriebildung besteht, denn hier wie dort scheinen Fragen nach dem Materialstatus, Geltungs- und Wahrheitsanspruch und der argumentativen Beweisführung von besonderer Bedeutung zu sein. Die dokumentarische Filmpraxis und die Praxis seiner theoretischen Verhandlung geraten in ein analoges Verhältnis, dem nicht nur die Referenz auf das Nicht-Diskursive, sondern auch die Qualität des persuasiven Appells zugrundeliegt. Für die unterschiedlichen Definitionsversuche des Dokumentarfilms soll es hingegen genügen, den metatheoretischen Einwand von Nichols als Kriterium der *Reflexivität* aufzunehmen, das die Theoriebildung nicht als abgelöste und sich auf einen autonomen Gegenstand richtende Praxis konzipiert, sondern als kontext- und zweckgebundene. Mit dieser Einschränkung bleibt es möglich, die fünf Definitionskategorien auf die unterschiedlichen Ebenen des medialen Kommunikationsprozesses zu beziehen: die Genauigkeit der Darstellung einer 'physischen Realität' und die soziale Funktion auf die Ebene des technologischen und institutionellen Aufnahme- und Produktionskontextes, die Diskurszugehörigkeit und Referentialität auf die Ebene des Textes und die Fragen der Ansprache oder Erwartungshaltung der Zuschauer auf die Bedingungen und Formen der Rezeption. Jede dieser Ebenen hat für das Genre eine konstitutive Bedeutung und erfordert ihre definitorische Berücksichtigung, und auch die 'Krise' des Dokumentarfilms läßt sich in allen wesentlichen Bereichen mit unterschiedlichen Ausprägungen aufzeigen.

Die Legitimationsprobleme des Dokumentarfilms sollen jedoch zunächst nur in groben Umrissen skizziert werden - die folgenden Kapitel des ersten Teils widmen sich ihrer ausführlichen Thematisierung. Sie sind weder neu für das Genre noch treten sie unvermittelt auf, sondern sie unterliegen einem historischen Wandel, der sich an den gesellschaftlichen Rahmenbedingungen des Produktions- und Rezeptionskontextes orientiert. Am Anfang der achtziger Jahre stellt sich z. B. für Biskind (1982) die Zukunft des amerikanischen Dokumentarfilms nicht vielversprechend dar, weil neben einem Rückgang der öffentlichen Gelder (z. B. der *National Endowment for the Arts*) ein konservatives politisches Klima und die stärkere Konkurrenz durch andere Fernsehformate auf das Genre einwirken. Die Legitimationsprobleme bleiben insofern an die sozio-politischen Kontextfaktoren gebunden, deren Wandel auch zur Revitalisierung des Dokumentarfilms beitragen kann, so daß sich regelmäßig Krisen und Existenzbedrohungen des Genres, aber auch Neubewertungen seiner expressiven Qualität und seiner emanzipatorisch-bewußtseinsbildenden Kraft einstellen. Dennoch zeichnen sich für den Geltungsanspruch des Dokumentarischen eine Reihe von Problemen und Einwänden ab, die einer theoretischen Berücksichtigung bedürfen. Sie beziehen sich auf den Produktionskontext und die gesellschaftliche Aufgabe des Genres, auf textorientierte Fragen der Repräsentation und Referentialität und auf die rezeptionsbedingte Macht der dokumentarfilmischen Arbeit bzw. die sich verändernde Funktion der politischen Öffentlichkeit.

1) Für den Produktionskontext fällt zunächst - wie es Biskind (1982) im Hinblick auf den Rückgang öffentlicher Gelder formuliert - eine chronische Selbstbehauptungsproblematik des Dokumentarfilms auf. Das privatwirtschaftlich organisierte, markt- und profitabhängige Mediensystem in den USA grenzt bestimmte Repräsentationsformen, die politisch, ästhetisch oder qualitativ nicht den gängigen Kriterien (der Ausgewogenheit, Professionalität, Objektivität etc.) entsprechen, schlichtweg aus. Dies ist eine institutionelle Tatsache, an der die kritische Medientheorie ansetzt und gegen die sich alternative Produktionsformen richten. Der Dokumentarfilm gewinnt daraus - neben der Tatsache, daß viele Projekte aufgrund der mangelnden finanziel-

len Unterstützung nicht realisiert werden - mitunter die Selbstdefinition des Gegenentwurfs einer alternativen, kritisch-emanzipatorischen Auseinandersetzung mit Realitätsrepräsentationen und ihrer produktionskontextuellen Einbindung. Es läßt sich jedoch neben dieser *ambivalenten* Krise - dieser faktischen Ausgrenzung *und* identitätsbildenden Selbstbehauptung - ein grundlegenderer Strukturwandel medialer Repräsentationen ausmachen, der langfristig eine bedeutsamere Bedrohung darstellt. Bei Nichols (1988b) korreliert er mit den Transformationsphasen des kapitalistischen Wirtschaftssystems und den daraus resultierenden fundamentalen Änderungen des Kunstwerk-Charakters. Das (mediale) Kunstwerk zeichnet sich nicht mehr, wie in Benjamins (1991) berühmtem Aufsatz ausgeführt, durch seine technische Reproduzierbarkeit aus, sondern durch seinen Simulationscharakter, der sich aus der Umstellung des kulturellen Lebens auf kybernetische Systeme ergibt. Für Nichols ändert sich in einer elektronischen Kultur potentiell das Repräsentationsfundament, auf dem auch der Geltungsanspruch des Dokumentarfilms und seiner verifizierbaren Beweisqualität beruht. Er skizziert die parallelen Entwicklungsstufen des ökonomischen und kulturellen Systems durch eine Reihe von Schwellenphänomenen, von denen in diesem Zusammenhang einige ausgewählt werden können (Nichols 1988b, 27):

Entrepreneurial Capitalism	Monopoly Capitalism	Multinational Capitalism
realism	modernism	postmodernism
film	television	computer
mechanical reproduction	instantaneous broadcast	logico-iconic simulations
reproducible instances	ubiquitous occurrences	processes of absorption and feedback
the copy	the event	the chip (and VCT display)
subtext of possession	subtext of mediation	subtext of control
image and representation	collage and juxtaposition	simulacra

Es wird deutlich, daß die technischen Weiterentwicklungen vor allem zu einer Umformung der traditionellen Authentizitätskriterien führen. Während sich durch die Vorherrschaft des Fernsehens die orientierenden Dimensionen der Zeit und des Raums aufzulösen beginnen - die Übertragung findet in Echtzeit statt, die Aufmerksamkeit verlagert sich auf das Ereignis, dieses ist allgegenwärtig und ortlos zugleich -, wird durch den Simulationscharakter der computergenerierten 'Welten' auch das Kriterium der Herkunft und des Abbildes unterminiert. Die postmoderne Medienkultur löst durch die zunehmende Abhängigkeit von kybernetischen Systemen tendenziell neben den Kategorien der zeitlichen und räumlichen Herkunft auch jene der Beweisbarkeit auf. Diese technologischen und ökonomischen Entwicklungen stellen den - utopischen und keineswegs unambivalenten - Medienhorizont dar, vor dem sich der Geltungsanspruch des Dokumentarfilms behaupten muß. Er wird dabei nicht nur durch den institutionellen Ausschluß bedroht, sondern auch durch die Ausrichtung des Produktionskontextes an technischen Verfahren, die den (verifizierbaren, dabei jedoch nicht unvermittelt abbildenden) Wirklichkeitsbezug des Genres grundsätzlich in Frage stellen.

2) Das Kriterium der Referentialität ist allerdings auch für die bei Nichols gekennzeichnete Frühphase des Kapitalismus - mit Formen der mechanischen Reproduktion und der vorgeblichen Gültigkeit von Wirklichkeit und Kopie - nicht unumstritten. Die Debatte zwischen phänomenologischen und semiotischen Theorien des fotografischen und filmischen 'Abbildes' kreist ja um den zentralen Streitpunkt, was sich in das Filmmaterial 'einschreibt' und welchen Status dieses Material aufgrund der Reproduktionsprozesse beanspruchen darf. Dabei orientieren sich neuere Filmtheorien an der Zeichenhaftigkeit des Films, für dessen Entzifferung ein kulturell erlernter Kode notwendig ist. Daraus ergibt sich für den Dokumentarfilm nicht nur das Problem, die Gültigkeit der auf das Außerfilmische verweisenden Referenz untermauern zu müssen, sondern auch die notwendige Neubewertung des Wahrheitsanspruchs, der sich mit dem Zeigen 'historischer' Bilder und Töne verknüpft. Während die Imitationen einer dokumentarischen Ästhetik deren Kodierung als Stilprinzip deutlich macht und sich für die theoretische Erörterung eine Dialektik der Authentizität und Fälschbarkeit einstellt, bleibt das Postulat der Referentialität in eine Konkurrenz mit anderen filmischen Verweisformen auf Außerfilmisches eingebunden. Der Wahrheitsanspruch, der aus einer Hierarchie des Vorgefundenen und nicht des Erfundenen herrühren soll, ist nicht aus dem Film*material* ableitbar, sondern nur aus dem Kodex einer sozialen Praktik, dem das Genre - mit kontextgebundenen Regeln der Aufrichtigkeit, Objektivität, Authentizität etc. - verpflichtet ist. Die Relativierung des Wahrheitsanspruchs, die sich damit zwangsläufig einstellt, ist darüber hinaus mit einer kritischen Hinterfragung realistischer Repräsentationsverfahren verbunden. Denn diese werden durch ihr Transparenzverhältnis einer unvermittelten Darstellung des 'wirklichen Lebens' sowohl für die ideologiekritischen Theorien in den siebziger Jahren fragwürdig als auch für die poststrukturalistische Kritik an einer vereinheitlichenden Subsumierung der kulturellen Differenz unter ein subjektzentriertes Wirklichkeitsmodell. Kuhn kritisiert das transparente Authentizitätsversprechen des Dokumentarfilms auf exemplarische Weise:

> In documentary films, it appears that the truth or authenticity of a representation turns precisely on an exclusion from that representation - or denial within it - of the means of its own material and semiotic production, which means that truth or authenticity has to be taken at *face* value - ideology contemplating itself - without recourse to textual marks of authenticity. (Kuhn 1978, 76)

Damit wird die Transparenz der Erzählweise, der durch die Vordringlichkeit eines inhaltlichen Anliegens oftmals keine große Bedeutung beigemessen worden war, ebenso wie das ungeklärte Verhältnis zwischen Film und Realität zu einem Kritikpunkt, dem sich die Theoriebildung zuwenden muß.

3) Schließlich dehnt sich die skeptische Bestandsaufnahme des Genres auch auf dessen Diskurszugehörigkeit und Wirkungsmacht aus. Durch seine argumentativen, rhetorischen und appellativen Verfahren gehört es einem Wissensdiskurs im Foucaultschen Sinn an, einer symbolischen Inbesitznahme der Menschen und Ereignisse, auf die sich seine Erklärungsmuster richten. Es partizipiert an Weltkonstruktionen,

die den 'Filmsubjekten' Rederechte einräumen, ihnen eine Stimme verleihen, sie in ihren Handlungen überwachen und ihnen auch einen Platz innerhalb der Gesellschaft zuweisen. Damit wird der Dokumentarfilm durch eine Macht der Wissensproduktion und -verteilung, durch Vereinheitlichungen und Simplifizierungen fragwürdig:

> It [documentary film] takes real people and real problems from the real world and *deals with* them. It *sets a value* on intimate observation and *assesses its worth* according to how well it succeeds in capturing reality on the run, "without material interference, without intermediary." (Minh-ha 1993, 94)

Die Theoretisierung des Genres sieht sich insofern mit einer Reihe von Legitimationsproblemen konfrontiert, die einer Berücksichtigung bedürfen: institutionelle Ausgrenzungen, technologische Veränderungen, Hinterfragungen von Referenz- und Authentizitätsversprechen, Kritik an realistischen Repräsentationsstrategien und an der konkreten Wirkungsmacht des Genres. Die folgenden drei Kapitel widmen sich einer ausführlichen Auseinandersetzung mit diesen institutionellen und theoretischen Problemen, die für den spezifischen Vertrag des Dokumentarfilms - nicht nur einen Wirklichkeitsbezug zu versprechen, sondern diesen auch mit einem besonderen Geltungsanspruch zu versehen - eine herausragende Relevanz haben. Das erste Kapitel geht auf die historischen Funktionsbestimmungen des Genres als Mittel der Analyse, der gesellschaftlichen Aufklärung und der spontaneistischen Erfahrungsvermittlung sowie auf das besondere Verhältnis ein, das die Konkurrenz zwischen institutionellen Kontexten des Fernsehens und des Kinos in den sechziger und siebziger Jahren kennzeichnet. Es thematisiert insofern die theoretische und praktische Bedeutung des *Produktionskontextes* und -auftrages für den Dokumentarfilm und versucht anhand eines Exkurses zum amerikanischen *public television*, den Bezug zwischen Medienproduktion und Demokratie zu skizzieren (der dann im siebten Kapitel aufgegriffen und ausführlich erörtert wird). Das zweite Kapitel verhandelt die *textorientierten* Fragen einer Spezifik dokumentarfilmischer Repräsentationsmodi, Anspracheformen und Referenzversprechen - einerseits wie sie im Rahmen semio-pragmatischer und ideologiekritischer Modelle konzipiert werden, andererseits wie sie in Vorstellungen zur historischen Entwicklungslogik des Genres bei Barsam, Barnouw und Nichols einfließen. Das dritte Kapitel widmet sich schließlich jenen Ebenen des *Rezeptionsprozesses*, in denen sich die 'Macht der Repräsentation' umsetzt, und geht sowohl auf Überlegungen zur Wirkung des Genres ein als auch auf jenen Strukturwandel öffentlicher Rede, der eine politische Intervention aufgrund ihrer zunehmenden Kommerzialisierung einschränkt.

Die unterschiedlichen Perspektiven auf den Gegenstand 'Dokumentarfilm' verdeutlichen dabei, daß eine adäquate Behandlung des Genres vor allem an einer angemessenen Verknüpfung ihrer zugrundeliegenden Schwerpunktsetzungen zu arbeiten hat. Denn während es aufgrund der institutionellen, diskursiven und öffentlichkeitswirksamen Verschränkungen nicht ausreicht, *ein* Element des Kommunikationsprozesses - etwa den Text, die Lesestrategie oder die technologischen Prozesse - zu privilegieren, sind die konzeptionellen Entwürfe ihrer Relationierung noch unzureichend ausformuliert. Darüber hinaus erscheint es oftmals schwierig, die theoretischen Annahmen von filmhistorischen Prämissen abzutrennen, so daß eine beständige Wechselwirkung die Geschichte der Theoriebildung und die der Filmentwicklung verbindet. Eine offensichtliche Schwierigkeit, die mit dieser Interdependenz einhergeht, stellt die am historischen Stand des Genres orientierte Begriffsdefinition dar, die demnach ihrerseits historisch ist und zur angemessenen Erörterung eine Hinzunahme des kulturellen und sozialen Umfelds erfordern würde. In der isolierten Betrachtung konstituiert das, was als das Dokumentarische definiert wird, jenes Korpus von Filmen die, zum Genre aggregiert, einer historischen Entwicklungslogik folgen sollen. Je nachdem, ob sich die Definition auf Abbild-, Referenz-, Text- oder Lesekriterien bezieht, verschiebt sich das dem evolutionären Prinzip zugrundeliegende Raster - der Technologie, Realität, Struktur oder des Publikums. Der Grundkonflikt bei derartigen Begriffsbestimmungen - ob diese einem systematischen oder einem historischen Ansatz verpflichtet sind - bleibt insofern auch in der vorliegenden Untersuchung bestehen. Die hier vorgenommene Gewichtung der Kommunikationsebenen rückt jedoch für die Fragen nach einem veränderten Produktions- und Rezeptionskontext die historischen Entwicklungen in den Vordergrund, während die textorientierten Ansätze von einer transhistorischen Gültigkeit ausgehen. Auf diese Spannung einer funktionsgeschichtlich-empirischen und einer systematisch-normativen Begriffsdefinition des Dokumentarfilms wird daher im Kontext der unterschiedlichen Perspektiven zurückzukommen sein.

1. Funktionszuweisungen und Produktionskontexte

Die Vorstellung, daß der Dokumentarfilm ein erzieherisches Instrument mit aufklärerischem Potential sei und seine spezifischen technologischen Möglichkeiten zur flächendeckenden, kommunikativen Vernetzung der modernen Demokratien genutzt werden sollten, geht auf die britischen und sowjetischen Schulen der zwanziger und dreißiger Jahre zurück. Viele nachfolgenden Theoretisierungen und Praktiken setzen sich implizit mit den dort formulierten Ansprüchen auseinander und versuchen eine Neubestimmung jener aus Griersons Definition hervorgehenden Grundfrage zu leisten: Wie soll eine gesellschaftlich relevante filmische Interpretation des 'wirklichen Lebens' aussehen? Die Realitätsbezüge, sozialen Funktionen der Filmkünstler und Konzeptionen zur Ästhetik des Filmtextes werden in die theoretische Verhandlung eingeführt und aufgrund der sich verändernden ökonomischen, technologischen und sozio-politischen Strukturen kontinuierlich neu besetzt. Grierson und Rotha prägen ein Dokumentarfilmverständnis, das exemplarisch in der Definition der *World Union of Documentary* formuliert ist:

> By the documentary film is meant all methods of recording on celluloid any aspect of reality interpreted either by factual shooting or by sincere and justifiable reconstruction, so as to appeal either to reason or emotion, for the purpose of stimulating the desire for, and the widening of, human knowledge and understanding, and of truthfully posing problems and their solutions in the spheres of economics, culture and human relations. (Rotha 1952, 30/31)[1]

Die mangelnde theoretische Trennschärfe der britischen Schule, die auch im Zusammenhang mit der sozialen Funktion der Künstler deutlich wird, macht es jedoch schwierig, den Dokumentarfilmsbegriff zu konkretisieren. Aus dem Realitätsbezug wird eine Konzentration auf ökonomische, kulturelle und zwischenmenschliche Probleme, aus der sozialen Funktion eine 'wahrhafte' Wissensproduktion, aus den Konzeptionen zur Textstruktur eine Unterscheidung in Material, das aus rekonstruierten oder faktischen Aufnahmen stammt. Das Selbstverständnis der britischen Schule läßt sich insofern primär als impliziter Verweis auf jene determinierenden Felder lesen, innerhalb derer das Verständnis zum Realitätsbezug, zu den sozialen Funktionen der Künstler und den Konzeptionen zur Textstruktur angesiedelt werden. Dazu gehören die technologischen Bedingtheiten des Realitätseindrucks, die institutionelle Verwaltung seiner Herstellung und die formal-ästhetische Auseinandersetzung mit den industriell produzierten Spielfilmen, die von Anfang an die Folie bilden, vor der das Dokumentarische in den zwanziger Jahren seine Gestalt gewinnt (vgl. Paech 1990/91). Für Grierson und Rotha stellt sich die Abhängigkeit ihrer Filmproduktion dabei als ein Indiz für die Fragilität der Verankerung dar, die sie mit ihren *production units*

---

[1] Das Vorwort zur dritten Neuauflage, in dem diese Definition zitiert wird, stammt von 1951, die World Union wurde 1948 gegründet; dieser Vorstellung rechnen Grierson und Rotha z. B. auch *Grapes of Wrath* (1940) von John Ford zu.

erreichen können. Sie müssen innerhalb einer profitorientierten, kapitalistischen Produktionswelt beständig zwischen den verschiedenen Interessenlagen der produzierenden Institutionen und dem von ihnen vorausgesetzten Publikum vermitteln. Steht auf der einen Seite das Bedürfnis der britischen Regierung, die Teile des *British Commonwealth* kommunikativ zu verbinden, d. h. Handelsbeziehungen, Arbeitsorganisationen und Technologienutzung bekannt zu machen (vgl. Grierson 1945/46), so wird gleichermaßen ein Ideal der sozialen und politischen Aufklärung, der *civic enlightenment*, eingefordert; der Wunsch, einen Ausdruck für die 'Stimme des Volkes' und eine Selbstverständigung über die Grundbedingungen der Zivilgesellschaft zu finden: "Documentary must be the voice of the people speaking from the homes and factories and fields of the people" (Rotha 1952, 113). Ist der kommerzielle Spielfilm, der dem Eskapismus Vorschub zu leisten scheint, ein bekämpftes Gegenbild, so umfaßt der Anspruch der *documentary method* vor allem auch ein Verständnis des Künstlers in der modernen Gesellschaft, dem sich die meisten späteren Generationen von Filmemachern verpflichtet fühlen. Abzulehnen ist zum einen das *l'art pour l'art* eines selbstvergessenen Ästhetizismus, zum anderen die als naturalistisch bezeichnete Tradition von Robert Flaherty, der einem Zivilisationsideal des 19. Jahrhunderts anzuhängen und den Anforderungen einer modernen Massengesellschaft nicht gewachsen zu sein scheint (vgl. Grierson 1979, 29-34). Die Verantwortlichkeit des Künstlers und der gesellschaftsrelevante Einsatz seines Handwerks können sich in der Konzeption von Grierson und Rotha vor allem in der appellativen, realitätszugewandten, analytisch durchdachten und didaktischen filmischen Interpretation äußern, die sich für die Verbesserung eines spezifischen politischen Systems einsetzt. Die dokumentarische Methode wird damit zu einer instrumentalisierbaren Technik erhoben und mit den Systemimperativen eines sozio-politischen Kontextes verbunden.

> Whether it be warfare or collective security, the abolition of classes or a continuance of some kind of democracy, the establishment of nationalist systems or a world of united races and peoples, or the final collapse of capitalism before the forces of socialism - documentary must always be dictated by the needs of society. What shape that society will assume lies in our own hands and it is imperative that each one of us should realise this. The documentary method is only a channel of expression. The most important question of all is: What sort of propaganda shall we allow it to project? (Rotha 1952, 186)

Ausgehend von der Prämisse, daß die politisch und sozial orientierte Gesellschaftsanalyse als unverrückbarer erster Schritt erscheint, dem sich die Kunst der symbolischen Konstruktion unterzuordnen hat, und mit dem Versprechen "that however difficult the theme might be, it could, through film, be brought to order and significance and therefore to beauty" (Grierson 1945/46, 163), wird das Genre als kommunikatives Bindeglied zwischen den machtausübenden Schichten und den Gesellschaftsmitgliedern z. B. in Kriegszeiten unweigerlich als Kampfmittel eingesetzt. In dieser Form unterscheidet sich der Dokumentarfilm nicht von der Propaganda im engeren Sinn, die einen symbolischen Text möglichst geschlossen und eindeutig auf die Durchsetzung oder Unterstützung eines Ziels hin konzipiert, dessen Erfolg an der taktischen Schwächung eines Feindes gemessen wird und zu diesem Zweck das Regelwerk journalistischer oder wissenschaftlicher Wahrheitsbestimmung außer Kraft setzt (vgl. Decker 1993). Propagandistische Moral wird, wie Grierson (1979, 101-110) angesichts der Bedrohung durch das faschistische Deutschland anmerkt, mit der Verwirrung und Vernichtung des Feindes gleichgesetzt. Diese Form der kriegsbedingten Instrumentalisierung des Genres setzt einen Zugriff durch gesellschaftliche Gruppen voraus, die über die Macht der appellativen, agitatorischen oder integrativen symbolischen Verhandlung verfügen wollen. In abgemilderter Form setzt sich dieses Bedürfnis bei Griersons Konzeption einer demokratischen Erziehung in Kanada fort, wo er (1939) neben einer dialogischen Verbindung durch Kommunikationstechnologien eine kulturelle fordert, damit dem Spektakel faschistischer Masseninszenierungen eine demokratische Propaganda entgegengesetzt werden kann: "In a democracy it [to spread ideas and initiative] *is* vital, and this responsibility for spreading good feelings and taste and judgment is the whole responsibility of a democratic education" (Grierson 1979, 91).[2]

Die technizistische Sicht von Propaganda als *Instrument* zur Durchsetzung bestimmter politischer Interessen und vom Dokumentarfilm als einer Spielart dieser Vermittlung ist demnach ein Schritt in der Selbstdefinition des Genres, der in den unterschiedlichen Vorstellungen zum Einsatz der Filme (als radikaler Kampf, als kriegsrelevante Instruktion) seine Bestätigung und gesellschaftliche Sprengkraft erfährt.[3]
Im Rahmen der britischen Schule, in den amerikanischen *New Deal* Filmen, später auch in den anglo-amerikanischen Konzeptionen zur Kriegspropaganda findet die Instrumentalisierung primär für die Zwecke und Stabilisierung der Demokratien statt. Die Analyse Griersons in den zwanziger Jahren über die Defizite des Informationsstandes der demokratischen Systeme (und deren mögliche Veränderung im Bereich des Filmmediums) fußt auf den Forschungen der politischen Schule der Universität

---

[2] Grierson (1979, 85) verbindet mit dem Demokratisierungsanspruch eine Hinwendung zur Alltäglichkeit: "If we are to describe the panoply of power and forget the living, working, everyday Britisher in the process of projection, our picture will be both false and, from the point of view of international relations, foolish." Diese Position ist von Nelson (1988, 35/36) kritisch hinterfragt worden: "I think that what Grierson brilliantly recognized at the time was that, in the midst of significant challenges to modern capitalism brought on by both the Soviet revolution and the stock market crash, there was a need to portray the working class, and colonized labour, in ways that would maintain the status quo. To leave labour undepicted on film would be to ignore a significant sector whose consent was necessary to the unfolding of capitalism's next stage. As well, to overlook the depiction of labour on film by mainstream interests would simply be handing over that depiction to the more radical elements of society, to those inspired by the Soviets and their brilliant use of cinema. Thus, documentary film under Grierson's leadership had a public-relations role to play in the prevention of radical change and in the 'manufacture of consent' to the powers of the status quo."

[3] Spätere Definitionen von Propaganda - etwa bei Ellul (1973) - nehmen diesen Aspekt medialer Sozialintegration auf und machen ihn zu einem Eckpfeiler der technologisch durchorganisierten Gesellschaft, vgl. dazu Kapitel 7.2.1.

Chicago und vor allem den Theorien Walter Lippmanns zur mangelnden Partizipationsmöglichkeit der Menschen in einem modernen Verwaltungsstaat (vgl. Grierson 1979, 141-155). Diese Defizite meint Grierson durch erzieherische Anstrengungen ausgleichen zu können. Auch wenn eine umfassende Information der Bürger ein unhaltbares (und für ihn auch unsinniges) Ideal darstellt, können diese doch zumindest kommunitär vernetzt werden, um im gegenseitigen Austausch und im Kennenlernen die Kohäsion der Gesellschaft zu verfestigen. In seiner Vorstellung steht die Systemintegration in den demokratischen Kontext im Vordergrund, und die Strategien der amerikanischen Zeitungsmagnaten wie W. R. Hearst oder die Fotoreportage in *Life* zeigen ihm die Möglichkeit, durch Dramatisierung zu erziehen.

> There are, we said, basic dramatic patterns in the terms of civic relationship since all social problems are bound to involve a relationship between people and forces. Revelation of these dramatic patterns is a first essential in the process of modern education. For young people and adults alike require a broad and lively picture of their society to stir their imaginations and instil the loyalties necessary if they are to face up to its problems. (Grierson 1979, 150)

Die Wissensproduktion bekommt damit primär den Charakter einer loyalitätsfördernden Selbstverständigung innerhalb des politischen und ökonomischen Systems. Griersons Erbe und die erzieherische Aufgabe des Dokumentarfilms werden aus diesem Grund als neo-konservative, technokratische und kapitalismusfördernde Massenlenkung kritisiert (vgl. Nichols 1991, 189; Nelson 1988). Griersons Betonung der Konsensbildung als gesellschaftlicher Funktion des Dokumentarfilms - und die Kritik daran - affirmiert jedoch die Definition des Dokumentarfilms als einer Technik mit zweckbezogener Wirksamkeit, die zur Steuerung des Verhaltens durch spezifische Inhalte herangezogen wird, sich abhängig von den Systemgrenzen entwickeln und eine spezifische Ästhetik hervorbringen kann. Als Propaganda wird der Dokumentarfilm demnach in einen Produktionskontext eingebunden, der die ästhetischen Kriterien funktionalistisch ausrichtet.

1.1 *Creative Treatments of Actuality*: Aufklärungsanspruch oder Erfahrungsideal

Dieses spezifische Mischverhältnis von Funktionalismus und Ästhetik siedelt den Dokumentarfilm im Kontext *amerikanischer* Massenmedien - und hier vor allem unter Berücksichtigung des sich ausweitenden Fernsehens - nach Bluem (1965, 13-15) in einer Grauzone zwischen Kunst und Journalismus an. In der *poetischen Reportage* scheinen sich auf vorbildliche Weise die Vorstellungen einer objektiv-journalistischen und subjektiv-künstlerischen Welterschließung zu verbinden, um die soziale Aufgabe des Genres zu erfüllen. Diese besteht in der an die Öffentlichkeit gerichteten Darstellung gesellschaftlich nützlicher Informationen, die als allgemein verfügbares Wissen jenes Verstehen erzeugen sollen, das gemeinschaftliches Handeln ermöglicht: "Documentary communication seeks to initiate a process which culminates in public action by presenting information, and to complete the process by making this presentation persuasive. Documentary seeks to inform but, above all, it seeks to influence" (Bluem 1965, 14). Bluem definiert damit nicht nur die überzeugungsorientierte, rhetorische Qualität des Genres, sondern auch die idealtypische Dominanz einer sozial und gemeinschaftlich, d. h. nicht auf individualistische Egoismen orientierten kommunikativen Funktion. Sein normatives Modell des Dokumentarischen im Fernsehen greift Griersons analytische Vororientierung eines *preformed purpose* auf, für den in der sozialen Umwelt beispielhafte Manifestationen gefunden werden sollen, und bestärkt auch jene Dichotomisierung zwischen objektiven und subjektiven Anteilen der Wissensproduktion, die in der ambivalenten Grauzone der poetischen Reportage die journalistische Argumentation mit einer höherwertigen, wahrheitsgemäßeren Aussagekraft belegt. Während die ästhetisch-imaginative Umrahmung eine affektive Ansprache auslösen soll, bleibt es der distanzierten, 'neutralen' und analytischen Deutungsweise überlassen, die Realitätsfragmente zu ordnen und zu hierarchisieren: "The journalistic is controlled by subject, the poetic by theme" (Bluem 1965, 90). Diese Unterscheidung in Gegenstand und Thema macht das Verhältnis deutlich, das im liberalistischen Humanismus zwischen Ästhetik und Funktionalismus besteht. Liegt im poetischen Verweis eine Anbindung an die als universalistisch verstandenen Grundbedingungen menschlicher Existenz, so werden diese in der Reportage nach Maßgabe der jeweiligen historischen Situation und handlungsbezogenen Dringlichkeit gefiltert.

Dies könnte jedoch allgemeiner als eine Definition des *Aufklärungsanspruchs* verstanden werden, auf den sich nicht nur der zum demokratisierenden Korrektiv erhobene amerikanische Fernsehjournalismus, sondern auch die sozialen Bewegungen der Neuen Linken (mit ihren unterschiedlichen Filmproduktionen) in den sechziger Jahren berufen. Der Kampf um die anzustrebende gesellschaftliche Organisationsform setzt zwar radikal divergierende Vorstellungen darüber voraus, was als adäquate Analyse der spezifischen historischen Situation oder was als universalistischer Horizont (etwa einer liberalistischen oder einer sozialistischen Utopie) anerkannt wird, aber er hält an einem gemeinsamen Glauben an das analytische Potential des Dokumentarfilms fest. Der Aufklärungsanspruch, wie er von Bluem im Anschluß an die britische Schule formuliert wird, stützt sich dabei auf drei Prämissen. Um den sozialen Nutzen journalistischer Information zu garantieren, muß zunächst ein deduktives Verfahren Priorität vor dem induktiven Registrieren des Vorgefundenen erhalten; die filmische Aufarbeitung präsentiert zweckorientierte Beweise vorgängiger Thesen. Darüber hinaus besteht eine Hierarchie zwischen den distanziert-objektiven Erläuterungen eines Sachverhalts, der zwar eine emotionalisierende Teilnahme ermöglichen soll, dabei aber in ein Rationalitäts- und Intellektualitätsprimat eingebunden bleibt. Schließlich kann sich dokumentarische Kommunikation nur angemessen entfalten, wenn sie am Status des filmischen Mediums als Realitätsspeicher festhält und diesen mit einer hohen Beweiskraft belegt. Die filmimmanente Vermischung von Rationalität und Emotionalität, die den funktionstheoretischen Definitionen der propagandistischen oder aufklärerischen Aufgabe des Genres immer als beunruhigende Bedrohung innewohnt,[4] findet im Beharren auf der rationalen Verwendung der 'Realitätsfragmente' ihre (instabile) Kontrolle. Jene Elemente, die bei Bluem den Wahrheitsanspruch der poetischen Reportage legitimieren - das Primat der deduktiven Analyse, der objektivistischen Kontextualisierung und der Beweiskraft des Films -, folgen letztlich einer impliziten geschlechterspezifischen Zuordnung: "If we add the responsibilities of journalism to documentary, we realize that only by undistorted appraisal of the crises in American life can rational men report the facts as they see them" (Bluem 1965, 130). Die eigentümliche Dynamik der Funktionsbestimmung, die die Filme einerseits als auf Überzeugung angelegte, rhetorische Strategien ansetzt, die für veränderte Kontexte anpaßbar bleiben müssen, und die andererseits ihre Funktionen und Strategien als für das System einzig gültige behaupten muß, erweist sich durch die Verbindung von Verantwortlichkeit, Rationalität, Faktizität und Männlichkeit als impliziter Machtanspruch der dokumentarfilmischen Realitätserschließung.

Dabei richtet sich dieser zum Teil gegen das im Entstehen begriffene Direct Cinema, das zu Beginn der sechziger Jahre den journalistischen Aufklärungsanspruch umwertet und vor allem zwei Konzeptionen angreift: die der deduktiven Analyse und die der rigiden Spaltung subjektiver und objektiver Anteile der Wissensproduktion. Während der Anspruch eines ungefilterten Realitätszugangs, eines dokumentarischen Fensters-zur-Welt erst im Anschluß an die semiotische Analyse von Realitätskonstruktionen hinterfragt wird (vgl. Kapitel 2), deutet sich für die funktionsorientierte Bestimmung des Dokumentarfilms mit dem Aufkommen des Direct Cinema ein

---

[4] Vgl. dazu Bluem (1965, 121/122): "The procedure of joining one piece of film (a fact) to another piece of film (another fact) will produce still a third phenomenon - an emotion - and this is the final and unavoidable condition governing all forms of visual communication-in-time, whether filmed, or of live studio origination, or videotape-recorded."

Wandel der sozialen Aufgabe an. Als Robert Drew sich in den fünfziger Jahren Gedanken über die Revitalisierung des Dokumentarfilms macht, wird dabei eine bereits in der britischen Schule angelegte Idee von ihrem sozialen Gehalt in einen performativen überführt. Das Bemühen Drews, die dramatischen Fotoreportagen von *Life* in ein filmisches Äquivalent zu überführen, läßt den Wunsch, eine 'Stimme des Volkes' zu ermitteln und die Menschen mit sich und ihren Mitmenschen zu verständigen - und damit die Funktionsbestimmungen des Dokumentarfilms -, von Griersons *Verstehen* der anderen in ein *Erfahren* übergehen. Im Unterschied zu Grierson, für den die filmische Interpretation eine Folge oder Umsetzung der Analyse einer spezifischen sozialen Situation darstellt, einer Analyse, die sich auch in anderen medialen Umsetzungen finden könnte, erklärt Drew die Erfahrung und das dramatische Überwältigungspotential einer Situation zu seinem Leitsatz. In einem fortgeschritten ausdifferenzierten institutionellen Produktionskontext - und ohne eine der britischen Schule entsprechende Tradition des Regierungs- oder Industriesponsorentums - bekommt der Film für das Fernsehen eine inhärente Qualität zugeschrieben, die ihn nur für bestimmte Zwecke sinnvoll erscheinen läßt: "I believed that we were selling an 'experience,' not 'subject matter'" (Drew 1988, 397). Was bei Grierson noch verhalten angedeutet und mit erzieherischen Idealen belegt wird, rückt bei Drews Versuchen, ein neues journalistisches Format zu etablieren, in den Vordergrund. Das Demokratisierungspotential des Mediums durch eine *commonly shared experience* wird wörtlich als *Erfahrungssimulation* angesetzt und medienimmanent (als dem Fernsehen angemessen) begründet.

Die aus Drews Bemühungen hervorgehende Direct Cinema-Bewegung verfestigt die Idee des Dabeiseins, der 'Befreiung' der Zuschauer von didaktischer Lenkung und Interpretationshilfe zu einem Ansatz, der sich - bedingt durch die aus Drews Initiative resultierende Verbesserung der Filmtechnologie - mit einem technischen Purismus zu einem Beobachtungstheorem verdichtet. Während sich der Realitätsbezug aus journalistischer Aktualität ableitet, konsolidiert sich als soziale Funktion der Filmemacher die transparente Vermittlung des Dabeiseins. Die Textstruktur soll sich möglichst unberührt der Aufzeichnungslogik mit ihrer Chronologie, ihren situationsbedingten ästhetischen Defiziten und ihrer Ausschnitthaftigkeit anpassen. Der persönliche Kamerastil scheint sich auf ideale Weise mit der Distanz des Nichteingreifens, der objektiven Betrachtung zu einem sozialen Analyseinstrument zu vereinen. Doch während die Filmemacher ein wichtiges Prinzip der britischen Schule - das Material des Films aus dem Kontext des sozialen Ereignisses zu gewinnen - perfektionieren, verliert sich das zweite - der interpretatorischen und die Montage bestimmenden Deutung des Materials - in der Faszination an der 'Erfahrung'. Die Grundfrage der dokumentarischen Arbeit lautet nun tendenziell: Wie kann eine filmische Erfahrbarkeit des 'wirklichen Lebens' aussehen?

Die durch das Direct Cinema bedingte Umdeutung des demokratischen Erziehungsprozesses in einen unvermittelten Erfahrungsprozeß beeinflußt damit die Funktionsbestimmung des Dokumentarischen. Denn mit der Konzentration auf ästhetische Kodes und auf die Frage nach den sozio-politischen Bedingungen der Erfahrungsvermittlung werden klassische Definitionen und Überzeugungspotentiale erschüttert. Deutet sich in der Funktionsbestimmung des Genres als instrumentalisierbarer Technik die *Relativität* des gesellschaftlichen Einsatzes an, so kehrt sich das Direct Cinema mit der *Erfahrungs*vermittlung von erzieherischen sozialen Konzepten ab. Die Konzentration auf Erfahrungskriterien und deren ästhetische Kodierung problematisiert somit die Fundamente des dokumentarischen Films und bedroht seine unhinterfragte Eigenständigkeit als aufklärungsorientiertes, d. h. sozial legitimiertes Genre. Da diese Funktionsbestimmungen innerhalb des Produktionskontextes vor allem durch die Konkurrenz zwischen Kino und Fernsehen bedingt sind, und da der unterschiedliche Einsatz der Filme auf divergierende Konzepte des emanzipatorischen oder kritischen, sich gegen ein imaginäres Zentrum der Medien richtenden Umgangs mit technologischen Apparaten zurückgeht, soll dieses Spannungsverhältnis für die sechziger und siebziger Jahre eingehender dargestellt werden. Dabei stehen zwei Anliegen im Vordergrund: zum einen die Frage, wie sich die institutionellen Produktionsbedingungen vor allem durch die Entwicklung des Fernsehens verändert haben; zum anderen, wie das Verhältnis zwischen einer ausschließenden Medienmacht und einer kritischen Filmarbeit konzeptualisiert werden kann. Da dieses Verhältnis für den Dokumentarfilm aufgrund seiner tendenziell marginalisierten Position von zentraler Bedeutung ist, werden - so die implizite These - die Funktionsbestimmungen des Genres innerhalb der Matrix von Produktionskontexten an einen Ort gebunden, dessen Verankerung nicht nur eine technologische Praxis vorstrukturiert, sondern diese oftmals auch mit einer politischen verbindet.

1.2 Institutionelle Kontexte der sechziger und siebziger Jahre: Verschränkungen fernsehmedialer und alternativer Praktiken

Die Entwicklung des Dokumentarfilms seit den fünfziger Jahren wird auf der institutionellen und ästhetischen Ebene vor allem durch die Auseinandersetzung mit dem sich in seiner gesellschaftlichen Bedeutung konsolidierenden Fernsehen geprägt (vgl. Paech 1990/91). Batra (1987, 182) formuliert noch am Ende der achtziger Jahre die These, daß der Dokumentarfilm im Fernsehkontext als Vermittlung einer wahrheitsorientierten Reflexion des gesellschaftlichen Lebens soziale Handlungen induziere und als demokratisierendes Korrektiv wirke: "The American television documentarist today is the chorus and the conscience keeper of American society." Ganz im idealistischen Gestus der 'Gründerväter' des Genres wird deren Anspruch in einen Kontext transponiert, dessen Regelwerk zur Verwaltung öffentlicher Rede einen derartig grundlegenden Wandel erfahren zu haben scheint, daß Rapping (1987, 101) in ihrer Analyse des Dokumentarfilms zu einer diametral entgegengesetzten Einschätzung kommt: "The rise and fall of the TV documentary reveals more clearly than in most genres the ways in which hegemony's limits were staked out early in the game." Unbestreitbar ist im Kontext des Fernsehens der tendenzielle Niedergang einer spezifischen Form der Wissensproduktion, deren Anspruch auf Emanzipation einer ungenügend verhandelten Wirklichkeitserfahrung und Ausdruck eines 'schlechten Gewissens' der Gesellschaft aufgrund einer Verschiebung der Kräftefelder seiner Produktionsbedingungen keine ungebrochene Wertschätzung erfährt und marginalisiert oder ausgeschlossen wird. Daß die idealistischen, von Batra zitierten Vorgaben des Genres nicht mehr berücksichtigt werden, muß demnach eine Analyse jener hegemonialen Kräfte klären, die Rapping im Verschwinden des Dokumentarfilms als symptomatisch postuliert.

Der Dokumentarfilm hat eine intensive Nutzung als spezifisches 'Klagelied' oder als schlechtes Gewissen in Zeiten der Politisierung des gesellschaftlichen Lebens erfahren - in den sechziger Jahren etwa als Problemverhandlung und Emanzipation sozioökonomischer und politischer Unterdrückungsverhältnisse. Zeigt sich in den Drew-Filmen eine Faszination an Krisensituationen, die einen politischen Ursprung haben können - Bemühungen, die Segregation zu überwinden, Integrationsbemühungen von Schwarzen -, so sind hierbei humanistische Orientierungen vordringlich, die das Leben als eine Bewährungserfahrung verstehen, die in der Dramatisierung des Alltäglichen erfaßt werden soll. An die Unterstützung politischer Bewegungen binden sich dagegen jene Filmemacher, die mit einem radikalen Selbstverständnis unabhängig vom Fernsehkontext arbeiten, die Organisation ihrer Kollektive zum Programm erheben und auf agitatorische Formen der dreißiger Jahre zurückgreifen; und solche, die versuchen, das Beobachtungstheorem des Direct Cinema einer emanzipativen Repräsentation der veränderungswürdigen sozialen Realität anzupassen (vgl. Decker/Barchet 1991). Im besten Sinn als schlechtes Gewissen wenden sich in den sechziger Jahren auch die Fernsehdokumentaristen sozialen Problemen zu, die beschämend für die 'Nation' sind und an deren Veränderung sich das Versprechen einer progressiven Entwicklung der Gesellschaft knüpft. Bereits das Anzeigen eines Defizits - etwa der sklavenähnlichen ökonomischen Situation der Wanderarbeiter in *What Harvest For The Reaper* - scheint die Vorstufe einer Handlungsanweisung darzustellen. Trotz dieser Politisierung der öffentlichen Rede wiederholt sich im Verhältnis zwischen fernsehmedialen und alternativen Kommunikationsformen dabei eine Dynamik, die bereits die Abgrenzungsversuche Griersons vom kommerziellen Produktionskontext der Spielfilme durchzogen hatte. Der Dokumentarfilm erscheint als idealisiertes Produkt der kommerziellen Wissensproduktion, das auf jene Formen der Kommunikation verweist, die innerhalb des Mediensystems keine profitable Verbreitung finden. Darüber hinaus unterliegt der Versuch, die Strukturen des politischen Systems kritisch und mitunter subversiv-destabilisierend zu hinterfragen, einer kontinuierlichen Produktion des Nichtakzeptablen, des Zuweitgehenden, des Auszugrenzenden. Der politisch-agitatorische Einsatz des Dokumentarfilms des *Newsreel*-Kollektivs als Waffe gegen einen verorteten Feind des monopolkapitalistischen Imperialismus ist demnach das Indiz eines Extrempunkts der Ausgrenzung und Opposition: "Newsreel was a manifestation of the counterculture, defining itself always in opposition to the dominant, generating and encouraging resistance to the authority of the prevailing system of social, political and economic relations" (Renov 1987, 21). Während sich die Radikalität der dreißiger Jahre letztlich auf eine Versöhnung der gesellschaftlichen Kräfte ausrichtet, soll in den sechziger Jahren die Widerspruchsqualität bis zum absoluten Bruch getrieben werden (vgl. Renov 1987, 22).[5] Als Kraftfeld der strategischen Auseinandersetzung manifestiert sich modellhaft ein Zentrum, das seine Marginalitäten erzeugt, einige teilweise vereinnahmt, andere nachhaltig ausgrenzt. Die Filmpraxis wird in ihrer systematischen Abhängigkeit von ökonomischen Produktionskontexten deutlich und in eine konstante, interdependente Verhandlung von Ausdrucks-, Emanzipationsbestrebungen und kommerziell-industriellen Vereinnahmungen überführt:

> Marking the historically variable limits of the medium as capitalist industry, the boundary between possible and impossible industrial film is always process, constantly being readjusted to accommodate simultaneously the institutionalization of new social need and the industry's own need in each new film for that degree of transgres-

---

[5] Bei Goldman (1983) wird die frühe radikale Phase von *Newsreel*, die sich aus dem unmittelbaren Protest gegen den Vietnamkrieg ergibt und die Filme vor allem als Mittel der politischen Mobilisation versteht, mit der sich in den siebziger Jahren veränderten Situation kontrastiert. Nicht nur die internen Auseinandersetzungen der Filmkollektive (in denen Frauen und Angehörige gesellschaftlicher Minderheiten eine größere Partizipation anstreben), sondern auch das gesellschaftliche Umfeld lassen die Institutionalisierung alternativer Produktionspraktiken (auch mit staatlichen Zuwendungen) zum primären Ziel werden. Damit wird die radikale Spitze des Widerstandes gegen jeglichen Einfluß des Staates genommen, daneben können sich jedoch in Goldmans Einschätzung auch einige organisatorische Formen (z. B. *New Day Films*, alternative Kinos oder Videoprojekte) rudimentär etablieren.

sion and novelty upon which constantly renewed consumption depends. (James 1989, 174)

Für den Dokumentarfilm in seinen akzeptierten und subversiv-kritischen Formen sind - zwischen fernsehkontextueller und kinoorientierter Positionierung - die Fragen nach den Entwicklungspotentialen des Kinos und des Fernsehens als Technologien mit spezifischer sozialer Nutzung, als sinnstiftende Medien und als Machtinstrumente von entscheidender Bedeutung. Im Unterschied zu klassischen Positionen der Kritik an Massenmedien und 'Kulturindustrie', die eine hegemoniale Kontrolle und Unterdrückung der Menschen durch Ideologieproduktion und Einübung in kapitalistische Ausbeutungsmechanismen herausstellen, verschiebt sich die Einschätzung des Fernsehens jedoch vom Kontrollmechanismus zum Regulativ (vgl. Enzensberger 1970, Rapping 1987, Kellner 1990). Als homöostatische Maschine werden keine imaginären Bedürfnisse der Rezipienten produziert, sondern bestehende herausgestellt und kanalisiert; eine absolute Kontrolle durch den 'Apparat' ist weder möglich noch notwendig, da die besondere Stärke in einer pluralistischen, mehrstimmigen Verhandlung sozialer Probleme besteht, die eine rückgekoppelte Anpassung, eine korrektive Regulation des Systems erlaubt und Veränderungen in Grenzbereichen zuläßt (vgl. Enzensberger 1970). In einem kybernetischen Modell der ausgeklügelten Systemregulierung trifft sich die primäre ökonomische Funktion des Mediums - die profitable Produktion von Zuschauergruppen - mit dem kritischen und in Widersprüchen verhafteten Impuls marginalisierter Stimmen, deren Revitalisierungsschübe ästhetische und politische Entwicklungen vorantreiben. Doch bleibt dieses Potential auf die Verhandlung von Problembereichen in einem elitären Diskurs beschränkt, der nur diejenigen betrifft, die auch in anderen politischen oder ökonomischen Bereichen ein überdurchschnittliches Machtpotential besitzen. Die Wissensproduktion verschränkt sich mit Interessenregulierungen herrschender Minderheiten (vgl. Enzensberger 1977).

Die Bedingungen der postindustriellen Gesellschaft lassen die Medienaktivitäten dabei zu einem kohäsionsfördernden, konsensorientierten Mechanismus werden, der in der Verschiebung von Systemgrenzen eine Partizipationsmöglichkeit 'unterdrückter Stimmen' andeutet. Die Medienmacht manifestiert sich in der Möglichkeit, die Grenzen der Diskurse zu ziehen und diese Grenzziehungen auf professionelle Regeln auszudehnen, d. h. auf Muster der Interpretation, Selektion oder des Ausschließens, auf routinehafte Definitionen der Objektivität und Unparteilichkeit (vgl. Gitlin 1983, Hall 1988). Um die Konstitutionsbedingungen der Wissensproduktion kristallisiert sich eine theoretische Analyse, die das Verhältnis von emanzipatorischen Bemühungen und dominierender Vereinigung zu durchdringen versucht: "We are thus in the highly paradoxical situation whereby the elites of power constantly *invoke*, as a legitimation for their actions, a consensus which they themselves have powerfully pre-structured. Thus the process of opinion formation and attitude crystallization is [...] a process 'structured in dominance'" (Hall 1988, 363). Doch das Ausmaß dieser

Dominierung bleibt umstritten; der *double bind* der Medien koppelt die beständige Verhandlung des Neuen an die Einschreibung in Strukturen des Alten und ermöglicht dennoch ein Potential der Innovation und der Kritik.

Für Williams (1990a, 9-43) stellen sich die kommunikations*technologischen* Innovationen dabei als Weiterentwicklungen bestehender Möglichkeiten zum reibungsloseren Ablauf kommerzieller oder militärischer Prozeduren dar, deren Nutzung in die bestehenden gesellschaftlichen Machtstrukturen einrückt, so daß aufwendige Entwicklungsleistungen nur im Zusammenspiel von diesen systemisch integrierten Unterbereichen durchgeführt werden und ihrer Stabilisation bzw. Ausweitung dienen können. Während im amerikanischen Wirtschaftskontext der Film zunächst als Produktionsmedium (mit einer späteren vertikalen Integration der Distributions- und Aufführungsstufen) beginnt, entwickelt sich das Fernsehen primär als Rezeptionsmedium, für das die Herstellerfirmen unter Konkurrenzbedingungen und zunächst relativ unbehelligt von regulativen Agenturen den Programminput festlegen können (vgl. Williams 1990a, 32-42). Doch obwohl die kommerzielle Grundstruktur des Fernsehens die Programme mit der Notwendigkeit einer profitorientierten Zuschauerproduktion verknüpft, das Medium vor allem Konsumaufforderungen verbreitet und sich Programminhalte an ihrem konsumdienlichen Klima messen, betont Williams die Gleichzeitigkeiten der Nutzungs- und Wirkungspotentiale technologischer Innovationen, die - ist das Wissen ihrer Bedienung erst einmal bekannt und die (finanzielle und organisatorische) Möglichkeit ihres Einsatzes gegeben - immer in Formen wirksam werden können, die von Entwicklern und Produzenten nicht geplant oder gewünscht waren. Der Umgang mit Technologien hängt demnach wesentlich von den Bedürfnissen ihrer Benutzer und Rezipienten ab, so daß Demokratisierungstendenzen in der Dezentralisierung ihrer Verwaltung und der Verbreitung des spezifischen Wissens ihrer Bedienung liegen.

Die Utopie, das rezeptionslastige Fernsehen alternativ zu nutzen, setzt sich dabei in Vorstellungen einer unmittelbaren Vernetzung einzelner Zuschauerschaften fort. Die egalitäre Struktur einer selbstbestimmten Einschaltung in den Informationsfluß läßt Ideale der dezentralisierten Verständigung greifbar werden, löst durch Rückkopplungsmechanismen und das denkbare Ineinanderfallen von Sender und Empfänger alte Hierarchien der Flußrichtung von Programmen und Informationen auf und macht eine interaktive Nutzung der Kommunikationstechnologien erstrebenswert. Antikommerzielle Entwürfe entwickeln, wie Enzensberger (1970) ausführt, die Utopie einer alternativen Nutzung von Apparaten, um Gegenöffentlichkeiten zu schaffen, die der Emanzipation bedürftiger Gesellschaftsgruppen und der authentischen Subjektwerdung dienen sollen. Doch zeichnet sich in den ersten sozialen Bewegungen mit alternativen Nutzungspraktiken auch schon eine Abkopplung der technologischen von der politischen Utopie ab, reduziert sich die 'Alternative' auf eine ahistorische und apolitische, dabei intensivierte Faszination an Möglichkeiten der Interaktivität und Diversifizierung, deren Anpreisung sich von Interessenlagen kommerzieller Anbieter nicht wesentlich unterscheidet (vgl. Mellencamp 1988).[6] In der zunehmenden Verschränkung militärischer, technologischer und ökonomischer Bereiche wird nach Boddy (1990) das Ideal politischer Erziehung in marginalisierten Sphären - wie etwa dem *public access cable television* - und mit steigendem Ausgrenzungsdruck geduldet. Die Möglichkeiten einer subversiven Nutzung der Apparate zur selbstbestimmten, abweichenden, emanzipatorischen oder aufklärerischen Filmproduktion erscheinen als begrenzt und unterliegen, vor dem Hintergrund der Erfahrung mit den Experimenten der sechziger Jahre, einem Schrumpfungsprozeß (vgl. Boddy 1990). Sobald das technische Wissen die nicht-professionellen gesellschaftlichen Bereiche erreicht hat, in Amateurbewegungen und *home movies* umgesetzt wird, zeigen technologische Innovationsschübe an, daß diese Amateurprodukte immer nur einem vergangenen Standard angehören können, dessen Wirksamkeit randständig und in seinem kritischen Potential abgeschwächt ist (vgl. Enzensberger 1970, 169).

Durch die symptomatische Bedeutung des Dokumentarfilms und seines tendenziellen Niedergangs wird deutlich, daß der institutionelle Kontext kommerzieller Medienproduktion einem Strukturwandel unterliegt und das Genre einer anachronistischen Kommunikationsform verpflichtet ist. Einerseits verdreht sich das Marktverhältnis zwischen den großen Fernsehgesellschaften und den Sponsoren bestimmter Programme; konnten letztere noch in den sechziger Jahren durch Kaufentscheidungen auf die Programmstruktur Einfluß nehmen, sind sie seit den siebziger Jahren darauf angewiesen, sich nach den Vorgaben der Fernsehgesellschaften zu richten (vgl. Drew 1988, 399/400). Andererseits findet durch eine Einführung neuer Satelliten- und Kabelvertriebswege eine Aufsplittung der Informationskanäle statt; die Wissensproduktion kann nicht mehr übergreifend und allgemeingültig sein, sondern muß sich Partikularinteressen und spezialisierten Publikumswünschen anpassen.[7] Liegt im

---

[6] Vgl. auch Boddy (1990, 93): "From the political education of the agit-prop film-trains for Soviet artists like Eisenstein and Dziga Vertov to the vision of the video guerrilla as touring rock star of the 1970s, an enormous contextual shift has obviously occurred." Die Weiterentwicklung der technologischen Fundamente des Kommunikationsprozesses lassen Utopien einer informationsorientierten Subversion entstehen. Shamberg (1971, part 1, 30) sieht einen Paradigmenwechsel der Macht am Werk: "In a cybernetic culture, power grows from computer print-outs, not the barrel of a gun."

[7] Obwohl es sich bei diesen Vorgängen um zahlenmäßig nicht ganz einfach zu fassende Tendenzen handelt, soll ein kurzer Verweis auf statistische Entwicklungen dreierlei zeigen: 1. die Zunahme der absoluten Zahl von Informationskanälen und von Spartensendern, 2. die beständige (wenn auch in den siebziger Jahren sich stabilisierende) Abnahme des kontrollierenden Einflusses der drei großen *networks* (NBC, CBS, ABC), 3. die erst seit den siebziger Jahren wirklich flächendeckende Möglichkeit der Haushalte, die zumeist auf dem uhf-Band ausgestrahlten Programme des Erziehungsfernsehens (später *public television*) zu empfangen.
Zu 1: Anzahl der kommerziellen und nicht-kommerziellen 'stations' (aus: Hudson 1987, die Seitenzahlen stehen in Klammern, die Einträge werden sinngemäß zitiert):
1964: estimated 1200 cable tv systems serviced about 2% of tv homes (320)
1965: TV 569 commercial stations, 99 non-commercial; 93% of US households with tv set (321)
1970: TV 677 commercial, 185 non-commercial; 95% of US households with tv sets (328)

Krisenfilm der sechziger Jahre noch ein Ideal der kritischen Analyse zur Systemveränderung vor, so verästelt sich die dokumentarische Wissensproduktion nun in ihre instrumentellen Varianten. Idealistische Vorstellungen der Emanzipation verlieren an Bedeutung, oder sie werden partiell von neuen Formen übernommen: der Magazinsendung *60 Minutes* etwa, die jeweils drei aktuelle, zwanzigminütige Beiträge versammelt. Damit wird eine Form der analytischen Filmarbeit zugunsten eines Formats aufgegeben, das den Wandel fernsehmedialer Verständigung über Realität veranschaulicht, denn *60 Minutes* erzählt weniger eine 'Geschichte über die Wirklichkeit' als eine Geschichte über die Aktivität des Wahrheitssuchers, der *anchor-person*, die performativ das professionelle Selbstbild des Journalisten auslotet (vgl. Arlen 1981, 158-179). In einem auf Aktualität, Jetztzeit und Unmittelbarkeit angelegten Erfahrungsbereich werden historische Bezüge einer politisch oder analytisch gedachten Repräsentation tendenziell zerstört. Der allmähliche Ausschluß des dokumentarischen Films kann insofern für die grundsätzliche Veränderung der politischen Kritikfähigkeit stehen. Diese ist in einer Dialektik von Wirkungsmaximierung und Funktionsverlust, einer Proliferation kulturellen Materials verhaftet, "die zu einer letztlich nicht mehr zu bewältigenden Diversifikation und damit auch zu einer quantitativen wie qualitativen Relativierung jener Texte [führt], in denen ein Repräsentationsanspruch noch bewahrt sein mag" (Fluck 1991, 201).

1972: estimated 2841 cable television systems reaching about 9.5% of tv homes (330)
1974: 3158 cable tv systems serving 8.7 mio subscribers in 13% of tv homes (349)
Westar I launched: first domestic communications satellite (350)
1979: three satellite delivered video program services launched: Cable Satellite Public Affairs Network (C-SPAN): proceedings of House of Representatives; Nickelodeon: children and teens; Spanish International Network: hispanic programs (353)
1980: three satellite delivered video program services: Black Entertainment Network, The Movie Channel, Cable News Network (CNN) (355)
1985: Intelsat V launched (seven satellites) (358)
<u>Zu 2</u>: Prozentzahlen der Stationen (von der Gesamtzahl im jeweiligen Jahr), die mit NBC, CBS oder ABC verbunden waren ('network affiliated stations'):
1951: 100%; 1956: 95%; 1960: 96%; 1965: 91%; 1970: 84%; 1973: 87%; 1977: 84% (aus: Steinberg 1985, 406).
<u>Zu 3</u>: Anzahl der 'stations on the air' (com = commercial; ed = educational):
1953: com: 198; ed: 1; total: 199
1960: com: 579; ed: 47; total: 626
1965: com: 589; ed: 92; total: 681
1970: com: 691 (uhf: 181, vhf: 510); ed: 190 (uhf: 108, vhf: 82) total: 881
1975: com: 706 (uhf: 195, vhf: 511); ed: 243 (uhf: 147, vhf: 96) total: 949
1980: com: 746 (uhf: 230, vhf: 516); ed: 267 (uhf: 162, vhf: 105) total: 1013 (aus: Steinberg 1985, 401; leichte Abweichungen zu den Zahlen von Hudson 1987).
Prozentsatz der Haushalte, die uhf empfangen konnten: 1957: 9,2%; 1958: 8,1%; 1960: 7,0%; 1963: 9,6%; 1964: 15,8%; 1965: 27,5%; 1966: 38,0%; 1967: 47,5%; 1968: 57,0%; 1969: 66,0%; 1970: 73,0%; 1971: 80,0%; 1974: 89,0%; 1976: 92,0% (aus: Steinberg 1985, 399/400).

1.2.1 Produktionskontexte der Explorationen des Privaten

Die Exploration des Privaten findet dabei jedoch in unterschiedlichen Produktionskontexten statt, die als journalistisch-investigative (*The Fischer Quintuplets*), kulturkritisch-anthropologische (*An American Family*) oder künstlerisch-autobiographische (*Diaries*) die ästhetische und narrative Gestalt in spezifischen *Verschränkungsverhältnissen* entstehen lassen. Die sechziger und siebziger Jahre sind eine Übergangsphase, die neben der im Journalismus abgesicherten Definition auch die Überschreitungen des Dokumentarfilms zu populären Formaten der *soap-opera* und zu sich als alternativ verstehenden Praktiken des experimentellen Films hervorbringt. Craig Gilbert siedelt sich mit seiner 'amerikanischen Familie', obwohl diese für das im Entstehen begriffene öffentliche Fernsehen produziert wird, in einem Diskursfeld an, das wesentliche Muster der Charakterentwicklung, der Verhaltensschemata und der Spannungsbögen aus dem Bereich der im kommerziellen Fernsehen gezeigten Familienserien übernimmt. Er bezieht diese jedoch im Rahmen des dokumentarischen Kontraktes auf reale Agenturen und soziale Akteure. Er greift die fiktionalen Strategien auf, zieht sie als Grundlage des 'Zuschauerfangs' heran und wandelt die damit geweckten Rezeptionserwartungen (durch das Ausstellen einer 'gebrochenen' Familie) diametral um: "In short, I wanted to hook viewers before they began to realize they were in for an experience considerably different from the one offered by *Father Knows Best* or *Ozzie and Harriet*" (Gilbert 1982, 27). Das Dokumentarische paßt sich im institutionellen Kontext des Fernsehens (soweit es nicht ausschließlich dem Journalismus zugerechnet wird) in seiner 'poetischen' Dimension den vorgegebenen und letztlich aus dem Bereich kommerzieller Innovation stammenden Fiktionalisierungsstrategien an.

Neben dieser Mischform, die sich aus dem Konkurrenzverhältnis unterschiedlicher Formate (mit divergierender massenmedialer Funktionalität) ergibt, etabliert sich die Exploration des Privaten im Kontext autobiographisch-künstlerischer Selbstbegegnungen als expliziter Gegenentwurf zur Praxis des Hollywood-Spielfilms oder des Fernsehens. Die ambivalenten Interdependenzen von ökonomischer und ideologischer Dominanz und deren versuchter Subversion durch alternative Praktiken prägen die Anstrengungen, vorherrschende Muster der Welterschließung aufzubrechen und autonome Bereiche künstlerischer Praxis zu behaupten. Im experimentellen Film oder dem 'neuen' amerikanischen Kino wird das anarchische Kino propagiert, das sich nicht an die bestehende soziale Ordnung hält, einen ethischen Anspruch umzusetzen versucht, Hollywood ablehnt und die expressiven Mittel des Films individualisieren will (vgl. Mekas 1962). Dieses *interdependente* Verhältnis von dominierendem kommerziellen Kino und subversiver Gegenpraxis umfaßt nach Arthur (1993b, 20) drei Ebenen:

> The ways in which moviegoing as the flip side of recording were threaded into the routines of daily life helped nurture a twin aspiration to reform Hollywood from the

inside, replacing its repressive structures and social address with a 'New Hollywood,' and to challenge its status as popular commodity on its own turf through a loose network of independent production. These two finally untenable yet never totally abandoned projects constantly intersect a third possibility: radical disengagement from the pressures and rewards of commercial cinema in the form of avant-garde and documentary practices. These divergent approaches, each equipped with its own internal contradictions, were interdependent, each interpenetrated by the others.

Bereits bei Maya Deren war die idealtypische Selbstdefinition einer filmischen Avantgarde in ähnlichen Abgrenzungsbewegungen entstanden, näherte sich ein Produktionsmodus, der es erlaubte, unabhängig, eigenständig und kompromißlos an ästhetischen und politischen Aspekten der Filme zu arbeiten, einem als demokratischer verstandenen Umgang mit dem Material. Die Ablehnung des Kommerziellen erscheint dabei als Voraussetzung für die 'wahre' Kunst, während die Ausschaltung der industriellen Hierarchisierung von Spezialisten dazu führen kann, daß sich eine Partizipation, Selbstverwirklichung in anspruchsvollen Arbeitsabläufen und die Freiheit der Gestaltung entfaltet (vgl. Zimmermann 1986). Diese antiutilitaristischen und antikommerziellen Ideale greifen jene für ein autonomes Kunstverständnis problematischen produktionskontextuellen Bezugsfelder auf, die in der kapitalistischen Organisationsform des industriellen Kinos für das Publikum selbstverständlich sind: Formen der Arbeitsteilung, der Marktorientierung, der Massenwirksamkeit und des technologischen Fundaments, auf dem sich das Kino überhaupt erst herausbilden kann. Die ökonomische und technologische Bedingtheit der Filmproduktion bildet zusammen mit dem konstitutiven Verhältnis zwischen Industrialisierungsgrad und fortgeschrittener Technologieentwicklung die systembedingte Umklammerung, innerhalb derer Konzeptionen von Dominanz und Subversion entstehen (vgl. James 1989, 3-28). Die ideologischen und materiellen Funktionen dieser Bedingtheit, die Reproduktion von Sinnsystemen, Sozialisierungsmustern und der industriellen Produktionsformen werden zur Angriffsfläche für alternative Entwürfe des befreiten, individualisierten und demokratischeren Umgangs mit der Technologie und haben in deren Umformung ihren utopischen Horizont. Die Akte der Selbstfindung, der autonomen Konzeption von Produktionsmodi sollen die materiellen Bedingungen und die Interaktion zwischen Publikum und Filmemachern als Ansatzpunkte einer Neuorganisation der sozialen Beziehungen verstehen und in der Abkehr von kapitalistischen Mechanismen entwickeln: "The primacy of representation was itself called into question, and the priority of the manufactured image, particularly of the marketable image that generated the capitalist division of labor, was subordinated to other uses of the apparatus that entailed the *production* of new social relations in cinema" (James 1989, 11). Für James werden die Filme aufgrund dieser immanenten Verschränkung zu Flächen, in die sich mit den Markern eines Produktionsmodus auch eine spezifische Konzeption des Kinos, seiner Funktion und seines Anspruchs einschreiben. Sie sind aufgrund der finanziellen und technologischen Ressourcen, die ihre formal-ästhetische Gestalt sicht- und hörbar bedingen und begrenzen, Allegorien gesellschaftlicher Praxis und transportieren Hinweise auf ihren institutionellen Kontext und die dahinter stehenden sozialen Beziehungen (vgl. James 1989, 12). Die materialbedingten Spuren kodieren ökonomische, soziale und ideologische Zonen der Auseinandersetzung, die in einem hierarchisierten Diskurs den Produktions- und Distributionsmodus des industriellen Films mit seinen Abweichungen zusammenbringen: "In no other medium has a single practice been able to produce itself as so entirely normative. Consequently, any non-industrial film always finds itself already politicized, already conceptualized as marginal, deviant, inconsequential - as other" (James 1989, 20). Während *An American Family* sich innerhalb eines durch 'Seifenopern' vorstrukturierten Feldes der Familienkonstellation ansiedeln muß, bleibt *Diaries* von vornherein nicht nur ästhetisch dem (dokumentarischen und teilweise experimentellen) Kino, sondern auch inhaltlich der intellektuellen Selbstbefragung verhaftet.

Die avantgardistische Praxis des Gegenentwurfs zu Fernsehen und kommerziellem Spielfilm, innerhalb dessen sich die autobiographischen Explorationen des Privaten ansiedeln, teilt (institutionelle und soziale) Aspekte des Amateurfilms und des experimentellen Kinos, dekomponiert jedoch nicht so vollständig wie einige Experimentalfilme das Material (vgl. Zimmermann 1986, 63). Dort lösen sich narrative Muster, individualisierende Erzählformen und Repräsentationsansprüche mitunter in einen analytischen Umgang mit dem 'reinen' Material oder Zeichenträger bzw. den Funktionsweisen der beteiligten technischen Apparate auf, dekonstruieren die Filme die Verfahren und Stoffe des Repräsentierens (vgl. Greef 1989, James 1989, 27). Die autobiographischen Selbstbefragungen loten vielmehr in Abgrenzung vom 'gesichtslosen' industriellen Film die Möglichkeiten eines (idealistischen und zum Teil romantischen) Erzählmodus expressiver Individualität aus, der sich mit den Autonomievorstellungen 'wirklicher' Filmkunst vereinen läßt. Dabei sind sie in jene Kräfteverhältnisse technologischer und ökonomischer Bedingtheit eingespannt, die eine klare Abgrenzung und Evaluierung des subversiven, alternativen oder autonomen Potentials erschweren. Schließlich hat sich der Status der 'Alternative' bereits in einem hierarchisierten Diskurs herausgebildet und durch diesen seinen kulturellen Standort erhalten. Die Praxis eines technologischen, ökonomischen und ideologischen Gegenentwurfs der Filmproduktion, die sich in den sechziger Jahren etabliert und auf die dokumentarfilmischen Aktivitäten einwirkt, bleibt demnach in zwei Richtungen in einen ambivalenten und chronischen Prozeß eingebunden. Da sie ihre Positionszuweisung von einem dominierenden Zentrum erhält, ist sie einerseits in eine (finanzielle und technologische) Machtasymmetrie integriert, die ihr Autonomiepotential durch Kooptation oder Entzug der Existenzgrundlage, d. h. durch Einschluß oder Auflösung bedroht; da sie mit einem Diskursfeld interagiert, das spezifische Kodierungen des Apparats bereits festgelegt hat, bleiben andererseits die Möglichkeiten begrenzt, expressive Anwendungsversuche auszuweiten. Das Bemühen, die autobiographischen Reflexionen auf 'individuelle' Weise zu erzählen, reibt sich insofern auch an den Vorbedingungen einer filmischen Praxis, die die Subjektivierung des Erzählens aufgrund der (technologischen) Bedingtheit des Mediums bereits eingeschränkt und tendenziell auf eine Autoren*funktion* reduziert hat. Die angestrebten alternativen Angebote politischer oder künstlerischer Ausdruckskraft bleiben damit in Verhältnisse eingebunden, die eine simple Dichotomisierung der Formen und eine dementsprechende Zuweisung unterdrückender oder befreiender Bestrebungen inadäquat erscheinen lassen. Die politischen Emanzipationsansprüche werden aufgrund der Interdependenzen zwischen den verschiedenen Diskursfeldern nicht exklusiv auf marginale oder dominierende Bereiche verteilt, sondern sie finden sich in einem dialektischen Austauschverhältnis:

> The continual process of disengagement and reengagement, negation and re-appropriation, pervades all political activity, since it pervades all being in the thoroughly mediated life of the modern world. And just as in daily life we struggle to discover the political form of our relation to the media, so political activity itself struggles within its own spectacularization. (James 1989, 176)

Die Machtasymmetrie zwischen Zentrum und Peripherie kann daher nicht als unambivalente und undynamische verstanden werden. Sie stellt sich als eine strukturelle dar, die aber in historisch wechselnden Konstellationen nicht nur Veränderungsmöglichkeiten in der direkten Konfrontation erlaubt, sondern auch innerhalb der dominierenden oder marginalen Bereiche. Die institutionellen Kontexte, in denen Explorationen des Privaten stattfinden, sind insofern nicht auf absolute Positionen innerhalb eines Diskurses zu befragen, sondern auf ihre in ihrem jeweiligen Umfeld stattfindenden disruptiven und affirmativen Verfahren des Eingreifens und der Relationierung zu anderen Texten (sei es als Positionierung im Kernbereich fernsehbedingter Muster wie bei Gilbert oder im expressiven Individualismus von Pincus).

1.3 Exkurs: Utopie und Praxis des amerikanischen *public television*

Ein Exkurs zum amerikanischen *public television* soll die Schwierigkeiten bei der Institutionalisierung eines antikommerziellen Produktionskontextes veranschaulichen. Zum einen wird deutlich, daß der kommerzielle Rahmen als Negativfolie dient, vor deren Hintergrund Konzeptionen einer wünschenswerten massenmedialen Kommunikation entstehen, zum anderen bleiben diese immer an Fragen eines demokratischen Gesellschaftsentwurfs gebunden. Wenn eine sinnvolle mediale Selbstverständigung nicht mehr möglich ist - so die implizite Annahme -, dann werden auch die Bedingungen eines demokratischen Diskurses bedroht. Der Dokumentarfilm teilt in diesem Sinn einige der Grundannahmen, die auch für die Gründung von *public television* herangezogen werden.

Das öffentliche Fernsehen in den USA wird im aufbruchsorientierten Klima der sechziger Jahre - zurückgehend auf eine Tradition des erzieherischen Fernsehens - im bereits fest installierten, privatwirtschaftlichen Marktmodell institutionalisiert.[8] An seine Gründung knüpfen sich Hoffnungen einer Nutzung der kommunikationstechnologischen Einrichtungen, die sich weniger stark an kommerziellen Mustern orientiert, und der Herausbildung einer demokratieförderlichen Sphäre der Öffentlichkeit. Als Sammelbecken der Stimmen ausgegrenzter Gesellschaftsgruppen, als möglicher Verteilungszusammenhang unabhängig produzierter Filme und als pluralistische Verkörperung kultureller Heterogenität entwickelt sich das Selbstverständnis von *public television* (ptv) in der Abgrenzung von kommerziellen Entwürfen. An die Umsetzung unterdrückter Kreativitätspotentiale schließt sich das Verständnis einer neuen gesellschaftlichen Funktion des Mediengebrauchs; nicht die Förderung der Warenzirkulation, sondern die emanzipatorische Subjektwerdung und Partizipation am gesellschaftlichen Leben sollen erreicht werden. In Analogie zum tendenziellen Niedergang der dokumentarischen Idee wird das *ptv* jedoch zum Symptom des kommerziellen Systems, gerät sein ständig beklagtes Scheitern zum Ausdruck einer Entwicklungshemmung, die sich aus ökonomischen und politischen Interessenkollisionen ergibt. Immerhin wird das Dokumentarfilmgenre durch *ptv* zum Teil am Leben erhalten;[9] aber es zeigt sich in den institutionellen Anpassungsprozessen, daß *ptv* einem Öffentlichkeitsideal anhängt, das durch Technologien der informationellen Ausdifferenzierung und Kanalvervielfachung zum Anachronismus geworden zu sein scheint.

---

[8] Im November 1967 unterzeichnet Präsident Johnson den Public Broadcasting Act, der die Corporation for Public Broadcasting ins Leben ruft; erste Sendungen entstehen im Public Broadcasting Laboratory; vgl. Carnegie (1979, 313-328).

[9] Himmelstein (1984, 225) sieht die Aufrechterhaltung vor allem für das Direct Cinema: "Most independent vérité work that has been aired has received its support from PBS, and especially from the New York flagship WNET."

1.3.1 Utopische Ziele für ein alternatives Fernsehen

> We seek freedom from the constraints, however necessary in their context, of commercial television. We seek for educational television freedom from the pressures of inadequate funds. We seek for the artist, the technician, the journalist, the scholar, and the public servant freedom to create, freedom to innovate, freedom to be heard in this most far-reaching medium. We seek for the citizen freedom to view, to see programs that the present system, by its incompleteness, denies him. (Carnegie 1967, 99)

Das institutionelle Selbstverständnis von *ptv* bildet sich von Anbeginn in fragilen, leicht zu destabilisierenden Suchbewegungen aus, die aus dem unklaren, oftmals paradoxen Verhältnis zum kommerziellen Rahmen entstehen und in ein gleichzeitiges Selbstbild der Alternative und Ergänzung münden.[10] Allgegenwärtiger Ausgangspunkt ist jedoch das Bewußtsein über die ungenügende Nutzung kommunikationstechnologischer Apparate durch profitabhängige Programmstrukturen und die Notwendigkeit, Entwicklungen einer demokratischen Gesellschaft mit immer machtvoller werdenden technologischen Durchdringungen und der daraus folgenden spezifischen Wissensproduktion in Einklang zu bringen - wenn nicht wesentliche Grundvoraussetzungen der Partizipation und Gestaltung zur Disposition stehen sollen.[11] Unter der allumspannenden rhetorischen Figur der größeren Freiheit wird der idealistische Forderungskatalog zu einem Versuch, kulturelle und politische Aufgaben des Fernsehens stärker an Traditionen und kommunitäre Bedürfnisse der amerikanischen Gesellschaft zu binden. Die Qualität der einzelnen Programme soll sich nicht an Kriterien der größtmöglichen Akzeptanz und Konformität ausrichten, sondern hohes künstlerisches Können (*excellence*) mit Vielschichtigkeit (*diversity*) verbinden. Es wird nicht ein Massenpublikum anvisiert, sondern ausdifferenzierte, jeweils unterschiedlich disponierte und interessierte Zuschauerschaften, deren zahlenmäßig geringe Vernetzung den Informationsfluß dezentralisiert, die *town hall meetings* revitalisiert und eine konzentrierte kommunitäre Selbstverständigung verfolgt.[12] Was technologisch möglich geworden ist, die raumunabhängige elektronische Vereinigung aller Landes- und Bevölkerungsteile, soll traditionelle, aber vernachlässigte Formen des Austauschs erneuern: substantielle Analysen des politischen Lebens, ein öffentliches Forum der kontroversen Debatte und eine Plattform für bislang Ungesagtes.

---

[10] Die wichtigsten Selbstfindungsversuche finden sich in den Carnegie-Reports von 1967 und 1979, vgl. auch Blakely (1971, 1979), Cater/Nyhan (1976), Gibson (1977), Möller/Wimmersberg (1988), Lashley (1992).

[11] Für Blakely (1971, 171) ist dies das Grunddilemma der Vermittlung: "How to get those who have the knowledge and power to appreciate that the people must share in the knowledge and the uses of power? How to get the people to appreciate that they themselves need understanding and skills in order to participate effectively for their common good? To mediate between the sources of knowledge and power, on the one hand, and the people, on the other hand - this is the essential task of the public broadcasting system."

[12] Vgl. Carnegie (1967, 13-19). Als Fundament des Medienverbundes sollen demgemäß die lokalen Stationen gelten, die von übergeordneten Institutionen nur organisatorisch und verbindend unterstützt werden.

Doch auch die internationale Verständigung liegt im utopischen Entwurf, das lebensweltbezogene Kennenlernen anderer Kulturen und Nationen, die qualitativ hochwertige, kulturelle Innovation, die Förderung des Ungewöhnlichen, Herausfordernden, die Unterstützung kreativer Versuche des unkonventionellen Ausdrucks, die Auslotung des kreativen Potentials elektronischer Medien. *Public television* soll ein pluralistisches, informativ-aufklärerisches, traditionell und veränderungswillig orientiertes und kommunitär verankertes Medium des konsensuellen Austauschs werden:

> Public Television programs can help us see America whole, in all its diversity. To a degree unequaled by any other medium, Public Television should be a mirror of the American style. It should remind us of our heritage and enliven our traditions. Its programs should draw on the full range of emotion and mood, from the comic to the tragic, that we know in American life. It should help us look at our achievements and difficulties, at our conflicts and agreements, at our problems, and at the far reach of possibilities. Public Television programs should help us know what it is to be many in one, to have growing maturity in our sense of ourselves as a people. (Carnegie 1967, 92/93)

Die missionarische Besetzung der Technologie als Instrument nationaler Heilung intensiviert sich im Zuge einer kritischen Hinterfragung institutioneller Machtzentren und einer drohenden weiteren Fragmentierung der amerikanischen Gesellschaft im Verlauf der späten sechziger und siebziger Jahre.[13] Gleichermaßen rückt neben dem sozialintegrativen Bedürfnis (in Carnegie 1979) die Sorge um ein funktionierendes demokratisches System in den Mittelpunkt, dessen Umsetzung *ptv* nicht ausreichend zu leisten vermag: "Throughout our investigation and our report we return to a central theme: this institution [*ptv*], singularly positioned within the public debate, the creative and journalistic communities, and a technological horizon of uncertain consequences, is an absolutely indispensable tool for our people and our democracy" (Carnegie 1979, 12).

1.3.2 Politische und finanzielle Probleme in der Praxis

Die Institutionengeschichte von *ptv* verläuft in chronischen Entwicklungshemmungen, die im Gründungsakt und seiner besonderen organisatorischen Struktur begründet sind. Die Matrix von Institutionen mit hierarchisierten Befugnissen, ihre personelle Besetzung und die gewählte Finanzierungsform tragen nicht dazu bei, die uto-

---

[13] Blakely (1971, 1, 9) schreibt: "We know we are a democratic society that has lost its sense of community. We know we are the world's most powerful nation that has lost its sense of direction for the uses of power. [...] The basic need and opportunity however, is for the American people to use telecommunications to create a new sense of community." Wenige Jahre später resümiert auch Carnegie (1979, 32): "Finally, we observe that a strong and mature public broadcasting institution will become increasingly indispensable during the next decade as our fragmented and troubled nation attempts to rebuild its self-confidence, to heal its wounds, and to discover the strength that emerges in the wake of a shared ordeal."

pischen Hoffnungen einzulösen, sondern führen zu einem konfliktreichen Entwicklungsprozeß, dessen Linien durch politische und ökonomische Kräftefelder vorgegeben werden.[14] Als besonders problematisch erweist sich das Finanzierungsmodell, das eine Mischform aus in der Höhe jeweils neu zu bestimmenden staatlichen Zuwendungen, industriellen Geldern (*corporate underwriting*) und Zuschauerspenden darstellt, und damit den Vorschlag aus Carnegie (1967) - einer Besteuerung von Fernsehgeräten - verwirft.[15] Auch die mißglückten Versuche einer weitgehenden Abschirmung gegen politische Einflußnahme (ein Teil der Mitglieder des *board of directors* von CPB werden vom Präsidenten nominiert) und die Folgen einer indirekten Abhängigkeit von industriellen Sponsoren hemmen die Entfaltung von *ptv*: die Bekämpfung durch Zuwendungskürzungen (z. B. durch die Administrationen von Nixon und Reagan),[16] die Programmselektion und Vermeidung kontroverser Themen durch *corporate underwriting*, die Herausbildung eines hochkulturellen Idealen verpflichteten, aber wenig innovativen oder kreativen Programms durch Dispositionen (und die Zahlungsbereitschaft) des Publikums sind die Konsequenzen.[17] Eingespannt in unterschiedlichste Abhängigkeiten pendelt sich *ptv* weder im Feld staatsdienlicher Instruktion noch in dem Bereich kontrovers-kritischer Reflexion, sondern in einem wenig aufregenden Mittelraum ein, der als Maxime die institutionelle Überlebensfähigkeit zu haben scheint.[18]

Auf den unterschiedlichsten Ebenen setzen sich die durch unzureichende politische Abschirmung und Finanzautonomie verkomplizierten Verhandlungen des utopischen

---

[14] Wichtigste Organisationen sind die Corporation for Public Broadcasting (CPB), die zur Verteilung der öffentlichen Gelder gegründet wurde, und das Public Broadcasting System (PBS), das die technische Vernetzung der einzelnen Stationen und sonstige Dienstleitungen übernehmen sollte; vgl. Carnegie (1979).

[15] Vgl. Lashley (1992, 26/27): "More than any other factor, the dependence upon Congress and the executive, as dominant coalition partners providing the critical yet scarce resources, constrains the effectiveness of public television."

[16] Vgl. Brown (1971), Gibson (1977), Aufderheide (1983) und Lashley (1992, 108): "Changes in presidential preferences for public television performance, imposed by manipulating the Corporation for Public Boradcasting's budget, have determined public television performance over time. The executive's use of budget sanctions, congressional tinkering in CPB allocations, and sustained underfunding have exerted substantial impact on the organizational effectiveness of public television."

[17] Die Orientierung an Standards eines *high-brow* Kulturverständnisses - mit umfangreichen Importen britischer BBC-Sendungen und ihrer impliziten Anbindung an europäisch-snobistische Kulturtraditionen - provoziert (z. B. bei Rapping 1987) den Vorwurf der elitären Programmstruktur. Vgl. auch Lashley (1992, 108/109): "Budgetary uncertainty also has led station managers to import more foreign fare while it has discouraged diverse, innovative, and creative local programming - risk taking. Station managers produce, acquire, and air programming that is safe, bland, and homogeneous - geared to a narrowly defined audience of upscale viewer checkwriters. In order to obtain funding from corporate underwriters, producers of public television fare also avoid controversial issues."

[18] Vgl. Wicklein (1986), Schiller (1989), Rapping (1987), Aufderheide (1984) und Carlsons (1973) Literaturbericht, der die Spannung zwischen einer konsensuellen oder konfrontativen Aufgabe von *ptv* verdeutlicht.

Anspruchs fort: die teilweise zentralisierte Programmproduktion einiger großer Stationen (z. B. WNET in New York, WGBH in Boston) deckt sich nicht immer mit Bedürfnissen kleiner Stationen; obwohl *ptv* für viele unabhängige Produzenten der einzige Vertriebsweg ist, bleiben Regeln des Einschlusses in die öffentliche Arena unklar, werden Vorwürfe einer Zensur kontroverser Themen und der Bevorzugung einer zu geringen Anzahl von Produzenten periodisch erhoben.[19] Weder im Hinblick auf innovative Programmentwicklungen oder in der Umsetzung eines kreativitätsfördernden Klimas noch bezüglich der demokratisierenden Nutzung technologischer Apparate können die hohen Erwartungen des Carnegie (1967)-Berichts erfüllt werden,[20] vielmehr wird eine Institution ins Leben gerufen, die einer in marktsegmentorientierten Systemen nicht mehr überlebensfähigen Idee verpflichtet ist und sich in langsamen Entwicklungsstufen an die Struktur kommerzieller Organisationen angleicht: "What emerged from the decentralization of public television was an inept experiment in television democracy that violated the laws of broadcast economics; it was a system unable to exploit the economies of scale or institute intelligent program planning" (Koughan 1983, 26).

Durch symptomatische Entwicklungshemmungen und Marginalisierungen kann sich ein alternatives Potential der gesellschaftlichen Konsensbildung und 'Heilung' nicht herausbilden, ohne sich verstärkt ins Regelwerk einer Ausdifferenzierung der Informationsproduktion einzufügen. Die zunehmende Integration als marktsegmentbezogener Kanal für ein wohlhabendes, gebildetes Minderheitenpublikum ist die logische Folge eines Wandels medialer Öffentlichkeiten.[21] Die Institutionalisierung von *ptv* hat demnach in einem Umfeld stattgefunden, in dem die Bedingungen der kulturellen Selbstverständigung bereits nachhaltig umdefiniert worden sind, so daß die Abgrenzung von kommerziellen Medien deren Allgegenwärtigkeit deutlich herauskristallisiert: "If these media are permitted to assume a wholly commercial character, the entire cultural and social apparatus of the nation will become transformed by what may already have become the dominant mode of the electronic media in the United

---

[19] Vgl. Zimmermann (1981), Powledge (1972), Hess (1982), Becker (1980), Rapping (1987) und Johnson (1985, 62): "Increasingly forced to rely on individual and corporate donations, PBS affiliates are turning eager eyes toward audience ratings and wary ones toward controversial issues."

[20] Diese Einschätzung ist stark vereinfacht, es ließen sich viele Ausnahmen - *Sesame Street*, Verbreitung der Satelliten-Technologie, *captioning* für taubstumme Zuschauer, experimentelle *workshops* von WNET etc. - finden, sie trifft jedoch in der allgemeinen Bewertung der meisten Autor/innen zu.

[21] Zu neueren Entwicklungen der kommerziellen Anbietung technologischer Dienstleistungen und zur Zentralisierung der Produktionsentscheidungen vgl. Koughan (1983) und die Artikel von Gerard (1989, 1990a, 1990b), O'Connor (1991), Schapiro (1991); zu einer verhalten positiven Einschätzung von *ptv* kommt Lashley (1992, 113): "The telecommunications industry, private philanthropy, educational broadcasters, influential citizens, and the mass public all benefit from public television. While noncommercial broadcasters have secured a federally protected and funded environment for public television, the public has received programming that would not have been provided commercially."

States: the merchandising of consciousness" (Carnegie 1979, 296). Daß sich das Bedürfnis nach einer kollektiven Willensbildung, umfassenden Kritikfähigkeit und allgemeinverbindlichen Konsensfindung nicht wirklich umsetzen läßt, ist eine Einsicht, die das Festhalten an einer informierten Öffentlichkeit zu einem rituell geäußerten, dabei hilflosen Rückgriff auf Forderungen macht, deren Uneinlösbarkeit das demokratische Fundament bedroht.[22]

---

[22] In diesem Sinn schreibt Aufderheide (1984, 36): "A working democracy needs an informed public, not an entertained one. But then, with a genuinely experimental and provocative system of public television, we might find out that it's possible to have both."

2. Textmodelle des Dokumentarfilms, Hypothesen zur historischen Entwicklungslogik

Nach der Erörterung des Produktionskontextes, innerhalb dessen der Dokumentarfilm als Genre positioniert und mit Funktionszuweisungen versehen wird, sollen in diesem Kapitel die Merkmale des dokumentarischen (Film-)Textes im Vordergrund stehen. Diese sind für die theoretischen Begriffsbestimmungen von zentraler Bedeutung, sie liegen aber auch jenen Modellen zugrunde, die eine historische Entwicklungslogik des Genres postulieren. Denn nur mit der Annahme, daß es eine transhistorische Qualität des dokumentarischen Textes gibt, kann dessen Wandel - unter Zuhilfenahme eines meist implizit gehaltenen historischen Ankers, d. h. eines Textes, der exemplarisch und repräsentativ die Merkmale zusammenführt - durch die 'historischen Phasen' nachgezeichnet werden. Die filmhistorische Arbeit zum Dokumentarfilm nimmt dabei eine im allgemeinen an teleologischen Annahmen (vor allem zur technologiebedingten Abbildqualität und zur Wirksamkeit realistischer Repräsentationsverfahren) festhaltende Periodisierung vor, die, zu einzelnen Schulen, Bewegungen und Autoren zusammengefaßt, das Gesamtbild einer organischen Entwicklung des Genres entstehen läßt. Bei Barsam (1992) etwa werden die 'Wirklichkeitsreproduktionen' archiviert, für Barnouw (1983) ändert sich im wesentlichen die 'Rolle' der Autoren, während bei Nichols (1991) der Impuls einer 'Realitätsrepräsentation' die Textstrategien variieren läßt. Anhand dieser drei Modelle soll im Folgenden unter Berücksichtigung der Kritik an ihren Prämissen und an ihrer spezifischen Form der historisierenden Betrachtung eine Auseinandersetzung mit den Textkriterien, der Genregeschichte und der historiographischen Modellbildung vorgenommen werden. Während die 'traditionellen' Positionen von Barsam und Barnouw Fragen nach der Legitimität eines transparenten Realismus, eines ursprünglichen dokumentarischen Impulses und eines ungebrochenen Rollenselbstverständnisses der Dokumentaristen provozieren, soll die Theorie von Bill Nichols als ein Ansatz vorgestellt werden, der die berechtigten Einwände gegen den Dokumentarfilm aufnimmt (und formuliert), das Genre jedoch aufgrund seiner spezifischen Erzählleistungen und seiner Referenzqualitäten auch tendenziell zu legitimieren versucht. Die Schwierigkeiten und Paradoxien dieses Anspruchs werden dabei innerhalb seines Ansatzes besonders augenfällig.

2.1 Traditionelle Positionen bei Barsam und Barnouw

2.1.1 Der Dokumentarfilm als Archiv des Realen bei Barsam

Richard M. Barsam orientiert sich in seiner Geschichte des nicht-fiktionalen Films an den vor allem in den Historisierungen der britischen Schule durch Rotha (1952) und Grierson etablierten Filmbewegungen und Schulen und den dort entwickelten Theoriepositionen. Er zieht den Begriff des Nichtfiktionalen, der im wesentlichen den faktischen Film (*factual film*), den Dokumentarfilm, den Propagandafilm und das Direct Cinema umfassen soll, dem des Dokumentarischen als Sammelbegriff vor: "The nonfiction film dramatizes fact instead of fiction. The nonfiction film maker focuses his personal vision and his camera on actual situations - persons, processes, events - and attempts to render a creative interpretation of them" (Barsam 1973, 3/4). Damit ruft er Griersons Prinzipien des Dokumentarfilms auf, die sich aus der Gegenüberstellung des Artifiziellen und des Realen speisen, gleichzeitig aber mit der Bestimmung dessen, was als Kreatives der Interpretation (der Wirklichkeit) dienen soll, einen Wahrheitsanspruch implizieren. Die Prinzipien bei Grierson (1979, 35-46) sind, daß 1. der Dokumentarfilm als neue Kunstform die Leinwand auf die Wirklichkeit, auf die *real world* hin öffne, 2. daß durch die Verwendung der authentischen Personen und Orte eine interpretatorische Kraft an wirklichen Szenen (*real scenes*) gewonnen werde, und 3. daß das Material für die zu erzählenden Geschichten aus dem Rohstoff des Wirklichen gewonnen werden sollte, d. h. daß wirkliche Geschichten (*real stories*) zu erzählen seien. Barsam, der diesen Katalog (und die damit zusammenhängenden Probleme) übernimmt, postuliert innerhalb der Kategorie des Nichtfiktionalen eine Trennbarkeit des Faktischen vom überzeugungsorientierten Dokumentarfilm, die auf der (dem Journalismus entlehnten) Basis von unverfälschter Wiedergabe von Fakten und der Vermischung von Fakten und Meinungen ruht. Doch sind weder diese Unterscheidung noch die genannten Kategorien des Nichtfiktionalen in seinem Modell unwidersprüchlich und trennscharf. Vielmehr stützt sich seine archivarische Arbeit auf drei Annahmen, die zur Genrekonstitution und zur Filmauswahl herangezogen werden: 1. daß die Filmtechnologie ein Abbild der Realität liefert, 2. daß es ein Ziel des Realismus ist, das 'Leben wie es ist' darzustellen, 3. daß dieser Impuls im Bereich des Nichtfiktionalen im Sinne eines liberalistischen Humanismus eine Anwendung findet:

> The realist impulse, the desire to record life as it is, provides the roots for the major theories, production practices, and achievements of the American nonfiction film. The realism of nonfiction film is as old as cinema itself. Humanity, humanism, and human concerns remain central to its history, even though ideologies of theory and interpretation come and go. (Barsam 1986, 132)

Dieses Bekenntnis zu Humanismus und Realismus zusammen mit der Brandmarkung konkurrierender Theorien als 'Ideologie' mutet naiv an, soll hier jedoch stärker als

Indiz für die Virulenz der mit dem Dokumentarfilm verbundenen Konzepte des Wahrheitsanspruchs und der gesellschaftlichen Funktionalität des Genres gewertet werden. Nach einer kurzen Skizzierung des Barsamschen Archivs werden die Fragen zur Genealogie des Dokumentarischen und zur Realismusproblematik aufgegriffen. Barsams Evolutionsstufen des nichtfiktionalen Films:[1]

19th century: realist impulse in painting, photography, literature
1820s - persistence of vision toys: Faraday's Wheel (1828), Thaumatrope (1825), Phenakistiscope (1829), Zootrope (1834); 1830s - still photography (Daguerrotype); 1870s - series photography: revolver photographique (Janssen), fusil photographique (Marey)

1890s - cinematography
* Louis and Auguste Lumière: cinématographe (camera, projector, developer); actualities (topicals, educationals, interest films, expedition films, travel films, travelogues)
* Georges Méliès: actualité reconstituée

1914-18 (World War I): war propaganda and information

1920s
* factual films of travel and exploration (e.g. American West, Native Americans)
* the American romantic tradition (Robert Flaherty, 1884-1951;, Merian C. Cooper, Ernest Schoedsack)
* the Soviet naturalist tradition (Alexander Dovzhenko)
* the Western Avant-Garde (Alberto Cavalcanti, Walther Ruttmann, Joris Ivens)

beginnings of documentary film
* the Soviet propagandist tradition (Dziga Vertov (1896-1954) - Kinopravda, Esther Shub - compilation film)
* early British documentary (John Grierson, 1898-1972 - Empire Marketing Board Film Unit, 1926)

1930s
* the British movement: General Post Office (under Grierson 1933-37, under Cavalcanti 1937-40) - *Industrial Britain* (Robert Flaherty, John Grierson 1933), *The Song of Ceylon* (Basil Wright 1934), *Night Mail* (Basil Wright, Harry Watt 1936)
* British independents (Paul Rotha, Arthur Elton, John Taylor, Edgar Anstey)
* European and Asian films: Netherlands (Joris Ivens, John Ferno), Belgium (Charles Dekeukeleire, André Cauvin, Henri Storck), Germany (Leni Riefenstahl)

American nonfiction films
* the Romantic tradition: Robert Flaherty
* the European political documentary comes to America: Joris Ivens
* American film on the left: The Workers Film and Photo League of America (1930-35); Nykino (1935-37); Frontier Film Group (1936-42)
* Pare Lorentz: *The Plow that Broke the Plains* (1936), *The River* (1937)
* The United States Film Service (1938): *Power and the Land* (Joris Ivens 1940), *The Fight for Life* (Pare Lorentz 1940), *The Land* (Robert Flaherty 1942)
* Willard van Dyke: *The City* (1939)

---

[1] Diese Übersicht von Barsams (1992) Kategorien wählt einige zentrale Positionen aus und ist deshalb (bei der Nennung von Autoren oder Filmen) sehr unvollständig.

* American Newsreels: *The March of Time* (Time-Life, Inc. 1935-51), *This is America* (RKO, F. Ullmann 1942-51)

1939-45 (World War II)
* British films: domestic defense, firefighting, wartime living conditions, training, nutrition, health, industry, labor, women, anti-enemy propaganda, combat films
* Grierson and the National Film Board of Canada
* European and Asian films: Nazi propaganda, Japan, Italy, Russia, China, Vichy government propaganda films, films of the French resistance

American films
* United States Office of War Information (1942)
* Frank Capra: military training, civilian information, incentive films, combat films (*Why We Fight*, 1943-45; *The Negro Soldier*, 1944)
* John Ford (*The Battle of Midway*, 1942), John Huston (*The Battle of San Pietro*, 1945)

1945-1960
Great Britain
* the continuing documentary tradition (Paul Rotha, Humphrey Jennings)
* Free Cinema (1956-59): Lindsay Anderson, Karel Reisz, Tony Richardson
* Peter Watkins (*The War Game*, 1965)
* Italy - neorealism (Cesare Zavattini)

American films
* The United States Information Agency (1953)
* television documentaries: *See It Now* (Edward R. Murrow, Fred W. Friendly 1951)
* independent film production: children (*The Quiet One*, Sidney Meyers, Janice Loeb, Helen Levitt 1948), health, labor (*Harvest of Shame*, David Lowe 1960), urban life (*Strange Victory*, Leo Hurwitz 1948; *On the Bowery*, Lionel Rogosin 1956), films on art, film biographies
* ethnographic film records of foreign cultures (*The Hunters*, John Marshall, Robert Gardner 1958)

1960s
* Cinéma Vérité (Pierre Perrault, Chris Marker, Jean Rouch, Mario Ruspoli)
* Direct Cinema (Robert Drew, Richard Leacock, Donn Alan Pennebaker)
* nonfiction outside the direct cinema movement: national politics, elections, leaders; justice, civil rights; youth; poverty; Vietnam, national defense; society; native Americans; foreign subjects; portraits
* Canadian film: arts, culture, personalities, human relationships, political conscience

1970s
* Albert Maysles, David Maysles
* Frederick Wiseman
* Emile De Antonio
* Louis Malle
* Marcel Ophüls
* American independents (Peter Davis, Barbara Kopple, James Klein, Julia Reichert)

1980s
* liberation filmmaking: films by and about women, films by lesbians and gay men
* nonfiction film in third world and non-western countries (India, East and Southeast Asia, Latin America, The Middle East, Africa)

Aus den frühen Beispielen eines sich verändernden Umgangs mit Wahrnehmungsprozessen (den 'persistence of vision toys' des frühen 19. Jahrhunderts) kristallisiert sich nach Barsam (1992, 14) sowohl auf seiten der Künstler als auch der Wissenschaftler das Bedürfnis heraus, eine Reproduktion des aktuellen Geschehens vorzunehmen. Neben den ersten Fotografien, der später sich entwickelnden Serien-Fotografie und der Malerei entsteht auch das Kino im Zuge eines realistischen Impulses, der die Wiedergabe visueller Fakten des sozialen Lebens für ein Mittelklassepublikum ermöglichen will. Die Unternehmungen der Brüder Lumière werden für Barsam zum paradigmatischen und für den nicht-fiktionalen Film wegweisenden Umgang mit dem (scheinbar) aus der Realität entnommenen Material; sie verbinden die technologische Perfektion der Apparate mit einer Konzentration auf das Aktuelle und mit einer Definition einiger Untergruppen des Nichtfiktionalen (Reise- und Expeditionsfilme, Alltagsleben etc.). Für die Lumière-Brüder stellt Kunst nicht die Imitation der Realität dar, "but a direct, nonnarrative record of actual people doing actual things; the emphasis here is on recording reality, but, as we have seen, they also shaped this footage with a fidelity to the subject's inherent nature and structure" (Barsam 1992, 28). Am Ende des ersten Weltkrieges hat sich nach Barsam (1992, 41) das realistische Fundament des Genres etabliert, einerseits als faktische Reportage (auch wenn Aufnahmen aus Expeditions- oder Kriegsfilmen nachgestellt sind), andererseits als Propagandafilm, der im Kontext des Spanisch-Amerikanischen-Krieges entstanden ist. In den zwanziger Jahren bilden sich dann die drei Hauptschulen heraus, auf die auch spätere Bewegungen Bezug nehmen: die amerikanische Tradition des romantischen Explorationsfilms (Robert Flaherty), die sowjetische Tradition spontaneistischer und propagandistischer Filme (Dziga Vertov) und die britische Tradition des sozialplanerischen, didaktischen Films (John Grierson). Darüber hinaus reicht das Spektrum vom avantgardistisch-experimentellen Stadtfilm über die in den dreißiger Jahren zunehmend an politischen Konflikten orientierten Filme (der *Workers Film and Photo League*, *Frontier Film Group* oder von Joris Ivens) bis zur amerikanischen Wochenschau, die ab Mitte der dreißiger Jahre am 'realistischen Impuls' teilhat.

Während im zweiten Weltkrieg wieder die unmittelbaren militärischen Interessen auf die Filmproduktion einwirken, fächert sie sich nach dem Krieg in die unterschiedlichsten Richtungen auf: in den Bereich des Fernsehens, in die Arbeit der unabhängigen Filmemacher, in die Bereiche der *Public Relations* (*USIA*), den ethnographischen Film oder verschiedene 'Bewegungen' (*Free Cinema*, Neorealismus). Im Kontext der sechziger Jahre entwickelt sich das Direct Cinema in Amerika, das Cinéma Vérité in Frankreich und eine Reihe von Filmen, die aus diesen Zuordnungen herausfallen. Dabei versteht Barsam das Verhältnis zwischen Film und gesellschaftlicher Realität als ein reaktives: "The American nonfiction film responded to the social dynamic of the decade, on the one hand, by reaffirming its traditions, and, on the other, by changing to meet the needs of society. The versatility of the nonfiction film provided a major key to its survival" (Barsam 1992, 300). In diesem Sinn erweitert sich der Kanon in den siebziger und achtziger Jahren um die Filme von Frauen und ausgegrenzten Minderheiten.

Die teleologische Grundannahme Barsams, daß sich der realistische Impuls als reaktives Verhältnis an die historischen Entwicklungen anschmiegen und diese zum besseren Verständnis von sozialer Realität als quasi-transzendentes humanistisches Bedürfnis wiedergeben kann, erlaubt es ihm, eine Vielzahl von kategorialen Ebenen zusammenzuführen: Nationen, Institutionen, stilbildende Schulen, Filmbewegungen, Autoren, thematische Blöcke. Diese werden nach chronologischen, ästhetischen, inhaltlichen oder produktionskontextuellen Kriterien geordnet, wobei sich einzelne Schwerpunkte aus dem historischen Umfeld abzuleiten scheinen. So entsteht die Geschichte einer primär über das Postulat des Nichtfiktionalen, des Realistischen und des Aktuell-Alltäglichen sich herstellenden 'dokumentarischen Idee', die sich immer wieder auf das Sichtbare des sozialen Lebens zubewegt. Einerseits vertritt Barsam eine technologisch begründete Widerspiegelungsthese, zum anderen soll diese Widerspiegelung - da es sich um eine spezifische Kunstform des Filmischen handelt - mit einem Überschuß des Kreativen ausgestattet sein, das den Charakter des unmittelbar Aufgezeichneten einschränkt. Zwischen diesen beiden, sich permanent unterlaufenden Positionen bewegt sich die poetische Reportage: "Thus, the nonfiction film is not a literal record of some event, a straightforward piece of argument, a twisted piece of propaganda, or an invented story. Rather, nonfiction film, like all film art, is a creative art; the nonfiction film, in John Grierson's terms, is a 'creative treatment of actuality'" (Barsam 1992, 378). Diese paradoxe Definition löst sich für Barsam durch den Rückgriff auf die von ihm zugrundegelegte gesellschaftliche Funktion des Genres auf, das den liberalen Idealismus auf die Sorge um die 'human condition' ausrichtet.[2]

Obwohl Barsam sich stark an die Prämissen der britischen Tradition um Grierson und Rotha anlehnt, bleibt er in seiner Perspektive auf die Geschichte des nichtfiktionalen Films stärker dem versöhnenden und harmonisierenden Gestus der romantischen amerikanischen Tradition verhaftet. Während Grierson aus der Anwesenheit des 'Aktuellen' im Film keineswegs automatisch ein konstitutives Element des Dokumentarfilms ableitet,[3] macht er auch (im Unterschied zu Barsams Formulierung, ein nicht-fiktionaler Film sei nicht mit einem Argument oder mit Propaganda gleichzusetzen) deutlich, daß sich aus der sozialen Verantwortung (*social duty*), in der sich die Filmemacher seiner Ansicht nach befinden sollten, vor allem ein *Wahrheitsan-*

---

[2] Vgl. Barsam (1992, 379): "At the same time realistic and idealistic, the nonfiction film presents a paradox, a paradox that is resolved by its human focus. It is rooted in actuality and *re*-presents that reality, yet it is infused with a liberal idealism about life and an authentic sense of caring for the human condition."

[3] Vgl. Grierson (1945/46, 159): "The presence of the actual does not make a documentary film, because what one does with the actual can be as meretricious and synthetic and phony as Hollywood at its worst."

spruch der Filme ergibt: "I shall be content for the moment to assert that it is a basic tenet of documentary theory that the primary search is not for beauty, but for the fact of the matter, and that in the fact of the matter is the only path to beauty that will not soon wear down" (Grierson 1945/46, 160). Barsams Position bleibt insofern ebenso wie Grierson jener (von ihm als 'ideologisch' abqualifizierten) Kritik ausgesetzt, die darauf beharrt, daß der Realismus, der an den 'Kern' einer Sache vordringen will, weder unproblematisch als Manifestation der historischen Entwicklungslogik angesetzt noch als transparente Repräsentationsform verstanden werden kann. Diese Einwände sollen nun in zweierlei Hinsicht aufgegriffen werden: bezüglich der Frage nach der 'Genealogie' des Dokumentarischen und der Realismusproblematik.

1) Eine ausführliche Kritik an der üblichen Unterscheidung von zwei Bereichen filmischer Arbeit, die sich in die dokumentarische Tradition Lumières' und die fiktionale Méliès', d. h. in die Klassifikationen des Realistischen und des Illusionären aufspaltet, hat Hohenberger (1988, 7-25) vorgenommen. Auch bei Barsam wird ja die Überschneidung von vermeintlich unmittelbarer und nachgestellter Aktualität für die Frühzeit der Lumière-Tradition anerkannt, aber später unter dem Siegel des 'realistischen Impulses' subsumiert. Bei Hohenberger wird für die Frühzeit des Films - wo es nur den Film als solchen gibt, noch keine Trennung der Gattungen - eine klassenspezifische Unterscheidung zwischen den Themen der Bourgeoisie (die sich mit ihren Ritualen, Reisen, Arbeitsformen etc. und mit ihrer erhofften Verfügungsgewalt über die Realität bei Lumière wiederfinden kann) und den Vergnügungen der 'Masse' (bei Méliès) vorgenommen. Im Gegensatz zu Barsam, der die direkte Abbildung des Realen an den Anfang der Filmgeschichte stellt, sieht sie in der Gegenüberstellung von Lumière und Méliès den Versuch, "einer erst später entstandenen, und zwar in Abhängigkeit vom fiktionalen Film entstandenen und ihm seitdem untergeordneten, filmischen Gattung Legitimität dadurch zu verschaffen, daß sie als gleichsam urwüchsig mit dem Film selbst geboren ausgewiesen wird" (Hohenberger 1988, 14). Das Urwüchsige wird im Kontext der Abbildtheorie durch die Unbestechlichkeit des objektivierenden technischen Apparates autorisiert und aufgrund der Reproduktionsfähigkeiten dem fotografischen oder filmischen Abbild zugeschrieben, obwohl nach Hohenberger dessen Besonderheit nicht in einem höheren Realitätsgrad, sondern im Bewußtsein seiner apparategestützten Produktion liegt. Sie kehrt damit die von Barsam implizierte Kausalität eines aufgrund technologischer Veränderungen veränderten ästhetischen Verständnisses um und erklärt den ästhetischen Willen zum determinierenden Faktor der Technologieentwicklung. Der Film wird dadurch eher zu einer Organisation des sozial Imaginären, "als daß er in seiner Technik einen Drang zum Realen hin inkorporieren würde" (Hohenberger 1988, 43). Hohenberger stellt den Geburtsmythos des Dokumentarischen insofern invers dar: am Anfang war nicht die Abbildung des Realen, sondern die Diegese des Films, von der sich das Dokumentarische als Erzählmodus emanzipieren mußte. Die Autonomie

und das Puristische einer postulierten 'direkten' Kontaktaufnahme mit der Wirklichkeit werden zu sekundären Phänomenen.[4]

Während Hohenbergers Kritik an einer naiven Fetischisierung von technischen Reproduktionsverfahren (und der Projektion einer exakten Leistung des Apparates auf sein Resultat) demnach eine problematische Prämisse in Barsams Modell erfaßt, erscheinen die Versuche, eine Urform zu bestimmen, von der sich der Dokumentar- oder Spielfilm ableiten ließe, für die theoretische und historische Arbeit als weniger produktiv. Hohenberger (1988, 13) selbst räumt ein, daß der fiktionale Film im Anschluß an Lumières' und Méliès' Arbeiten die fiktiven Themen mit der Abgeschlossenheit (der frühen Lumièresschen Filme) zusammenführt. Darüber hinaus ist es wenig hilfreich, die Entwicklungslogik des technologischen Determinismus (bei dem die Ästhetik Resultat eines technischen Entwicklungssprungs ist) in einen ästhetischen Determinismus umzukehren; vielmehr ist es notwendig, die dialektische Vermitteltheit dieser Prozesse herauszustellen und die technologiehistorische Betrachtung im Sinn von Williams (1990a) an die Intentionalität ihrer Entwickler und Benutzer anzubinden. Die Konsequenzen einer starren Geburtshypothese, die ein Genre vom anderen ableiten (und in der Negation definieren) läßt, sind offensichtlich; während der Dokumentarfilm im Sinn der Abbildtheorie einen überzogenen, auf Verifizierbarkeit beruhenden Wahrheitsanspruch erhebt (und der Spielfilm eine Illusionsmaschine ist), wird er als abgeleitetes Genre zu einer Illusion, die es zu entlarven gilt. Wichtiger als die Frage, was im Sinne einer ursprünglichen Qualität zuerst existierte, erscheint die Konzentration auf jene gesellschaftlichen Prozesse, die in den zehner Jahren den Spielfilm sich ausformulieren lassen und in den zwanziger Jahren den Dokumentarfilm als Form etablieren, die in einem massenkommunikativen Kontext eine soziale Vermittlungsfunktion übernehmen soll, d. h. auf die Herausbildung von Diskursformationen, die aufgrund ihres interdependenten Charakters nicht hierarchisiert (sondern nur nach ihren Aufgaben und ihrem Gebrauch befragt) werden können.

2) Die technologischen Reproduktionsbedingungen und die damit verbundenen Abbildtheorien bilden die Basis für das, was bei Barsam als 'realistischer Impuls' bezeichnet und mit dem Bedürfnis, das 'So-Ist-Es' des Lebens zu zeigen, besetzt wird. Der technische Apparat, die Praxis seiner Anwendung, seine Produkte und deren Verhältnis zur 'Realität' stellen den Hintergrund dar, vor dem die Auseinandersetzungen über die Realismusproblematik stattfinden. Für Barsam ist die beständige

---

[4] In anderen Bestimmungen des Dokumentarfilms - etwa bei Kreimeier (1993, 393) - hält sich dagegen gerade aufgrund dieser Phänomene die These, das Fiktionale sei vom Dokumentarischen abgeleitet: "Nicht die Fiktion einer erfundenen Handlung, sondern die Fiktion des Dokumentarischen - die Übereinkunft, daß das Schattenspiel auf der Leinwand dem Leben abgelauscht sei - stand am Anfang der Kinematographie." Kreimeier (1993, 404) spricht in diesem Sinn auch von der 'Gefangenschaft' des Dokumentarischen und skizziert die Ursachen seiner 'Verfallsgeschichte': "Die Falsifikation des Dokumentarischen ist ein integraler Bestandteil seiner Geschichte: die Geschichte seiner Deformation unter dem Zugriff außerfilmischer (gesellschaftlicher, politischer, kommerzieller) Instanzen und Institutionen."

Weiterentwicklung von Reproduktionstechnologien ein Indiz und Garant für die Überlebensfähigkeit und Wirksamkeit jenes 'realistischen Impulses', der in der adäquaten Anwendung des Apparates, d. h. in der an Kriterien des liberalen Humanismus gemessenen Darstellung sozialer Konflikte zwischen Individuen, Gesellschaft, Natur etc. sein Ziel hat. Barsam projiziert das Erbe des Realismus aus dem 19. Jahrhundert ungebrochen auf die Geschichte des Dokumentarfilms und definiert diesen als Abbild der Realität. Diese Position ist im Zuge der ideologiekritischen und diskurstheoretischen Arbeiten vielfach kritisiert worden. Einen Versuch, die Realität nicht als Grundlage dokumentarischer Filme anzusetzen, hat Hohenberger (1988, 26-30) mit einer Übersicht der unterschiedlichen 'Realitäten', die in der Filmarbeit interagieren, vorgenommen. Sie unterscheidet zwischen der nichtfilmischen Realität, die nicht gefilmt werden soll, aber die Themen für eine Produktion vorgeben kann; der vorfilmischen Realität, die im Moment der Filmaufnahme vor der Kamera ist; der Realität Film, die sich auf die Aspekte der Produktion, den Arbeitsablauf bezieht; der filmischen Realität, die den fertigen Film bezeichnet; und der nachfilmischen Realität, die sich auf die Rezeption bezieht. Auch wenn der Katalog durch die Umformulierung der kontextuellen Parameter der Filmpraxis eher zu Überlagerungen des Realitätsbegriffs beiträgt, isoliert er jene Ebenen, die bei Modellbildungen des Barsamschen Typs oftmals vermischt werden: die nichtfilmische Realität, das Profilmische, die Produktionspraxis, den Filmtext und die Rezeption. Der Einwand, daß diese Aspekte unterschieden werden müssen und nicht durch ein magisches Abbildverhältnis ineinanderfließen, verbindet sich in ideologiekritischen Ansätzen mit der Hinterfragung von Repräsentationsverfahren und von Textstrategien, die Filmtexten eine Autorität verleihen und sie von anderen als höherwertig abgrenzen. Gegen ontologische Realismustheorien wird vorgebracht, daß sich die Transparenzillusion eines vermeintlichen Durchblicks auf Welt aufgrund der Hierarchisierung von Diskursen einstellt, die sowohl in einem überzogenen Empirismus die Aufzeichnung der Apparate über 'subjektive' Wahrnehmungen stellt, als auch die Erzählung hinter dem Erzählten verschwinden läßt (vgl. MacCabe 1986). Das dialektische Verhältnis zwischen einer in jedem Diskurs bereits ausdifferenzierten Sprecherposition und deren Verschiebung im Akt des Sprechens wird im realistischen Text in einer transparenten Totalität eingeschränkt. Der Metadiskurs des Realismus ist, wie Neale (1977, 16) ausführt, das Reale selbst:

> The realist text constructs a position of homogeneous and transcendental unity on the part of both subject and object via the mechanisms of the metadiscourse: the real is produced as given - outside the articulation that produces it, simply as what the texts reflects or, in a more sophisticated version, what the text reflects in a manner filtered by the subjectivity of the author. The real as textually produced is offered not as that product, but as a non-articulated given against which what *are* marked as discourses are read.

Das unüberbrückbare Übersetzungsdefizit zwischen unterschiedlichen Medien wird bei Neale auf den ideologischen Gehalt einer Repräsentation ausgeweitet, die vorgibt, sich aus einer transzendenten Größe abzuleiten, die diese aber in ihrem Repräsentationsgefüge zunächst auch partiell herstellen muß. Die Transparenz und Unsichtbarkeit dieser Prozesse werden gegen den 'realistischen Impuls' als solchen gewendet, der seine Produziertheit, seine Praxis als gesellschaftliche Institution und als konkreter Aufnahmekontext verschweigt und damit nicht nur seinen Authentizitätsanspruch als Machtanspruch formuliert, sondern auch zur Stereotypisierung von gesellschaftlichen Gruppen beiträgt.[5] Die Kritik an einer naiven Abbildtheorie, der sich die diskursanalytische Konzeption Neales widmet, wird damit jedoch nicht zu einer grundsätzlichen Absage an das, was mit dem realistischen Projekt des 19. Jahrhunderts insgesamt verbunden wird. Vielmehr unterscheidet er in seiner Analyse propagandistischer und dokumentarischer Texte zwischen jenen Formen, die den Zuschauer in einer klaren Trennbarkeit von Diskursen innerhalb und außerhalb des Textes als *closure* festschreiben (wobei die außerhalb liegenden bekämpft werden), und solchen, die sich als Diskurs zu erkennen geben und damit den Zuschauer als soziales (nämlich seinerseits zum Teil diskursiv konstituiertes) Subjekt ansprechen. Während Barsam und Bazin zur Förderung eines liberalen Humanismus die langen Einstellungen und die tiefenscharfen Tableaus favorisieren, in denen sich die Zuschauer orientieren und etwas 'lernen' oder entdecken sollen, legen die ideologiekritischen Positionen den Schwerpunkt auf die (reflexive) Ansprache des Subjekts, das den Film nicht als transparenten Durchblick, sondern als Konstruktion begreifen soll, zu der es sich als gesellschaftlicher Akteur verhalten kann (vgl. Hohenberger 1988, 98-100). Damit wird deutlich, daß die diskurstheoretische Kritik, auch wenn sie sich auf die Überwindung des Realismus zu berufen scheint, dessen Programm *in veränderter Form* weiterführt und sich auch gegen jene Traditionen wendet, die, wie von Williams (1991, 122) ausgeführt, den ersten Angriffspunkt des Realismus gebildet hatten: "the deliberate introduction of supernatural or metaphysical forces and dimensions controlling or influencing human action and character; and the less easily recognizable introduction of forces above and beyond human history in timeless archetypes and myths." Das Postulat der Reflexivität als Repräsentationsstrategie, die nicht nur dem Eindruck der Simulation vorbeugen soll, sondern auch auf Übersetzungsverluste hinweisen kann, verbindet sich als Methode insofern mit der Affirmation einer demokratischen 'Haltung', die sich in der historischen Entwicklung an die Formen des Realismus anlagert und drei Momente umfaßt: 1. die Säkularisierung gesellschaftsbezogener Erzählverfahren und Erklärungsmuster, d. h. die Freisetzung der Akteure aus metaphysischen Ordnungen, 2. die Ansiedelung der Erzählungen im Zeitgenössischen, 3. die Ausweitung der im sozialen Bereich zu berücksichtigenden

---

[5] Vgl. Kuhn (1978, 76) und McGarry (1975, 55/56), die eine stereotype Darstellungen von Frauen konstatiert: "In a documentary film, therefore, the way the appearance of the women is coded in both the *natural* and the *filmic* worlds (operating in conjunction) removes any possibility of the *reality* of the women's appearance being transferred *innocently* or *neutrally* to the screen; people who are *real* will be judged according to how they do (or don't) measure up to current codes."

Phänomene und 4. die Berücksichtigung der dem Interpretationsakt jeweils zugrundeliegenden Perspektive (vgl. Williams 1991, 1977b). Darüber hinaus wird bei Neale deutlich, daß die textzentrierte Untersuchung von Anspracheformen und Subjektpositionen erst durch die Einbindung in einen Kontext des Kinos als sozialer Praxis einen wirklichen Aufschluß über die demokratisierenden oder vermachtenden Tendenzen des Dokumentarfilms liefern kann: "What has to be identified is the *use* to which a particular text is put, to its function within a particular situation, to its place within cinema conceived as a *social practice*" (Neale 1977, 39).

2.1.2 Filmgeschichte als Autorengeschichte bei Barnouw

Die historiographische Arbeit von Erik Barnouw unterscheidet sich nicht grundsätzlich von den Prämissen, die auch Barsams Archivierungskonzept leiten. Wie bei diesem etabliert sich das Nicht-Fiktionale oder Dokumentarische aufgrund von drei Grundannahmen: 1. der technische Kinoapparat bestimmt seine soziale Funktion und seine 'natürlichen' Gegenstände aufgrund seiner Reproduktionsqualitäten gewissermaßen aus sich heraus, 2. der Dokumentarfilm richtet sich auf 'Fakten', auf eine in der Wirklichkeit angetroffene Chronologie und Kausalität, die nicht aufgrund eines Drehbuchs, sondern der (sozial, psychologisch oder phänomenologisch definierten) Realität selbst strukturiert ist, 3. der Dokumentarfilm hat im Zuge dieser 'Selbstfindung' eigenständige und oftmals zum Spielfilm in Opposition stehende Institutionen und Praktiken entwickelt (vgl. Guynn 1990, 41). Im Unterschied zu Barsam werden diese Annahmen aber stärker individuenzentriert auf Rollendefinitionen bezogen, die sich im Rahmen der Entwicklungslogik des Genres an gesellschaftlichen Veränderungen und Einschnitten ausrichten. Die Weiterentwicklungen der Filmtechnologie, das Bedürfnis nach Faktensuche und der Wandel von institutionellen Bedingungen überschneiden sich und führen zu Anpassungen der Rolle des Dokumentaristen, dessen Initiationsimpuls für Barnouw (1983, 3) in der Serien-Fotografie von Muybridge liegt: "Muybridge had foreshadowed a crucial aspect of the documentary film: its ability to open our eyes to worlds available to us but, for one reason or another, not perceived."[6] Der Topos einer verfügbaren, 'lieferbaren' Welt, die mit technischen Mitteln sicht- wahrnehm- und abschöpfbar gemacht wird, ist eine Funktionsbestimmung, die auf unterschiedliche Weise die Rollendefinitionen des Dokumentaristen bei Barnouw bestimmt. Sie veranschaulicht, daß er die historische Genese des Genres weniger mit dem realistischen Impuls des 19. Jahrhunderts in Verbindung bringt als mit dem Gleichlauf einer technologischen, kolonialistischen, ökonomischen und sozialplanerischen Entwicklung industrieller Gesellschaften. Sein Rollenkatalog läßt sich damit auf drei Bereiche verteilen, die zwar allen Rollen un-

---

[6] Da die erweiterte Neuauflage von 1993 keine wesentlichen Änderungen aufweist, bildet die Ausgabe von 1983 die Grundlage der folgenden Erörterungen.

terliegen, aber den Schwerpunkt der Aktivität andeuten: für den 'Film als Rohstoff' die Extraktions- oder Gewinnungsverfahren, für den 'Film als kommunikativen Akt' die Anspracheformen und für den 'Film als ästhetisches Material' den Bezug auf spezifische Textqualitäten. Die Praxis des Dokumentaristen erhält damit eine kolonialistische, eine kommunikative und eine ästhetische Dimension, die in der Gesamtschau auf die Genregeschichte für Barnouw jedoch unproblematisch ist. Wie auch für Barsam bleibt das Fundament eines 'Einfangens von Realitätspartikeln' und ihrer kreativen Interpretation unbeschädigt: "Though sometimes surrounded by animosities, the documentarist nevertheless persists, survives, and multiplies. He also rejoices in his difficult mission - that of presenting evidence that may change ideas" (Barnouw 1983, 315). Barnouws Rollenkatalog umfaßt die folgenden Funktionen:[7]

'Propheten' (L. Lumière, E. Muybridge)

Forscher/Entdecker	Reporter	Künstler
explorer (R. Flaherty)	reporter (D. Vertov)	painter (H. Richter)
discoverer (F. Thompson)		poet (A.Sucksdorff)
Ankläger/Historiker	Befürworter/Anpreiser	
prosecutor (A. Thorndike)	advocate (J. Grierson)	
chronicler (E. Leiser)	promoter (E. Murrow)	
Beobachter/Katalysator	Propagandist/Guerillakämpfer	
observer (R. Leacock)	bugler (F. Capra)	
catalyst (J. Rouch)	guerilla (P. Davis)	
Film als Rohstoff	Film als kommunikativer Akt	Film als ästhetisches Material

Die formative Periode des Dokumentarfilms liegt für Barnouw in der Zeit zwischen 1895 und 1907, als die Entwicklungen im Bereich der Serienfotografie (Muybridge) bei Edison, Skladanowsky, Jenkins oder Lumière zu ersten Kameraprototypen führen, die später perfektioniert und in weltumspannenden Unternehmungen vermarktet werden. Der Dokumentarfilm steht in Barnouws Ableitung dabei am Anfang der Kinematographie mit seinen *arrival films*, Reise- oder Expeditionsfilmen und der Konzentration auf das Aktuelle (der französischen Mittelklasse). Im Zusammenhang einer kolonialistischen Expansion der industrialisierten Länder wird der Film zu einem Instrument, das diese begleitet und die Eroberungsgeschichten 'dokumentiert'. Die Reinheit des nicht-fiktionalen Films wird dabei sowohl von den weitverbreiteten (und erfolgreichen) Rekonstruktionen als auch vom aufkommenden Spielfilm bedroht, der die Zusammenstellung der Kurzprogramme in den späten zehner Jahren zu dominieren beginnt (vgl. Barnouw 1983, 3-30). Als schließlich die Wochenschauen von Pa-

---

[7] Bei dieser Übersicht tritt die Chronologie der Barnouwschen Periodisierung in den Hintergrund. Die in Klammern genannten Filmemacher sind als exemplarische Vertreter der jeweiligen Rolle zu sehen.

thé und Gaumont mit ihren kurzen Beiträgen den königlichen Besuch, das militärische Manöver, das Sportereignis, eine Katastrophe und ein volkstümliches Fest zur ritualisierten Zusammenstellung werden lassen, ist für Barnouw der Niedergang des Dokumentarfilms besiegelt: "The newsreel institutionalized the decline of the documentary. Little now remained of its first vitality; the Lumière period was over" (Barnouw 1983, 26). Doch diese erste Lumière-Periode hat eine prophetische Qualität, indem sie das Rollenpotential der zukünftigen Dokumentaristen abzustecken scheint; sie sind als Reporter, Reisende, Anpreiser, Wissenschaftler, Kriegspropagandisten etc. unterwegs und führen oftmals mehrere Rollen zusammen: "Yet different occasions, different moments in history, tend to bring different functions to the fore" (Barnouw 1983, 30). Eine übergreifende Entwicklungshypothese knüpft sich demnach bei Barnouw an das Zusammenspiel zwischen dem historischen Fortgang und der 'Mission' der Filmemacher, Realität einzufangen und zu interpretieren: während das 'Einfangen' perfektioniert und ausgeweitet wird, richtet sich die 'Interpretation' an den Bedürfnissen (und Instrumentalisierungstendenzen) des historischen Augenblicks aus.

Als Forscher und Entdecker arbeitet sich Robert Flaherty z. B. in unentdeckte Regionen vor, deren Ressourcen es zu vermerken gilt und in denen die von der westlichen Zivilisation unberührten Kulturen anzutreffen sind. Für *Nanook* lebt er ein Jahr mit Eskimos zusammen. Seine Rekonstruktionen, seine fiktionalisierenden Erzählstrategien rechtfertigen sich für Barnouw durch ihre Anwendung auf 'reale' Personen und das Primat eines 'authentischen Resultats'. Trotzdem schwingt in dem Entdeckergestus, der den Film als Rohstoff einer Exploration, einer Safari in unbekannte Welten ansetzt und von den Kolonialisierungsbestrebungen des frühen 20. Jahrhunderts nicht abzutrennen ist, bereits die romantisierende Überhöhung des 'edlen Wilden' mit, dessen Kultur zwar dem Untergang geweiht ist, die aber vor ihrem Verfall noch konserviert werden soll, oder (wie bei den Johnsons) die offensichtliche Verachtung des 'Primitiven' (vgl. Barnouw 1983, 33-51).[8] Als Flaherty für *Moana* (1926) etwa einen dramaturgischen Höhepunkt braucht, läßt er für den polynesischen Hauptdarsteller das männliche Initiationsritual der Tätowierung wieder einführen, das durch den Einfluß der Missionare weitgehend nicht mehr praktiziert wurde (vgl. Barnouw 1983, 47/48).

Mit Dziga Vertov und den experimentell orientierten Filmemachern etablieren sich Richtungen, die den Film in den Dienst einer sozialen Aufgabe oder in die Weiterentwicklung künstlerischer Expressivität stellen. Der Film als kommunikativer Akt und als zu gestaltender Text ergänzt die Funktion des Rohstoffe abbauenden und sammelnden Entdeckers. Vertov versucht sich nach Barnouw von Traditionen des Theaters zu befreien, den Kontakt mit dem Leben unmittelbar zu gestalten und von

---

[8] Barnouw (1983, 45) zitiert eine Aussage von Flaherty: "What I want to show is the former majesty and character of these people, while it is still possible - before the white man has destroyed not only their character, but the people as well."

der sozialistischen Realität zu berichten, während sich die Filmkünstler (Hans Richter, Jean Vigo, Walther Ruttmann) den formalen Ebenen des Mediums, seiner Textur und Komponierbarkeit widmen (vgl. Barnouw 1983, 51-81). Im Verlauf der zwanziger Jahre mit der Einführung des Tonfilms und vor dem Hintergrund einer sich verschlechternden Wirtschaftssituation werden die kommunikativen Akte der Filmemacher zunehmend in die ideologischen Kämpfe der polarisierten politischen Gruppen eingebunden: "Documentary film, acquiring the spoken word at this precise moment, was inevitably called on to join the battle. In the documentary field, the word-film became an instrument of struggle" (Barnouw 1983, 81).

Für Grierson wird die propagandistische Funktion zur zentralen Angelegenheit des Dokumentaristen, wie auch für Joris Ivens, Leni Riefenstahl, Pare Lorentz, Frank Capra oder die Filmkollektive der *Film and Photo League* oder von *Frontier Films*. Während Flaherty eine kolonialisierende Tradition begründet, wird der kommunikative Akt bei Grierson zur sozialplanerischen Maßnahme, die (wie ein Ausspruch von 1943 in Kanada zeigt) die administrativen Ziele noch ungebrochen mit einer Weiterentwicklung der demokratischen Partizipationsbestrebungen gleichschalten kann:

> We dismiss the old frontiers of achievement as sentimental and excite our imagination on the new frontiers of communal achievement represented by medicine, science and administration. We begin to think internationally, to think not of markets but of needs. To sustain this rhythm, to crystallize these images, many have a feeling that propaganda is a positive and necessary force, providing the patterns of thought and feeling which make for an active and imaginative citizenship in the particular circumstances of our time. (Grierson 1979, 143)

In Kriegszeiten wandelt sich diese Rolle nach Barnouw zu der des aktiven Kämpfers, der mit seinen Filmen ein Waffenarsenal zur Verfügung hat, das die eigenen Truppen unterstützt und die gegnerischen zersetzen soll. Im zweiten Weltkrieg oder auch im Kontext des Vietnamkrieges ist der Dokumentarist ein Guerillakämpfer oder ein Soldat. Nach dem Krieg wird das Filmmaterial wiederum zum Rohstoff für diejenigen, die Kriegsverbrecher verfolgen und zu diesem Zweck die gefilmten Taten als Beweismittel einsetzen, wie auch für jene Historiker, die mit Aufnahmen 'aus der Zeit' eine Rekonstruktion des Vergangenen versuchen. Hier wie da ist das Filmmaterial ein indexikalischer Beweis für das, was vor der Kamera zum letzten Mal Bestand hatte (die dem Untergang geweihten Kulturen Flahertys), was in einer spezifizierbaren historischen Periode einmal existierte (Hitler in E. Leisers *Mein Kampf*, 1960), oder was im Moment der Aufnahme so, wie es zu sehen ist, geschah (die Kriegsverbrechen), d. h. ein Beweis für etwas Abwesendes, das einen historischen Geltungsanspruch reklamiert (vgl. Paech 1990/91).[9]

---

[9] Die Implikationen für den historiographischen Anspruch des Genres formuliert Rosen (1993, 71): "If shots as indexical traces of past reality may be treated as documents in the broad sense, documentary can be treated as a conversion from the document. This conversion involves a synthesizing knowledge claim, by virtue of a sequence that sublates an undoubtable referential field of pastness into meaning. Documentary as it comes to us from this tradition is not just *ex post facto*, but historical in the modern sense."

Die avantgardistischen poetischen Filme der künstlerischen Tradition werden nach Barnouw durch das aufkommende Fernsehen in ihrer Entwicklung eingedämmt, während die Entdeckungsreisen aufgrund der beständigen Verfeinerung des technischen Apparates in immer kleinere und immer weiter entfernte Regionen gleichermaßen vorstoßen.[10] Im Fernsehen, im Bereich der Industriefilme und innerhalb der internationalen Agenturen (wie der *USIA*) etabliert sich die Rolle des *promoters*, der zunehmend mit den Anforderungen und Zielsetzungen der Auftraggeber konfrontiert wird, und schließlich kristallisiert sich in den sechziger Jahren ein Rollenpaar heraus, das die Explorationstradition von unterschiedlichen Seiten her wiederbelebt: der Katalysator (des Cinéma Vérité) bzw. Beobachter (des Direct Cinema). Beide wollen in der Tradition einer quasi-wissenschaftlichen Entdeckung neue Ebenen der außerfilmischen Wirklichkeit erschließen, machen jedoch den kommunikativen Akt zu einer mehr oder weniger direkten Einbezugnahme des Publikums. Barnouw unterscheidet die beiden Rollen, auf die unten (in 4.1) ausführlicher eingegangen wird, aufgrund des drehsituativen Verhaltens:

> The direct cinema documentarist took his camera to a situation of tension and waited hopefully for a crisis; the Rouch version of *cinéma vérité* tried to precipitate one. The direct cinema artist aspired to invisibility; the Rouch *cinéma vérité* artist was often an avowed participant. The direct cinema artist played the role of uninvolved bystander; the *cinéma vérité* artist espoused that of provocateur. Direct cinema found its truth in events available to the camera. *Cinéma vérité* was committed to a paradox: that artificial circumstances could bring hidden truth to the surface. (Barnouw 1983, 254/255)

In der weiteren Geschichte des Dokumentarfilms werden für Barnouw die erwähnten Rollen variiert und nuanciert. Den ästhetischen Qualitäten widmen sich die Filmkünstler, den persuasiven die Reporter, Propagandisten und Kämpfer und den explorativen die Historiker und Wissenschaftler. Dieses Funktionsmodell, seine Systematik und sein Bezug (auf den Film als Material, als System der Zuschaueransprache oder als Rohstoff) sind im Rahmen der hier vorgenommenen Rekonstruktion aus der weitgehend chronologischen Periodisierung Barnouws herausgelöst worden.[11] Bei ihm herrscht eine Gleichzeitigkeit von Rollen vor, die sich entweder aufgrund von politisch motivierten Ansprüchen oder von technologischen Entwicklungen verschieben und umwandeln. Die Meta-Erzählung eines humanistischen realistischen Impulses, die für Barsam das weite Feld des nicht-fiktionalen Films zusammenhält und der historischen Entwicklungslogik unterliegt, stellt sich bei Barnouw demnach als kon-

---

[10] Vgl. Barnouw (1983, 212): "The post-war years carried the process much further; camera lenses, miniaturized, began to delve within the human body, into lungs, stomach, intestines, vagina - photographing from within the actions of breathing, digesting, peristalsis, coitus. Cameras also became capable of incredible magnifications, and of photographing high speed actions at thousands of frames per second. Pushing outward as well as inward, the camera even began to chronicle explorations in outer space."

[11] Es sollte erwähnt werden, daß Barnouw eine Systematik der drei Bereiche explizit nicht vornimmt. Sie dient für das 'Rollenmodell' auch nur zur Verdeutlichung der impliziten Konstanten seiner Geschichtsschreibung. Sie ist, wie schon erwähnt, in jeder Hinsicht als durchlässig für vielfache Überschneidungen von Rollen gedacht.

tinuierlicher Anpassungsprozeß der Rollendefinitionen der Dokumentaristen (vor dem Hintergrund spezifischer Grundmuster) dar. Die Filmgeschichte wird zur Autorengeschichte und erzählt sich als beständige Suche nach Realitätsfragmenten, die es zu interpretieren gilt, während die individuellen Künstler ihre schwierige 'Mission' im Strudel der historischen Ereignisse erfüllen und an ihrer Selbstbehauptung und kreativen Entfaltung arbeiten. Neben den Humanismus des realistischen Impulses bei Barsam tritt der Individualismus des autonomen künstlerischen Subjekts. Sie begründen einerseits eine Teleologie des Realistischerwerdens, andererseits eine der Emanzipation und prägen nicht nur die dokumentarische Praxis, sondern auch die Theoretisierung und Historisierung des Genres. Sie bilden damit fundamentale Parameter des Genres, deren Kritik notwendig ist, deren Abschaffung jedoch zur Selbstauflösung der dokumentarischen Arbeit führen muß.

Die Autorität des nicht-fiktionalen Films speist sich bei Barnouw aus der Präzision der Apparate, aus dem Eröffnen neuer Welten und aus der propagandistischen Macht. Gegen diese Legitimitätsgrundlage des Genres, die sich in den jeweiligen Rollenbestimmungen wiederfinden läßt, wendet sich eine Kritik, die zunächst an der Gleichsetzung der Kamera mit einem szientifischen Instrument ansetzt. Die unterschiedlichen, zur Perfektion von Beobachtungsprozessen und von experimentellen Methoden im 19. Jahrhundert entwickelten analogischen Instrumente lassen auch die Kamera als 'Einschreibungsgerät' entstehen, das zur objektivierenden Datensammlung eingesetzt wird und dessen Resultate eine quasi-wissenschaftliche Abbildungsqualität erhalten (vgl. Winston 1993). Diese Resultate werden nun vielfältig in ihren Bedeutungsebenen gebändigt; die sich herausbildenden Erzählstrukturen des fiktionalen oder dokumentarischen Films regulieren und kontrollieren für Rosen (1993, 73-75) die potentiell anarchischen Qualitäten der frühen *actualities*, über deren dezentralisierte, ungeordnete Form sich die Raster der modernen Historiographie - die Konstruktion sinnvoller, zusammenhängender zeitlicher Periodisierungen aufgrund von klassifizierbaren Dokumenten - legen. Griersons Projekt wird zum paternalistischen Eingriff einer liberalen Elite, die das gesellschaftlich zu Erstrebende definiert und an die 'Massen' weitergibt (vgl. Rosen 1993, 80/81). Auch die 'fremden Kulturen', auf die sich das Interesse der Entdecker und Forscher richtet, bleiben im Zuge ihrer Definition und Ausbeutung nicht unbeschädigt, sie werden vielmehr zu einer Projektionsfläche vor-moderner Unversehrtheit und Reinheit, die es zu mumifizieren gilt und die unter dem ethnozentrischen und kolonialisierenden Blick den letzten visuellen Abdruck vor ihrem Verfall zu liefern haben (vgl. Barsam 1992, 47-52). Für Minh-ha (1984; 1993) wird in diesem Sinn der Topos einer totalisierenden und vereinnahmenden Suche nach Wahrheit, Bedeutung und Wirklichkeit zum antreibenden Moment des dokumentarischen Genres. Ihre Kritik an jenen Modellen, die wie bei Barnouw versuchen, eine evolutionäre Kontinuität in einer isolierbaren filmischen Praxis aufzuzeigen, greift nicht nur die traditionelle Historiographie, sondern auch die implizite Definition des Dokumentarischen an, das für sie weder als

Materialkategorie, noch als Genre, Ansatz oder Technik existiert. Die Wissenschaftlichkeit gerät für sie zur Maschinerie, in der Bedeutung produziert werden muß, in der sich das 'Subjekt der westlichen Welt' als Wissendes und Erkennendes etabliert und eine paternalistische Rolle für unterentwickelte Länder spielt. Der Dokumentarfilm bedient sich der 'wirklichen' Menschen und Probleme, um diese mit einem Wert der unvermittelten Wahrhaftigkeit und der ökonomischen Ausbeutbarkeit bzw. Einlösbarkeit zu versehen. Er fixiert jene 'Realität', die in ihrer Reinheit, ihrer unverfälschten und nicht artifiziellen Unversehrtheit erlöst werden soll. Er sammelt sein Material und gibt den Stimmlosen eine Stimme, die ihren gesellschaftlichen Zustand zementiert. Minh-ha hinterfragt damit neben den ungenannten Einflüssen der ökonomischen Basis ein Machtverhältnis zwischen Filmemachern und Filmsubjekten, das in der Tradition westlicher Rationalitäts- und Wissenschaftskonzeptionen die Angesehenen zu Objekten des Blicks und der Bedeutungszuweisung macht. Dagegen siedelt sie das Potential des Dokumentarfilms in der reflexiven Spannung zwischen Artifiziellem und Wirklichem an:

> A documentary aware of its own artifice is one that remains sensitive to the flow between fact and fiction. It does not work to conceal or exclude what is normalized as 'nonfactual,' for it understands the mutual dependence of realism and 'artificiality' in the process of filmmaking. It recognizes the necessity of composing (on) life in living it or making it. (Minh-ha 1993, 99)[12]

Mit dieser Formulierung hält sie implizit an der Prämisse fest, der Film sei eine in Qualitäten des Dokumentarischen oder Fiktionalen auszudifferenzierende Spur des Profilmischen - ihre Dekonstruktion des Dokumentarfilms und der Historisierung im Barnouwschen Sinn richtet sich demnach vor allem gegen die Rollen des wissenschaftlichen Entdeckers, Ausbeuters und elitären Propagandisten.

---

[12] Gleichzeitig sieht Minh-ha (1993, 104) auch die Problematik der Selbst-Reflexivität: "As an aesthetic closure or an old relativizing gambit in the process nonetheless of absolutizing meaning, reflexivity proves critically in/significant when it merely serves to refine and further the accumulation of knowledge. No going beyond, no elsewhere-within-here seems possible if the reflection on oneself is not at one and the same time the analysis of established forms of the social that define one's limits."

2.2 Der zeichentheoretische Ansatz von Bill Nichols

> Selbst wo er [der Film] die Objekte, wie es ihm möglich ist, auflöst und modifiziert, ist die Auflösung nicht vollständig. Sie erlaubt daher auch keine absolute Konstruktion; die Elemente, in die zerlegt wird, behalten etwas Dinghaftes, sind keine reinen Valeurs. Kraft dieser Differenz ragt die Gesellschaft ganz anders, weit unmittelbarer vom Objekt her, in den Film hinein als in avancierte Malerei oder Literatur. Das im Film Irreduzible an den Objekten ist an sich gesellschaftliches Zeichen, wird es nicht erst durch die ästhetische Realisierung einer Intention. Die Ästhetik des Films ist darum immanent, vermöge ihrer Stellung zum Objekt, mit Gesellschaft befaßt. (Adorno 1967a, 83/84)

Nach der Erörterung der traditionellen Positionen bei Barsam und Barnouw und der Kritik, die ihre Prämissen provoziert haben, soll nun der Ansatz von Bill Nichols ausführlicher dargestellt werden. Dies geschieht zum einen, weil Nichols die Ambivalenzen und Schwierigkeiten einer Begriffsbestimmung des Dokumentarfilms zum Anliegen seiner Theorie macht, so daß z. B. die Paradoxie einer unmittelbaren Nähe und zeichenvermittelten Repräsentation als problematischer Kontrast spürbar bleibt. Zum anderen, weil er trotz der berechtigten Einwände, die sich gegen die Repräsentationsverfahren und drehsituativen Praktiken erheben lassen, an einer Eigenständigkeit der dokumentarfilmischen Erzählform festhält. Diese ist nicht per se zu privilegieren, aber sie bleibt für spezifische kreative und politische Anliegen und für das Verhältnis zwischen filmischem Text und Fragen der Historizität unverzichtbar - auch wenn in den folgenden Ausführungen einige korrekturbedürftige Prämissen dieses Postulats deutlich werden sollen.

Sein theoretischer Ansatz stützt sich dabei auf drei Prämissen; zum einen, daß die indexikalische Referenz der Bilder die Zuschauer über den Film auf die außerfilmische Realität verweist, d. h. daß die aktive, konstruktivistische Sinnbildung diesen Bezug mit einschließt; zum anderen, daß der Realitätseffekt einem historischen Wandel unterliegt, der sich in unterschiedlichen Textstrukturen und Repräsentationsmodi niederschlägt; und schließlich, daß das spezifische Versprechen des Dokumentarfilms ein Wissenszuwachs ist, der als lustvoll besetztes Objekt die Realitätsrepräsentation mit einem Machtpotential ausstattet. Das Dokumentarische manifestiert sich insofern auf einer institutionellen Ebene, die einen spezifischen Wirklichkeitseffekt autorisiert und verwaltet, einer textuellen Ebene, die die sozialen Akteure und thematischen Schwerpunkte in Ordnungen und Kausalverhältnisse der Sicht- und Hörbarkeit bringt, und einer zuschauerbezogenen Ebene, auf der sich eine Erwartungshaltung des Publikums und eine spezifische Lust am Wissen auf den Text richten. Die Kodierung des Genres erfolgt innerhalb dieser Zuschauer-Text-Interaktion und zeichnet sich primär durch den kontraktähnlichen Verweis auf die Historizität des Außerfilmischen aus, so daß im Dokumentarfilm eine Agentur postuliert wird, die über Informationen und Wissen verfügt, einen Text, der es vermittelt, und ein Subjekt, das es erwerben kann (vgl. Nichols 1991, 31). Die Notwendigkeit einer semiotischen Analyse des Dokumentarfilms - seiner Konventionen, Strategien und Kodes - richtet sich dabei nicht nur gegen die von der textuellen Vermittlung absehende Konzeption eines Aufklärungsanspruchs, sondern auch gegen die unreflektierte Fortschreibung einer ontologischen Theorie des Dokumentarfilms als Realitätsspeicher. Zum methodischen Anspruch wird bei Nichols (1981, 172),

> to examine the formal structure of documentary film, the codes and units that are involved, in order to re-see documentary, not as a kind of reality-frozen-in-the-amber-of-the-photographic-image, à la Bazin, but as a semiotic system that generates meaning by the succession of choices between differences, the continuous selection of pertinent features from amongst the various codes and their intersection.

Die Konzeption eines Zeichensystems, das das Dokumentierte als gespeicherte Realität postuliert, wird zugunsten eines Ansatzes aufgegeben, der die konventionalisierten Bauprinzipien des dokumentarischen Idioms aufzudecken versucht. Offensichtlich existieren implizite Dekodierungsanweisungen, Formen der Etikettierung und Hierarchisierung des Dargestellten, die einen Realitätseffekt entstehen lassen, der sich nicht auf eine inhärente und unveränderbare Qualität des Materials zurückführen läßt. Die durch Nichols (1981, 173) vorgenommene Bezeichnung des Dokumentarfilms als Genre der Exposition verdeutlicht, daß dieses sich aus rhetorischen Strategien speist, die weder materialbedingt sind, noch sich ausschließlich dort wiederfinden lassen: narrative, poetische oder expositorische Strategien können in Mischverhältnissen in jedem Textsystem auftauchen. Das Dokumentarische erscheint demnach als kulturell vermittelter Kode, der in einer spezifischen Beziehung zur profilmischen Wirklichkeit steht, diese aber nicht als Abbild einkapselt oder unverändert aufbewahrt. Vielmehr richtet es sich in einem semiotischen Raum ein, der im Sinn Adornos mit einer gewissen Ambivalenz behaftet ist. Der Dokumentarfilm erscheint weder als Speicher, unvermittelter Zugang oder unproblematischer Beweis, noch als ein reines Konstrukt oder arbiträr kodiertes Zeichenverhältnis. Er ist ein semiotisches System, in das die Gesellschaft in spezifischer Form 'hineinragt'.

Das Anliegen der semiotischen Analyse begründet dabei - und dies wird nach Nichols (1985) unter dem zunehmenden Einfluß poststrukturalistischer Theorien deutlich - für den Dokumentarfilm ein Dilemma. Während einerseits durch die Betonung eines den Realitätseffekt begründenden Kodes die Konzeption eines Films-als-Speicher aufgegeben wird, soll gleichermaßen die historische Aussagekraft des Dokumentarischen gegenüber dem Fiktionalen privilegiert und darüber hinaus mit einer nicht-diskursiven Kontiguitätsbeziehung zum Bezeichneten belegt werden: "'The documentary effect', as it were, turns us back toward the historical dimension and the challenge of praxis with a forcefulness borne of the text's *almost tangible bond* to that which it also represents as though for the first time" (Nichols 1986, 111; Hervorhebung C. D.). Deutet sich im Herausstellen der rhetorischen Qualität einer Wirklichkeits*konstruktion* die Relativität und Intentionalität des Genres an, so wird diese im Rückgriff auf die Vorstellung einer metaphysisch konnotierten Fühlbarkeit des Bezeichneten wiederum partiell eingeschränkt. In diesem Widerspruch zeichnet sich nicht nur der ambivalente (theoretische) Umgang mit dem filmischen Material ab, sondern auch eine Definition des Dokumentarischen, die dieses mit dem Reinheitsanspruch einer unverfälschten Wiedergabe belegt, der sich mit der Konventionalität des Textsystems jedoch nicht mehr einlösen läßt. Für Vaughan (1992, 105) geht es in diesem Sinn um die Frage, "how to structure material so that whatever it may become as experienced language may in some sense keep faith with its character as pro-filmic fact." Ohne eine metasprachliche Ebene des Realen (der profilmischen Faktizität) verliert das Dokumentarische seine den Diskurs transzendierende und direkt mit historischer Erfahrung kurzschließende Qualität. Dieser Kurzschluß ist jedoch für Nichols und Vaughan ein konstitutives Element des Genres, das sowohl dessen Höherwertigkeit vor dem Fiktionalen rechtfertigen, als auch die Vorbedingung für seine gesellschaftliche Relevanz sein soll.

Während Nichols (1986) eine ideologiekritische Repräsentation politischer und historischer Prozesse anvisiert, formuliert Vaughan jene technologische Metaphysik und magische Besetzung der Apparate, die sich aufgrund des filmischen oder fotografischen Eindrucks als paradoxes Versprechen der realistischen Methode manifestiert. Die Selbstverleugnung oder Ausblendung der vermittelnden Instanzen lassen ein Ereigniskonzept entstehen, das als *putative event* bezeichnet wird. Dieses stellt nach Vaughan (1976, 25) das profilmische Ereignis dar, "as it would have occurred had the camera and crew not been present." Neben die Vorstellung, daß der Zugang zum Profilmischen vollständig und unvermittelt möglich ist, tritt das Versprechen, den Durchblick auf ein Ereignis zu haben, das in der Abwesenheit die gleiche Form angenommen hätte und demnach durch die Präsenz der Filmemacher in seiner 'Reinheit' nicht angerührt wurde. Diese impliziten Annahmen zur Wirklichkeitstreue und Unverfälschtheit unterliegen nach Vaughan (1976, 26) der dokumentarischen Arbeit, die er als eine spezifische Entwicklungstendenz versteht, als "movement towards mystical union between putative and pro-filmic events and between pro-filmic event and diegesis - unions which, though they may be approached, may never be consummated. It is a quest for a medium wholly transparent to the world yet still able to function as discourse."[13]

Diese paradoxe Position ergibt sich einerseits aus der magischen Besetzung der filmischen 'Zeugnisse' und andererseits aus dem von Nichols und Vaughan postulierten Kurzschluß zwischen semiotischem System und Welt aufgrund einer indexi-

---

[13] Vaughan entwickelt diesen Gedanken zu einem Zeitpunkt, als die beobachtenden und interaktiven Formen eine besondere Prominenz haben. Zu diesen bemerkt er (1976, 27): "*Vérité* seeks to eliminate the putative event as a term by absorbing it into, or identifying it with, the pro-filmic. If the diegesis is construed as an 'observed' reality, then it will make no sense to ask what that reality would have been like had it not been observed. [...] Observational film, however, seeks to eliminate the pro-filmic from the system. Recognising that there is no way in which the relation of pro-filmic to diegetic reality may be objectively validated, it rests all its faith in the diegesis as an acceptable - since equally inaccessible - equivalent to the putative event."

kalischen Objektbeziehung zwischen Zeichen und Bezeichnetem.[14] Das Indexikalische wird aus der Zeichentheorie von Peirce übernommen und mit dem dort ausgeführten dynamischen Kausalitätsverhältnis auf den fotografischen Abdruck bezogen. Zeichen und Objekt sind nach Peirce (1955, 107) "in dynamical (including spatial) connection both with the individual object, on the one hand, and with the senses or memory of the person for whom it serves as a sign, on the other hand." Demgemäß ist für Nichols (1987, 19) das fotografische Abbildungsverhältnis als Prozeß zu verstehen, der eine Spur hinterläßt, die in einem ursächlichen Zusammenhang mit der Realität steht und Rückschlüsse über diese zuläßt: "the indexical, wherever it occurs, directs our attention not only to itself as a representation but also, by dint of its resemblance, to that which it represents." Obwohl Nichols durch seine Analysen der rhetorischen Strukturen und der Kodierung des Genres eine ontologische Theorie des Dokumentarfilms ausschließt, nimmt er gleichwohl über die indexikalische Referentialität der Filme und ihre sich nicht auf eine fiktionale Welt beziehende Aussage eine privilegierende Ontologisierung des Dokumentarischen vor. Während er durch seine Forderung nach einer semiotischen Analyse und das Herausstellen der eigentümlichen Faszination des dokumentarfilmischen Materials die theoriebedürftigen Bereiche aufschließt, erscheinen sein Referenzbegriff und die damit zusammenhängende Definition von Fiktionalität als problematisch.

Die Kategorie des Index bei Peirce ist, wie von Eco (1977, 60-63) ausgeführt, keineswegs so eindeutig definiert, daß sie sich unproblematisch auf die Fotografie übertragen ließe. Insofern mag ein indexikalisches (d. h. kausales, in einer räumlichen und zeitlichen Beziehung stehendes) Verhältnis zwischen Licht und chemischem Material bestehen, das Entziffern dieses Verhältnisses in seiner graphischen Gestalt findet jedoch im Bereich kulturell vermittelter Kodes und Konventionen statt, die auch eine ikonische Ähnlichkeitsrelation zugrundelegen (vgl. Feldmann 1988, 47-50).[15] Dabei ist das Foto oder die filmische Bewegung nicht als Analogon zur Wirklichkeit zu verstehen, sondern ein (theoretisch) auf diskrete Einheiten reduzierbares Differenzsystem,[16] das im Bereich der Kunst oder des Dokumentarfilms paradigma-

---

14 Vgl. zur Theorieentwicklung von Nichols (1987, 19): "The indexical domain here subsumes what I have elsewhere, particularly in *Ideology and the Image*, referred to as exposition."

15 Eine Zusammenfassung der Relationstypen zwischen Zeichen und Interpretant bei Peirce (1955, 114) läßt darauf schließen, daß die weiterführende Analyse des filmischen Zeichenstatus wohl das *Zusammenwirken* der drei Typen zu betonen hätte: das Zeichen als Idee, als affizierte Qualität und als Bestandteil eines Regelsystems: "A regular progression of one, two, three may be remarked in the three orders of signs, Icon, Index, Symbol. The Icon has no dynamical connection with the object it represents; it simply happens that its qualities resemble those of that object, and excite analogous sensations in the mind for which it is a likeness. But it really stands unconnected with them. The index is physically connected with its object; they make an organic pair, but the interpreting mind has nothing to do with this connection, except remarking it, after it is established. The symbol is connected with its object by virtue of the idea of the symbol-using mind, without which no such connection would exist."

16 Vgl. Eco (1971, 74/75): "Diese These vom Photo als einem Analogon der Wirklichkeit ist auch von denen, die sie einst vertreten haben, aufgegeben worden; wir wissen, daß wir geschult werden müssen, um eine photographische Wiedergabe zu erkennen; wir wissen, daß das Bild, das

tische Qualitäten hat: "Es [das ikonische Zeichensystem] braucht aber kein vollständiges Abbild im Sinne einer Eins-zu-eins-Beziehung oder ein vollständiges Modell zu sein, gerade in der Kunst kann es sich immer nur um ein Merkmale selektiv auswählendes und betonendes, nur bestimmte konfigurale Merkmale abbildendes, ja, ein paradigmatisches Modell handeln" (Feldmann 1988, 48). Als paradigmatische Ähnlichkeitsrelation findet die Übersetzung des Dokumentarischen und des Fiktionalen im Bereich der kulturellen Vorerwartungen statt, ohne daß sich daraus notwendigerweise eine höherwertige indexikalische Verweiskraft des Dokumentarischen ableiten ließe. Der spezifische Realitätseffekt orientiert sich vielmehr an den Parametern der jeweiligen Modellbildung, die nach Eco (1971, 93) im Bereich des dreigliedrigen filmischen Kodes zum Eindruck führen können, mit Wirklichkeit konfrontiert zu sein: "Es ist ein gerechtfertigter Eindruck, der uns aber zu der methodologisch falschen Feststellung führen kann, ein spontanes, vitales, dem Realen analoges Kontinuum dort zu sehen, wo immer noch Kultur ist, umgesetzt in Code, Konvention, Kombination diskreter Elemente […]".

Damit kann die Analyse den Dokumentarfilm als einen rhetorischen Effekt ansetzen, der in seiner Referenz auf geschichtliche oder gesellschaftliche Prozesse dann *nicht* höherwertiger als der Spielfilm sein kann, wenn ausschließlich das filmische Material und die sich in diesem andeutenden Objektbeziehungen zugrundegelegt werden. Die Ambivalenz angesichts des 'täuschend echten' Eindrucks oder die Heranziehung des Fotografischen als Beweisstück bleibt an einen ästhetischen Kode gebunden. In der Ikonizität der Realitätsbezüge liegt darüber hinaus auch ein Potential, das überhaupt erst die 'poetische' Qualität des Dokumentarfilms ausmacht und diesem abgesprochen würde, konzipierte man den realistischen Text primär als reaktives System, das seine Agenturen auszulöschen bemüht ist. Neben der Selektion spezifischer Formen von Ähnlichkeitsrelationen, die ihre Gestalt aus der Textumwelt gewonnen haben können, partizipiert das filmische System insofern an einer Hervorbringung von Welt:

> Es muß nicht ein Gegenstand mit seinen bestimmten Merkmalen real oder in der Vorstellung vorgegeben sein, dem das unmittelbare Objekt des Zeichens korreliert und von dem das Zeichen ikonisch seine Merkmale oder Äquivalenzen bezieht, sondern das ikonhaft Vorgezeigte kann auch umgekehrt eine Vorstellung von etwas begründen und bestimmen. (Feldmann 1988, 53)

Dieses Potential bleibt so lange in seiner Eigenständigkeit verstellt, wie die Definition des Dokumentarfilms vom Spielfilm radikal abgegrenzt wird. Im Kontext der Indextheorie findet sich dementsprechend eine problematische Hierarchisierungsbestrebung, die aufgrund des Referenzbegriffs das Fiktionale mit Erfindung und Kon-

---

sich auf dem Film abzeichnet, Analogien zu dem Netzhautbild besitzen kann, aber nicht zu dem, was wir wahrnehmen; wir wissen, daß die Sinnesphänomene, die sich in der Wirklichkeit abspielen, mit bestimmten Mitteln auf die photographische Platte übertragen werden - die zwar mit den realen Phänomenen in einem Ursache-Wirkung-Zusammenhang stehen, aber ihnen gegenüber ganz willkürlich erscheinen, wenn sie erst einmal graphisches Faktum geworden sind."

struktion kurzschließt, während das Dokumentarische dem Historischen argumentativ zugewandt sein soll.

Hinter dem Ausschluß des Fiktionalen als Möglichkeit, an historiographischen Diskursen, bzw. Diskursen über das Historische zu partizipieren, steht - wie von Vaughan (1976, 24) ausgeführt - neben der berechtigten Ablehnung des oftmals in engen ideologischen Grenzen sich bewegenden Hollywood-Spielfilms ein spezifisches *documentary philistinism*, "which sees the appropriation of the world by fiction as something of a betrayal." Ähnlich wie beim Referenzbegriff zeigt sich auch bei der Konzeption der dokumentarischen Argumentationsweise und expositorischen Logik, daß die textorientierten Definitionsversuche sich in paradoxen Gegenüberstellungen bewegen. Zur Unterscheidung des Dokumentarischen und Fiktionalen aufgrund unterschiedlicher narrativer Verfahren muß schließlich eine derartig exklusive Kontrastierung konstruiert werden, daß sowohl die immanente Verwobenheit der Textsorten aus dem Blick gerät als auch das kreative Potential ihrer gegenläufigen Transgressionsverfahren, d. h. die erzählerisch-emotionalisierende Variante des Dokumentarfilms, oder die Wirklichkeitszugewandtheit des Fiktionalen. Während der Erfolg des narrativen Films am Grad seiner psychodynamischen Identifikationsangebote und der geschickten Ausbreitung des *plot* bemessen wird, bleibt es dem dokumentarischen Film überlassen, die konkrete Repräsentation von Situationen, Menschen und Ereignissen mit einer übergreifenden historischen Relevanz aufzuladen: "Every edit or cut is a step forward in an argument" (Nichols 1991, 29). Dabei scheint es für Nichols und Vaughan in den unterschiedlichen Textsorten möglich zu sein, die Bedeutungshorizonte und Verweisungsebenen derart zu gestalten, daß sie sich entweder exklusiv auf ein erzählerisches Gerüst oder auf die außerfilmische Realität beziehen, bzw. die Charaktere im Grad ihrer Künstlichkeit oder historischen Authentizität fixierbar sind:

> In fiction, the elements are exhausted in the production of the overall meaning of the text; and anything which cannot be read as contributing to this meaning is consigned to a limbo of insignificance. In documentary, by contrast, the elements are seen as always exceeding their contribution to any given meaning; and they remain always open to scrutiny either for their own sakes or for their potential in the generation of new meanings oblique, peripheral or even antagonistic to the text as understood.
> (Vaughan 1992, 113)

Diese idealtypische - und bezüglich der Hinterfragbarkeit dokumentarischer Repräsentationsweisen idealisierende - Gegenüberstellung impliziert eine Trennung des Argumentativen vom Phantasierten und postuliert anhand spezifischer Textmerkmale eine Rezeptionsleistung, die in ihrer konkreten Form weder nachvollzogen noch auf die Klassifikation des Fiktionalen und Dokumentarischen rückbezogen wird. Darüber hinaus beruht sie auf der erkenntnistheoretisch problematischen Prämisse, einen transzendenten Ort jenseits klassifikatorischer Vorannahmen ausfindig machen zu können, an dem die Klassifikation ihre Autorität erhält, und der ein Urteil erlaubt, was das Reale, Falsche, Erzählte oder Bezeichnete ist (vgl. Iser 1983a, 122). Daß das Postulat einer zu erwartenden 'Geschichtsstunde' im Dokumentarfilm, die nicht nur die Welt zeigt, wie sie ist, sondern gleichermaßen einen fühlbaren Zugang zu den fremden Kulturen erlaubt, in vielen Fällen nicht erreicht wird oder gar in rassistische Vorurteilsbildung mündet, und daß die Behauptung einer argumentativ-historisierenden Präsentation von profilmischen Fakten gerade den problematischen Machtanspruch des Genres begründet, ist Nichols und Vaughan zwar bewußt, aber es führt nicht dazu, die definitorischen Bemühungen von der Abtrennung des Fiktionalen und Dokumentarischen zu emanzipieren. Dagegen erscheint es sinnvoll, diese Gegenüberstellung um die prozeßhafte Dynamik des Imaginären zu erweitern, um ein Feld anzuzeigen, das - wenn es keinen indexikalischen Kurzschluß durch den Dokumentarfilm geben kann - im Kontext der Bedeutungskonstitution des Dokumentarischen als dritte kategoriale Größe etabliert wird, die einer Thematisierung bedarf. Dabei kann auf Isers (1983a; 1993) literaturtheoretische Unterscheidung des Fiktiven, Realen und Imaginären zurückgegriffen werden, deren Übertragbarkeit auf den Bereich des Films in erster Linie aufgrund ihrer erzähltheoretischen Implikationen möglich erscheint. Das Imaginäre bei Iser hat offensichtlich auch für die 'Akte des Dokumentierens' eine Korrespondenz, die nicht mit der außerfilmischen Welt zusammenfällt, sondern jenen Überschuß anzeigt, der in den traditionellen philosophischen oder psychoanalytischen Paradigmen als Imagination, Einbildungskraft oder Phantasie gefaßt wird.[17] Die von Iser entwickelte Triade stellt ein relationales Verhältnis dar, das sich nicht in eine ontologisierende Topographie (einen transzendentalen Ort der Klassifizierbarkeit) auflösen läßt, sondern als ein Modell dient, das die Leistungen des literarischen Erkenntnisgewinns und des Austauschverhältnisses von textuellen und lebensweltlichen Systemen zu konzeptualisieren versucht. Das Fiktive wird als Ensemble von Akten des Fingierens bzw. der Grenzüberschreitungen angesetzt, das als Vermittlungsgröße zwischen dem Realen und Imaginären ersteres irrealisiert, um letzteres real werden zu lassen.[18] Diese Akte der Selektion, Kombination und der Selbstentblößung (als Fiktives) münden in jeweils eigenständige 'Gestalten' der Intentionalität (d. h. der spezifischen Auswahl semantischer und systematischer Strukturen), der Relationierung und der Einklammerung der fiktiven Welt, 'als ob' sie nicht sich selbst, sondern eine andere repräsentiere (vgl. Iser 1983a, 144). Fiktionalität wird in diesem Sinn also als eine ereignishafte und spezifischen Verfahren folgende Verschränkung von Realitätsfragmenten verstanden, die sich auf unterschiedliche Wirklichkeitsaspekte (soziale Zustände, Ge-

---

[17] Der Rekurs auf Iser erfolgt jedoch primär mit Bezug auf das triadische Textrelationssystem. Weder seine spieltheoretischen noch seine anthropologischen Annahmen, die er an die Kategorie des Imaginären knüpft, werden weitergehend berücksichtigt. Daher löst sich auch die Annäherung an ein Imaginäres im Kontext des Dokumentarfilms in 2.2.1 von seinem Projekt ab, um stärker auf die traditionellen Bereiche psychoanalytischer Wunschphantasien zurückzugreifen.

[18] Vgl. dazu Iser (1993, 22): "In der Überführung wiederholter lebensweltlicher Realität zum Zeichen für anderes manifestiert sich die Grenzüberschreitung als eine Form der Irrealisierung; in der Überführung des Imaginären als eines Diffusen in bestimmte Vorstellungen geschieht ein Realwerden des Imaginären."

fühle, Wünsche, Erfahrungen) beziehen kann und das Reale als eine außertextuelle Welt heranzieht,

> die als Gegebenheit dem Text vorausliegt und in der Regel dessen Bezugsfelder bildet. Diese können Sinnsysteme, soziale Systeme und Weltbilder genauso sein wie etwa andere Texte, in denen eine je spezifische Organisation bzw. Interpretation von Wirklichkeit geleistet ist. Folglich bestimmt sich das Reale als die Vielfalt der Diskurse, denen die Weltzuwendung des Autors durch den Text gilt. (Iser 1993, 20, Fn 2)

Die aus diesem Prozeß hervorgehende Darstellung von Welt ist in eine doppelte und ambivalente Referenzstruktur eingebunden, die einerseits als Dargestelltes auf etwas verweist, was sie nicht ist, d. h. die für etwas anderes steht, das sie repräsentiert, die andererseits aber ihre Kontur nur durch eine Bezeichnungskomponente erhält, indem "die lebensweltliche Organisation des Bezugsfelds mit aufgerufen ist. Diese ist virtualisiert, funktioniert aber als Hintergrund, vor dem die Umstrukturierung allererst thematisch werden kann" (Iser 1983b, 500). Im Zusammenspiel dieser Elemente des Verweisens und Bezeichnens durch spezifische Textstrategien konstituieren sich jene Ebenen, die ein Feld des Imaginären und des Erkenntnis- oder Wissenszuwachses begründen.

Der Dokumentarfilm als semiotisches System, in dem es weniger um 'Akte des Fingierens' als um 'Akte des Dokumentierens' geht, läßt sich nun ebenso wie der Spielfilm in diesem triadischen Verhältnis ansiedeln. Beide 'dekomponieren' mit Hilfe der transgressiven Textstrategien (Selektion, Kombination, Relationierung) Elemente des Realen, Kontextuellen und lassen durch die Neuanordnung der textumweltlichen Fragmente eine ambivalente Referenz entstehen, die jedoch das Bezeichnen nicht zur Deckungsgleichheit mit empirischer Realität werden lassen kann. Hier wie dort zeigt sich die Intentionalität des Textes im Bereich der Selektion und in der Spezifik der dekonstruierten Textumwelt, deren Entfaltung mit unterschiedlichen genretypischen Typologien der Autorenschaft belegt wird: "[...] the narration, appealing to historical norms of viewing, creates the narrator" (Bordwell 1985, 62). Diese klassifikatorische Qualität der implizierten Autorenschaft und die Variabilität der Textstrategien führen zu einer Unterscheidungsmöglichkeit dokumentarischer und fiktionaler Geltungsansprüche, die sich demgemäß vor allem durch ihre jeweils abweichende Entblößung oder Selbst-Etikettierung auszeichnen. Während die 'Fiktionssignale' des Spielfilms diesen mit einer Umklammerung des 'Als-Ob' versehen und damit zu erkennen geben, daß die im Filmtext dargestellte Welt nicht sich selbst, sondern ein anderes repräsentiert, auf das emotional und aktiv reagiert werden soll (vgl. Iser 1983a, 144), das aber gleichwohl nicht unverbunden mit seiner Textumwelt nur in einer Auto-Referentialität existiert, lassen sich zwei Signalisierungsformen des Dokumentarfilms unterscheiden. Eine Form ist das von Vaughan erwähnte analogische Transparenzideal, das als Klammer des 'So-Ist-Es' einen unvermittelten Durchblick auf empirische Realität verspricht, die andere signalisiert nach Odin (1989) im Gegensatz zum fiktionalen Film - der für ihn idealtypisch den Erzähler mit den Zuschauern in einen Zustand der Verschmelzung versetzt, so daß sich die Geschichte aus und durch diese erzählt -, daß die dokumentarische Erzählung nicht agenturlos ist, sondern von einer in der Textumwelt vorhandenen Person oder Institution ausgeht: "To make or read a film in a documentary perspective is always to construct an Enunciator who functions as a *real* origin" (Odin 1989, 94). Der Kontrakt zwischen Text und Zuschauern beruht demnach im zweiten Fall auf einer Textstrategie, die das Eingeklammerte zwar als eine dargestellte Welt, d. h. mit dem Realen in einer Verweisungs- und Bezeichnungsdialektik stehende Repräsentation ausgibt, diesen Zugriff jedoch auf existierende und den Dialog suchende Agenturen zurückführt und als spezifische Weltsicht präsentiert. Damit wird dem affektiven Lustgewinn und Identifikationspotential der sich scheinbar im Zuschauer herstellenden Erzählung ihre Grundlage entzogen und das Textsystem mit einer Handlungsanweisung ausgestattet. Das Einlassen auf den dokumentarischen Kontrakt hat für Odin (1989, 95) den Effekt "of dislodging the Addressee of the film from his comfort as a spectator by placing him in the position of a *real* Addressee, i.e. an Addressee having to take seriously, in reality, what he is offered to watch". Diese Charakterisierung sollte jedoch primär als Tendenzbeschreibung verstanden werden, denn auch der Spielfilm konstruiert mitunter Agenturen seiner Autorenschaft, die mit den Zuschauern in einen expliziten Dialog treten, der Positionen verteilt und Autoritäten der Welterschließung etabliert. Darüber hinaus sind auch die fiktiven Räume der Interaktion und des Handelns, der sozialen Konstellationen oder der vorherrschenden Wunscherfüllungsmuster mit einer Relevanz ausgestattet, die sich nur aufgrund der lebensweltlichen Rückbindung entfalten kann.

Weder der Dokumentarfilm noch der Spielfilm können demnach eine exklusive Referentialität beanspruchen, sondern beide produzieren intratextuelle und außerfilmisch-'historische' Bezüge, die sich gegenseitig durchdringen und miteinander konkurrieren, die auch dynamisch im historischen Prozeß einem Wandel unterliegen, d. h. letztlich keine statisch verkapselte Textqualität sein können.[19] Es bietet sich insofern an, im Anschluß an Branigan den Prozeß des Verstehens einer Erzählung vom Grad ihrer Glaubwürdigkeit abzutrennen, d. h. die Diskurstypen des Fiktionalen und Dokumentarischen an ihren Erzählmodi und den damit implizierten Geltungsansprüchen zu orientieren. Für Branigan (1992, 192) richtet sich das 'Verstehen' und 'Glauben' einer Erzählung dabei am Zusammenspiel zwischen (kognitiven) Konstruktionsprozessen und Referenzannahmen aus: "In *understanding*, we make connections and construct patterns by using references; in *believing*, we make connections to the

---

[19] Für den Bereich des 'fiktionalen Lesens' hat Branigan (1992, 200) daher die Kategorie eines postfilmischen Ereignisses vorgeschlagen: "In summary, when a film is experienced fictionally, reference is not to the *profilmic*, but rather to a *postfilmic* event in which patterns are discovered through active perceiving that affects the overall structure of our knowledge. [...] The profilmic may be a sufficient cause for some aspects of comprehending the postfilmic but the latter is not merely a reworking of the former. [...] The material nature of the text and its history may be relevant to, but cannot determine, reference. More important are the methods of evaluating and arranging data used by a perceiver in seeking to fit the text with a world already known, i.e. with other data in memory."

world, to a 'referent' in the world, by using constructed patterns." Kein Text löst sich in völliger Deckungsgleichheit oder völliger Beliebigkeit zum Referenzobjekt auf, d. h. daß es weder eine transparente Abbildung noch eine Übereinstimmung von Profilmischem und Filmischem geben kann, sondern daß sich eine graduelle - und jeweils aufgrund eines sozialen Kontextes definierte - Abstufung zwischen jenen Kategorien einstellt, die einen Kausalitätsgrad für die Spezifität der Referenz (als historische Konvention) definieren (vgl. Branigan 1992, 204). Im nicht-fiktionalen Bereich des Dokumentarfilms setzt die Interpretation an den 'höheren' Ebenen der Erzählung an, sie folgt einem *top-down*-Verfahren, das den 'Glauben' an die Realität der historischen Situation und die Produktionsmechanismen voraussetzt und sich dann den Einzelheiten des Zusammentreffens von Filmapparat und Welt widmet. Der fiktionale Film verfährt dagegen in einer *bottom-up*-Bewegung, bei der die kleineren Einheiten der Erzählung 'von unten' zu höherliegenden Vermittlungsebenen aggregiert werden: "Both classical fiction and classical nonfiction attempt to discover meanings that lie 'behind' (beyond, below) events; they merely start in different places and one expands, while the other contracts, the levels of narration" (Branigan 1992, 205).

2.2.1 Textordnungen und Anspracheformen

Das Imaginäre, das sich in der prozeßhaften Relation zwischen Systemen der Textumwelt und deren Deformation und Transformation durch die Textstrategien als dynamisches Produkt dieser Vorgänge einstellt, umspannt im Kontext des dokumentarischen Netzwerks textueller Signifizierungsvorgänge jenen mentalen 'Raum', der sich in der Text-Umwelt-Spannung für die Zuschauer und durch sie konstituiert. Auch wenn nach Iser (1993) keine ontologische Definition des Imaginären möglich ist, sondern dieses immer nur im Zusammenspiel mit anderen Faktoren eine Gestalt annehmen kann und insofern an seinen Mobilisierungskontext gebunden bleibt, lassen die Akte des Dokumentierens den außerfilmischen Verweisungshorizont mit einem textspezifischen Überschuß korrespondieren, der sich oftmals als *Ordnungsphantasie* über das Reale darstellt.[20] Dabei findet der Lustgewinn der Text-Umwelt-Spannung weniger im Bereich erotischer Phantasien und sexueller Identitäten statt als in dem der sozialen und kulturellen Identität bzw. der gesellschaftlichen Praxis (vgl. Nichols 1991, 178). Impliziert wird damit ein Erkenntnisgewinn, ein Wissenszuwachs, dessen Gratifikation auf mehreren Versprechen beruht; einerseits manifestiert sich in den Beobachtungs- und Befragungsrelationen, in den ausgewählten Blicken,

---

[20] Es ist offensichtlich schwierig, einer Ontologisierung des Imaginären zu entgehen. Damit wird seine diffuse, grenzüberschreitende Qualität mitunter unzulässig eingeschränkt. Die Ordnungsphantasie stellt insofern zwar einen wirkungsmächtigen Wunsch nach Ordnung dar, der durch die Akte des Dokumentierens - ähnlich wie im historiographischen Diskurs - eine Gestalt erhält. Sie ist jedoch keine erschöpfende und umfassende Klassifikation des Imaginären.

Perspektiven und Textumweltausschnitten eine Hierarchisierung von Instanzen der Interaktion und eine Autorität, die soziale Relationen des Umgangs festlegt; andererseits deutet sich in formalen Verfahren der Analyse, Erklärung, Selektion und Kombination ein Versprechen an, die behandelten Sachverhalte, Gegenstände, Äußerungen und Subjektivitäten ordnen und in dieser Ordnung kontrollieren zu können; schließlich reproduziert sich in der Vereindeutigung sozialer Unordnung ein System von Klassifikationen und Definitionsrastern, das die geschlechter- und schichtenspezifische Basis der Wissensproduktion für zukünftige Erkenntnisprozesse bereithält. Die Ordnungsphantasie ruft insofern einen Wunsch nach der Kontrolle des Hörens und Sehens auf. Sie aktiviert im Zusammenspiel mit den Akten des Dokumentierens den Wunsch, zu verstehen, zu erklären und zu verändern. Das Versteckte wird sichtbar, das Verrätselte entziffert - der Lustgewinn speist sich aus einem dynamischen Ineinander von Wissen, Ordnung und Kontrolle. Wenn dabei die wesentliche und bedeutsamste klassifikatorische Leistung in der Zuschauer-Text-Interaktion veranschlagt wird und sich die indexikalische Referenz weniger auf eine kausale Verbindung zwischen Zeichen und Bezeichnetem als auf einen *Authentizitätseindruck* dieser Verbindung bezieht, rücken die Anspracheformen und Repräsentationsmodi in den Vordergrund, die den dokumentarischen Kontrakt signalisieren und die das spezifische Rezeptionsangebot vorstrukturieren. Sie lassen sich als rhetorische Strategien charakterisieren, deren primärer Schwerpunkt weniger auf Kriterien der logischen Argumentation als auf einem überzeugungsorientierten pragmatischen Einsatz verschiedener (ethischer, emotionaler oder argumentativer) Beweisverfahren liegt (vgl. Hesling 1989). Durch die Textstrategien bieten sich den Zuschauern Positionen des Angesprochenwerdens, des imaginären kommunikativen Austauschs mit den Agenturen des Textes an, auf die sie reagieren müssen und die zur Herausbildung der dokumentarfilmischen Referenzräume wesentlich beitragen.

Bei Nichols werden grundsätzlich vier Repräsentationstypen unterschieden, die einen klassifikatorischen Charakter besitzen, aber auch eine historische Entwicklung implizieren sollen: der expositorische der direkten Ansprache, d. h. der 'klassische' erklärende Film, der beobachtende einer postulierten Nichtintervention, der interaktive des Interviewfilms und der reflexive. Jeder Modus überführt das Material in Textstrukturen, die argumentativ geordnet und mit einer eigenen *Logik* versehen werden:

> Documentaries take shape around an informing logic. The economy of this logic requires a representation, case, or argument about the historical world. The economy is basically instrumental or pragmatic: it operates in terms of problem-solving. A paradigmatic structure for documentary would involve the establishment of an issue or problem, the presentation of the background to the problem, followed by an examination of its current extent or complexity, often including more than one perspective or point of view. This would lead to a concluding section where a solution or path toward a solution is introduced. (Nichols 1991, 18)

In den Appellstrukturen, die zumeist an Erzählkonventionen des realistischen Textes angelehnt werden, konsolidiert sich dabei sowohl ein argumentativer Entwurf über historische und soziale Phänomene als auch ein imaginäres Modell der Sprecherpositionen und der Stimmen, d. h. die Ausgestaltung einer kommunikativen Konstellation. Die jeweiligen *Anspracheformen* werden in den filmischen Textsystemen durch spezifische Ton-Bild-Relationen und das Verhältnis zwischen Rollen des Sprechens, Anschauens, Zuhörens oder Angesehenwerdens definiert. Die daraus resultierenden Subjektpositionen stellen sich zwar weder als eindimensional noch als unausweichlich dar, doch bleiben sie für Nichols durch ihre kontinuierliche und enge Verbindung mit dem Verlangen nach einer Selbstwahrnehmung auf seiten des Subjekts im Bereich des Imaginären ideologisch und geschlechterspezifisch wirksam.[21] Für den Dokumentarfilm identifiziert er zwei Grundformen der Ansprache - die direkte des expositorischen Repräsentationsmodus und die indirekte des beobachtenden. Die Zuschauer leiten aus dieser Ansprache nicht nur den Authentizitätsanspruch des Films, sondern auch seine außerfilmische Referenz ab, so daß diese Verarbeitungsleistung den Geltungsanspruch des Dokumentarischen auf seine historiographische Diskurszugehörigkeit zurückführt:

> The most fundamental difference between expectations prompted by narrative fiction and by documentary lies in the status of the text in relation to the historical world. This has two levels. Cues within the text and assumptions based on past experience prompt us to infer that the images we see (and many of the sounds we hear) had their origin in the historical world. Technically, this means that the projected sequence of images, what occurred in front of the camera (the profilmic event), and the historical referent are taken to be congruent with one another. [...] On a second, more global level we set up a pattern of inferences that helps us to determine what kind of argument the text is making about the historical world itself, or at least some small part of it. Instead of using procedural schemata to formulate a story, we use them to follow or construct an argument. (Nichols 1991, 25)

Die direkte und indirekte Adressierung entstehen in Abhängigkeit davon, ob die Zuschauer explizit (dabei entweder synchron oder asynchron mit den Bildern) angesprochen werden oder nicht, und ob die Adressierung durch Charaktere, soziale Akteure oder eine Kommentarstimme geschieht. Damit etablieren sich im Kontext der direkten Ansprache vier Grundformen: 1. Erzähler oder Kommentatoren, die lippensynchron als 'Stimme einer Autorität' in die Kamera sprechen, oder 2. als 'Stimme Gottes', d. h. als allwissende Informationsquelle illustrative Bilder erklären; 3. soziale Akteure, die im Interview die Kamera direkt ansprechen, oder sich 4. als 'Stimme der Zeugen' zu begleitenden Bildern äußern. Bei der indirekten Ansprache des beobachtenden Dokumentarfilms gerät die lippensynchrone Darstellungsform zur Kongruenz von Bild und Ton, die im Nicht-Synchronen auseinanderfällt. Nichols

---

[21] Um eine Begriffskonfusion des Imaginären bei Iser und dem in diesem Zusammenhang zugrundeliegenden Konzept von Lacan zu vermeiden, sei nochmals auf deren Relevanz für den vorliegenden Kontext verwiesen. Während die Isersche Kategorie aus dem Bereich der Textarchitektur einen genrespezifischen Überschuß anzeigt, bleibt sie im Rahmen des ideologiekritischen Ansatzes von Nichols an die Sphäre der Bilderproduktion der Lacanschen Kategorie gebunden.

schematisiert diese Unterscheidung des expositorischen (direkten) und des beobachtenden (indirekten) Ansatzes folgendermaßen (Nichols 1981, 183):

direct address (expository cinema)

	sync	non-sync
narrators	voice of authority	voice of God, images of illustration
characters	interview	voice of witness, images of illustration

indirect address (observational cinema)

	sync	non-sync
narrators		
characters	cinéma vérité (voice and image of social actors)	voice of social actors images of illustration

Beide Formen der Ansprache bilden die Basis der unterschiedlichen Repräsentationsmodi, die ihre überzeugungsorientierten Verfahren jeweils unterschiedlich zusammensetzen und damit auch spezifische Überzeugungspotentiale ausschöpfen. Neben dem expositorischen Modus, der kommentar- und interviewlastig ist, oftmals Bilder illustrativ verwendet und die Stimmen im Film expliziter orchestriert, und dem beobachtenden, der sich auf das ausgedehnte Betrachten und Belauschen stützt, die Eingriffe der Filmemacher zu minimieren und die Hierarchie zwischen Ton- und Bildspur anzugleichen versucht, siedelt sich der interaktive Modus an, bei dem die Anwesenheit der Filmemacher stärker intrafilmisch präsent ist, sich die partizipatorischen Aspekte der Drehsituation abzeichnen und die soziale Praktik des Filmemachens thematisiert werden kann (vgl. Nichols 1991, 32-75). Die direkte Ansprache durch einen Kommentar und die indirekte durch im Film beobachtete Personen wird insofern durch eine Mischform verbunden, bei der die Filmemacher im Kontakt mit ihren Interaktionspartnern entweder über Verfahren des im Dialog enthaltenen Kommentars oder durch einen kommentierenden *voice-over* die Repräsentation mit einer reflexiven Klammer versehen können. Die Übergänge zwischen den verschiedenen Modi sind in jedem Fall fließend, und nur selten können die Textstrategien das Material derart bändigen, daß die Ansprachformen stabil ein invariables Verhältnis herstellen.[22]

---

[22] Der Hinweis von Hohenberger (1988, 72-74), daß die Übersicht der Ansprachformen bei Nichols - etwa für das Interview - ungenügend zwischen einer direkten Kamera- oder Interviewansprache unterscheide und auch das Verhältnis der Gespräche on-/off-screen vernachlässige, verdeutlicht die heuristische Qualität derartiger Schematisierungen. Nicht nur im Bereich des Interviews, auch bei der direkten Ansprache durch ein autobiographisches Subjekt, das in anderen Szenen beobachtet wird oder seinerseits 'nur beobachtet', manifestieren sich Überkreuzungen und Überlagerungen der Ansprachformen, die im Schema von Nichols nicht erfaßt werden. Burton (1984, 346) hat ein erweitertes Schema vorgeschlagen, das zwischen die Erzähler oder Akteure noch die Instanz der Filmemacher plaziert, die als vermittelndes Relais zwischen die 'autoritäre Erklärung' oder 'reine Beobachtung' treten. Da es im vorliegenden Zusammenhang aber nicht um eine umfassende Klassifikation der Ansprachformen gehen soll,

2.2.2 Die Typologie der Repräsentationsmodi

> Material practices occur that are not entirely or totally discursive, even if their meaning and social value are. (Nichols 1991, 109)

Das Historisierungsmodell des Dokumentarfilms bei Nichols verlagert den in seiner Entwicklungsdynamik zu betrachtenden Ausschnitt von einer (den realistischen Impuls begründenden) Anwendung spezifischer Technologien oder einer (beständigen Anpassungen unterliegenden) Rollendefinition der Dokumentaristen auf jenen 'dokumentarischen Text', der bei Barsam und Barnouw in seiner Konstruktion, in seinen argumentativen Schichten und Ansprachformen weitgehend unausgeführt bleibt. Ausgehend von den direkten oder indirekten Adressierungstypen konstituieren sich Repräsentationsformen, die eine Textstruktur in Abhängigkeit von bestehenden Konventionen organisieren und zu einer 'Stimme' des Films werden lassen. Damit ist nicht nur die Textur der unterschiedlichen Materialien im Sinne eines Stils gemeint, sondern auch der Rückbezug auf eine *soziale Perspektivierung* des Textes, die sich in der Adressierungsform und den Organisationsprinzipien des Materials ausdrückt. Insofern repräsentiert die Stimme das aus den textuellen Strukturen resultierende Adressierungsmuster des Films *und* die gesellschaftliche Relationierung seiner Parteinahme, die im Sprechenlassen, Fürsprechen, Überreden und Verstummen vorgenommen wird.[23] Die Stimmenmetapher verdeutlicht dabei, daß sich die Spezifik des Dokumentarischen (im Kontext des expositorischen Modus) stärker über die Tonspur herstellt und der Charakter des Diegetischen seine Kohärenz weniger über eine raum-zeitliche Kontinuität als über eine Rhetorik der Darlegung erhält (vgl. Nichols 1981, 183/184). Damit wird für diesen spezifischen Modus eine Dominanz des Auditiven postuliert, die jedoch eng mit dem Visuellen interagiert und sich in anderen

---

sondern um die Prämissen der Repräsentationsmodi bei Nichols, werden diese Erweiterungen nicht ausführlicher aufgegriffen.

[23] Nichols spricht in diesem Zusammenhang von einem 'social point of view' des Textes, bleibt aber insgesamt relativ unspezifisch, wie die Verbindung von stilistischen und 'sozialen' Ebenen des Textes beschaffen ist (1988a, 50): "Voice is perhaps akin to that intangible, moirélike pattern formed by the unique interaction of all a film's codes, and it applies to all modes of documentary." Ein anderer Ansatz, der sich der Stimmenmetapher bedient, ist von Utterback (1977) entwickelt worden. Sie greift auf die Konzeption T.S. Eliots zurück, der zwischen drei Stimmtypen unterscheidet: 1. der Dichter, der zu sich oder niemandem spricht, 2. der Dichter, der sich an ein Publikum wendet, 3. der Dichter, der einen dramatischen Charakter entwirft, durch den er zu sprechen beabsichtigt. Utterback überträgt diese Kategorien auf den Dokumentarfilm, wobei die erste der Flaherty-Tradition, die zweite der von Grierson entspräche. Nichols (der sich nicht auf Utterback beruft) macht im Gegensatz dazu die Autorenintention nicht zur bestimmenden Größe der Modi. Die ideologische Funktion der 'Stimmeninterpellation' bezieht sich bei ihm eher auf die Zuweisung vermeintlich gegebener sozialer Positionen: "Naming the facts of existence, legitimating social practices, mythologizing cultural ideals - these operations range across the basic elements of social life and form the palpable texture of culture, the sensuous world of real material practices and of textual fabrication, that, by addressing us and the appetites they have so artfully induced, invite us to take 'our place' in the relations of production and reproduction." (Nichols 1989b, 261)

Modi umkehren kann. Deren Herausbildung und evolutionäre Logik bemißt sich für Nichols 1. an einem (auf die Textqualität abhebenden) sich permanent erneuernden Bedürfnis nach realistischen Darstellungen und 2. an einer dialektischen Spannung, die sich aus der Auseinandersetzung um adäquate Kriterien und Formen dieser Darstellung ergibt. Neue Modi entwickeln sich in diesem Modell, sobald traditionelle Strategien als einengende, beschränkende und für den Gegenstand nicht mehr angemessene Konventionen empfunden und mit neuen Formen konfrontiert werden, d. h. sobald die soziale und gesellschaftliche Funktionalität einer spezifischen Definition des realistischen Textes brüchig geworden ist. Der Dokumentarfilm partizipiert insofern an einem Wahrheitsdiskurs, dessen Entwicklungsdynamik (im Kontext realistischer Modi) jedoch weder linear noch teleologisch verläuft, sondern in den historischen Kampf um Anerkennung und Autorität eingebunden bleibt: "What works at a given moment and what counts as a realistic representation of the historical world is not a simple matter of progress toward a final form of truth but of struggles for power and authority within the historical arena itself" (Nichols 1991, 33). Nichols verbindet insofern die Pragmatik des realistischen Repräsentationsstils (Identifikationspotentiale, Alltagsbezug) mit den Variationen erzähltechnischer Perspektivierungen, um eine Dialektik konkurrierender Modi anzudeuten, deren Bandbreite von der Affirmation definierbarer Prämissen und Kausalitäten zur Hinterfragung jeglichen Repräsentationsanspruchs reicht.

Die Geschichte der dokumentarischen Repräsentationsformen beginnt bei Nichols (1991, 32-34) mit dem expositorischen Modus (des 'klassischen' Films bei J. Grierson oder R. Flaherty), der sich gegen die ablenkende Unterhaltungsfunktion des Spielfilms wendet. Der beobachtende Modus (von R. Leacock, D. A. Pennebaker oder F. Wiseman) entwickelt sich aus der höheren Mobilität der Aufnahmeapparate und aus der Abkehr von einer als moralisierend wahrgenommenen Qualität des Kommentars im expositorischen. Die interaktiven Filme greifen auf die gleiche technologische Ausrüstung zurück, wollen jedoch (bei J. Rouch, E. de Antonio oder C. Field) die Perspektive des Filmemachers auf seinen Gegenstand expliziter machen, während sich die reflexiven Filme (von D. Vertov, J. Godmilow oder P. Ruiz) den Konventionen der Repräsentation widmen, um den Realitätseffekt und seinen Anspruch zu hinterfragen. Anhand der Unterscheidung zwischen der direkten und der indirekten Zuschaueransprache differenzieren sich die Modi aus, die zur sozialen Perspektivierung der 'Stimme' des Films beitragen. Die Rollendefinitionen der Filmemacher, die bei Barnouw im Sinne eines kausalen Verhältnisses zur Funktion der Filme geführt hatte, wird bei Nichols (1981, 183) zu einer Gestalt des Textes, die auf eine Funktionsbestimmung einer spezifischen Anspracheform rückschließen läßt. Während für ihn die direkte Ansprache die Gefahr einer autoritären 'Wahrheitsverkündigung' transportiert, bleibt die indirekte einem Empirismus oder einer tendenziellen Fiktionalisierung verhaftet; die reflexive schließlich kann zu einer regressiven Endlosschleife werden, die den Schwerpunkt auf formale Korrektheit und nicht auf soziale Veränderung legt. Damit ist der historische Anker der Historisierung bei Nichols im Bereich derjenigen Filme verborgen, die eine eigene Stimme explizit formulieren und sich ihrer historischen Konstitutionsbedingungen bewußt werden. Diese (anhand von de Antonio exemplarisch verhandelten) Filme führen ihre Stimmen und Stimmgeber so zusammen, daß eine Stimme *des Textes* entsteht und diese im historischen Kontext positioniert wird; sie geraten bei Nichols zum Modell der hinterfragbaren Bedeutungskonstitution, die der Spielfilm zu verschweigen versucht: "We see not an image of imaginary unchanging coherence, magically represented on a screen, but the evidence of a historically rooted act of making things meaningful comparable to our own historically situated acts of comprehension" (Nichols 1988a, 59). Die Stimmen und Körper der sozialen Akteure werden weniger als Charaktere innerhalb einer abgeschlossenen raum-zeitlichen Kausalität oder als zeitlos-mythische Figuren eingeführt, sondern im besten Fall als historisch und gesellschaftlich konstituierte Subjekte. Bei Nichols bleibt das Postulat der Reflexivität insofern an die Auseinandersetzung mit historischen und nicht ausschließlich formalen (auf die Repräsentierbarkeit als solche bezogenen) Prozessen gebunden.

Das normative Fundament des 'historischen Ankers' im Historisierungsmodell von Nichols (im Unterschied etwa zur tendenziellen, wenn auch nicht unkritischen Favorisierung des romantischen Humanismus Flahertys bei Barsam und Barnouw), verdeutlicht, daß er nicht wie Barsam einen Abbildungsapparat oder wie Barnouw eine Rollendefinition als transzendente Größe der Genreentwicklung ansetzt, sondern das Bestreben nach einer Verhandlung von historischen Vorgängen und ihrer Repräsentierbarkeit. Das Genre hat sein Fundament letztlich in einem möglichen kommunikativen Austausch über Aspekte der sozialen Realität (einschließlich ihrer Kodierung) und einer Veränderung dieser Realität mit filmischen Mitteln. Während dieser Auftrag bei Barsam und Barnouw aufgrund einer technologischen bzw. autorenspezifischen Umsetzung als Hypothese ungebrochen in den verschiedenen Entwicklungsphasen wiedergefunden werden kann, gerät die 'Geschichte der Repräsentationsstrategien' dabei in einen eigentümlichen Zwiespalt, da sie die Modi einerseits als historisch entstandene, an Darstellungskonventionen und institutionelle Praktiken gebundene postulieren muß, andererseits aber einen transhistorischen Katalog von scheinbar autonomen Textsorten impliziert. Richtet sich die Aufmerksamkeit im ersten Fall auf die Dialektik ihrer Abfolge, so müßten im zweiten die Bedingungen einer hegemonialen Stellung eines spezifischen Modus innerhalb einer historischen Phase erklärbar werden. Diese unzureichende Trennschärfe zwischen synchronen und diachronen Dimensionen der Repräsentationsformen soll nach ihrer eingehenderen Darstellung aufgegriffen werden.

Nichols (1991, 32-75) beschreibt den *expositorischen* Modus als einen direkt adressierenden, der mit Zwischentiteln oder (Kommentar-)Stimmen eine Argumentation entfaltet, die sich der Elemente aus der Textumwelt (vor allem der illustrierenden oder konterkarierenden Bilder) bedient und diese in ihre spezifische Logik einbindet.

Das 'epistemische' Wissen, das aufgerufen wird, rekurriert auf jeweils geltende Definitionen der Objektivität und Beweisbarkeit, die zur Lösung des im Text konstruierten Rätsels herangezogen werden: "The viewer of documentaries in the expository mode generally holds expectations that a commonsensical world will unfold in terms of the establishment of a logical, cause/effect linkage between sequences and events" (Nichols 1991, 37). Während die Rekrutierung der Stimmen und visuellen Beweise oftmals dem argumentativen Anliegen untergeordnet werden, bleibt das produzierte Wissen in jenen diskursiven Raum eingebettet, in dem die 'rhetorischen Kämpfe' eine ideologische Funktion besitzen und die zu erwartende dokumentarfilmische 'Geschichtsstunde' eine gesellschaftspolitische Wirksamkeit entfaltet. Der *beobachtende* Modus betont demgegenüber die fehlende Intervention des Filmemachers im Moment der Aufnahme und der Montage. Das Profilmische soll möglichst ungestört aufgezeichnet und dann in seiner 'eigenen' Logik montiert werden, um aus der Spannung von gelangweiltem Verharren und plötzlich sich einstellender Enthüllung eines verdeckten Wesensmerkmals die Perspektive von einer nachträglichen expositorischen Zusammenführung auf die konkret-gegenwärtige Ereignisqualität zu verlagern. Der Realitätseffekt autorisiert sich durch diese Verankerung der indirekten Argumentation in einer für die Zuschauer nachvollziehbaren Realerfahrung. Damit scheint eine erzählende (argumentierende) Agentur zu verschwinden und der direkte Kontakt mit dem Dargestellten möglich, die Repräsentation bekommt partizipatorische und affektive Dimensionen, die im Zuge einer Distanzierung durch einen direkt adressierenden Erzähler verlorengehen: "Observational cinema, therefore, conveys the sense of unmediated and unfettered access to the world. The physical body of a particular filmmaker does not seem to put a limit on what we can see" (Nichols 1991, 43). Die Strukturen der Filme werden dabei im Unterschied zum expositorischen Modus weniger an einem Argument über gesellschaftliche Prozesse orientiert als an der Aufrechterhaltung räumlicher und zeitlicher Kontinuitäten. Durch diese Prioritäten einer diegetischen Logik, die eine Nähe zum Spielfilm markieren, und weil die beobachtende Teilnahme Fragen des Zugangs, der 'unverfälschten Realität' und der ethischen Rechtfertigung des Zusehens zu zentralen, intrafilmisch jedoch oftmals unverhandelten Anliegen macht, stellt sich der beobachtende Modus für Nichols neben dem expositorischen und interaktiven für appellative politische Anliegen als weniger geeignet dar.

Die ideale Beobachterposition des beobachtenden Modus nimmt der *interaktive* zum Teil wieder zurück, indem er die monologische oder dialogische Struktur einer interaktiven Kommunikation in das Zentrum der filmemacherischen Aktivität rückt und die Rekrutierung von Stimmen zu einem zu repräsentierenden Akt erklärt. Mit Hilfe von Interviews wird der Status der verbalen und visuellen Zeugenschaft zur Autorisierungsquelle argumentativer Verfahren, die gleichermaßen über die Hierarchisierung der Sprecherpositionen oder des Wissens Auskunft geben können. Die partizipatorische Dynamik entfaltet sich an der Interaktion zwischen Filmemachern und sozialen Akteuren, die sich äußern dürfen, denen Aussagen abverlangt werden, die sich rechtfertigen müssen etc., die also in einen Befragungskontext integriert sind, über den der Film seine Stimmen orchestriert. Die 'Zeugenaussagen' können der Logik des Filmemachers unterworfen werden, sich gegenseitig zu einer vielschichtigen 'Stimme des Textes' verbinden, durch die Abwesenheit der Befragenden zum 'Pseudomonolog' werden oder in der Auseinandersetzung mit den Filmemachern auf deren eigene historische Situiertheit verweisen. Auf jeden Fall scheint sich für Nichols im Unterschied zum expositorischen oder beobachtenden Modus eine Perspektivierung anzudeuten, die Kriterien der Textproduktion nicht verleugnen kann: "The sense of being addressed by others who are themselves historically situated or implanted and who speak directly to us, or to our surrogate, the filmmaker/interviewer, shifts these texts closer to *discours* than *histoire*" (Nichols 1991, 56). Die Historizität der Referenz bezieht sich nicht nur auf den abwesenden Gegenstand, über den sich die Beteiligten verständigen, sondern auch auf die strukturellen Merkmale des Interaktionsmusters, das über die Rollen des Fragens, Sprechens und Zuhörens das Wissen mit spezifischen Dialogverfahren konstituiert. Diese Betonung der dem Repräsentationssystem zugrundeliegenden Konstruktionsakte wird schließlich im *reflexiven* Modus zum dominierenden Prinzip. Die metadokumentarischen Texte wenden sich von den vermeintlich unproblematisch darstellbaren historischen Prozessen ab und lassen die Hinterfragung eines Repräsentationsanspruchs zum zentralen Angebot für die Zuschauer werden. Die Kategorie des Realismus, die technologisch bedingten Übersetzungsprozesse, das erkenntnistheoretische Fundament der Filmwahrnehmung, die Verbindung von Sichtbarkeit und Empirismus werden zu verdächtigen Größen, die ihre Geltung eingebüßt zu haben scheinen. Der reflexive Text bedient sich bei Nichols der Ironie, Satire, Dekonstruktion oder Parodie, um die Fundamente der dokumentarischen Tradition anzugreifen und diese damit grundsätzlich in Frage zu stellen.[24] Er entsteht innerhalb der historischen Dynamik als letzte Form eines an (post)modernen Konzepten orientierten radikalen Skeptizismus und existentiellen Relativismus.

Diese Repräsentationsmodi sollen nun einerseits heuristische Modelle sein, die ihren Gegenstand idealtypisch definieren, zum anderen aber aus historisch wandelbaren institutionellen und formalen Kriterien hervorgehen (vgl. Nichols 1991, 65). Sie vereinen damit die für jede Genrebestimmung problematischen Aspekte phasenspezifischer (historischer) Formen, aus denen Folgeformen abgeleitet werden, mit transhistorischen, archetypischen Formen, innerhalb derer sich alle Variationen zu bewegen scheinen. Der reflexive Modus etwa soll sich als letzter im Zuge einer postmodernen Skepsis herausbilden, gleichermaßen wird er von Nichols Vertovs *Mann mit der*

---

[24] Vgl. Nichols (1991, 63): "The problem is that the transparency and empowering capacity of language, the knowability of the visible world and the power to view it from a disinterested position of objectivity (not pathology), the assumption that transformation comes from persuasive intervention in the values and beliefs of individual subjects (not debates about the ideology of the subject as such) are the cornerstones of the documentary tradition."

Kamera zugeordnet, einem Film, der 1929 entsteht. Problematisch wird bei dieser Überlagerung historischer und klassifikatorischer Ebenen die relative Vernachlässigung der synchronen Gleichzeitigkeiten von Modi, die Nichols nicht systematisch in sein Modell einschließt. Während der Katalog einen heuristischen Wert besitzt, erscheint er dann unzureichend, wenn mit ihm eine Stringenz der historischen Entwicklung verbunden wird, oder eine eindeutige Etikettierung einzelner Filme möglich sein soll. Die von Nichols übernommene Gegenüberstellung von amerikanischem Direct Cinema und französischem Cinéma Vérité etwa beruht auf der Prämisse, daß die amerikanischen Filme durchgängig beobachtend, die französischen von Anbeginn interaktiv gewesen seien. Die Variabilität der Repräsentationsmodi und die verschiedenen Interaktionsformen im Direct Cinema lassen - wie in Teil II ausgeführt werden soll - eine solche Dichotomisierung jedoch nur bedingt zu. Die meisten Filme bilden ihre Struktur demnach in Mischverhältnissen heraus, die den Wandel der Repräsentationsmodi keiner eindimensionalen historischen Linearität folgen lassen. Vielmehr werden neben der diachronischen Dialektik die Gleichzeitigkeiten der Modi und die im jeweiligen historischen Kontext sich einstellende Hierarchisierung ihrer Autorität wichtig. Obwohl Nichols für seine Repräsentationstypen eine Nicht-Linearität postuliert, unterliegt sein Modell eines sich beständig erneuernden realistischen Impulses einer teleologischen Logik.

Durch diese Überlagerung systematischer Kategorien, innerhalb derer alle Variationen des Genres erfaßbar sein sollen, die aber zunächst keinen Aufschluß über die historische Logik liefern können, und historischer Kategorien, die in spezifischen Entwicklungsphasen entstehen, damit aber nicht auf frühere Phasen anwendbar sind, ergibt sich eine eigentümliche Charakteristik der Nicholsschen Textgeschichte. Sie ist für die Erklärung der historischen Logik zu unspezifisch und als deskriptive Taxonomie zu historisch, d. h. sie vernachlässigt einerseits synchrone Dimensionen, während sie zum anderen die 'Urmuster' stark an einzelne Phasen anlehnt. Was im Sinne des (sich eigentlich immer wieder erneuernden) Realistischer-Werdens nach dem reflexiven Modus kommen könnte, bleibt z. B. unklar. Das Modell ermöglicht demnach im Unterschied zu Barnouw und Barsam vor allem eine Konzentration auf die textuellen und narrativen Ebenen des Dokumentarfilms, die jedoch mit einer sich nicht grundsätzlich abhebenden chronologischen Klammer versehen sind. Es soll daher im vorliegenden Kontext primär als klassifikatorisches System verstanden werden, das für eine adäquate Historisierung die zyklische Tendenz eines realistischen Impulses zum einen mit den Entwicklungslinien institutioneller, technologischer und ökonomischer Praktiken, zum anderen mit den sich verändernden Rezeptionsformen und Lesestrategien verschränken müßte, um nicht nur eine diachronische Dialektik, sondern auch eine Hegemonie der konkurrierenden Modi erklärbar zu machen.

Wenn das Modell als Klassifikationsvorschlag von Repräsentationstypen verstanden wird, die sich in unterschiedlichen Gewichtungen und mit graduellen Abstufungen ihrer 'Reinheit' in allen Entwicklungsphasen des Dokumentarfilms finden lassen, dann erscheinen zwei Modifikationen notwendig. Nichols definiert den vierten Typus als reflexiven Modus, der neben den drei anderen eine das Genre als solche hinterfragende Qualität hat und sich historisch gesehen als letzter herausbildet. Nicht nur Vertovs *Mann mit der Kamera*, sondern auch die lange Tradition der Imitationen des Dokumentarischen (etwa in *David Holzman's Diary*) machen aber deutlich, daß eine Infragestellung des Repräsentationsanspruchs schlechthin eine von jeher bestehende Tendenz gewesen ist, die auch für abgemilderte Formen der Reflexivität gilt. Es bietet sich daher an, der Reflexivität nicht den Status einer Kategorie, sondern eher einer Textstrategie beizumessen, die tendenziell in jedem der anderen Modi auftauchen und dessen Fundament hinterfragen kann. Darüber hinaus ist es problematisch, die Modi der Interaktion und Beobachtung in der von Nichols vorgenommenen Weise zu isolieren. Sobald interaktive Elemente nicht nur verbal definiert werden, sondern sich auch auf die Reaktionsformen der Kamerainstanz (als stellvertretender Präsenz) beziehen, wird es kaum mehr möglich, einen der Beobachtungskategorie auch nur annähernd zu entsprechenden Film auszumachen (vielleicht ist der *Gestus* in den Filmen Wisemans die Ausnahme). Zudem gilt für die (interaktiven) Interviewfilme oft genug, daß sie ihre Stimmen orchestrieren, um sie eigentlich im Sinne des expositorischen Modus unter das deduktive Primat einer vorbestimmten Analyse zu subsumieren. Um die Bandbreite der möglichen Modi anzudeuten, bietet es sich daher an, die Kategorie des expositorischen dem beobachtend-interaktiven Texttypus gegenüberzustellen und zwischen den beiden die hybride Form des intertextuellen Films anzusiedeln, der nicht nur die Modi verschränken kann, sondern auch auf jene Genres zurückgreift, die sich aus dem Bereich des fiktiven Erzählens entwickeln.

Damit sind die *internen* Textsignale des Dokumentarfilms angedeutet, die sich jedoch ohne das Vorwissen des Publikums nicht vervollständigen können. Als *externes* Signal kann im Anschluß an die Unterscheidung von Carroll (1983) die Katalogisierung des Dokumentarischen (d. h. die Klassifikation durch eine Institution, einen Autor, Verleih etc.) gelten.[25] Dieses Signal gibt nicht nur eine textspezifische Zugehörigkeit vor, sondern ruft auch jene Objektivitätskriterien auf, die für die jeweilige Verhandlung als intersubjektiv ausgehandelter Standard gelten (auch wenn weder die von Carroll implizierte Analogie zur wissenschaftlichen Abhandlung noch der Konsens über den Objektivitätsgrad so unumstritten sind, wie von ihm postuliert): "Indexing a film as a fiction or nonfiction tells us what the film claims to refer to, i.e., the actual world or segments of possible worlds; and indexing tells us the kind of responses and expectations it is legitimate for us to bring to the film" (Carroll 1983, 25). Die Verwendung des Index-Begriffs ist hier im pragmatischen Sinn des Katalogisierens zu verstehen, nicht als semiotische Zeichenrelation. Sobald diese

---

[25] Vgl. Carroll (1983, 16): "When a film is indexed as nonfiction then we know that it is appropriate to assess it according to the standards of objectivity of the field of which it is an example." Das 'Indizieren' bei Carroll entspricht der Kategorie des Paratextes bei Genette (1993, 9-18), die dort eine privilegierte Funktion für den Zuschauervertrag bekommt.

Charakterisierung der Rezeptionserwartung als Ausschlußkriterium fungiert - 'dieser Film ist nicht dokumentarisch, weil er seine aufgerufene Erwartung nicht einlöst' -, wie es sich tendenziell bei Carroll andeutet, fällt die Ambivalenz des Verweisens wieder der Dichotomisierungsmaschine zum Opfer; das Katalogisieren soll im Folgenden als pragmatischer Akt verstanden werden, nicht als normatives Definitionskriterium. Aus dem Zusammenspiel externer und interner Signale läßt sich nun eine an die - in einigen Aspekten modifizierten - Repräsentationstypen angelehnte Übersicht jener Konstitutionsbedingungen darstellen, die einen *dokumentarischen Effekt* hervorrufen:

externe Signale
Kategorisierung als Dokumentarfilm:
- ruft Vorwissen der Zuschauer auf
- strukturiert Rezeptionserwartungen
- Diskurszugehörigkeit definiert Kriterien der Wissensproduktion, der Objektivität, des Wirklichkeitsbezuges etc.

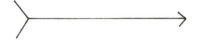

historisch und kontextuell spezifisches Wissen

interne Signale
Erzählverfahren:
- Ansracheformen
- Repräsentationsmodi: expositorisch, beobachtend-interaktiv, intertextuell

expositorisch
Dominanz des analytischen Rasters

Logik der argumentativen Darlegung
Sinnstiftung *top-down*
direkte Ansprache:
Interview oder *talking-head* (synchron)
Zeugenstimme oder
Kommentarstimme (nicht-synchron)
Hierarchisierung der Stimmen
Autorität des Arguments
Referenz auf historiographischen Diskurs

Distanz der didaktischen Lenkung
persuasive Qualität des Rhetorischen

beobachtend-interaktiv
Dominanz des 'gefundenen' oder provozierten Materials
Logik der performativen Enthüllung
Sinnstiftung *bottom-up*
indirekte Ansprache:
Interview oder Akteur (synchron)
sozialer Akteur (nicht-synchron)

Enthierarchisierung der Stimmen
Unbestimmtheit des Materials
Referenz auf Jetztzeitigkeit der Interaktion
Identifikation, Emotionalität
empiristische Beweisqualität

intertextuell
Mischformen: dokumentarischer und fiktionaler Modi
Referenz auf historiographischen Diskurs, Jetztzeit oder Textqualitäten

Mit diesen Kategorien sind Ordnungsverfahren der Textebenen angesprochen, die immer in Mischformen auftauchen und demnach nur als spezifische Häufungen verortet werden können. Sie geben darüber hinaus auch keinen Aufschluß über die Genese einer historischen Entwicklungsdynamik (auch wenn sie innerhalb dieser Dynamik ihre Gewichtungen verschieben) oder über Rezeptionsleistungen und Lesestrategien, sondern sie repräsentieren das aus den Textelementen abzuleitende Rezeptionsangebot. Die Kategorie des Intertextuellen greift Elemente der expositorischen und der beobachtend-interaktiven Modi auf, kontrastiert diese jedoch zusätzlich mit anderen Textsorten, um damit entweder die Spezifik eines Genres zu hinterfragen oder in der bewußten Abgrenzung um so stärker zu affirmieren. Sie wird zum eigenständigen Modus, sobald sie dieses Zusammenspiel der Textsorten in den Mittelpunkt ihres Ordnungsprinzips rückt und eine Auseinandersetzung damit unausweichlich wird. Sie ist wie auch der beobachtend-interaktive oder expositorische Modus als klassifikatorische Kategorie in unterschiedlichen Ausformungen in der Geschichte des Dokumentarfilms vorfindbar (etwa in *Native Land*, *David Holzman's Diary* oder *The Thin Blue Line*).[26] Gerade die neueren Filme der späten achtziger Jahre greifen verstärkt auf sie zurück, um sich kritisch oder innovativ mit der Tradition des Direct Cinema der sechziger Jahre auseinanderzusetzen. Im Zuge einer postmodernen Skepsis werden dort die Grundlagen von Wahrheitsansprüchen und gesellschaftsübergreifenden Gewißheiten problematisiert. Jene Wahrheitsansprüche, die sich in der Tradition des Genres auf eine feste institutionelle Basis und eine klare Rollendefinition - z. B. als sozial engagierter Propagandist im Sinne Griersons oder als scheinbar neutraler Beobachter - stützen konnten, sind in ihrer Autorität und in ihrem Gestus verdächtig geworden. Sowohl gesellschaftsumspannende Visionen als auch die Möglichkeiten einer individuellen Selbstverwirklichung haben ihre Gültigkeit scheinbar verloren (vgl. Arthur 1993a). Das Vermischen von zuvor getrennten diskursiven Ebenen und die Verlagerung der Filme vom beobachtend-interaktiven in den intertextuellen Modus ermöglichen insofern nicht nur die Umsetzung eines neuen Verständnisses von Subjektkonstitutions-, sondern auch von Sinnstiftungsprozessen, die das filmische Universum (z. B. im ethnographischen Bereich) als eine Überschneidung von Austauschsystemen verstehen, als "meeting places of primary and secondary levels of representation, one cultural text seen through, or inscribed upon another" (MacDougall 1992, 97). Ob sich damit, wie von Williams (1993) ausgeführt, ein Paradigmenwechsel andeutet, der das Intertextuelle zur endlosen

---

[26] Das Intertextuelle soll hier im Anschluß an Genette (1993, 9-18) als Kopräsenz mehrerer Texte bezeichnet werden, die entweder deutlich markiert sind, oder auf die angespielt wird. Dabei entstehen - vor allem im Hereinholen von Spielfilm- oder Werbeausschnitten - Mischformen, die durch die Referenz auf unterschiedliche Textsorten und die jeweiligen Mischverfahren zu einer Reflexivität des Repräsentationsprozesses beitragen. Allerdings müßte eine präzisere Bestimmung dieses reflexiven Moments auf die transtextuelle Intentionalität abheben und den intertextuellen Charakter ausdifferenzieren. Bei Genette bleibt die Hypertextualität (d. h. der Bezug auf einen Hypotext) durch Transformation oder Nachahmung diesbezüglich mit ganz unterschiedlichen Ausrichtungen versehen: einer spielerischen in Parodie und Pastiche, einer satirischen in Travestie und Persiflage und einer ernsten in Transposition und Nachbildung. Für den Dokumentarfilm müßte zur genaueren Bestimmung eines intertextuellen Modus eine ähnliche Bandbreite der Bezüge ausgearbeitet werden, um die divergierenden Formen der transtextuellen Verfahren (etwa in den achtziger Jahren) adäquat berücksichtigen zu können.

Spiegelung von relativen Wahrheiten, zur strategischen Positionierung jedes Objektivitätsanspruchs oder zur permanenten Unmöglichkeit einer Erinnerung an vergangene Katastrophen werden läßt, soll dahingestellt bleiben. Auf jeden Fall wäre es falsch zu übersehen, daß auch der 'postmoderne' Dokumentarfilm die intertextuellen Strategien nur in neuen Variationen mit den expositorischen und beobachtend-interaktiven zusammenführt, daß also keineswegs eine Ablösung von Modi, sondern eine neue Gewichtung entsteht.[27]

Die Repräsentationsstrategie des expositorischen Modus entspricht durch einen explizit ausgewiesenen erzählerischen Ursprung dem Signal, das Odin mit dem dokumentarischen Kontrakt verbindet und das er dem Spielfilm gegenüberstellt, der seine Agenturen zu verschleiern versucht. Der beobachtende Modus wäre dementsprechend durch seine indirekte Ansprache mit den diegetischen Textqualitäten des Fiktionalen verbunden und müßte aufgrund seines Transparenzideals einen Erzähler verleugnen. Diese Parallelisierung findet sich in der Tat bei Nichols (1981, 183) und bei Odin (1989, 94), der vom Cinéma Vérité, Direct Cinema oder auch vom *'candid eye'-cinema* behauptet, diese Formen strebten es an, "to give us a view of the things of the world as if there were no intermediaries, as if the world were there in front of us instead of on the screen." Diese Selbstverleugnung der Filmemacher und erzählerischen Instanzen trifft zwar tendenziell zu, sie sollte jedoch nicht als gelungenes oder mögliches *Verschwinden* dieser Instanzen mißverstanden werden. Auch wenn das *self-effacement* des beobachtend-interaktiven Ansatzes eine Verhüllung der Zeugenschaft (und damit eine Zurücknahme des Erklärungsanspruchs) impliziert, etabliert sich gleichermaßen ein filmisches Selbst, eine kameraführende Körperlichkeit der Welterschließung, die den scheinbar agenturlosen Blick individualistisch bricht und mit einer subtilen (durch die Beweglichkeit des Anschauens bedingten) Selbstreflexivität belegt. Der dokumentarische Kontrakt (einer in der Textumwelt vorhandenen Agentur) löst sich demnach auch im Direct Cinema nicht in die Fiktionsklammer des 'Als-Ob' auf, sondern wertet primär den Status dieser Agentur um. Sie ist nicht mehr mit einer allwissenden Kraft der Orchestrierung von Stimmen ausgestattet, sondern sie zieht sich auf ihre individualistische Perspektive zurück, die tendenziell dazu neigt, die Welterschließung des filmischen Selbst mit dem unbeteiligten Anschauen sich erschöpfen zu lassen. Die Ordnungsphantasie der 'Akte des Dokumentierens' richtet sich jedoch auch hier noch auf den Lustgewinn eines Erkenntniszuwachses, der als Ersatzbefriedigung die Äquivalenz der vorgeführten Machtrelationen (des Schauens, Ordnens, Zuhörens) in der Textumwelt postuliert. Die Gratifikation richtet sich am Versprechen auf einen Wissenszuwachs und eine das Gesehene erklärende *closure* aus: "Knowledge can be ours, its acquisition will afford us pleasure; what was promised will be provided, what was invoked will be gratified"

---

[27] Vgl. Arthur (1993a, 128): "The displacement of textual (non)authority into the profilmic allows as well a return of analytic commentary, discursive sequencing, and associative or metaphoric editing patterns while maintaining some of direct cinema's myth of immediacy."

(Nichols 1981, 205). Für die Historisierung dieser Dynamik hat sich gezeigt, daß das Modell von Barsam auf die Heterogenität und Mannigfaltigkeit des zu archivierenden Materials verweist und bei Barnouw die sich verändernden Rollen der Filmemacher immer an einen gesellschaftlichen Auftrag gebunden bleiben. Bei Nichols kommen darüber hinaus durch die Repräsentationsmodi jene Textstrategien in den Blick, die an der Konstitution des dokumentarischen Effektes beteiligt sind. Um eine historische Entwicklungsdynamik zu rekonstruieren, reicht es, wie gezeigt, nicht aus, ein transzendentes Evolutionsprinzip zugrundezulegen, sondern neben die Analyse der institutionellen und ökonomischen Kontextbedingungen muß eine Historisierung der Lese- und Rezeptionsformen treten, in denen sich die Spezifik des dokumentarischen Effektes entfalten konnte. Dessen Merkmale sollen kurz zusammengefaßt werden.

Da eine *filmontologische* Unterscheidung der referentiellen Qualität von Bildern und Tönen nicht möglich, der Ursprung filmischer Information also nicht letztgültig nachweisbar ist, kann die Vermutung einer 'dokumentarischen' Referenz nur ein Effekt der Rezeptionsleistung sein, die eine Markierung spezifischer Konventionen der Realitätskonstruktion mit einem Ursprung induktiv verbindet. Die Unterscheidung in eine fiktionale und eine dokumentarische Dimension der Filmproduktion wird - wie mit Carrolls Begriff der Etikettierung deutlich wurde - primär für die unterschiedlichen Rezeptionserwartungen relevant, die dann zu einer spezifischen *kommunikativen gesellschaftlichen Weiterverarbeitung* der Referenzen führen. Dokumentarfilme stellen sich als Realitätskonstruktionen dar, die aufgrund externer und interner Signale - Zuschauererwartungen, Erzählformen und rhetorischen Anspruchemustern - einen *dokumentarischen Effekt* hervorrufen, der eine privilegierte Referenz der Filme zur außerfilmischen Wirklichkeit annehmen läßt und an den sich Fragen nach der Authentizität und Wahrheit des Gezeigten, der Ausbeutung der Filmsubjekte oder der Ethik des Filmens knüpfen. Die Rezeptionshaltung des dokumentarischen Kontraktes hängt darüber hinaus, wie von Sobchack/Sobchack (1987) betont wird, mit einem *Vertrauensbund* zwischen Filmemachern und Zuschauern zusammen. Es entsteht eine Gemeinschaft der Produzenten und Rezipienten, deren Ethos ein Hintergehen des Anspruchs, mit authentischen Referenzen konfrontiert zu werden, verbietet. Dieser Bund legt nicht nur Identitäten des Publikums fest, er dient vor allem auch der Bewertung von Realitätskonstruktionen. Spezifische Modi des Filmemachens werden favorisiert, weil sie eine den Rezipienten entsprechende (politische und ethische) *Haltung zur Realität* repräsentieren: "Typically, documentaries are criticized on their degrees of 'honesty to the subject' when what that really means is, did the filmmaker's biases agree with my biases or not" (Harpole 1973, 25). Diese Haltung zur Realität tangiert den Vertrauensbund zwischen Filmemachern und Publikum insoweit, als Übertretungen jenes impliziten Gesetzes, den Realitätseindruck nicht zur Täuschung zu verwenden, anzeigen, daß mit jedem Definitionsversuch des Dokumentarfilms auch eine Selbstdefinition der 'dokumentarischen Gemeinschaft' erfolgt, und daß demnach jede Theorie zur Referenz auf soziale Realität eine Wertung zum *Umgang* mit dieser Realität impliziert. Der dokumentarische Effekt bleibt dabei an Autorisierungskriterien gebunden, die im Vorwissen der Zuschauer eine Produktionspraxis implizieren und damit Authentizitätsvorgaben machen. Im Zuge der grundsätzlichen Veränderung von filmischen Produktionsverfahren - im allgemeinen als 'Revolution' der Digitalisierung bezeichnet - deutet sich diesbezüglich eine Tendenz an, die die Authentizitätsvorgaben vollständig von dem Fundament eines Aufnahmeprozesses ablöst und in eine ästhetische oder stilistische Kodierung übergehen läßt. Die Abbildung wird von ihrer Materialbasis derart abgetrennt, daß das Aushandeln dokumentarischer oder fiktionaler Effekte und ihrer Authentizität aus dem Aufnahmeverfahren keine Autorität mehr ableiten kann und das Authentische sich ausschließlich in der diskursiven Einigung eines Publikums herstellt. Damit wird dann auch die *Ambivalenz* des Films affiziert, in den nach Adorno die Gesellschaft so unmittelbar 'hineinragt', daß die Leseaktivität zwischen dem konstruierten und gesellschaftlich-historischen Zeichencharakter oszilliert; eine Ambivalenz, die etwa für die Barnouwsche Rolle des Anklägers von Naziverbrechen eindeutig zugunsten des verifizierenden Beweises entschieden wird. Während sie für die indextheoretische Kausalitätsbehauptung zwischen Realität und Abbild noch entscheidbar ist, löst sich spätestens mit dem Aufkommen digitaler Aufzeichnungsprozesse die Eindeutigkeit, die für das fotografische Verhältnis von Signifikant und Signifikat behauptet wird, in der Destruktion einer Kategorie des Originals auf:

> The [digital] image becomes a series of bits, a pattern of yes/no choices registered within a computer's memory. A modified version of that pattern will be in no sense derivative from the "original": it becomes, instead, a new original. Any images that can be generated from these bits of information occupy exactly the same status. There is no original negative image as there is in photography against which all prints can be compared for accuracy and authenticity. There may not even be an external referent. (Nichols 1991, 268, Fn 2)[28]

Damit wird jener nostalgische Gestus der Abbildtheorie deutlich, der den halluzinatorischen Überschuß des Films auf das Habhaftwerden der außerfilmischen Realität projiziert. Was Barthes (1982) in diesem Sinn zur Fotografie ausgeführt hat, kann ebenso für die Ambivalenz des Dokumentarfilms herangezogen werden. Der Versuch von Barthes, trotz des Wissens um semiotische Kodes der syntaktischen und semantischen Relationierung, der historischen Entwicklung der Fotografie oder der

---

[28] Für die Historiographie, die von diesen Entwicklungen des 'Dokumentenstatus' genauso betroffen ist wie der Film, formuliert Rosen (1993, 89) die These, daß trotz umfassender Veränderungen noch kein grundsätzlicher Normwandel stattgefunden hätte: "Postmodernist theory, analysis, and artistic practice are constantly reminding us that there have been significant changes in the balance between document and sequence. But however much the fragmentary and often ephemeral experience of representation in contemporary culture is emphasized, it is not at all clear that a shift in the *norm* of the sequence so radical as to disrupt the fundamental structure of ordering the real on general and synthetic principles has been achieved."

zweidimensionalen Qualität des Bildes eine Ontologie der Bilder zu formulieren, arbeitet sich an jenem Eindruck des magischen Zugangs ab, der auch die indextheoretischen Annahmen leitet. Auch wenn die Zeichenhaftigkeit der Bilder sich auf Konventionen zurückführen läßt, bleibt ein Überschuß, ein vermeintlicher Durchblick auf das, was vor der Kamera einmal existierte, auf den Umstand, daß das Objekt 'da-gewesen' ist (vgl. Barthes 1982, 5). Diese Definition des Wesens der Fotografie macht das Bild zu einem transparenten Umschlag der Realität, die ihre affektive, durchbohrende, anrührende Wirkung unmittelbar entfaltet. Sie hat sich nicht nur dem Bild eingelagert, sondern ist wie mit einer Nabelschnur an den Blick des Betrachters gebunden, breitet sich aus, stellt sich als das dar, was einmal durch eine Person angeschaut wurde. Das Foto ist für Barthes keine Kopie, sondern eine Ausstrahlung der Realität. Der fotografische Referent ist notwendigerweise das, was vor dem Objektiv einmal war, ohne das es keine Fotografie gäbe. Die Zeichen der Malerei und des Diskurses sind beliebig, das Foto essentiell mit dem Ursprung in der Realität verbunden: "[...] in Photography I can never deny that *the thing has been there*. There is a superimposition here: of reality and of the past" (Barthes 1982, 76). Dies ist, wie angedeutet, eine nostalgische Konzeption der fotografischen Ontologie, die spätestens in der digitalisierten Verschlüsselung der Bildinformationen ihr Fundament verliert. Sie verstrickt sich in das Paradox einer Wesensbestimmung von etwas, das kontingent und vereinzelt ist, sie verzweifelt vor der Oberflächlichkeit dessen, was Tiefe verspricht. Sie strebt jedoch an, zweierlei nicht in semiotischen Unterscheidungen aufzulösen: die Erinnerung an den Tod, der sich hinter den bewegungslosen Masken verbirgt, und das Mitleid und Mitgefühl, das jene Fotografien evozieren können, die sich durch ein *punctum*, einen hervorstechenden Überschuß auszeichnen. Wenn der digitalisierte Referent im Zustand der Generierung von dokumentarischen Effekten als Simulation nicht mehr entscheidbar wird und dieses Wissen seine Rezeption informiert, ist dem Mitleid die nostalgische Fundierung, daß das Gesehene einmal gewesen ist, genommen. Mit den neuen technologischen Verfahren löst sich demnach der Geltungsanspruch des Genres, aus dem es ein Authentizitätskriterium für die Auseinandersetzung mit dokumentarischen Bildern gewonnen hatte, tendenziell auf. Eine Untersuchung der sich umstrukturierenden Konstitutionsbedingungen des dokumentarischen Effektes müßte zeigen, wie sich jene neuen Machtkonstellationen herstellen, in denen Authentizitätskriterien oder zumindest Geltungsansprüche definiert werden. Während die Autorität der Anhänger des Abbildtheorems relativiert und untergraben wird, scheint die klassifikatorische Macht des Dokumentarischen nicht demokratischer verteilt zu werden, sondern auf jene Verwalter überzugehen, die den Status der (digitalen) Bilder für die Rezipienten vorgeben, ohne daß diese eine Möglichkeit der Überprüfung hätten.

3. Wirkungsannahmen und Strukturveränderungen des Rezeptionsraums 'politische Öffentlichkeit'

Obwohl sich in der Entwicklung des amerikanischen Dokumentarfilms eine Zunahme der erkenntniskritischen Experimente nachzeichnen läßt, die unidirektionale Formen der Kommunikation durch dialogische abzulösen versuchen, erscheint es problematisch, daraus den Schluß zu ziehen, die Enthierarchisierung der Wissensproduktion habe sich notwendigerweise unambivalent auf die Rezeptionskontexte ausgedehnt. Daher soll im Folgenden zunächst die Debatte zur Beschränkung des dokumentarfilmischen Geltungsanspruchs, der seine fragwürdigen Implikationen als autoritäre Welterklärung offensichtlich im Prozeß der Rezeption entfaltet, aufgegriffen werden. In einem zweiten Schritt rückt der größere Rezeptionsraum einer politischen Öffentlichkeit in den Mittelpunkt; denn zum einen ist die demokratisierende Funktionsbestimmung des Dokumentarfilms an seine Öffentlichkeitswirksamkeit geknüpft, zum anderen relativiert sich die Vermachtungsleistung tendenziell durch den Strukturwandel der Rezeptionsräume. Während auf der Mikroebene der Genrewirkung Prozesse der rassistischen oder stereotypen Realitätsfixierung zu konstatieren sind, stellt sich auf der Makroebene öffentlicher Diskursformationen eine Marginalisierung des Genres ein. Daß sich diese auch auf andere Teile einer für demokratische Gesellschaften notwendigen öffentlichen Kultur bezieht, ist der historische Kontext, den es zu beachten gilt. Insofern steht in 3.1 mit einer rezeptionstheoretischen Perspektive die bedrohliche Wirkung des Dokumentarfilms im Vordergrund, während in 3.2 die Bedrohung des Genres innerhalb der politischen Öffentlichkeit als Teilphänomen eines antidemokratischen Kommerzialisierungsprozesses verhandelt wird.

3.1 Programmatische Reflexivität? Zur Beschränkung des dokumentarfilmischen Geltungsanspruchs[1]

Die Realitätskonstruktion des Dokumentarfilms trifft sich mit den Zuschauererwartungen und den Dispositionen der Rezipienten und führt zu einer spezifischen Wissensproduktion, deren Ausformung eine Lust am Wissen verdeutlicht, die Nichols (1991, 178-180) als *epistephilia* bezeichnet hat. Diese ist in Machtverhältnisse von Rationalitätsdiskursen eingebunden, die im Kontext einer ethnographischen Kolonialisierungsgeschichte und des gesellschaftlichen *social engineering* auch die filmischen Aktivitäten durchwirkt haben. Für MacDougall (1992) läßt sich aus dieser Entwicklungsgeschichte das Postulat ableiten, daß die neuen, reflektierten ethnographischen und dokumentarischen Filme als Überschneidungsflächen primärer und se-

---

[1] Einige Aspekte der folgenden Ausführungen sind in ähnlicher Form in Decker (1994) entwickelt worden.

kundärer Repräsentationsebenen konzipiert werden sollten, die sich über- und ineinanderschreiben. In der Veranschaulichung der unterschiedlichen symbolischen Verfahren, mit denen sich die (im ethnographischen Film zumeist nicht dem gleichen kulturellen Kontext entstammenden) Filmsubjekte und Filmemacher ihre Umwelt entschlüsseln, sollte - in MacDougalls Plädoyer - die Basis für ein *intertextuelles Kino* geschaffen werden. Dieses Programm läßt nicht zufällig Assoziationen zu Tylers (1986) Forderungen nach einer 'postmodernen Ethnographie' aufkommen, sondern entstammt dem gleichen Bemühen, Repräsentationsstrategien - zumal solche, die für sich den Status wissenschaftlicher Objektivität oder filmischer Realität einfordern - auf ihre methodischen Grundannahmen und ihre Einbindung in legitimierende gesellschaftliche Institutionen zu befragen. Es knüpft auch an jene Diskussionen über das Dokumentarfilm-Genre an, die seit den sechziger Jahren im Zuge einer sich immer weiter ausbreitenden medialen Durchleuchtung gesellschaftlicher Räume und einer beständigen Miniaturisierung der technologischen Vorbedingungen dieses Prozesses die 'Ethik des Dokumentarfilms' als Problem etabliert haben. Hier wie dort geht es um ein kritisches Nachdenken über die impliziten Legitimationsbedingungen der Praktik des Dokumentarfilmens und seiner Rezeption: die institutionell gestützten Hierarchien zwischen Subjekten und Objekten der Wissensproduktion, die Annahmen über den Wahrheitsgehalt der Repräsentation und die Funktionen der Filme in den übergeordneten gesellschaftlichen Diskursformationen. Der intertextuelle Film kann, so scheint es sich bei MacDougall idealtypisch anzudeuten, nicht nur darauf verweisen, daß alle Filme in einem Interaktionsverhältnis entstehen, sondern auch auf einen wissenschaftlichen Apparat, der die Filme als unmittelbare, neutrale Zeugnisse einer 'fremden' Kultur begreift und auch in diesem Sinn in der Vermittlung und Ansammlung von Wissen *verwendet*. Zum entscheidenden Bindeglied des (intertextuellen) Films, der seine Entstehungspraktiken immanent zu verhandeln versucht, wird demnach der Rezeptionskontext, innerhalb dessen die filmischen Konstruktionen einen wissensproduzierenden Wert besitzen. Insofern trifft sich MacDougalls Forderung mit einem Programm, das als 'reflexive Rezeption' bezeichnet werden kann und das versucht, die Produktionsstrategien von Filmen mit der Legitimation ihrer Entzifferungs- und 'Leseformen' zu verknüpfen, das also die institutionellen und individuellen Machtkonstellationen des Produktionssystems mit denen der Rezeption verknüpft und aus deren Perspektive ergründet (vgl. Martinez 1992). Zeichnet sich der intertextuelle Film dadurch aus, daß er eine intensivierte Zuschaueraktivität notwendig macht, so liegt einem kritischen Nachdenken über die Vorbedingungen der Rezeption des Dokumentarfilms das Anliegen zugrunde, jene Annahmen aufzuzeigen, die das 'Lesen' der unterschiedlichen stilistischen Varianten autorisieren. Die (Re-)Produktion bestimmter Diskurstypen stellt sich als bedeutendste Zone gesellschaftlicher Auseinandersetzungen dar.

Wenn der Dokumentarfilm einem demokratischen Ideal der 'politischen Aufklärung' und der Emanzipation des Alltagslebens zu entsprechen scheint, so kann er auch als symptomatisch für hegemoniale Geltungsansprüche gesellschaftlicher Klassen und für herrschende filmische Festschreibungen individueller und sozialer Identitäten veranschlagt werden. Die britische Schule um Grierson partizipiert in diesem Sinn nicht nur an der Herausbildung eines dokumentarfilmischen Idioms, das eine zusammenführende und verbindende Dimension hat, sondern sie konstruiert Repräsentationen der Arbeiterklasse und der britischen Kolonien, um in einer ökonomischen Krisensituation (der zwanziger Jahre) die Fundamente des kapitalistischen Wirtschaftssystems nicht zu gefährden (vgl. Nelson 1988, 35/36). Es deutet sich also eine mehrdimensionale Wirksamkeit des politischen Aufklärungsanspruchs an; die Arbeiterklasse wird mit einer eigenen Stimme und visuellen Kodierung versehen, sie wird zu einem (repräsentierten) Teil des Kommunikationssystems, aber sie erhält eine institutionell und politisch motivierte Umrahmung. Das Genre wird nicht mehr (nur) als demokratisierend und emanzipatorisch gedeutet, sondern als ein Instrument der Kolonialisierung 'fremder' Kulturen, seien sie außerhalb oder auch innerhalb des jeweiligen kulturellen Kontextes angesiedelt (vgl. Nelson 1988). Während sich damit im Hinblick auf institutionelle Produktionssysteme oder auch auf die Konventionalität der (realistischen) Textstrategien ein Bewußtsein dafür entwickelt, daß das Genre einer spezifischen Diskursformation angehört, stellt sich in der Unmittelbarkeit von *konkreten* Rezeptionserfahrungen die Problematik des dokumentarfilmischen Geltungsanspruchs am dringlichsten. So entwickelt Martinez (1992) seine Vorstellungen zur selbstkritischen und reflexiven Rezeption vor allem aus der Erfahrung, daß seine Studenten durch das Ansehen ethnographischer Filme in ihren Vorurteilsstrukturen bekräftigt werden. Fühlen sie sich durch dramatische und emotional involvierende Filme angesprochen, so führen die objektivistisch gehaltenen, 'rationalen' Berichte zu Desinteresse, Entfremdung, Unverständnis und einer Dynamik, die durch den faktischen Diskurs Klischees über das 'Bizarre' und 'Primitive' affirmiert.[2] Damit wird deutlich, daß die Kritik an der unreflektierten Verwendung dokumentarfilmischer Praktiken - an Beobachtungs- und Befragungshierarchien und der Verankerung in (wissenschaftlichen) Objektivitäts- und Neutralitätskriterien - auf der Ebene der Wirkungsmacht am deutlichsten formuliert werden kann: Das Bedürfnis, Wirklichkeit filmisch zu erschließen und anderen Zuschauern zu vermitteln, steigert mitunter

---

[2] Vgl. Martinez (1992, 132): "This film preference and the more active spectatorship which it suggests was a product of stimulated curiosity for the 'primitive' combined with students' desire for entertainment, a need for self-empowering knowledge and pleasurable ways of seeing. Meanwhile more strictly informational and overtly educational films were commonly seen as 'dry' and 'boring' and, most disconcertingly, tended to leave students with reinforced and even augmented colonialist stereotypes of the 'primitive'." Die besondere Bedeutung des ethnographischen Films und einer programmatischen Reflexivität wird auch ausführlich bei Hohenberger (1988) thematisiert.

die Zementierung rassistischer, das Fremde festschreibender und zurichtender Klischees.³

Dabei konzentriert sich die Frage nach der Ethik des Dokumentarfilms auf die Machtrelationen zwischen den Filmemachern und ihren 'Objekten', das Verfügungsrecht über die Zusammensetzung des symbolischen Textes und die Verwaltungsformen, die sich um die Verteilung und Bewertung der Realitätskonstruktion herausbilden. Diese Dimensionen der sozialen Praktik des Filmens rücken in den sechziger und siebziger Jahren ins Bewußtsein der Öffentlichkeit. Die serielle Ausstrahlungsform von *An American Family* (1973) etwa führt zu einer ausgedehnten Debatte über die Zulässigkeiten, Verpflichtungen und Mißachtungen der beteiligten Institutionen und Individuen (vgl. Kapitel 6.3). Gerade im Blick auf die Rituale der 'eigenen' Gesellschaft werden Gruppenidentitäten und kollektive Selbstwahrnehmungen verstört und konflikthaft ausgehandelt, die im ethnographischen Gestus als die der 'anderen' keiner Korrektur bedürfen. Auch die ausgedehnten autobiographischen Selbstdarstellungen machen deutlich, daß die technologiegestützte Exploration von unterschiedlichen Lebenswelten kein unumstrittenes Verfahren ist, sondern daß sich neue Wahrnehmungsformen ausbreiten, die gängige Definitionen von Intimität und Unsichtbarkeit außer Kraft setzen. In den siebziger Jahren wird das Dilemma eines technologischen Apparats, dessen unkontrollierbarer Einsatz nur im Nachhinein präskriptiv eingedämmt werden kann, insofern berücksichtigt, als der zu erfassende Ausschnitt sozialer Realität ausgeweitet werden muß und die sammelnde und über die Apparate verfügende Instanz der Filmemacher miteinzubeziehen ist. Dementsprechend treten diese vor die Kamera als teilnehmende Beobachter, die im Prozeß der *Teilnahme* sichtbar werden und die Hierarchie einer Konzeption aufweichen, die Agenturen des Zusehens und der Selbstdarstellung streng zu trennen versucht. Auch die Partizipation der Gefilmten bei der anschließenden Montage oder das Kommentieren des Films sollen zur moralisch akzeptableren Wissensproduktion beitragen. Doch nicht nur die Kritik an der vermeintlich unmäßigen, übertrieben-narzißtischen Selbstdarstellung einiger autobiographischer Filmemacher, sondern auch die mehr

---

[3] In diesem Sinn bleibt die Filmproduktion wie in Foucaults (1976) Modell des Panoptismus in Praktiken des Sichtbarmachens und Kontrollierens eingebunden, die Prozesse der Konsensfindung und der normierenden Homogenisierung auf ein Prinzip der Ausgrenzung des *Abweichenden* fundieren. Die dokumentarische Wissensproduktion siedelt sich insofern in umstrittenen Zonen der Sichtbarkeit: Sie drückt aus, bringt hervor, zeigt auf, und sie schreibt fest, normiert, definiert das Abweichende. Das Demokratisierungspotential des Dokumentarfilms geht einher mit Vereinheitlichungs- und Normierungstendenzen, die zur Suche nach normativen und moralischen Standards, zur diskursiven Verhandlung gesellschaftlicher Konzeptionen des Akzeptablen, Gewünschten und Normalen beitragen. Foucault (1976, 236) führt zu den unterschiedlichen Effekten der Überwachungsmechanismen, die in seinem Kontext mit einem Strafsystem verbunden sind, aus: "Das lückenlose Strafsystem, das alle Punkte und alle Augenblicke der Disziplinaranstalten erfaßt und kontrolliert, wirkt vergleichend, differenzierend, hierarchisierend, homogenisierend, ausschließend. Es wirkt *normend, normierend, normalisierend.*" Dieses System hat damit auch einen produktiven Charakter: "In Wirklichkeit ist die Macht produktiv; und sie produziert Wirkliches. Sie produziert Gegenstandsbereiche und Wahrheitsrituale: das Individuum und seine Erkenntnis sind Ergebnisse dieser Produktion." (Foucault 1976, 250)

oder weniger ritualisierten Verweise auf eine sammelnde Instanz veranschaulichen die Problematik des partizipatorischen Dokumentarfilms; zur selbstkritischen Pose erstarrt, erreicht die Reflexion keine wirklich machtabgebende Metaebene, während gleichzeitig die Repräsentation als solche (aufgrund der Übereinstimmung mit dem ethischen Primat der Selbstbezüglichkeit) einen geläuterten Authentizitätsanspruch geltend machen kann (vgl. MacDougall 1985, 284). Während der partizipatorische Ansatz versucht, die drehsituativen Produktionsbedingungen zu demokratisieren und ein Transparenzideal auf die (partizipatorisch erschlossene) profilmische Wirklichkeit affirmiert wird, verlagert der intertextuelle Film als Schnittfläche unterschiedlicher Diskursformationen die Transparenz auf den Filmtext selbst. Das Genre wird nicht als Fenster zur Welt, sondern als Fenster seiner Weltkonstruktion verstanden; die institutionelle Basis kann, wenn überhaupt, nur im Moment der Rezeption hinterfragt werden. In diesem Sinn scheint MacDougalls Forderung nach Intertextualität ein Anstoß dafür zu sein, die konkurrierenden Repräsentationsformen mit ihren kulturellen Vorannahmen *im Prozeß der Rezeption* nachvollziehbar zu machen und das authentizitätsreklamierende Primat des Dokumentarischen (in seinen beobachtend-partizipatorischen und didaktischen Varianten) mit seinem impliziten Machtanspruch (als *realistischster* Text) aufzuweichen.

Die Aktivitäten der Rezeption, Interpretation und Bewertung von Texten sind insofern Teil eines gesellschaftlichen Prozesses, der in der Hierarchisierung von Diskursen spezifische Muster des Umgangs mit Dokumentarfilmen etabliert, die zur Legitimation und Reproduktion sozialer Machtstrukturen beitragen. Dabei ist es jedoch zum einen bislang unzureichend ausgeführt, wie weit die literaturwissenschaftlichen und linguistischen Modelle geeignet sind, die Rezeptionsvorgänge visueller und auditiver Informationen adäquat zu erfassen; zum anderen klafft zwischen der Abstraktionsebene kulturkritischer Diskurstheorie und der Betonung mannigfaltiger, heterogener und widersprüchlicher Rezeptionserfahrungen und -befunden eine Lücke, die eine Synthetisierung im historischen und komparatistischen Sinn verkompliziert. Durch die Prämissen, daß Zuschauer sich in aktiven Sinnkonstitutionsprozessen mit polysemantischen Texten auseinandersetzen, und die sich daran anschließende Konzentration auf die Mikroebene dieser Aushandlung von Bedeutung, muß nach Morley (1992) das Konzept einer dominierenden Ideologie dem einer instabilen und lückenhaften Hegemonie auf der Makroebene weichen. Zur entscheidenden Größe in der Verbindung dieser unterschiedlichen Ebenen werden damit die "relations of force of the competing discourses which attempt to 'interpellate' the subject: no one discourse or ideology can ever be assumed to have finally or fully dominated and enclosed an individual or social group" (Morley 1980, 158/159). Die ausführliche Auseinandersetzung mit diesen Prozessen wird in Kapitel 6 vorgenommen, zunächst sollen die Veränderungen des Rezeptionsraums 'Öffentlichkeit' dargestellt werden, innerhalb dessen sich die Macht des Dokumentarfilms entfaltet. Dabei steht - wie bereits angedeutet - zweierlei im Vordergrund: zum einen die Frage, wie der Dokumentarfilm im Verbund mit anderen öffentlichkeitskonstitutiven Kulturbereichen aufgrund einer zunehmenden Kommerzialisierung beeinträchtigt wird; zum anderen, welche Aspekte der Öffentlichkeit für eine politische und kulturelle Willensbildung von zentraler Bedeutung sind, bzw. welche Funktion der Öffentlichkeit innerhalb der Demokratie überhaupt zukommen sollte.

3.2 Aufklärung, Manipulation, Ausschluß: Zur Bedeutung der politischen Öffentlichkeit innerhalb einer demokratischen Kultur

Die dokumentarische Filmproduktion, die sich in fragmentierten Öffentlichkeiten ein Publikum suchen muß, veranschaulicht in ihren jeweiligen Produktionskontexten des Films oder des Fernsehens unterschiedliche Ebenen der Demokratisierung, auf die filmisches Arbeiten hinwirken soll, und die in den beiden Öffentlichkeitsdimensionen der institutionellen Verwaltung gesellschaftlicher Macht und des Erfahrungshorizonts unterschiedlicher Lebenswelten angesiedelt sind (vgl. Negt/Kluge 1974, 18). Ein Konflikt divergierender Interessen und Utopien durchzieht im Spannungsfeld kommerzieller Bedingtheiten und unprofitabler Textproduktion einerseits die Ebene des Eingreifens in politische Prozesse und der emanzipatorischen Nutzung des technischen Wissens, andererseits die Ebene der kulturellen Selbstverständigungen. Die Veränderungen des Produktionskontextes oder der textuellen Strukturen hängen dabei interdependent mit den Strukturen der öffentlichen Rede zusammen, die den massenmedialen Systemen als Raum des *public interest* oder der *public opinion* vorangestellt sind.[4] Auf dieser Ebene siedeln sich die Modi des Ein- und Ausschlusses an, die für die Wirksamkeit des Dokumentarfilms von Interesse sind und den Gegenstand überhaupt erst entstehen lassen.[5] In der Rezeption finden Festlegungen, Herausforderungen und Verschiebungen von Diskursgrenzen statt, werden die Filme von 'Wachposten' geprüft und dem Spiel mit Rezeptionshaltungen und -erwartungen der Zuschauer überlassen. Die Suche der Direct Cinema-Filmemacher nach alternativen Vertriebswegen, die Konzeptionen des Radical Cinema zur Vorführung von Filmen mit mobilen Projektionseinrichtungen, periodische Vorwürfe der Zensur oder der bewußten Ausgrenzung durch *public television*, oder Utopien zum interaktiven Einsatz des Fernsehens haben alle die gemeinsame Sorge um die Bedingungen des kommunikativen Austauschs, die für den argumentativ-analytisch angelegten Dokumentarfilm zur sinnstiftenden Überlebensfrage werden (vgl. Hess 1982, Becker 1980). Auch die technizistische Konzeption der britischen Schule, die den Filmen einen instrumentell-propagandistischen Wert beimißt, macht die Zweckbezogenheit zu einem Primärinteresse und das Rezeptionsumfeld zum strategischen Ort der

---

[4] Vgl. Bogart (1993, 58/59): "The 1934 Federal Communications Act required broadcast stations to operate in 'the public interest, convenience and necessity.' In applying for renewal of their franchises every three years, they were asked to report on the extent of their news and public affairs programming, past and intended. The act made it explicit that the F.C.C. should not engage in censorship. In practice, the commission was reluctant to police closely the extent to which stations complied with the public service provisions of the act or to evaluate the merits of the programming that owners reported under the category of public affairs."

[5] In diesem Sinn schreibt Hübner (1983, 116): "Schließlich - und das wird meistens unterschlagen - gehört zur Praxis des Dokumentarfilms unbedingt seine Anwendung: seine Verbreitung, die Vorführung, der 'Einsatz', wie es so militärisch heißt, vor den Zuschauern/Interessenten, die er ansprechen will. Ich meine, daß ein Film nicht mit der Abgabe der Kopie, sondern erst mit den Erfahrungen und Bemühungen der Veröffentlichung wirklich fertig ist."

Selbstbehauptung. Die Veröffentlichung der Dokumentarfilme konstituiert einen Verhandlungsraum von Realitätskonstruktionen, der im Kräftefeld ökonomischer, politischer und technologischer Faktoren seine Form erhält. Dabei wird die politische Öffentlichkeit als Grundvorraussetzung einer funktionierenden demokratischen Wert- und Normbildung verstanden, deren Struktur die Partizipations- und Informationswünsche mit den systembedingten Verwaltungsmechanismen verschränkt (vgl. Habermas 1990, 45-50). Legt etwa Grierson (1979, 91) in seiner Utopie der kommunikativen Vernetzung isolierter Teile Kanadas den Schwerpunkt noch auf eine demokratische Erziehung, so wird dem Dokumentarfilm in anderen Konzeptionen expliziter die Funktion beigemessen, emanzipatorische Bestrebungen zu unterstützen (vgl. Waugh 1985). Der Anspruch einer gesellschaftsübergreifenden Aushandlung gesellschaftlicher Entwicklungsdefizite geht einher mit Vorstellungen zum politischen Einsatz der filmischen Apparate und einer partizipationsfördernden Verbreitung ihrer Bedienung.

3.2.1 Historische Vorläufer: Die Debatte zwischen Walter Lippmann und John Dewey über die Funktion der Öffentlichkeit

Eine fragmentierte, desinformierte und instrumentalisierte Öffentlichkeit korrespondiert oftmals mit einer Krise der Demokratie. Diese Dynamik manifestiert sich in den zwanziger Jahren in der amerikanischen Gesellschaft, die von nationalistischen, religiös-fundamentalistischen und konsumorientierten Strömungen durchzogen wird und in der das Verhältnis von massenhafter demokratischer Partizipation und öffentlicher Meinung neu überdacht wird (vgl. Aronowitz 1993). Die Auseinandersetzung zwischen Walter Lippmann und John Dewey über die Frage, wie eine Partizipation der Öffentlichkeit im Rahmen einer politischen Theorie konzipiert werden kann, verdeutlicht jene Grundpositionen, auf die sich in der Folgezeit auch andere Theoretiker des Verhältnisses von Demokratisierung und Öffentlichkeit berufen. Sie umreißt darüber hinaus das intellektuelle Umfeld, in dem Grierson seine Ideen zur Dramatisierung der Wirklichkeit und erzieherischen Funktion des Dokumentarfilms entwickelt, die in enger Anbindung an Lippmanns Arbeit entstehen und von ihm wesentliche Impulse erhalten, wie sich in der folgenden Darstellung von Grierson, die er 1943 in Kanada formuliert, andeutet:

> The idea of documentary in its present form came originally not from the film people at all, but from the Political Science school in Chicago University round about the early twenties. It came because some of us noted Mr. Lippmann's argument closely and set ourselves to study what, constructively, we could do to fill the gap in educational practice which he demonstrated. At first, I must confess, we did not think so much about film or about the radio. We were concerned with the influence of modern newspapers, and were highly admiring of the dramatic approach implicit in the journalism of William Randolph Hearst. Behind the sensationalizing of news we thought we recognized a deeper principle, and I think Henry Luce at very much the same time

was recognizing it too. We thought, indeed, that even so complex a world as ours could be patterned for all to appreciate if we only got away from the servile accumulation of fact and struck for the story which held the facts in living organic relationship together. It was Mr. Lippmann himself who turned this educational research in the direction of film. (Grierson 1979, 150/151)

Der erzieherische Anspruch in einer komplexer (und unübersichtlicher) werdenden Massengesellschaft verbindet sich mit dem Dramatisierungspotential der *yellow press* zur Suche nach der 'Geschichte', die das organizistische Gesellschaftsbild umsetzt. Die Konzentration auf das Filmmedium hat dabei vor allem praktische Gründe, da seine Massenwirksamkeit über die Einnahmen des *box office* einfacher nachzuvollziehen und seine erzieherische Steuerungskapazität damit leichter zu bemessen erscheinen (vgl. Grieson 1979, 151). Der Dokumentarfilm wird mit einer Erziehungsfunktion versehen, gegen die sich spätere Konzeptionen explizit wenden, die mit seinem Demokratisierungspotential jedoch eng verknüpft bleibt.

Die 'Lücke' in der erzieherischen Praxis, die Grierson erwähnt, geht nach Lippmann (1925) auf eine falsche und idealisierende Konzeption der Partizipationsmöglichkeiten der Öffentlichkeit innerhalb der demokratischen Theorie zurück. Auf der einen Seite besteht das Ideal eines omnipotenten Bürgers, der kompetent und informiert an Prozessen der Entscheidungsfindung und des Regierens partizipiert, auf der anderen Seite wird diese Vorstellung an den Realitäten einer Massengesellschaft zerrieben, haben die Bürger weder die Kapazitäten oder die Zeit noch das Interesse, sich in allen politischen Fragen zu engagieren. Die Masse kann nicht, wie es die Idee des Demokratischen anzudeuten scheint, an die Stelle der Regierung treten, sondern sie wird durch ein falsches (weil uneinholbares) Ideal omnipotenter Kompetenz mit ihrem Scheitern konfrontiert. Die Probleme der Uneinholbarkeit und des unausweichlichen Mißlingens stellen sich für Lippmann (1925, 38/39) als ursächliche Faktoren für die Krise der Demokratie in den zwanziger Jahren dar. Dies kann für ihn weder durch erzieherische, populistische oder sozialistische Maßnahmen, sondern nur durch die Neuformulierung der Öffentlichkeitskonzeption und die Funktion der 'Massen' wirksam umgangen werden. Zwei zentrale Ideen unterliegen seinem liberalistischen Modell: einerseits, daß die Öffentlichkeit keine feststehende Gruppe von Menschen, sondern eine interessengesteuerte, sich auf spezifische klärungsbedürftige Sachverhalte beziehende (d. h. sich wandelnde und nicht die Allgemeinheit umschließende) Gruppe repräsentiert; andererseits, daß diese Gruppe niemals mit der Exekutivkraft der Experten ausgestattet sein kann (und sein sollte), sondern daß sie nur in Krisenzeiten - wenn keine Einigung der politischen Repräsentanten möglich ist - den Prozeß der Entscheidungsfindung unterstützt. Da die Öffentlichkeit für Lippmann (1925, 64/65) nicht umfassend informiert, kontinuierlich interessiert, kreativ und unparteilich ist, kann sie nicht an der Substanz der gesellschaftlichen Probleme arbeiten, sondern nur versuchen, zwischen den Positionen der gewählten Vertreter die adäquateste zu identifizieren und sich für diese einzusetzen, um die Krise zu überwinden. Damit löst sich die in der Demokratietheorie vorherrschende

Vorstellung auf, daß die Regierungsgewalt in einem kontinuierlichen Prozeß von der Mehrheit, vom 'Volk' ausgeht; statt dessen schlägt Lippmann vor, die Mehrheit zeitweise zur Unterstützung oder Ablehnung bestimmter Positionen zu mobilisieren. Die öffentliche Meinung dient nicht dazu abzuwägen oder zu verhandeln, sondern sie ist eine intervenierende Kraft, die usurpatorische Machtansprüche von vernunftgebundenem Regieren unterscheiden hilft: "Public opinion in its highest ideal will defend those who are prepared to act on their reason against the interrupting force of those who merely assert their will" (Lippmann 1925, 69).

Die Öffentlichkeit soll insofern die arbiträren Elemente von Machtausübung ausschalten und statt dessen zu einem Arrangement unterschiedlicher Ansprüche kommen. Dieses Arrangement, dessen Zustandekommen auf Testverfahren beruhen soll, die weniger helfen, die 'Wahrheit' der Sache zu erkennen, als die beteiligten Seiten zu identifizieren, hat seinen gesellschaftstheoretischen Horizont nicht in einer organizistischen Vereinheitlichung unter einem mythischen Ganzheitsbegriff (der Nation, der Gemeinschaft), sondern in einem relationalen Modell, das auf unterschiedliche Funktionen und Kompetenzen der Gesellschaftsmitglieder abhebt. Lippmann strebt eine demokratische Relationierung an, die auf dem pragmatischen Anerkennen der Unterschiede beruht und Funktionsverwechslungen zu vermeiden versucht. Daher kann eine mit allen relevanten Aspekten der Problemsubstanz unzureichend vertraute Öffentlichkeit letztlich keine direkte Mitsprache beanspruchen, sondern nur eine intervenierende Parteinahme für oder gegen unterschiedliche Positionen. Lippmanns liberalistisches Konzept beschränkt die Partizipationsmöglichkeiten demnach auf eine in Krisenzeiten und zur Krisenbewältigung stattfindende *Intervention* in einem expertenzentrierten Entscheidungsprozeß. Die demokratische Qualität einer Anpassung der idealtypischen Definition von Öffentlichkeit (an eine sich auf asymmetrisch verteilte Funktionen gründende gesellschaftliche Realität) liegt für ihn darin, in erster Linie unkontrollierte Machtansprüche abzuwehren. Die Expertokratie kann über bestimmte Testverfahren auf ihre organisatorische Verfaßtheit und die Entscheidungstätigkeit befragt werden, eine kompetente Mitarbeit der *outsider* wird aber als Ideal aufgegeben und faktisch ausgeschlossen. Die Aufgabe der öffentlichen Meinung und der Testverfahren in einer Massendemokratie faßt Lippmann (1925, 144/145) in einem normativen Katalog folgendermaßen zusammen:

[...] 1. Executive action is not for the public. The public acts only by aligning itself as the partisan of some one in a position to act executively.
2. The intrinsic merits of a question are not for the public. The public intervenes from the outside upon the work of the insiders.
3. The anticipation, the analysis and the solution of a question are not for the public. The public's judgment rests on a small sample of the facts at issue.
4. The specific, technical, intimate criteria required in the handling of a question are not for the public. The public's criteria are generalized for many problems; they turn essentially on procedure and the overt, external forms of behavior.
5. What is left for the public is a judgment as to whether the actors in the controversy are following a settled rule of behavior or their own arbitrary desires. This judgment

must be made by sampling an external aspect of the behavior of the insiders.
6. In order that this sampling shall be pertinent, it is necessary to discover criteria, suitable to the nature of public opinion, which can be relied upon to distinguish between reasonable and arbitrary behavior.
7. For the purposes of social action, reasonable behavior is conduct which follows a settled course whether in making a rule, in enforcing it or in amending it.

Der soziale Kontrakt beschränkt sich darauf, ein allgemeinverbindliches Regelwerk aufrechtzuerhalten, das der sporadischen Intervention und den gesellschaftlichen Konflikten zugrundeliegt und gemeinschaftlich verändert werden kann. Doch lösen sich viele Widersprüche des demokratischen Systems (die für die Unzufriedenheit in den zwanziger Jahren auch verantwortlich sind) durch die Neudefinition der Öffentlichkeit und ihrer Funktion, wie Lippmann anerkennt, nicht auf. Zum einen bleibt es unklar, wie die Testverfahren in einer Massengesellschaft greifen, wie sie vor allem die Distanz zwischen dem Entscheidungszentrum und den betroffenen Gebieten überbrücken können. Zum anderen manifestiert sich im demokratischen politischen System (wie auch im modernen Kapitalismus und im Bereich der nationalen Verteidigung) als grundsätzliches Dilemma eine eigentümliche Dynamik von Zentralisierungsprozessen; während die Demokratie in der Festlegung ihres Regelwerks auf ein möglichst großes Einverständnis der Bürger angewiesen ist, sieht sie sich zur Behebung der dringlichsten Probleme darauf verwiesen, Entscheidungsprozesse zu zentralisieren und dabei die Prinzipien der Zustimmung zu vernachlässigen. Damit entsteht die paradoxe Situation, daß die Reform der Demokratie nicht mit demokratischen Mitteln möglich erscheint: "The problems that vex democracy seem to be unmanageable by democratic methods. In supreme crisis the dilemma is presented absolutely. Possibly a war can be fought for democracy; it cannot be fought democratically" (Lippmann 1925, 189/190). Lippmanns Versuch, die Möglichkeiten öffentlicher Partizipation den Realitäten der Massengesellschaft anzupassen, seine Absage an das Ideal populärer, von der Mehrheit ausgehender Regierungsformen und dessen Reduktion auf eine sporadische regelwerks- und personenbezogene Intervention können ein tieferliegendes Problem der Modernisierungsformen des Verwaltungsapparats nicht beseitigen. Die Systemimperative von Bürokratie und Ökonomie, auf die eine intervenierende Öffentlichkeit einwirken können soll, entziehen sich zunehmend einer demokratischen Organisationsform und Kontrollierbarkeit. Doch dieses Dilemma ist in jedem Fall ein im Bereich des Expertentums zu lösendes, denn für Lippmann (1925, 199) ist die Regierungskompetenz der 'Masse', das Partizipationspotential des hypothetischen omnipotenten Bürgers gering: "It is by the private labors of individuals that life is enhanced. I set no great store on what can be done by public opinion and the action of masses."

Daß die kompetente Partizipation einer informierten Öffentlichkeit ein Phantom sei, ein falsches und korrekturbedürftiges Ideal, diese Einschätzung von Lippmann greift Dewey (1984) in seiner Auseinandersetzung mit dem problematischen Status und den diffusen Ansprüchen der Öffentlichkeit auf. Obwohl er die Hinfälligkeit eines Ideals 'omnipotenter' Mitsprache durch die Indidviduen anerkennt, entwickelt er ein Modell der politischen Öffentlichkeit, das sich in deren Definition, ihrer Funktion und ihrem Potential wesentlich von Lippmanns Kritik unterscheidet. Beide Konzeptionen, die einer regelbezogenen Intervention nichtfachlicher Art und die einer den essentiellen Bereich demokratischer Interaktion konstituierenden kommunikativen Verständigung, repräsentieren zwei exemplarische Modelle zum Verhältnis von Öffentlichkeit und Demokratie, die der massenmedialen Verständigung - und den Annahmen zur Bedeutung von Rezeptionsprozessen - unterliegen.

Dewey geht von der Vorstellung aus, daß eine Öffentlichkeit aus den gleichen Prozessen und Motivationen hervorgeht wie ein Staatswesen, daß sie in gewissem Sinn dessen Vorstufe darstellt. Sobald Konsequenzen von individuellen Handlungen in ihrer Wirksamkeit über den unmittelbar betroffenen Kontext hinausgehen und für andere zu indirekten Konsequenzen führen, und sobald diese in einem regulativen Regelwerk koordiniert werden, bilden sich staatliche Strukturen heraus. Die Öffentlichkeit konstituiert sich als jener erweiterte Kontext, in dem die indirekten Konsequenzen ihre Wirksamkeit entfalten, und sie formiert durch die Aktivität repräsentativer Agenturen eine organisatorische Struktur, die zur systematischen Vermittlung indivdueller und gruppenbezogener Interessen dient (vgl. Dewey 1984, 243-257). Das Verhältnis von Staat und Öffentlichkeit richtet sich damit an der formalen Prämisse einer strukturbildenden Qualität aus. Während die Öffentlichkeit in jeder umfassenderen sozialen Konstellation aufgrund der Interdependenzen und Relationierungen der *associated activity* als heterogener Bereich existiert, organisiert sich das staatliche System erst durch die repräsentativen und regierenden Strukturen. Diese müssen jedoch nach Dewey (1984, 265) den sich verändernden historischen Entwicklungen und Assoziationsformen angepaßt werden, sie sind dynamische und relative Größen: "The only constant is the function of caring for and regulating the interests which accrue as the result of the complex indirect expansion and radiation of conjoint behavior."

Die Besonderheit des demokratischen Verständnisses liegt in den spezifischen Auswahl- und Kontrollverfahren begründet, mit denen die Repräsentanten für Ämter und Regierungsaufgaben betraut werden. Dewey orientiert dieses Modell an der kleinen, lokal begrenzten, agrarisch oder handwerklich orientierten *community*, die neben einer politischen Öffentlichkeit auch eine (nicht mit den Kategorien öffentlicher oder privater Assoziation zusammenfallende) wertbezogene Sozialität repräsentiert. Dieser demokratisch organisierte Verbund ist im Zuge einer Modernisierungs- und Vermassungstendenz und einer Umwertung tradierter (an Nähe- und Distanzrelationen gebundener) Sozialisierungsmuster mit einer Reihe von Problemen konfrontiert, die auch bei Lippmann den historischen Kontext einer krisenhaften Selbstwahrnehmung der amerikanischen Demokratie ausgezeichnet hatten. In letzter Konsequenz steht die grundsätzliche Funktion der Öffentlichkeit zur Disposition, das staatliche Regelwerk und die Definition dessen, was die Repräsentanten eines demokratischen Gemeinwesens leisten sollen, mitbestimmend und in ihrem Interesse zu beeinflussen. Die Vermassungstendenz der modernen Gesellschaft hat nicht nur die herkömmliche *community* mit neuen Relationierungsmechanismen ausgehöhlt, sondern auch die administrativen Organisationsstrukturen verkompliziert, die sich nicht mehr auf autonome und aktive Individuen, sondern auf Menschenmassen und austauschbare Einheiten richten (vgl. Dewey 1984, 301). Auch durch die ökonomischen Monopolisierungstendenzen ist das politische System in eine dysfunktionale Abhängigkeit geraten, die ihre problematische Ergänzung in einem von Experten manipulierten, unpersönlichen Apparat der politischen Parteien hat. In diesem Kontext erscheint die Öffentlichkeit als fragmentiert, uninformiert, dilettantisch und unfähig, zwischen Regierungsaktivitäten und den Bedürfnissen der repräsentierten Mehrheit zu vermitteln (vgl. Dewey 1984, 302-313). Sie gewinnt vor dem Hintergrund einer kontinuierlichen Modernisierung des gesellschaftlichen Lebens nicht mehr eine Struktur, die ihrer demokratisierenden Funktion gerecht würde:

> Indirect, extensive, enduring and serious consequences of conjoint and interactive behavior call a public into existence having a common interest in controlling these consequences. But the machine age has so enormously expanded, multiplied, intensified and complicated the scope of the indirect consequences, has formed such immense and consolidated unions in action, on an impersonal rather than a community basis, that the resultant public cannot identify and distinguish itself. (Dewey 1984, 314)

Die idealtypische Öffentlichkeit einer agrarischen Kleinstadt löst sich in vielfältige, versprengte Öffentlichkeiten auf, die teilweise unverbunden oder konkurrierend eine Synthetisierung nicht mehr zulassen. Damit wird die Idee des Demokratischen, wie sie sich aus Deweys Modell ergibt, bedroht; einerseits ihre politische Komponente, daß eine Regierung den Bedürfnissen der Gemeinschaft folgt, und daß dies nur erreicht werden kann, wenn letztere Repräsentanten wählt und deren politische Praxis mitbestimmt; andererseits ihr sozialer Gehalt, daß sich eine Balance zwischen individuellen und gruppenbezogenen Bedürfnissen und Verantwortlichkeiten einstellt, die Autonomiebestrebungen und Wertgebundenheit vermittelt (vgl. Dewey 1984, 327/328).

Im Gegensatz zu Lippmann, der zur Umdefinition der Öffentlichkeits-Konzeption auffordert, hält Dewey (1984, 324-331) jedoch an einem Ideal gesellschaftsübergreifender Mitbestimmung fest, in der sich die sozialen und politischen Gehalte des Demokratischen umsetzen lassen. Zur zentralen Vermittlungskategorie wird die Organisation symbolischer Kommunikation, die der Fragmentierungstendenz durch den Austausch allgemeinverständlicher Zeichen begegnet und eine *great community* erschaffen kann. An die Stelle einer direkt und physisch verbundenen Gemeinschaft, die sich über Erfahrungen, Bedürfnisse und Ereignisse von Angesicht zu Angesicht verständigen kann, tritt eine symbolisch verbundene Gemeinschaft, die diese lebensweltlichen Elemente in kommunizierbare Bedeutungseinheiten übersetzt und als Verweisungshorizont der Ideen und Gefühle bereithält. Der gesellschaftsumspannende Verständigungsbereich stellt sich - wie es sich auch bei der Propagandakonzeption von Grierson andeutet - über die kommunikative Verknüpfung und deren Anbindung an Strukturen der kleineren, lokalen Öffentlichkeiten her: "Signs and symbols, language, are the means of communication by which a fraternally shared experience is ushered in and sustained" (Dewey 1984, 371). Die problematischen Fragmentierungstendenzen der Öffentlichkeit werden durch eine für das Umsetzen demokratischer Ideale konstitutive kommunikationstheoretische Erweiterung auf das Dialogprinzip der traditionellen Gemeinschaft rückbezogen. Nur wenn sich über (massen-)kommunikative Mittel ein Zustand der umfassenden Publizität (*full publicity*) herstellen läßt, sind die Voraussetzungen für die Entwicklung und Selbstdefinition der Öffentlichkeit in einem Sinn geschaffen, der die Umsetzung ihrer demokratischen Aufgabe ermöglicht (vgl. Dewey 1984, 339). Dabei hält Dewey nicht an dem Modell des 'omnipotenten und kompetenten Bürgers' fest, sondern er fordert eine Kompetenz, die eine Beurteilung der Standpunkte und Erklärungsmuster der Dialogpartner erlaubt. Ohne die Erfüllung der Publizitätsforderung bleibt die Öffentlichkeit in ihren politischen und sozialen Dimensionen beschränkt, und solange sich ein kommunikativer Dialog nicht eingestellt hat, ist ein Urteil über die Partizipationsmöglichkeit der 'Massen' verfrüht: "Until secrecy, prejudice, bias, misrepresentation, and propaganda as well as sheer ignorance are replaced by inquiry and publicity, we have no way of telling how apt for judgment of social policies the existing intelligence of the masses may be" (Dewey 1984, 366). Lippmann versteht die Öffentlichkeit in erster Linie als zielorientierten Interessenverbund, dessen Rolle auf eine sporadische, in Krisenzeiten aktivierte Parteinahme für oder gegen bestimmte Positionen beschränkt werden sollte. Sie ist den Experten gegenüber immer unterlegen und sollte sich daher nicht mit der Problemsubstanz auseinandersetzen, sondern die der Mehrheit angemessene (mehr oder weniger informierte) Abwägung der Sachverhalte anstreben. Dewey macht die Öffentlichkeit dagegen zum konstitutiven Element demokratischer Gemeinschaft. Sie bildet den Ausgangspunkt eines administrativen Regelwerks, das die indirekten Konsequenzen assoziativer Interdependenz organisieren und koordinieren soll, und hat sowohl eine kontrollierende als auch eine gestalterische Aufgabe. Ihre Organisation folgt dem Grundsatz gesellschaftsübergreifender Relevanz und beruht letztlich auf der Annahme, daß die Beteiligung der Mehrheit an den Prozessen sozial-ethischer und politischer Willensbildung die Idee des Demokratischen ausmacht.

3.2.2   Die Öffentlichkeit im Spannungsfeld privatwirtschaftlicher Marktmodelle

Die zunehmende Technologisierung und Modernisierung des gesellschaftlichen Lebens in einer Massendemokratie der zwanziger Jahre, innerhalb derer sich die Debatte zwischen Dewey und Lippmann entwickelt, und die aufgrund ihrer krisenhaften

Erschütterung eine Neuformulierung zentraler Konzepte demokratischer Partizipation notwendig zu machen scheint, verdeutlicht einerseits, daß ein grundlegender Strukturwandel der Öffentlichkeit stattfindet und andererseits, daß die Herausbildung des Dokumentarfilms eine Reaktion auf die Veränderung des politischen Systems darstellt. Sein Demokratisierungspotential als Aufklärungsgenre in der Moderne scheint sich in drei Richtungen ausbreiten zu können. Er kann eingesetzt werden, um als Überzeugungsrede in einem strategischen Kampf spezifische Interessenlagen durchzusetzen und zu legitimieren, d. h. in einem auf Konkurrenz beruhenden Konflikt andere (filmische) Entwürfe auszuschließen und zu übertrumpfen; er kann dazu dienen, jene von Lippmann geforderte rudimentäre Information über soziale Kontexte, die eine Parteinahme für bestimmte Expertenmeinungen ermöglicht, zu vermitteln; schließlich kann er konzipiert werden, um die Substanz gesellschaftlicher Probleme zu verhandeln und durch spezifische Textstrategien einem Modell demokratischer Partizipation zu entsprechen. Die Legitimations- und Partizipationslücke zwischen den Mehrheiten und den Regierenden kann also entweder durch eine strategische Überwältigung, eine eingeschränkte Information oder eine substanzbezogene und modellhafte Publizität geschlossen werden. Diese unterschiedlichen Ansprüche lassen spezifische Konzeptionen einer als demokratisch gedachten öffentlichen Kommunikation erkennen, die in die Dynamik des Strukturwandels öffentlicher Rede in den zwanziger Jahren und die nachfolgenden Dekaden eingebunden bleiben.

Bei Habermas (1990) hat sich dieser Wandel im Übergang von einer idealtypischen und epochenspezifischen 'bürgerlichen Öffentlichkeit' des 18. und 19. Jahrhunderts zu einer 'refeudalisierten' des 20. Jahrhunderts entwickelt. Erstere bildet sich in einem ausdifferenzierten, Staat und Gesellschaft strikt in Bereiche öffentlicher Gewalt und privater Warentätigkeit oder familialer Intimität trennenden sozialen Gefüge heraus. Sie hat eine Vorform in der künstlerischen Öffentlichkeit, die in Diskussionen über Kunstwerke, Literatur und die darin ausgetragenen menschlich-psychologischen Konflikte das Modell für einen sich später in politische Bereiche ausdehnenden Diskursraum etabliert. Dieser wird notwendig und im 'kritischen Räsonnement' ausgefüllt, sobald die Schicht des gewerbetreibenden und produzierenden Bürgertums seine Angelegenheiten mit dem öffentlichen Interesse abstimmen muß. Das Publikum kommt als kleine, kritisch diskutierende Öffentlichkeit zusammen, die von Statusattributen absieht und bislang nicht thematisierte Fragen erörtert, einerseits als 'Menschen', die humanistischen Idealen verpflichtet sind, andererseits als 'Eigentümer', die die öffentliche Gewalt in ihrem Interesse gestalten und politisch vermitteln möchten (vgl. Habermas 1990, 121). Sobald sich in den aufkommenden Massengesellschaften die Trennung zwischen Staat und Gesellschaft auflöst, überschneiden sich die Verstaatlichung der Gesellschaft und die Vergesellschaftung des Staates zur Verwischung der Kategorien des Privaten und Öffentlichen. Der Zerfall familiärer Autonomie und bürgerlicher Öffentlichkeit vollzieht sich in parallelen Prozessen, die auf der einen Seite einen Funktionstransfer auf den Staat bewirken, andererseits die Gesetze des Marktes in Bereiche des kritischen Räsonnements eindringen lassen. Aus der Kulturkritik wird der Kulturkonsum; der Anspruch einer gleichberechtigten, rationalen und unbeschränkten diskursiven Meinungsbildung weicht einem manipulativen Verfahren der Bedürfnislenkung: "Die bürgerliche Öffentlichkeit nimmt im Maße ihrer Gestaltung durch public relations wieder feudale Züge an: die 'Angebotsträger' entfalten repräsentativen Aufwand vor folgebereiten Kunden. Publizität ahmt jene Aura eines persönlichen Prestiges und übernatürlicher Autorität nach, die repräsentative Öffentlichkeit einmal verliehen hat" (Habermas 1990, 292).[6] Habermas formuliert in seinem idealtypischen Entwurf eine Öffentlichkeitskategorie, die als Struktur durch formale Freiheit der Subjekte, freie Meinungsäußerung und einen ungehinderten Zugang charakterisiert ist und auf dem Ausklammern von Ansehen, Macht oder wirtschaftlichen Abhängigkeiten beruht; die außerdem als Kommunikationsform die Qualität eines rationalen Diskurses (im Unterschied zur Repräsentation feudaler Macht) besitzt. Die Kritik an einer tendenziellen Verklärung und Idealisierung dieser Kategorie stützt sich auf zwei wesentliche Argumente: zum einen, daß die Konstitutionsbedingungen bürgerlicher Öffentlichkeit aufgrund des *Ausschlusses* gesellschaftlicher Gruppen (vor allem der Frauen und der besitzlosen Männer) zu wenig Beachtung findet; zum anderen, daß die nicht-organisierten und proletarischen Öffentlichkeiten in ihrer Eigendynamik und in ihren demokratisierenden Potentialen vernachlässigt werden (vgl. Fraser 1990, Polan 1990, Prokop 1981, 46-60). Negt und Kluge, die sich den proletarischen Öffentlichkeiten zuwenden, erweitern den Begriff um die Dimension eines Erfahrungshorizonts, in dem sich der wirkliche "Ausdruck eines fundamentalen gesellschaftlichen Bedürfnisses" (Negt/Kluge 1974, 18) manifestiert, der sich jedoch gegen die Übermacht der höher organisierten 'industrialisierten' Öffentlichkeit behaupten muß. Während die alternativen Praktiken organisatorisch durch Formen der direkten Demokratie (mit Kontrollfunktionen der Basis) oder der Arbeiterselbstverwaltung und demokratischen Planung des Produktionsprozesses gekennzeichnet sind, richtet sich ihr qualitatives Interesse auf die "gebrauchsorientierte Verarbeitung von Bedürfnissen" und die "Entfaltung bedürfnis- und interessenspezifischer Kooperation" (Prokop 1981, 56/57). Diese Qualität bleibt jedoch ihrerseits in den Austausch mit anderen Öffentlichkeiten eingebunden und kann - wie sich bereits in der Problematisierung der alternativen Praktiken des Films in den sechziger Jahren andeutete - nicht als autonomer und 'authentischer' Bereich idealisiert werden. Das Modell eines rationalen und

---

6 Habermas führt zur Refeudalisierung weiter aus (1990, 292): "Von der Refeudalisierung der Öffentlichkeit muß noch in einem anderen, genaueren Sinne die Rede sein. Jene Integration von Massenunterhaltung und Werbung, die in Gestalt der public relations bereits 'politischen' Charakter annimmt, unterwirft ihrem Kodex nämlich auch noch den Staat selber. Weil die privaten Unternehmen ihren Kunden bei Verbraucherentscheidungen das Bewußtsein von Staatsbürgern suggerieren, muß der Staat seine Bürger wie Verbraucher 'ansprechen'. So wirbt auch die öffentliche Gewalt um publicity."

freien Diskurses wird insofern um die Elemente einer sich in der Konkurrenz herstellenden, auf dem Ausschluß bestimmter Schichten und Gruppen beruhenden Interdependenz und einer größeren Resistenzfähigkeit der Zuschauer gegen versuchte manipulative Übergriffe erweitert (vgl. Habermas 1990, 11-50). Vor allem die Tatsache, daß die "Exklusion der Frauen eine strukturbildende Kraft" (Habermas 1990, 19) hatte, d. h. daß sich die geschlechtsspezifische Definition von Privatheit als Fundament der herrschenden Bruderschaft etablierte, schränkt die idealtypische Verortung eines rationalen und für den demokratischen Umgang modellhaften Diskurses ein.[7]

Dennoch liegt den meisten Modellen der Öffentlichkeit, die ein politisches Demokratisierungspotential in Kernbereichen kommunikativer Verhandlung ansiedeln, der Grundkonflikt einer idealtypischen, am *public interest, public service* orientierten Konsensbildung ('kritischer Publizität') und einer marktgesteuerten, strategischen Regeln folgenden kommerziellen Überwältigung ('manipulativer Publizität') zugrunde. Die *public philosophy* in Lippmanns (1989, 132) Sinn umfaßt die Vorstellung, daß sich ein öffentliches Interesse in einer rationalen, selbstlosen und gemeinschaftsorientierten Haltung äußert und die Herausbildung freier demokratischer Institutionen an die Einsicht gekoppelt ist, daß *allgemeingültige* Normen existieren, die in einer pluralistischen Gesellschaft nur in einer kommunikativen Konsensbildung ermittelt werden können. Meinungsfreiheit und Möglichkeiten zum Austausch erscheinen als Grundvoraussetzung für die gemeinsame Herausbildung eines moralischen und politischen Wahrheitsanspruchs, der als Ideal die Verständigungsbemühungen einer Zivilgesellschaft durchzieht.

Die Gemeinschaftlichkeit und Allgemeingültigkeit eines 'selbstlosen Wahrheitsideals' werden jedoch durch das Marktmodell der strategischen Durchsetzung von Partikularinteressen bedroht, das den ökonomischen Bedingungen der Öffentlichkeit zugrundeliegt. Während bestimmte Ziele im Sinn eines *public interest* als systemübergreifend postuliert werden, löst sich der Nährboden eines gesellschaftlichen Konsenses im Zusammenspiel von Partikularinteressen auf. Im relativistischen strategischen Kampf wird aus dem Forum mit universalistischem Anspruch ein Netz von Produktionsöffentlichkeiten, die einen komplexen Zusammenhang von Produktions-, Lebensinteressen und Legitimationsbedürfnissen darstellen (vgl. Negt/Kluge 1974, 38). Im Zuge einer 'refeudalisierten Öffentlichkeit' finden systemische Vermittlungen zwischen ökonomischen und bürokratischen Ebenen unter Ausschluß bestimmter Öffentlichkeitsbereiche statt. Doch zeichnen sich Anbindungsstrategien an Interessen der Allgemeinheit im Kontext der industrialisierten Öffentlichkeiten als verkompli-

---

[7] Vgl. Pateman (1988, 122): "The social contract is a modern patriarchal pact that establishes men's sex right over women, and the civil individual has been constructed in opposition to women and all that our bodies symbolize, so how can we become full members of civil society or parties to the fraternal contract?"

zierter Ausgrenzungs- und Einbeziehungszusammenhang aus,[8] so daß die Bestimmung eines Demokratisierungspotentials auf die Frage bezogen wird,

> ob und in welchem Umfang eine von Massenmedien beherrschte Öffentlichkeit den Trägern der Zivilgesellschaft Chancen einräumt, mit der Medienmacht der politischen und wirtschaftlichen Invasoren aussichtsreich zu konkurrieren, also das Spektrum der durch Einflußnahme von außen kanalisierten Werte, Themen und Gründe zu verändern, innovativ zu entschränken und kritisch zu filtern. (Habermas 1990, 47/48)

Mit dem Konzept einer systemisch gebundenen Öffentlichkeitsproduktion, die der partikularen Verhandlung spezifischer Herrschaftsinteressen dient und in einem profitorientierten Mediensystem die Maxime der wertschöpfenden Produktion von Zielgruppen hat, verbindet sich eine Neubestimmung der Konstitutionsbedingungen medialer Diskurse. Während Habermas (1990, 40) sein kritisches Modell an die Forderung bindet, normative Geltungsansprüche diskursiv einlösen zu können, indem "die Gültigkeit von Normen an die Möglichkeit einer begründeten Zustimmung vonseiten aller möglicherweise Betroffenen, soweit diese *die Rolle von Argumentationsteilnehmern* übernehmen", geknüpft wird, ist im Übergang von öffentlichen zu privatwirtschaftlich organisierten Kommunikationssystemen ein Verzicht auf umfassende Norm- und Wertbildungsverfahren angelegt.[9] Im Spannungsverhältnis zwischen universalistischen Ansprüchen und partikularistischen Interessen bleiben die Öffentlichkeitsinhalte letztlich an ökonomische Imperative gebunden, die die Vielfalt möglicher Äußerungen an deren Verwertbarkeit koppeln.[10] Damit setzt sich eine für den Wandel öffentlicher Rede einschneidende zweigeteilte Marktstruktur durch, "in which choice, being increasingly expensive, is offered to upper income groups, while an increasingly impoverished, homogenised service is offered to the rest" (Garnham 1983, 18).

---

[8] Vgl. Negt/Kluge (1974, 38): "Anstelle des Ausgrenzungsmechanismus der klassischen Öffentlichkeit ist für die mit der klassischen verflochtene Produktionsöffentlichkeit charakteristisch ein Hin- und Herschwanken zwischen Ausgrenzung und verstärkter Einbeziehung: nicht legitimierbare faktische Verhältnisse verfallen produzierter Nicht-Öffentlichkeit; an sich nicht legitimierbare Machtverhältnisse im Produktionsprozeß werden mit legitimierten Interessen der Allgemeinheit aufgeladen und erscheinen so in einem Legitimationszusammenhang. An die Stelle der Unterscheidung zwischen öffentlich und privat tritt der Widerspruch zwischen dem Druck der Produktionsinteressen und dem Legitimationsbedürfnis."

[9] Vgl. Lippmann (1989, 114): "In the prevailing popular culture all philosophies are the instruments of some man's purpose, all truths are self-centered and self-regarding, and all principles are the rationalizations of some special interest. There is no public criterion of the true and the false, of the right and the wrong, beyond that which the preponderant mass of voters, consumers, readers, and listeners happen at the moment to be supposed to want."

[10] In Abgrenzung von Habermas schlägt Keane (1991, 165) ein *public service*-Modell vor, das dem Dilemma universalistischer und partikularistischer Tendenzen nicht entgehen kann: "It acknowledges the existence of an ineradicably modern dilemma between the universalist goal of empowering *all citizens* through mechanisms which *enable* them to express their opinions *collectively* and the pluralist goal of securing a genuine variety of opinions through mechanisms which clear spaces for *particular* citizens to express their opinions by *checking* and *restricting* the power of expression of other citizens, who are thereby consigned to the role of passive *audiences.*"

Das zunehmende Auseinanderfallen der Wissensvermittlung und die zielgruppenbezogene Ausdifferenzierung von Informations- und Warenströmen entblößt damit in der Abnahme einer Möglichkeit 'kritischer Publizität' und in der verstärkt zweckbezogenen oder konsumorientierten Zuschaueransprache ein Vermittlungsdefizit zwischen lebensweltlichen und politischen Gesellschaftsebenen, das an Kernbereiche des demokratischen Selbstbildes rührt. Selbst wenn die Theorien einer manipulativen medialen Bewußtseinslenkung Dekodierungs- und Widerstandspotentiale der Zuschauer unterschätzen und die populärkulturelle Verhandlung gesellschaftlicher Prozesse in ständigen Bewegungen des Ein- und Ausschließens den Veränderungswillen reflektieren und unterstützen kann, wird die Einbuße einer funktionierenden Öffentlichkeit nicht nur als Bedrohung eines politischen Partizipationsideals, sondern auch einer identitätsstiftenden Verständigung gesellschaftlicher Subjekte gesehen, die nicht nur über Warenströme stattfinden soll (vgl. Habermas 1990, 33-50). Das Festhalten an Konzeptionen der öffentlichen Meinung stellt einen Versuch dar, den Grad der Erosion liberal-demokratischer Prinzipien durch kapitalistische Wirtschaftsfaktoren zu bestimmen und Demokratisierungspotentiale, die im Nichtkommerziellen liegen, einzuklagen: "When the non-commercial media - broadcasting, the public library, public space itself - are victimized by the onrush of privatization and deregulation and rampant profitmaking, the very roots of democratic governance are cut" (Schiller 1989, 331/332). Es zeigt sich einerseits der grundlegende Zielkonflikt eines politischen Ideals, das einen bestimmten Informationsgrad der Bevölkerung vorraussetzt, und andererseits einer ökonomischen Erschließung des gesellschaftlichen Lebens, die diesem entgegenwirkt (vgl. Qualter 1985, 242).[11] Für Morgan existiert damit eine paradoxe Kommunikationsstruktur, in der die ideelle Unterstützung demokratischer Prinzipien (Gleichheit, Pluralität, freie Rede) bei *gleichzeitiger* Unterminierung und Verhinderung ihrer Umsetzung erzeugt wird, ein *mainstreaming*-Effekt, der Partizipations- und Gestaltungsideale dysfunktional werden läßt: "In a commercial mass communication system, corporate interests rarely give way to the *public* interest" (Morgan 1989, 252). Die unterschiedlich gehaltenen Zuschaueransprachen verschieben die Möglichkeiten der Wahl auf die oberflächliche Ebene der Warenproduktion, der Konsumentendemokratie, die eine Partizipation als Eintauchen in beliebige Erfahrungswelten versteht: "None of the institutions of democracy seriously promotes the rational, independent free will on which they are supposed to depend. We are not liberated, except to be consumers, and great efforts are taken to protect us from anything which might disturb the calm confidence in the future so necessary to a consumer society" (Qualter 1985, 251).[12]

---

[11] Vgl. auch Rapping (1987, 108): "The only thing that stops local affiliates from entirely eliminating documentaries is the FCC public service requirement, lurking in the background."

[12] Vgl. auch Schiller (1989, 322/323), der zur Unterscheidung der Zuschaueransprache das *British Broadcasting Unit* zitiert: "[...] the two systems mobilize fundamentally different concepts of their audience and of the set of social relations which bind them to their audience and each member of that audience to other members. The market addresses humans as individual consu-

Dieses veränderte öffentliche Forum beeinträchtigt auch die Grundlagen der dokumentarischen Idee. Griersons Konzeption eines gesellschaftsumspannenden, erzieherisch-aufklärerischen Auftrags, auf die sich die emanzipatorischen und bewußtseinsbildenden Praktiken des Dokumentarfilms berufen müssen, verliert sich mit dem Verschwinden der *public philosophy*. Das Zeitalter der Propaganda, das auf einer strukturellen Trennung von Kommunikationspolen beruht, scheint dementsprechend mit einer zunehmenden Auflösung von Distanzverhältnissen und einer Zunahme technologisch bedingter Mischphänomene zu Ende zu gehen (vgl. Carpignano 1990).[13] In diesem gewandelten institutionellen Kontext ist jedoch weder die politische Funktion der Öffentlichkeiten noch die des Dokumentarfilms hinfällig. Vielmehr richten sich die Fragen nach den Demokratisierungspotentialen in einem System konkurrierender Öffentlichkeiten auf vier von Fraser (1990) ausgeführte Komplexe, die durch die Berücksichtigung von Ausschließungsmechanismen und nichtorganisierten, 'proletarischen' und anderen Gruppen von zentraler Bedeutung sind: 1. die sozialen Ungleichheiten innerhalb einer Öffentlichkeit, die aufgrund von Statusattributen, kulturellen und ökonomischen Unterschieden entstehen und *nicht* ausgeklammert werden; 2. die Hierarchisierungsphänomene (z. B. der Segmentierung oder des Ausschlusses) der miteinander konkurrierenden Öffentlichkeiten; 3. die Grenzen zwischen den als diskussionswürdig klassifizierten 'öffentlichen' und den nicht zu hinterfragenden 'privaten' Themen; 4. die Definition eines machtpolitischen Potentials der Öffentlichkeiten vor dem Hintergrund einer Trennung staatlicher und zivil-gesellschaftlicher Sphären. Diese Ebenen werden in Kapitel 7 wieder aufgegriffen und in den Kontext einer demokratischen Kultur gestellt. Vor der Analyse der dokumentarfilmischen Exploration des Privaten sollen zunächst einige Aspekte des ersten Teils zusammengefaßt werden.

Je weiter die Begriffsbestimmungen des Dokumentarfilms gefaßt werden, je umfassender seine institutionellen, technologischen, ästhetischen und stilistischen Dimensionen eine Berücksichtigung finden, desto deutlicher treten Spannungsfelder hervor,

---

mers driven by the pursuit of self-interest. [...] Public service broadcasting is obliged to address its audience as rational citizens and to provide them with the information upon which a long national debate can be based" (aus: The Public Service Idea in British Broadcasting, London 1985, 7-8).

[13] Bei Carpignano wird dieses Verhältnis im Kontrast zwischen der Nachrichtensendung und der *talk show* gesehen, die nach Rapping (1987) Funktionen des Dokumentarfilms partiell übernommen hat: "The apparent purpose of a news debate is to inform. On the contrary, the purpose of the talk show is not cognitive but therapeutic. The structure of the Talk Show is not a balance of viewpoints but a serial association of testimonials. The orchestration is not dialectical, in the sense that individual interventions are not predisposed to follow a logical argumentative line. More often than not they are inconsequential. The statements are repetitive, sometimes they assume the aura of a ritual. In the end there is no resolution, the show provides no conclusions. In fact the real confrontation in the show is between those who espouse an ideology of therapeutic solutions and those who keep open the continuity of a discursive practice." (Carpignano 1990, 51)

in denen seine Position oszilliert. Er fällt nicht mit fernsehmedialem Tagesjournalismus zusammen, sondern siedelt sich in einem diffusen Außen der institutionellen Professionalität an; er wird von sozialrevolutionären Bewegungen ebenso als subversives Mobilisierungsinstrument verpflichtet wie von staatlichen Agenturen, die ihn zur ideologischen Indoktrination als Herrschaftswissen einsetzen; er ist im Kino nicht überlebensfähig und im Fernsehen nur geduldet; er formuliert alternative und oppositionelle Weltmodellierungen aus und kann deren Sprengkraft nur gegen die dominierende Präsenz der gängigen Erklärungsmuster ausrichten. Die Sehnsucht nach einer kontrollierbaren Verdoppelung des Lebens macht ihn zum narzißtisch besetzten, reinen Abbild - jenem Fluchtpunkt realistischer Transparenzillusionen - oder zum betrügerischen Imitat, das es zu entlarven gilt. Ob es um den aufklärerischen Akt über ein soziales Unrecht oder um die Stereotypisierung fremder Kulturen, um die reflexive Selbstbefragung des filmenden Subjekts oder um die Auseinandersetzung mit dem Scheitern filmischer Darstellbarkeiten geht - die Ordnungsphantasien, die die Akte des Dokumentierens aufrufen, versprechen eine Handhabbarkeit des Verlusts, der Rollenkonfusion, der Auflösung des Körpers oder der Kontingenz historischer Prozesse. Dabei ist das Genre für eine demokratische Kultur, die einer atomisierten Marktsegmentierung gegenüberstehen soll, insofern von Bedeutung, als es einem antikommerziellen Öffentlichkeitsideal nahekommt und seine Vermittlungsleistung mit einem Gemeinschaftsmodell verbindet. Wenn die kulturellen Selbstverständigungsversuche nicht mehr allgemein zugänglich und gesellschaftsübergreifend konzipiert werden können - so die implizite Funktionsbestimmung -, dann löst sich der soziale und politische Zusammenhang in isolierte Diskursinseln auf. Damit reicht die Legitimationskrise des Genres nicht nur in den filmhistorischen Wandel seiner institutionellen und ästhetischen Bedingtheiten hinein, sondern auch in jene Bereiche einer demokratischen Kultur, die sich an einer Öffentlichkeitsrelevanz, an einer emanzipatorischen gesellschaftlichen Praxis und an einer Vermittelbarkeit von wirklichkeitszugewandten ästhetischen Texten orientieren. Die repressive Qualität des dokumentarfilmischen Wahrheitsdiskurses kann demnach als Untergrund seiner drehsituativen und institutionellen Praktiken nur insofern anerkannt werden, als ihm gleichermaßen ein demokratisierendes Potential inhärent ist, das in unterschiedlicher Form zur Geltung kommen kann.
Im Hinblick auf die Begriffsbestimmungen des Genres werden mit der technologischen Umstellung der Repräsentationsbasis jene Abbildtheorien, die aus dem 'Aufzeichnen der Realität' eine privilegierte Identifizierbarkeit des Dokumentarischen abzuleiten versuchten, grundsätzlich in Frage gestellt. Darüber hinaus haben auch die traditionellen Definitionsversuche, die eine Unterscheidung des Erfundenen (Fiktionalen) und Vorgefundenen (Dokumentierten) zu treffen vorgaben, an Relevanz verloren. Das 'Dokumentarische' des Dokumentarfilms stellt sich weder durch die technologische 'Reinheit' der Aufzeichnung her, die dem Filmmaterial als ontologische Qualität eingeschrieben sein soll, noch durch die Dichotomisierung einer

falschen Fiktion und einer wahren Dokumentation, sondern durch eine spezifische Erzählform, die dem historiographischen Diskurs zugeordnet wird, und die mit einer zuschauerbedingten Erwartungshaltung korrespondiert; diese ruft ein kontext- und kulturspezifisches Vorverständnis über *Kriterien* der Referentialität und Authentizität auf. Weder das dokumentarische 'Material' noch die Erzählformen besitzen eine unveränderliche transhistorische Gültigkeit, sondern sie unterliegen in ihrer appellativen Kraft und ihrem 'Dokumentenstatus' einem historischen Wandel, der durch die Transformation des Vorverständnisses der Zuschauer die kontextabhängige Geltung beeinflußt. Dementsprechend wird der Dokumentarfilm - vor dem Hintergrund seines eingeschränkten Geltungsanspruchs - nur als gesellschaftliche Praktik privilegierbar, die ihren demokratisierenden oder befreienden Anspruch markiert, zur Diskussion stellt und durch die Betroffenen anfechtbar macht; ohne jedoch die Tradition der paternalistischen Belehrung weiterführen zu können.

Die im Kontext der Funktionsbestimmungen des Genres angedeutete Entwicklung des amerikanischen Dokumentarfilms führt für die vorliegenden Arbeit zu einer Unterscheidung von zwei Grundkategorien dokumentarfilmischer Repräsentation: einer analytischen und einer performativen. Die erste besitzt eine Qualität expositorischer Abstraktion, geht deduktiv vor, nutzt formale Verfahren zur Illustration und Beweisführung über ein Zurückliegendes und wählt eine gewisse Distanz zum Gegenstand. Die zweite besitzt eine Qualität der explorativen Anschaulichkeit, geht induktiv vor, setzt formale Verfahren zum Miterleben und zur präsentischen Entfaltung ein und läßt eine Nähe zum Gegenstand entstehen. Dabei handelt es sich zunächst um deskriptive Kategorien (rhetorischer) Ansprachformen, die nicht voreilig be/wertend und qualifizierend zu verstehen sind. Die analytische Kategorie besitzt performative Anteile, und die performative hat einen spezifischen analytischen Charakter, d. h. sie schließen sich nicht aus, sondern treten vermischt auf, wobei der Schwerpunkt im folgenden zweiten Teil der Untersuchung jedoch auf dem beobachtend-interaktiven Ansatz, dem vorherrschenden performativen Verfahren liegt, dessen Entwicklung für die Diskursqualitäten des neueren Dokumentarfilms von größerer Bedeutung ist. Beide Kategorien partizipieren in spezifischer Form am dokumentarischen Kontrakt (der dokumentarischen Leseanweisung an das Publikum). Sie begründen ihren Geltungsanspruch mit dem Versprechen, daß die Repräsentation auf eine reale (außertextliche) Agentur zurückgeht und sich die daraus resultierende Kommunikationsform handlungsorientiert und praxisbezogen darstellen soll.

Der *dokumentarische Effekt* konstituiert sich dabei durch die Erwartungshaltung der Zuschauer und die Erzählform des Textes. Im Zusammenspiel der etikettierenden externen Signale mit den internen stilistischen und ästhetischen Signalen des Textes (d. h. in der Spannung von Text und klassifikatorischem Paratext) etabliert sich durch die argumentative oder perfomative Logik ein Verweisungshorizont, der als außerfilmischer dem Film vorausliegt, in der symbolischen Gestalt des Textes jedoch in eine eigenständige Ordnung gebracht wird. Diese textbedingte Ordnung ist Resultat der 'Akte des Dokumentierens' und läßt den Horizont jener Ordnungsphantasien aufscheinen, die mit dem Dokumentarischen einhergehen. Sie ist mit ihrer Verbindung von Ordnung und Kontrolle Teil des imaginären Überschusses, der sich in der Ansammlung des dokumentarischen Wissens einstellt, und bleibt immer mit einer Abschattung des Kontrollverlusts, der Auflösung und des Exzesses der Erfahrung, Semiose oder Erklärbarkeit versehen. Das Indexikalische, auf das sich einige Ansätze der Dokumentarfilmtheorie berufen, stellt einen Verweishorizont dar, dessen historische, narrative oder mythologische Relevanz die Rezeption in konkurrierenden Interpretationen aushandelt, wobei die Diskurszugehörigkeit Kriterien der Authentizität und der Wahrheit historischer Referenzen mitbestimmt. Daher tritt an die Stelle einer Hierarchisierung symbolischer Realitätsverhandlungen ein Modell, das den spezifischen Beitrag der fiktionalen und dokumentarischen Formen in den jeweiligen diskursiven Feldern ausdifferenziert. Zur Bestimmung einer politisierenden Funktion des Dokumentarfilms, zur Einschätzung einer Enthierarchisierungsleistung oder einer 'symbolischen Vermachtung' wird eine Orientierung auf Prozesse der Aufnahme und Weiterverarbeitung der Filme notwendig, die die Repräsentationsmodi mit rezeptionsanalytischen Ergebnissen verknüpft.[14]

Wenn eine Macht der filmischen Repräsentation postuliert wird, dann bezieht sich diese weder auf eine unveränderliche Qualität der Filme noch auf ein Potential, das kontextunabhängig angehäuft wird, sondern auf relationale Machtverhältnisse, die aufgrund der Repräsentationsverfahren eingerichtet werden, und die auf unterschiedlichen Ebenen des Kommunikationsprozesses ihre Wirksamkeit heterogen und zum Teil widersprüchlich entfalten. Die filmische Repräsentation umfaßt neben der symbolischen Ordnung des Textes auch dessen (soziale oder politische) Fürsprache und konstituiert in ihrer prozessualen Qualität jene soziale Praktik, die in der drehsituativen Interaktion oder im Einsatz der Apparate das Repräsentieren in die Lebenswelt transponiert. Die 'Macht' entfaltet sich als technologisches, ästhetisches und welterklärendes Relationierungsverfahren. Die verschiedenen Ebenen, die dabei ineinandergreifen oder widersprüchlich zusammenprallen, bleiben in die produktions-, text- und rezeptionsstrukturierenden Netzwerke eingespannt, die im Rahmen des ersten Teils behandelt wurden. Die Macht der filmischen Repräsentation manifestiert sich demnach zum einen als Verfügungsgewalt über technische Apparate und die Institutionalisierung des Produktionkontextes. Sie reguliert den Zugang zu den Apparaten,

---

[14] Die gesellschaftliche Weiterverarbeitung hängt in diesem Sinn eng mit jenen sozialen Konventionen zusammen, die für Branigan (1992, 204) Referenzkriterien definieren und den Unterschied von dokumentarischen und fiktionalen Leseformen markieren: "Thus, as others have argued, the distinction between nonfiction and fiction is not based on truth versus falsity, nor on some process of copying/imitating as opposed to creating/fabricating, nor on the relative degree of manipulation of some pre-existent reality. Instead, I believe that the distinction is based on the social conventions and categories that specify causality for a community. More exactly, I believe that comprehending nonfictionally is dependent upon the conventions that enable us to reason about causality which, in turn, governs our understanding of the *specificity* of the references being made to the world of a given community."

ihren Einsatz und die Teilnahmebedingungen der Beteiligten und Betroffenen. Zum anderen partizipiert sie als soziale Praktik an der strukturbildenden Kraft des öffentlichen Diskurses, an Verfahren des Ausschlusses, der relationalen Positionierung und der Hierarchisierung der politischen Subjekte. Schließlich deutet sie auf ihr Potential im Text und in seiner Aneignung hin; als Darstellungsmacht ist sie die Ordnung des Textes, die Anspracheformen, Sprecherpositionen, Stimmenhierarchien, Beobachtungs- und Befragungsverfahren hervortreibt; als Wirkungsmacht ist sie in der Definition und dem Gebrauch des Wissens (als Beweis oder Welterklärung) spürbar. Die Ordnung des Textes, der Gebrauch des Wissens, die Verfügungsgewalt über die technischen Apparate und die Positionierung innerhalb der Öffentlichkeit sind konstitutive Akte, in denen die Macht wirksam wird. Ihre ausbeuterische Qualität oder ihr emanzipatorisches Potential bleibt jedoch von der Gewichtung abhängig, die diese erhalten.

Teil II: Explorationen und Konstruktionen des Privaten im amerikanischen Dokumentarfilm

Im zweiten Teil der vorliegenden Untersuchung werden drei zentrale Themenkomplexe umkreist: die Merkmale des performativen Modus dokumentarfilmischer Repräsentation, die Explorationsformen des Privaten und die zuschauerbedingten Aneignungsweisen ihrer Rezeptionsangebote. Die Explorationen des Privaten sind dabei nicht als abbildende Akte zu verstehen, die Unerforschtes erschließen, sondern sie sind Teil einer sozialen Praktik, die gesellschaftliche Räume sichtbar macht und definiert. Die familiäre Autonomie, die Dynamik interpersonaler Beziehungen oder die selbstbefragende Identitätssuche - diese Konzeptionen werden in den Explorationen vergesellschaftet und mit einer konkreten Gestalt versehen, die als Vorbedingung jenes Strukturmerkmal des Privaten durchbrechen muß, das sich dem Öffentlichen entgegenstellt, seine Abgeschiedenheit. Das Private ist das Unzugängliche, das Versteckte und Geheime, dessen Sichtbarmachung nicht nur eine öffentliche Gewalt etabliert, die sich Zutritt verschaffen kann, sondern auch zu einer verstärkten Selbstrechtfertigung der Filmemacher führt, die sich diesem gesellschaftlichen Raum zuwenden. Damit erweisen sich die Explorationen des Privaten als drehsituative Interaktionsfelder, in denen ethische Reflexionen über das Filmemachen unerläßlich sind, und in denen der Repräsentationsanspruch des performativen Modus beständig an die Grenzen dokumentarfilmischer Darstellbarkeit stößt. Die *Grenzüberschreitungen* erstrecken sich dabei auf das Spiel mit den technologischen Machtrelais und mit jenen Kodes, die das Dokumentarische als Weltzugewandtheit bereithält. Die Legitimationskrise des Genres, die sich auf seinen Wahrheits-, Authentizitäts- und Geltungsanspruch bezieht, wird durch die Hinwendung zum *domestic realm* in besonderem Ausmaß manifest:

> The crisis has been most acutely registered in that realm of subject-matter which may be termed the domestic. At a calculated risk of question-begging, I shall offer a filmic rather than an ethnographic definition of the domestic realm as comprising those areas of human activity which are (a) most difficult to shoot without interference, since they are not public, and (b) least susceptible to re-enactment, since they are not in any simple way repetitive. The purpose of this somewhat negative phrasing is to denote an area of personal, intimate though not quite clandestine behaviour in explicit contrast with those repeatable or public events which have formed documentary's traditional sources - events on which the paraphernalia of film-making has been assumed not to exercise any significant influence. (Vaughan 1992, 99/100)

In dieser Formulierung von Vaughan wird deutlich, daß der Dokumentarfilm als Teil der Öffentlichkeit mit der Konzentration auf das Private dieses zum Thema in der Öffentlichkeit erhebt und sich daraus eine Reihe von Konsequenzen nicht nur für die Kriterien des authentischen Selbst, sondern auch für die öffentliche Sphäre ergeben, die mit Merkmalen des Privaten angereichert wird. Dabei oszillieren die Explorationen zwischen Formen, die sich der versteckten Räume bemächtigen, und anderen,

die im Sinn einer Zuschauerbezogenheit das Private zum Teil ausstellen, zum Teil inszenieren. Die Ausleuchtung des Unbekannten kann demgemäß zum Übergriff einer gewaltsamen Entblößung oder zum Programm einer kontrollierten Selbstkonstitution gehören. Das Private bleibt eine Kategorie, die ihre Gestalt vor allem über jene Qualitäten und Substanzen gewinnt, die ihr entzogen werden können und sich als Ausdruck des Authentischen behaupten. Indem sie durch den filmischen Text zu einem definierten gesellschaftlichen Raum und perzeptiblen Informationsfeld gerät, umschließt sie eine Dynamik der dialektischen Bestimmung, die mit dem Manifestwerden des Verborgenen die Struktur des Privaten fixiert und mitunter beschädigt. Das Sichtbare als Ausprägung einer transparenten Öffentlichkeit zerteilt die intimen Rückzugsgebiete und überführt ihre geheimen Informationen in kollektive Selbstverständigungsprozesse. So entstehen eine Reihe von relationalen Bezügen zwischen dem Privaten und dem Öffentlichen, die für die Explorationen von Bedeutung sind:
- als familiale Sphäre steht das Private dem Öffentlichen von Staat und Gesellschaft gegenüber;
- als technologisch erschlossener Raum wird es mit Hilfe von spezifischen Apparaten definiert, die das Unsichtbare ausleuchten, das Verborgene überwachen und das Geheime manifest machen;
- als künstlerisch-ästhetischer Raum ist es ein filmisch zu gestaltender Erfahrungsbereich, eine Materialbasis der Selbsterfahrung und des Selbstausdrucks, für den sich investigative und autobiographische Traditionen überkreuzen;
- als kommunikativer Raum ist es ein perzeptibles Informationsfeld über Identitäten, Sozialisierungsstufen, interpersonale Umgangsformen und geschlechterspezifische Rollenverteilungen, die zwischen der vermeintlichen Authentizität des Privaten und der rollenhaften öffentlichen Maske, dem psychologisch gefaßten Individuum und der spirituell konnotierten Gruppe pendeln;
- als ökonomischer Konsumraum ist es nicht nur ein Zielgebiet des Marktes, sondern auch ein Bereich, dessen Repräsentationstechnologien ihrerseits einem kommerziellen Impuls entstammen; das Fernsehen etwa bringt als Verteilungsmedium die Produktinformationen in die Privatheit, während die filmischen Amateurtechnologien das Familiäre zum Teil des Freizeitlebens machen. Das Private wird in zunehmendem Maß veröffentlicht, das Öffentliche durch das Fernsehen privatisiert.
Die Filme partizipieren in diesem Sinn an einer öffentlichen (d. h. hier mit gesellschaftsübergreifenden Verteilungstechnologien stattfindenden) Definition dessen, was als das Private gilt und als solches abgegrenzt werden kann. Mit der partiellen Institutionalisierung des Dokumentarfilms im Kontext des Fernsehens und seiner tendenziellen Anpassung an dessen ökonomische und technologische Basis findet dabei in den sechziger Jahren ein Paradigmenwechsel dokumentarfilmischer Repräsentation statt, der an die Stelle des analytischen und didaktischen Anspruchs früherer Jahre das Primat der Unmittelbarkeit und Transparenz des im sozialen Kontext verankerten, *individualistisch konnotierten* Beobachters treten läßt. Die politisch orientierte

Aufklärungsfunktion wird zu einer Krisenbewältigung, die gruppen- und individuenbezogene Problemgeschichten und deren Auflösung *nachfühlbar* als Geschichten spiritueller Gemeinschaftlichkeit oder individualpsychologischer Bewährung erzählt. Diese Prozesse treten in den Explorationen des Privaten insofern hervor, als diese Fragen des technologischen Eindringens, der verkomplizierten Beobachtungsrelation (zwischen Filmsubjekten und Filmemachern) und der filmischen Selbstfindung in der Performanz in den Vordergrund rücken. Das Dokumentarische verschiebt seinen Demokratisierungsanspruch von der paternalistischen Belehrung in die relativierende Zeugenschaft des 'Dabeigewesenseins', seine Geschichten werden nicht mehr *über* die Gesellschaft, sondern *aus ihr* erzählt. Damit manifestiert sich im performativen Modus eine Affinität zur Unmittelbarkeit der Erfahrung und spontanen Direktheit des Ausdrucks, die sich - sei es in der Beat-Bewegung, in den Drogenexperimenten der *counter culture* oder im experimentellen Film - für die amerikanische Kultur als postmodernes Erlebnisideal in der Kunst durchsetzt. Daß dieses jedoch in den Explorationen des Privaten ganz unterschiedlich ausgestaltet wird, gilt es im Folgenden zu betonen und herauszuarbeiten. Das Beobachten, Befragen und Belauschen auf der einen Seite oder das Sichausstellen und Selbstmitteilen der Filmsubjekte auf der anderen mündet in divergierende Ordnungen der Texte, die ihre Abstandsrelationen, ihre Konzeptionen des Selbst oder ihre Mitteilungsrituale mit unterschiedlichen Funktionsbestimmungen versehen. Zwei Fragestellungen laufen insofern für die folgenden Ausführungen parallel: zum einen die nach den Strategien, Erzählformen und Funktionen der dokumentarfilmischen Explorationen des Privaten, zum anderen die nach den Konzepten, Formen und Grundlagen einer gesellschaftlichen Weiterverarbeitung von kulturellen Objekten und Texten. Diese soll nicht nur eine aktive Arbeit der Zuschauer markieren, sondern auch eine Anlagerung von Sinn und Material an die Texte, ein Weitergeben und Verändern ihrer Strukturmerkmale, das durch seine gesellschaftliche Kontextualisierung mit einem Selbstbemächtigungspotential der Rezipienten ausgestattet ist und eine demokratisierende oder vermachtende Qualität des kulturellen Dialogs befördert.

Im vierten Kapitel werden zunächst die technologischen, ästhetischen, ökonomischen und politischen Bedingungen entwickelt, die zur Konsolidierung des amerikanischen Direct Cinema beigetragen und den performativen Modus mitdefiniert haben. Während die avantgardistische Filmästhetik erst durch den institutionellen Fernsehkontext ausformuliert werden kann, macht dessen Konkurrenz mit traditionellen Rezeptionsweisen des Kinos auch für die Weiterentwicklung einer kritischen Erzähltheorie einige Revisionen notwendig, auf die in 4.2 eingegangen wird. Das fünfte Kapitel widmet sich mit dieser erzähltheoretischen Ausrichtung den unterschiedlichen Perspektiven der filmischen Explorationen des Privaten. Dabei werden vier Kategorien etabliert, die das intersubjektiv erschlossene Private jeweils eigenständig konstituieren: das Protokoll, die autobiographische Selbstanalyse, die Selbstinszenierung und die Systemanalyse. Die Dimensionen und Besonderheiten der Kategorien sollen herausgearbeitet und zum unterliegenden Paradigmenwechsel vom analytischen zum performativen Repräsentationsmodus in Beziehung gesetzt werden. In der Dynamik einer unfreiwilligen Ausleuchtung oder einer selbstgewählten Entblößung stellt das Protokoll eine eindringende Bewegung dar, während die Selbstanalyse, Selbstinszenierung und die Systemanalyse die Publikumszugewandtheit als Spiel mit den Zuschauererwartungen voraussetzen. Das Protokoll als investigativer, von außen kommender Zugriff postuliert das Private als diskrete, beobachtbare Einheit, die Selbstanalyse macht es zum individualpsychologisch konnotierten, autonomen Rückzugsgebiet, für die Selbstinszenierung ist es Teil eines performativen Spiels, und in der Systemanalyse wird es zum symptomatischen Feld des gesellschaftlichen Gesamtzusammenhangs. Die Gleichzeitigkeit dieser zum Teil sehr unterschiedlichen Explorationsstrategien legt dabei weniger eine historische Modellbildung nahe, die sich an einer stringenten Abfolge von Strategien orientiert als ein Konzept, das diese Strategien an konkurrierende 'expressive' Institutionen bindet, die zwischen der traditionellen Funktionsbestimmung Kunst oder Journalismus oszillieren. So läßt sich das Protokoll tendenziell mit journalistischen Annahmen verbinden, die Selbstanalyse und Selbstinszenierung mit der Vorstellung einer künstlerischen Selbstverwirklichung und Autonomie und die Systemanalyse mit dem Anspruch der gesellschaftskritischen Filmarbeit. Das sechste Kapitel verschiebt schließlich den Schwerpunkt auf jene Sphären 'sekundärer Intimität', die sich in den Rezeptionskontexten etablieren und dort aufgrund unterschiedlicher Appropriationsformen der kulturellen Texte eine historisch spezifische Selbstwahrnehmung des Publikums konstituieren. Die gesellschaftliche Weiterverarbeitung wird für den metadokumentarischen Kontext einer Ethik des Dokumentarfilms und für die Auseinandersetzung des Publikums mit der Loud-Familie in Gilberts *An American Family* rekonstruiert. Dabei richtet sich das Erkenntnisinteresse sowohl auf die zeittypischen Rezeptionen als auch auf die kulturwissenschaftliche Möglichkeit ihrer Rekonstruktion.

4. *Selling an Experience*: Zur Geschichte des amerikanischen Direct Cinema

4.1 Der Übergang vom analytischen zum performativen Repräsentationsmodus

In den historischen Entwicklungsschemata von Barsam, Barnouw und Nichols deutet sich für die fünfziger und sechziger Jahre eine Phasenverschiebung an, die sich nicht nur auf Fragen des dokumentarischen Realismus oder die Anpassung der Rollendefinitionen, sondern allgemeiner auf das expressive Fundament des Genres bezieht. Neben dem Umlenken der propagandistischen Energien auf antikommunistische Linien und dem vereinzelten Erinnern an jene vom zunehmenden Wohlstand der amerikanischen Gesellschaft ausgeschlossenen Gruppen wird nach dem Zweiten Weltkrieg das Fernsehen als institutioneller Kontext zu einem den Dokumentarfilm umdefinierenden Einfluß. Für Robert Drew, der nach einer Laufbahn als Pilot im zweiten Weltkrieg und als Reporter von *Life* einen wichtigen Anteil an der Herausbildung des amerikanischen Direct Cinema hat, stellen sich die Fernsehfilme der fünfziger Jahre als undramatische, bebilderte Vorträge (*lectures*) dar, die einer Wortlogik folgen, das mediale Potential, Bildlogiken zu entwickeln, ungenutzt lassen und zu einer ästhetischen Verkümmerung geführt haben (vgl. Drew 1988). Für die Revitalisierung des Genres schwebt ihm ein aktualitätsbezogenes journalistisches Format mit einer dramatisierten, fiktionalen Vorbildern folgenden Struktur vor, dessen Einlösung sich mit den Bedürfnissen einiger Filmemacher wie Richard Leacock kurzschließt, die - einem spezifischen Beobachtungsideal verpflichtet - in der größeren technologischen Beweglichkeit und bestmöglichen Realitätsverdopplung einen Weg sehen, den Dokumentarfilm vom Ballast einer verkrusteten didaktischen und ästhetischen Tradition zu befreien. Leacocks Beobachtungsideal greift Flahertys Privilegierung einer unvoreingenommenen Entfaltung des 'wirklichen' Lebens auf, die tendenziell eine Selbstaufgabe der Filmemacher als transparentes 'Flußmedium' der Realität anstrebt. Sein Programm *for an uncontrolled cinema* veranschlagt die Hingabe an den subjektlosen Blick als radikalste Umsetzung des Wunsches "to record aspects of what did actually happen in a real situation. Not what someone thought should or could have happened but what *did* happen in its most absolute sense" (Leacock 1961, 25). Das unaufdringliche Sehen und Aufnehmen wird zum Schlüssel eines Beobachtungstheorems, das in der intuitiven und minimalistisch vorgehenden Aufzeichnungsleistung des Filmemachers ein Zugangspotential zur Essenz des Geschehens und eine transzendente Entsubjektivierung sieht: "Here it would be possible for the significance of what is taking place to transcend the conceptions of the film-maker because essentially he is observing that ultimate mystery, the reality" (Leacock 1961, 25). Implizit erweist sich der präskriptive Kontrollverlust und die angestrebte Selbstaufgabe als anthropomorphisierende Verlagerung des Autorisierungsanspruchs in den

visuellen und auditiven Aufzeichnungsapparat, dessen Funktionieren - in weiterentwickelter Form als lippensynchrone Repräsentation - ein Wahrheits- und Authentizitätsideal in der unmittelbaren Erfahrbarkeit verankert.[1]
Das amerikanische Direct Cinema entsteht dadurch zum Teil als Variante eines positivistischen Wissenschaftsverständnisses, das mit empirischer Akribie Ereignishaftigkeit und Realität zur Deckung zu bringen versucht und durch den vermeintlichen Ausschluß einer kontrollierenden Instanz das Ergebnis in der technizistisch legitimierten Erfahrung vor Verfälschung schützt. In einigen fortgeschritten industrialisierten Ländern zeigt sich im Verlauf der fünfziger Jahre das Bedürfnis, die Filmtechnologie dementsprechend in zweierlei Hinsicht zu perfektionieren: zum einen die lippensynchrone Bild- und Tonaufnahme zu ermöglichen, zum anderen die Apparate auch leichter und flexibler handhabbar zu machen.[2] Zu einer gewissen Prominenz gerät der Konflikt amerikanischer und französischer Filmemacher über den *Einsatz* dieser weiterentwickelten Apparate. Während Leacocks Haltung zurückgenommen und selbstverleugnend erscheint, plädieren Rouch und andere für die katalysatorische Verwendung der Kamera, die als psychoanalytisches Instrument emotional intensivierte Verhaltensformen induzieren soll (vgl. Levin 1971a). Doch dieser Konflikt, der sich primär auf die Unmöglichkeit der völligen Selbstaufgabe bezieht und zu immer neuen Versuchen führt, die 'manipulativen' Anteile des Beobachtungstheorems nachzuweisen, verdeckt bedeutsamere Veränderungen, denn zum einen bleibt die Möglichkeit, den Einfluß der Kamera gering zu halten, situationsbedingt, so daß eine puristische Umsetzung des Beobachtungsideals nur selten stattfindet,[3] zum anderen verbindet Leacock keinen allgemeingültigen Wahrheitsanspruch mit seiner Methode, sondern einen relativen, der die Verwendung der Kamera mit persönlichen Präferenzen verknüpft. Auf einem Kontinuum des möglichen Einsatzes technischer Apparate sind das französische Cinéma Vérité und das amerikanische Direct Cinema zwar an Extrempunkten - des explizit katalysatorischen und des versteckt-zurückge-

---

[1] Jaffe (1965, 47) formuliert für den Montageprozeß: "[...] the film maker must be as deeply involved in the editing of his material as he was in its shooting. Only then can the film convey *the freshness and excitement of actual life experience.*"

[2] Über die historischen Ursprünge dieser Bemühungen besteht eine Debatte, bei der jene deutschen Entwickler, die nach dem Krieg am Synchronverfahren arbeiteten, ihren 'adäquaten' Platz beanspruchen (vgl. Diercks 1992). Die Genealogie einer technischen Entwicklungsleistung wird jedoch erst in der Anbindung an formal-ästhetische Intentionen oder Gebrauchsweisen relevant.

[3] Eine Ausnahme ist vielleicht Wiseman, der in seiner Beschränkung auf amerikanische Institutionen die - von diesen gebilligte - Integration in das Alltagsleben zu seinen Gunsten nutzt. Was in diesem bereits legitimierten Rahmen passiert, muß nicht für die Kamera gerechtfertigt werden. Er vermeidet jedoch auch am konsequentesten jene Aufnahmen, die auf die Anwesenheit des Filmteams verweisen könnten. Vgl. die Ausführungen von Anderson/Benson (1991, 44/45) zu den in ihrem Reflexivitätsgrad sehr unterschiedlichen Filmen, die Wiseman aus dem Material von *Titicut Follies* hätte montieren können.

nommenen Umgangs - angesiedelt,[4] die eigentliche qualitative Veränderung erfaßt jedoch beide Ansätze. Während dokumentarische Realitätskonstruktionen vor der Perfektionierung der Synchronton-Kameras oftmals im Anschluß an die *analytische Durchdringung* eines Sachverhalts ihre Umsetzung finden, fallen in Ansätzen, die die unmittelbare Erfahrbarkeit zum autorisierenden Prinzip machen, Realität und filmische Erfahrung tendenziell zusammen - die performative, unmittelbare Erfahrbarkeit erhebt das scheinbar ungefilterte Dabeisein zum authentizitäts- und realitätsstiftenden Ideal. Damit werden Markierungen der Unmittelbarkeit zum unverzichtbaren Bestandteil des Wahrheitsanspruchs, und sie verändern die Hierarchie der Legitimierungsstrategien; nicht die Kohärenz einer analytischen Argumentation autorisiert den Text, sondern Beweise über die Bedingungen eines Aufnahmeprozesses, die als Matrix ästhetischer Regeln ausgeformt werden.

Der performative Charakter des Direct Cinema erhält damit gegenüber dem analytischen Modus distanzierter Klassifikation ein 'revolutionäres' Potential, eine befreiende, subversive und perverse Kraft, die in den ersten ausführlichen Reaktionen auf den neuen Filmstil etwa bei Marcorelles oder Comolli euphorisch begrüßt wird. Die subjektive Wahrnehmungsform sozialer Realität scheint eine neue Qualität der Teilnahme zu begründen, die sich über die Drehsituation und die Montage herstellt und einen demokratischen Impuls der Textzugänglichkeit in das Für-Sich-Selbst-Entscheiden der Zuschauer verlegt. Marcorelles (1973) paraphrasiert Leacocks Selbststilisierung, um die Lebendigkeit und die Spontaneität des 'neuen' Kinos auszuloten und um aufzuzeigen, wie sich die Ideale von Vertov, dem britischen *Free Cinema*, der französischen *Nouvelle Vague* und dem italienischen Neo-Realismus - Ideale authentischer Realitätserschließung und autorenzentrierter Produktionsformen - im amerikanischen Direct Cinema umgesetzt haben. Seine Darstellung widmet sich dem radikalen und utopischen Charakter des Stils und seines zugrundeliegenden Programms und veranschaulicht dessen Faszination als auf- und erregende Neuansicht. Das Direct Cinema macht in seiner 'reinsten' Form die Partizipation der Filmemacher in der Textur des sozialen Lebens notwendig und läßt diese zu einer Reaktionsweise auf Ereignisse und Räume, zu einer aufmerksamen Wahrnehmungsform werden, die sich in einer ständigen Balance zwischen Partizipation und Geschehenlassen bewegt und weder selbstgenügsam noch unbeteiligt vorgehen kann (vgl. Marcorelles 1973, 121-123). Identifikationsmöglichkeiten werden durch die physische Involviertheit der Kamera- und Tonapparate - d. h. ihre Mobilität und dynamischen Positionsveränderungen - geschaffen, die sich dem Geschehen unterordnen müssen und zum Bestandteil dessen werden, was sich als Ausschnitt sozialer Realität präsentiert. Für Marcorelles führen diese Prozesse zu einer entmystifizierenden Darstellungsweise, die nichts beschönigt und größtmögliche Autonomie an die Zuschauer abgibt, dabei ihre kritische Perspektive in die Ästhetik verlagert; in eine Ästhetik der Reaktion und

---

[4] Vgl. Blue (1965a) oder Naficy (1982, 241) zu dem Leacock sagt: "My definition of what we are doing is to show aspects of the filmmaker's perception of what has actually happened."

des Details, ein Primat der metonymischen Offenbarung und der gespeicherten Epiphanie. Der performative Modus versinnbildlicht bei ihm das Versprechen, einerseits den physischen Kontakt zwischen Aufnahmeteam und Realität an das Publikum weiterzugeben, und andererseits die höherwertige, authentischere Realität des Spontanen durch ihre einzufangende Selbstoffenbarung wahrhaftig zu machen: "[... Leacock] caught, *while it was happening*, the small revealing point, the sentence or part of a sentence that might throw light on a situation or a character, *the visual detail that cannot be treated separately from the sound that accompanies it*" (Marcorelles 1973, 50). Das 'Licht der Wahrheit' richtet sich auf das Ereignis oder die Persönlichkeit, fängt ihre Entblößung ein, konserviert und speichert ihre Manifestation.

Diese Thesen eines physischen Kontaktes zwischen Ereignis und Repräsentation und einer in der Drehsituation einzufangenden Offenbarung überdehnen nicht nur die semiotischen Bezüge des Films, sondern auch, wie Comolli (1980a) ganz im Stil der 'Befreiungsszenarien' der sechziger Jahre ausführt, die Qualitäten der Spontaneität, des Reagierens, und der Partizipation. Die Ereignishaftigkeit des 'Spektakels' erscheint ihm als exzessiv, überquellend und ungebändigt. Es entzieht sich einer totalisierenden Vereinheitlichung, so daß neben den Versuch, sich dem Ereignis teilnehmend zu nähern, die unvermeidliche *Vermischung* der Genres tritt, das Aufsprengen von Kategorisierungen und klaren Trennlinien und damit auch die Möglichkeit, Hierarchisierungen der Darstellungsweisen und der Produktionsformen aufzuweichen. Die Elemente des *mise-en-scène* und der sozialen Räume, der statischen Komposition oder bewegten Spontaneität werden ineinander verschachtelt - das Skript mit dem Ereignis, die Schauspieler mit den sozialen Akteuren, die Funktionalität der Handlungselemente mit der Exzessivität der Handlung -; die Unmöglichkeit ihrer letztgültigen Eindämmung brechen in Dichotomisierungen der Genres ein und lassen deren erzählerisches Repertoire flexibler werden. Die Sprache weitet sich durch den Synchronton auf bislang Ungehörtes und Unterdrücktes aus, während der kollektive Charakter der Produktionsformen des 'neuen' Kinos, die Absage an eine rigide Trennung der verschiedenen Arbeitsschritte für Comolli den Schluß zulassen, daß sich ein grundsätzlicher Bruch andeutet: "So many breaks on so many levels (technical, aesthetic, economic, ideological) with the modes of manufacture and utilisation of the classic cinema confirm the fact that a *direct cinema* revolution is taking place" (Comolli 1980a, 233). Die revolutionäre Kraft des antihierarchischen Produktionskonzeptes, des Primats einer sich unbeeinflußt selbststrukturierenden (daher 'spontanen' und 'unmittelbaren') Realität und der ungezügelten Vermischung von Genres und Repräsentationsformen etablieren das subversive Potential einer permanenten *Instabilität* von Bedeutungsebenen und einer unabgeschlossenen Experimentierfreudigkeit. Unweigerlich werden die Filme zur Fiktion des Dokumentarischen, die sich nicht aus dem Kontext *filmischer* Realitäten herauslösen lassen kann, aber gleichwohl in Prozessen der gegenseitigen Vermischung und Differenzierung Realitätseffekte produziert. Durch das idealtypische Zusammenfallen von Ereignis-

und Filmstruktur, verschwindet eine profilmische Welt, der ein Film sich widmen könnte, statt dessen entsteht die Vision einer ausschließlich filmischen Welt: "In *direct cinema*, if you like, the filmed event does not pre-exist the film and the filming, but is produced by it" (Comolli 1980a, 243). Der performative Modus läßt sich insofern zwar für Comolli in seiner 'reinsten' Konzeptualisierung von Echo und Simulation nicht unterscheiden, doch bleibt diese Utopie noch einer Dynamik der Komplizenschaft des Publikums verhaftet, das die Simulationsmaschine am Laufen hält, auf sie eingeht und sich an ihr vergnügt. Die unvermeidliche Kennzeichnung des Fiktionalen und Dokumentarischen, die bewußte Akzeptanz des Spektakelcharakters und die Prämisse, daß die Simulationsmaschine sich nur im Zusammenspiel mit den wollenden Zuschauern in Gang setzt, lassen die Komplizenschaft weniger als Überwältigung durch den Apparat und mehr als Partizipation erscheinen. Während Markierungen der Vermittlung, Spuren des Mediums, des Materials und der Konstruktion allgegenwärtig sind, wird die potentielle Exzessivität, die perverse Qualität des Ungebändigten in den Erzählformen des Direct Cinema-Dokumentarfilms beständig gezähmt und eingedämmt. Comollis Charakterisierung der 'revolutionären' Qualitäten des Direct Cinema, die sich aus den Hoffnungen der späten sechziger Jahre speist, umkreist jedoch mit dem utopischen Potential des Stils ein demokratisierendes Element:

> *Direct cinema* rejects all *a priori* form or signification, and all pre-determination and aims, not to reproduce things 'as they are' (as they are intended by the scenario of the film or of 'life' - i.e. of ideology), but positively to transform them, to take them from an uncinematic stage to the stage of cinematic form. As such, *direct cinema* emerges in the best instances, not as a model, but as a *practice* of cinema.
> (Comolli 1980a, 243)

Diese Praxis der Direct Cinema-Filmemacher, die sich mit unterschiedlichen Schwerpunkten innerhalb der Bandbreite konfrontativer oder zurückgenommener Interaktionsformen entwickelt, wird jedoch nicht nur als eine exzessive oder befreiende empfunden. Das instabile Verhältnis zwischen Fiktionalisierung, Dramatisierung, Emotionalität und den tradierten Formen der journalistischen Reportage oder die Fragen nach dem tatsächlichen Grad des Kontrollverlusts werden ebenso angegriffen wie die simplifizierenden Aussagen der Filmemacher über Wahrheitsansprüche und Objektivitätsgrade. Die Kritik richtet sich also nicht nur gegen die Prämissen des beobachtend-interaktiven Ansatzes, sondern auch gegen das Realitätsmodell, das er konstruiert. Ihre wesentlichen Aspekte sollen zusammen mit der Erörterung der institutionellen und stilistischen Rahmenbedingungen des Direct Cinema im Folgenden aufgegriffen werden.

4.1.1 Der institutionelle Fernsehkontext und das Neutralitätspostulat der Filmemacher

Die Geschichte des Direct Cinema wird im allgemeinen als Kulminationspunkt einer ästhetischen und technologischen Avantgarde-Bewegung erzählt.[5] Für Barsam (1986, 132) fügt sich in der Übernahme des Vertovschen Spontaneitätsideals, den Impulsen des italienischen Neo-Realismus und dem britischen *Free Cinema* ein spezifisch amerikanischer Stil zusammen, der dreierlei versucht. Er will die Realität so 'direkt' und akkurat abbilden wie möglich, er vermeidet die übliche Kontrolle über das Profilmische, und er strebt eine höhere Objektivität durch den Verzicht auf ein vorformuliertes Deutungsschema oder Manipulationen der Montage an. Die Affirmation des realistischen Impulses soll mit einer Demokratisierung der Drehsituation und einer größeren Verläßlichkeit der 'Ergebnisse' einhergehen; das abbildtheoretische Fundament wird mit einem humanistischen und wahrheitsproduzierenden Aspekt versehen, der bestehende Hierarchien abbauen und - in einer eigentümlich verdrehten Logik - die partikularistische Sicht der Filmemacher allgemeingültig umsetzen soll. Die Suche nach einer 'neuen Realität', die sich in ästhetischen und technologischen Parametern vollzieht, soll letztlich die Grenzen zwischen dem dokumentarfilmischen Gegenstand und dem Publikum einreißen und die Qualität des 'Dabeiseins' herausstellen. Die Praxis des neuen Kinos macht, wie es sich in Mambers (1974, 4) Zusammenfassung der wesentlichen Ebenen des neuen Stils andeutet, die unvermittelte Partizipation zum Fluchtpunkt seiner drehsituativen Interaktion:

> Cinema verite as we are speaking of it, then, is an attempt to strip away the accumulated conventions of traditional cinema in the hope of rediscovering a reality that eludes other forms of filmmaking and reporting. Cinema verite is a strict discipline only because it is in many ways so simple, so "direct." The filmmaker attempts to eliminate as much as possible the barriers between subject and audience. These barriers are technical (large crews, studio sets, tripod-mounted equipment, special lights, costumes, and makeup), procedural (scripting, acting, directing), and structural (standard editing devices, traditional forms of melodrama, suspense etc.). Cinema verite is a practical working method based upon a faith in unmanipulated reality, a refusal to tamper with life as it presents itself.[6]

---

[5] Die unterschiedlichen filmhistorischen und gesellschaftlichen Aspekte, mit denen das Direct Cinema verbunden werden kann, sind in verschiedenen Arbeiten erörtert worden. Bei Mamber (1974) steht vor allem die Analyse einzelner Filme im Vordergrund; Barsam (1986) faßt programmatisch - wenn auch mit den in 2.1.1 angedeuteten filmhistorischen und -theoretischen Prämissen - wesentliche Annahmen zusammen; bei Roth (1982) werden die kurzen Erläuterungen zum Direct Cinema in eine internationale Kontextualisierung eingerückt; Beyerle (1991) entwickelt die für den amerikanischen Zusammenhang wichtigen Bezüge zu anderen Bereichen der Dokumentarfilmarbeit (vor allem des Radical Cinema).

[6] In der amerikanischen Literatur werden die Begriffe des Cinéma Vérité und Direct Cinema oftmals synonym verwendet. Im Rahmen dieser Arbeit verweisen sie dagegen auf die jeweiligen Praktiken der französischen und amerikanischen Filmemacher, das *cinema verite* bei Mamber und anderen sollte daher als Direct Cinema gelesen werden. Auf die unterschiedliche Schreib-

Auch wenn die impliziten Annahmen eines unmanipulierten Herangehens, einer Suche nach dem Leben 'wie es ist' oder einer Aufgabe von Kontrollverfahren durch den Verzicht auf ein problembezogenes Vorwissen unmittelbar zu Debatten über Realitätskonzeptionen und die Verschleierung von Machtverfahren führen, bildet sich das Direct Cinema in einem gesellschaftlichen Kontext heraus, in dem die Qualitäten des improvisatorischen zwischenmenschlichen Umgangs, die zunehmende Abhängigkeit von personalen Netzwerken oder der situationsbedingte Informationsaustausch über Verhaltensformen längst auf einer breiten Basis - etwa in den Gesellschaftsanalysen von Riesman oder in Goffmans Theorie des symbolischen Interaktionismus - rezipiert worden sind. Die Debatten über einen naiven Realismusbegriff überdecken das sich verändernde Modell der kulturellen Selbstwahrnehmung, das sich weniger über die festgefügten Kategorien des expositorischen Modus herstellen kann und stärker auf das 'spontane' Reagieren und Umgehen, auf die sich in der intersubjektiven Interaktion herstellende Definition des Sozialen abhebt. Die Lenkungsvorstellungen einer das Individuum vor allem über seine primären Gruppen wahrnehmenden reformistischen Soziologie, die dem Griersonschen Ansatz zugrundeliegen, werden durch eine *Individualisierung* der dokumentarischen Subjekte abgelöst. Diese stützt sich einerseits auf eine aus den beobachtenden Wissenschaften abgeleitete 'Versuchsanordnung', zum anderen auf die Tradition des amerikanischen Liberalismus, die dem Individuum eine gestalterische Kraft zugesteht und sozialen Wandel als allmähliche, kollektive Veränderung konzipiert (vgl. Arthur 1993a, Allen/Gomery 1985).

Drew beginnt nach Allen/Gomery (1985, 223) um 1954 mit seiner Entwicklungsarbeit an einem neuen Format, das die Spontaneität der Foto-Essays in *Life* auf das Fernsehmedium übertragen soll. Er verbindet dabei die Kritik an den gängigen Fernseh-Dokumentarfilmen mit einem Bewußtsein für die Gefahr, die der Zeitschrift *Life* aus der Konkurrenz des Unterhaltungsfernsehens vor allem im Hinblick auf potentielle Werbeeinnahmen erwächst.[7] Die innerhalb der avantgardistischen Filmproduktion nach dem zweiten Weltkrieg verbreitete Abneigung gegen die Künstlichkeit der Hollywoodfilme und ihre Verleugnung sozialer Probleme verbindet sich insofern mit einer doppelten Abneigung Drews gegen das kommerzielle Unterhaltungsfernsehen; es kann die anzustrebende journalistische Funktion nicht erfüllen und stellt sich als Konkurrent für bereits etablierte Formen der 'Aufklärung' dar. Trotzdem bleibt das

---

[7] weise des französischen Begriffs in der amerikanischen Literatur wird im einzelnen nicht immer hingewiesen.
Innerhalb des institutionellen Kontextes von Time, Inc., die *Life* produziert, muß Drew für dieses Bewußtsein noch werben: "Time, Inc. and TV journalism stand for awareness, reality, alertness to the real problems of our time. Their effect is to equip citizens to better live their lives more intelligently, and make this democracy stronger by making it wiser. Entertainment TV, which is voraciously eating up dollars which might be going for journalism, is a threat to both." Robert Drew in einer etwa 1954 gehaltenen Rede vor Henry Luce, Roy Larsen und Andrew Heiskell, die bei O'Connell (1992, 24) mit Berufung auf Drews Quelle (attachment 1, "pieces of the speech", 9 June 1987) abgedruckt ist.

Format, an dem Drew zu arbeiten beginnt, fest in den institutionellen Kontext integriert, in dem es sowohl für das Publikum als auch für Sponsoren von Interesse sein muß.[8] Es soll zwar eine Demokratisierungsfunktion erfüllen, zeichnet sich aber vor allem durch einen Dramatisierungsschub aus, dem es die üblichen dokumentarischen Erzählstile unterwirft. Dazu sollen die Kameraleute mit den Aufnahmegeräten des synchronen Tons vor Ort flexibler werden, tritt die Qualität des Bildmaterials in den Vordergrund und wird das Ausrichten an einer dramatischen Logik wichtig, die der Reportage eine fiktionalisierende Struktur unterlegt (vgl. O'Connell 1992, 34/35). Auch wenn der Kommentar, der in den expositorischen Filmen eine kohärenzstiftende Kraft hatte, bei diesem Verfahren reduziert wird, bleibt er tendenziell in den journalistischen Kontext des liberalistischen Parteiergreifens eingespannt, wie es sich an einem Ausschnitt aus *Yanki No!* (einem Film über die Entwicklungen in Kuba um 1960) zeigt:

> Against the easy promise of Communism, and the impatience of the angry masses, the stark truth is that the forces for democratic development are starting late and against perilous odds. The cry, "Yanki, no!" is a cry for help, a cry of warning, a cry for you, Yankee, to care about your neighbors. You, Yankee, must be prepared to follow through, with understanding, effort, and dollars; to act quickly and strongly in their behalf - your own behalf - and on behalf of freedom in the world. (Zitiert bei O'Connell 1992, 91)

Die direkte, wenn auch allgemein gehaltene Handlungsaufforderung ist jedoch ein eher unübliches Mittel der Drew-Filme. Diese ziehen sich meist auf eine Position der unbeteiligten Beobachtung zurück, die das 'So-Ist-Es' durch den Kontrollverlust in der Drehsituation und die empiristische Distanzierung in seinen unterschiedlichen Facetten zu entfalten scheint und im übrigen die Lösung der dargestellten Probleme in den außerfilmischen Bereich verlagert. Die Rolle des Filmemachers soll das 'Zeigen der Wahrheit' sein, nicht die Veränderung des Bestehenden.[9]

Die Dimensionen des amerikanischen Liberalismus und des methodischen Empirismus erweitern sich damit in der Analyse von Allen und Gomery um den Aspekt der ökonomischen Verwertbarkeit. Denn auch wenn die in den Filmen dargestellten sozialen Krisenherde zu kontroversen Reaktionen des Publikums führen mögen, so werden sich diese nicht gegen eine Parteinahme der Filmemacher richten können und damit auch nicht die Position des Sponsors oder der Fernsehgesellschaft beschädigen. Die relative Offenheit der Drew-Filme minimiert insofern für die Anstalt *ABC* das Risiko einer zu eindeutig ausformulierten politischen Haltung und ermöglicht es

---

[8] Nachdem Drew die für die Entwicklung des neuen Formats nötige Geldmenge nicht erhalten hat, unternimmt er nach O'Connell (1992, 44) erste Testläufe seiner Konzeption in einem benachbarten Feld: als kurze Werbesendungen für jeweils vor dem Erscheinen stehende Ausgaben von *Life*.

[9] Vgl. Allen/Gomery (1985, 234): "The implicit assumption here is that if right-thinking people become aware of the way things 'really are,' they will take steps to correct injustices and inequities. The advocacy of a specific program of change is not the filmmaker's task; it is enough to reveal the 'truth' of a social situation to the viewer."

dem Sponsor *Bell and Howell*, als öffentlichkeitswirksames dabei 'neutrales' Unternehmen aufzutreten (vgl. Allen/Gomery 1985, 231). Die 'Geburtsstunde' des Direct Cinema um 1960, als *ABC* seine *Close-Up*-Serie mit *Primary* beginnt, zieht damit verschiedene Faktoren zusammen: einen *institutionellen*, der die Fernsehanstalten im Anschluß an Skandale im Bereich der Unterhaltung dazu bewegt, ihr *public affairs*-Angebot zu vergrößern; einen *ökonomischen*, der für ABC als (hinter CBS und NBC) an dritter Stelle stehender Anstalt das Profil einer risikofreudigen, innovativen Institution zur Notwendigkeit macht; einen *politischen*, der in der beginnenden Kennedy-Ära das neutrale und implizite Appellieren an das schlechte Gewissen der Verantwortlichen zum Leitmotiv einer neuen Ästhetik werden läßt, die auf dem 'Selbstbeurteilen' beruht; einen *ästhetischen*, der sich von der Unterordnung des Bildes unter eine Wortlogik zu befreien versucht und die spontaneistische Unmittelbarkeit zum Primat erhebt; und einen *technologischen*, der die im zweiten Weltkrieg immer umfassender eingesetzte 16-mm-Technologie zur Umsetzung des gestalterischen Programms weiterentwickelt (vgl. Allen/Gomery 1985, Roth 1982, Barsam 1986). Nachdem sich der Druck der *FCC*-Behörde auf die Fernsehanstalten gelockert hat und die Drew-Filme kommerziell wenig erfolgreich sind, löst sich der erste Vertrag mit ABC; 1963 gründen Leacock und Pennebaker ihre eigene Firma, und Drew produziert noch die Serie *The Daring Americans* für ABC, die zusammen mit seinem Vertrag 1965 ausläuft (vgl. O'Connell 1992, 166, 199-201). Das amerikanische Direct Cinema, dessen Entwicklung eng mit den Anforderungen des kommerziellen Fernsehens verbunden ist, kann sich nicht nachhaltig etablieren, sondern wird in marginalere Praktiken des Filmemachens abgedrängt (vgl. Allen/Gomery 1985, 239). Während oberflächliche stilistische Anleihen im Hollywoodfilm oder im Bereich des Fernsehens domestiziert werden, bleibt es in seiner konsequenten Umsetzung als Programm auf jene alternativen Formen verwiesen, die sich weder in dem einen noch dem anderen institutionellen Kontext ansiedeln. Einige der frühen Drew-Filme stellen sich, wie Hall (1990) ausführt, darüber hinaus auch als weniger radikaler Bruch mit der expositorischen Tradition dar, als gemeinhin angenommen wird. Durch *voice-over* Kommentare, die Auswahl der Filmthemen, verdeckte Interviews, die Spezifik der Krisenstruktur u. ä. werden die Filme weniger zu erzieherisch-belehrenden als zu zwanghaft dramatisierenden Konstruktionen, die das Material Drews konzeptuellen Vorgaben zuweilen nicht minder missionarisch anzupassen versuchen.[10] Die exzessive Qualität des Unkontrollierten soll einer Logik der Enthüllung folgen.

---

[10] Sowohl bei *Jane* als auch bei *David* konterkariert z. B. das filmische Material die Versuche, Spannungsbögen binär und oppositionell zu konstruieren. Die möglicherweise vernichtende Besprechung des Theaterkritikers in *Jane* gerät so in den Hintergrund einer auf die Hauptdarstellerin fokussierten Analyse von situationsabhängigen Modi der *performance*: Jane Fonda auf und hinter der Bühne und vor der Kamera Pennebakers mit jeweils anderen Selbstinszenierungen.

4.1.2 Drehsituative Kontrolle, fließende Montagerhythmen und Erzählverfahren mit Krisenstruktur

> Uncontrolled documentaries carry with them a sense of life going on beyond the camera, of the filmmaker as only one aspect of a larger reality. This is not a sense expressed through visual metaphor or expressive camera technique but a result of refusing to make events subordinate to filming by means of direct control. (Mamber 1974, 250)

Das Einreißen der Grenzen zwischen Publikum und Ereignis rückt Fragen nach den kontrollierenden Faktoren der Drehsituation und der Montage in den Vordergrund. In Absetzung von den expositorischen Filmen sollen die Rollen des Direct Cinema-Filmemachers neu definiert werden, und es entsteht ein Ablehnungskatalog von bislang unproblematischen Praktiken, die für das Unmittelbarkeitspostulat als Ballast erscheinen: die Größe des Aufnahmeteams, die technische Ausrüstung (künstliches Licht, Stativ), die Vorgaben eines Drehbuchs, Anweisung eines Regisseurs, Interviews, Szenenwiederholungen. Während die Mobilität der Apparate das 'Dabeisein' mit der technischen Virtuosität des Filmemachers kurzschließt, lassen die Synchrontonaufnahmen das Zusammenfallen von Bild und Ton zu einem strukturbildenden Element werden. Durch die indirekte Ansprache, d. h. die Beobachtung von Handlungsfolgen, deren Ablauf nicht unmittelbar auf das Publikum bezogen ist, werden die Stimmen potentiell enthierarchisiert und die Sinnstiftungsverfahren den induktiven - und in 2.2 ausgeführten - *bottom-up*-Prozessen des fiktionalen Modus angeglichen. Das Direct Cinema affirmiert das Konzept einer durch den technischen Apparat essentiell erfaßbaren und in der Nichtbeeinflussung objektivierbaren Realität.

Eine der Schwierigkeiten dieses Ansatzes besteht in der Tatsache, daß jene Filmemacher, die - wie in Barnouws Gegenüberstellung (auf S. 71) angedeutet - nichts provozieren dürfen, sondern mit ihrer Kamera auf ein Ereignis warten müssen, eine Dramatisierung (und damit auch eine *argumentative* Perspektive über die Funktionsweise gesellschaftlicher Wirklichkeit) durch verschiedene Hilfskonstruktionen vorzunehmen versuchen. Die fehlende Kontrolle über das Profilmische kann die Filmemacher von einer Kontrolle der Gegenstandswahl und der zu 'dokumentierenden' sozialen Akteure nicht entbinden. Was im expositorischen Modus als (kontrollierende) Dominanz eines analytischen (oder in den frühen 'poetischen' Filmen eines weltanschaulichen) Rasters zu bemerken ist, verlagert sich im beobachtend-interaktiven auf die Dominanz des 'gefundenen' Materials, das die Entscheidung für einen spezifischen *Fundort* zum impliziten kontrollierenden Akt macht. Das Postulat der Aufgabe von Kontrolle ist demnach eine ambivalente Anweisung, die zwar die Illusion der unvermittelten Teilnahme stärker umzusetzen vermag, aber trotzdem auch eine Didaktik des Dabeiseins etabliert, in der sich die ausgewählten Orte und Personen in einer spezifischen Erzählform des Unmittelbaren herstellen.

Für das frühe Direct Cinema unter Drew kristallisiert sich nach Mamber (1974) eine 'Krisenstruktur' heraus, die eine Dramatisierung des Ereignisses durch eine Parallelisierung von Handlungsverläufen herstellt, deren Auflösung am Ende der Filme steht. Eine Krise, bzw. eine auf Entscheidungen drängende Ausgangssituation wird zum übergeordneten Rahmen, innerhalb dessen sich die einzelnen Akteure beweisen und durch die unausweichliche Interaktion mit einer 'Identität' versehen können: ein Ausscheidungswahlkampf zwischen Kennedy und Humphrey (*Primary*), die Entscheidung, ob Paul Crump hingerichtet wird oder nicht (*The Chair*), der Konflikt über Desegregationsbemühungen zwischen der Bundesregierung unter Kennedy und der Landesregierung unter Wallace (*Crisis: Behind a Presidential Commitment*). Zwei Positionen stehen im allgemeinen gegeneinander und werden - ganz im Sinn der Parallelmontage des klassischen Hollywood-Erzählkinos - am Ende der Filme als Frage- und Antwortspiel aufgelöst: "Drew, like the *Life* photo essayists, saw the crisis moment as both the ultimate goal of shooting and the conclusion of the story. This was a pragmatic structure, then, because the sequence of events in the finished film could correspond to the chronology of filming" (Mamber 1974, 117). Die Pragmatik der chronologischen Montage (die gleichermaßen eine Ethik der unmanipulierten Entfaltung des 'Gefundenen' impliziert) und die Anforderung eines Krisenmoments, auf den die Dramatisierung hinarbeiten kann, werden zu Kriterien, die der Auswahl von adäquaten Themen zugrundeliegen. Die Entscheidung über das *casting* des beobachtend-interaktiven Dokumentarfilms bekommt eine herausragende, aber hinter dem Gestus des Dabeiseins verschleierte Bedeutung (vgl. Ruoff 1993). Für Drew sind es sich in Krisen bewährende, oftmals männliche Protagonisten, die ihre Autonomie und individuelle Professionalität unter Beweis stellen; er lehnt die 'klassischen' Themen des Genres (soziale Ungerechtigkeit und gesellschaftliche Mißstände) ab.[11]

Durch die Konzentration auf die drehsituative Interaktion erhalten die Kamera- und Tonleute 'vor Ort' eine zentrale Funktion für die ästhetische Kodierung des Dabeiseins. Sie werden zu Tänzern, Dieben und Voyeuren, die sich dem Rhythmus des Ereignisses anpassen müssen.[12] Dieser Rhythmus stellt nicht nur eine Metapher des Fließens, des vorbeiziehenden Lebens dar, sondern führt auch jenen 'electrifying moment' herbei, an dem sich die Enthüllung der Persönlichkeit einstellen, ein Durchblick auf Wesen und Charakter möglich sein soll (vgl. Roth 1982, 12). Für

---

[11] Vgl. Mamber (1974, 131), der aus einem seiner Interviews mit Drew zitiert: "He [Drew] hoped to pull television documentary out of the doldrums through drama, and the need for personable subjects to serve this goal is clear. Drew freely admits he had certain 'peculiarities and prejudices' in regard to the kinds of people suitable for these films, and he goes on to say, 'I hate to see films about people who are mentally ill or are being detained in prisons: *people who aren't free, people who aren't on their own* (my italics) ... I avoid assignments like that like the plague.'"

[12] Vgl. Roth (1982, 86) und Jaffe (1965, 46): "When you have marvelous shooting (like Leacock's in this film [*Happy Mother's Day*]), you can edit the film almost as it comes out of the camera. When the cameraman is really operating smoothly and moving from one image to another with ease, the footage has the quality and rhythm of a ballet, and whole sequences may be left intact."

Jaffe (1965, 45), die an der Montage der frühen Drew-Filme beteiligt ist, markiert dieser Moment (beim erstmaligen Ansehen des gefilmten Materials) die Differenz des Dokumentarischen:

> What begins to emerge out of this experience [viewing footage] is *a kind of pattern - a rhythm of life*, so to speak. People are doing something or talking in the ordinary, disjointed, inarticulate way. Then something begins to happen between them. Tensions build, and bamm! ... a moment bursts upon the screen so true, so real that it is greater than any theatrical re-creation could ever be. It is these moments that make direct cinema so powerful a medium.

Damit wird deutlich, daß die Krisenstruktur nicht nur eine Pragmatik der Erzählbarkeit begründet, sondern auch eine Logik der performativen Enthüllung, die als psychologisches Interesse (und in der Tradition des realistischen Textes) das Hervorholen einer tieferliegenden, verdeckten Schicht der Persönlichkeit verspricht (vgl. Mamber 1974, 70/71). Der drehsituative Kontrollverlust ermöglicht das Belauschen der sozialen Akteure und das Eingebundensein in eine Krise, die deren volle Aufmerksamkeit verlangt; er minimiert den Grad der 'Verfälschung', der sich aus dem Instrument ergeben könnte. Die Einschätzung der Einflußfaktoren bei der 'Versuchsanordnung' bleibt insofern einer Analogie zum physikalischen Experiment verbunden.

Doch das Vertrauen auf einen Augenblick, an dem sich die wahre Identität enthüllt, ist in eine Dialektik eingebunden, die auch dem Modell eines situationsabhängigen Informationsaustausches im Kontext des symbolischen Interaktionismus unterliegt. Während eine spezifische Selbstinszenierung (inklusive der 'electrifying moments') das Publikum eine Zuweisung von Charaktereigenschaften vornehmen läßt, ist diese Zuweisung nicht eine Ursache für das Verhalten, sondern ein Produkt der Inszenierung. Für Goffman (1972, 244/245) ist das Selbst in diesem Sinn keine organische und vorgängige Einheit, die ein vorgezeichnetes Schicksal durchlebt, sondern ein *dramatischer Effekt*, der sich aus einer spezifischen Szene ergibt und dessen Beurteilung aufgrund jeweils gültiger Normen für die Adäquatheit und Zulässigkeit eines bestimmten Verhaltens vorgenommen wird. Fragen der Autorität oder des Status stellen sich über die Veränderung dieser Normen her: "A status, a position, a social place is not a material thing, to be possessed and then displayed; it is a pattern or appropriate conduct, coherent, embellished, and well articulated" (Goffman 1972, 81). Während die Enthüllungsästhetik noch auf das Wahrhafte des Inneren hofft, partizipieren die Filme des beobachtend-interaktiven Modus bereits an der partiellen Umformulierung jener Normen, die der Beurteilung des dramatischen Effektes dienen. Wie von Mamber ausgeführt, bleibt die Frage nach der Authentizität des Verhaltens, die einen außerfilmischen Maßstab als Vergleich voraussetzen würde, unbeantwortbar.[13] Sie erscheint aus der interaktionistischen Perspektive auch als verfehlt,

---

[13] Vgl. Mamber (1974, 90): "At best, we are able to judge varying degrees of subject response to the camera, employing no norm other than previous moments in the same film."

denn es handelt sich um unterschiedliche Situationsdefinitionen, die das Verhalten strukturieren, dabei aber nicht von einer 'wahren Identität' ableitbar sind. Der Wahrheitsanspruch, den das frühe Direct Cinema in die Auflösung des Krisenmoments legt, basiert insofern auf einer naiven Psychologisierung des 'unmittelbaren' Zugriffs auf das Profilmische und hat letztlich keine sich grundsätzlich von anderen dramatischen Verfahren unterscheidende Legitimität:

> The "truths," it turns out, are often empty or misleading. The basic error stems from the unfounded assumption that external appearances and actions are sufficient to reveal inward thoughts. The connection is tenuous at best and often wholly nonexistent. Motivation is still a matter of complete speculation. We never know why people do what we see them doing, and we have nowhere to turn for motivation but to conventional dramatic formulas. (Mamber 1974, 133)

Die Krisenstruktur der frühen Direct Cinema-Filme als einer spezifischen Erzählweise des 'Dabeiseins' führt demnach die Konsequenzen und Grenzen des beobachtend-interaktiven Ansatzes vor. Während die Minimierung des Kameraeinflusses und die Konzentration auf Krisensituationen keinen Zugang zu einem 'wahren Wesen' der sozialen Akteure schafft, zeigt sich in den drehsituativen Interaktionen mit dem Aufnahmeteam, daß dieser neue Interaktionstypus eine eigenständige Situationsdefinition vornimmt, mit dem die Akteure jeweils individuell umzugehen versuchen. Das Direct Cinema etabliert insofern mit seiner Logik der performativen Enthüllung weniger einen psychologischen Durchblick auf das Wesen als einen neuen *Situationstypus*, dessen interaktive Ausgestaltung zu eigenständigen Normen des kamerazentrierten Verhaltens führt. Das Performative konstituiert sich nicht im Rahmen einer intendierten Abwesenheit der Aufnahmeinstanzen, sondern über und durch deren strukturbildende Präsenz (vgl. Mamber 1974, 138). Darüber hinaus deutet sich mit dem Umstellen der Konzeption des Selbst auf einen dramatischen Effekt, der sich in dem jeweils gewählten Ereignisausschnitt einstellt, jener Konflikt zwischen Oberfläche, Oberflächlichkeit und Tiefenstruktur an, der für die kulturtheoretischen Erörterungen einer Periodisierung des 'Postmodernen' z. B. bei Jameson (1983) zur zentralen Metapher wird. Auch wenn der 'electrifying moment' eine Offenbarung verspricht, bleiben die Zuschauer an Äußerlichkeiten verwiesen: "The situations bring out buried feelings, but they do not have any depth. If we seek insight into people, they don't satisfy us" (Mamber 1974, 135).[14] Der beobachtend-interaktive Modus etabliert insofern die Ambivalenz eines 'postmodernen' Realitätseffektes, der die Illusion des Dabeiseins mit einer intensivierten Darstellungskraft zu evozieren und die Jetztzeitigkeit der Interaktion mit den Verfahren der Identifikation und Emotionali-

---

[14] Mamber (1974, 135) fährt fort: "People matter in these films (*The Children Were Watching, Kenya, Africa, Yanki, No!*) only as representatives of ideas and rarely in their own right. Crisis moments are most revealing in situations that one might think would be less than ideal - cases where the camera is clearly influencing the subject. At best, all we can know of a subject's 'psychology' in these films is the degree to which he is aware of the camera. The whole operation is based upon one key condition, that the subject is trying to maintain appearances, attempting to project his own conception of his personal character."

sierung zu verbinden vermag, der gleichwohl die Authentizitätskriterien des interaktionistischen Spiels umdefiniert. An die Stelle einer Tiefenmetapher, die das wahre Selbst aus den Behauptungen in der Krise destilliert, tritt ein horizontaler Informationsaustausch (zwischen den Regionen der Goffmanschen *front-* und *back-stage*), der das Maskenspiel zwischen unterschiedlichen *Situationsdefinitionen* oszillieren läßt.[15]

4.1.3 Mythen des Dabeiseins, der authentischen Realität und der apparatefreien Transparenz: Zur Kritik am Direct Cinema

Die Aufgabe von Kontrolle im drehsituativen Akt des Direct Cinema erhält für Comolli (1980a, 232) ihr befreiendes, revolutionäres Potential durch den Verzicht auf jene Ebenen, die in kapitalistischen Arbeitsteilungsverfahren einen Zugriff auf die Verwaltung und Ordnung des Filmischen ermöglicht hatten. Auch für Vaughan (1992, 114) rechtfertigt sich die beobachtend-interaktive Praxis durch den gewonnenen filmischen Exzeß, "whereby the film out-strips its makers' intentions", der sich nicht ohne weiteres unter ein Raster argumentativer Exposition subsumieren läßt. Doch werden diese Einschätzungen und die allgemeinere Bedeutung des neuen dokumentarfilmischen Repräsentationsmodus aus unterschiedlichen Perspektiven einer scharfen Kritik ausgesetzt. Was bei Comolli noch eine spielerische Qualität hat, die das Fiktive und das Dokumentarische gegeneinander ausspielt und den Illusionscharakter jedes Films anzuzeigen vermag, kann für die traditionellen Formen der journalistischen Arbeit nicht akzeptabel erscheinen. Die mit der Prämisse des Dabeisein-Wollens vorgenommene tendenzielle Verschmelzung von Profilmischem und Film, die bereits im frühen Direct Cinema den Ereignischarakter des sozialen Geschehens um die (potentiell reflexive, aber bald zur Konvention gewordene) Dimension ihrer filmischen Erschließung ergänzt, läßt die Filme zum Dokument ihrer

---

[15] Für Meyrowitz (1985, 35-67), der sich dem Zusammenhang von sozialen Situationen und elektronischen Medien widmet, zeichnen sich aufgrund dieser Prozesse in einem allgemeineren Sinn Konsequenzen für die Herausbildung von Gruppenidentitäten und Sozialisationsfaktoren ab. In seiner Unterscheidung zwischen sozialen Verhaltensweisen, die sich auf die Goffmanschen Theatermetaphern der *back stage* und *front stage* bezieht und die das Verhalten an konventionell festgelegte Spielregeln des Nicht/Akzeptablen in voneinander abgetrennten Bereichen bindet, werden gesellschaftliche Strukturen durch den Wissensfluß zwischen vorher unverbundenen Parzellen umgestülpt: es entsteht eine Zwischenzone, in der soziale Akteure sowohl die Verhaltensregeln der *back stage* als auch der *front stage* kennen. Durch diesen Wissensfluß, dieses Durchlässigwerden von bisher unbekannten Informationen verschieben sich Systeme des Wissens und korrespondierende Verhaltensanweisungen: Gruppenidentitäten können sich weniger stark durch eine Trennung in Konzeptionen des Fremden/Eigenen herstellen; Sozialisationsstufen, deren Ziel eine Wissensvermittlung über Bedingungen des sozialen Verbundes ist, verlieren durch 'verfrühte' Teilhabe an diesem Wissen ihre Exklusivität; gesellschaftliche Hierarchien werden aufgrund einer Aufweichung räumlicher Grenzen und eines entmystifizierenden Blickes 'hinter die Bühne' graduell abgebaut (vgl. Meyrowitz 1985, 52-67). Die Ausformung einer informations- und handlungsbedingten *middle region* stellt für ihn dabei die Voraussetzung einer Destabilisierung traditioneller Hierarchien und einer egalitären Machtverteilung dar.

eigenen Prozeßhaftigkeit werden: "The truth of the spectacle as artifice is substituted by a truth of the spectacle as event" (Comolli 1980a, 241/242). Damit verliert sich entweder die Distanz zwischen den Reportern und ihrem Gegenstand, die für den traditionellen Journalismus eine notwendige Voraussetzung der analytischen Arbeit darstellt, oder die gewonnenen Einblicke hinter die Kulissen der Macht werden als unzulässige Trivialisierung der sozialen Probleme betrachtet.[16] Für Bluem (1965, 128), der den expositorischen Fernseh-Dokumentarfilm verteidigt, steht dem klassischen Primat der Rationalität und Intellektualität das Direct Cinema mit einer emotionalisierenden Tendenz gegenüber, die die rationale Basis der Nachrichtenproduktion untergräbt.[17]

Während sich ein Kontrollpotential im Moment der Drehsituation vermindert und damit für die Auswahl der Ereignisse, der Akteure und den Akt der Montage umso wichtiger wird, richtet sich die politische Kritik am Direct Cinema vor allem auf die (auch für den Vorwurf der Emotionalität geltende) Fiktionalisierungstendenz und das damit einhergehende *self-effacement* der Filmemacher (vgl. Nichols 1981, 208-236). Auf der einen Seite scheint die Konzentration auf charismatische Individuen und ihre 'Bewährung' die Kommerzialisierung des politischen Spektakels zu befördern, auf der anderen führt die liberale Intention des Selbstbeurteilens der Zuschauer zu einer Verleugnung und Verschleierung der vermittelnden Instanzen, die das Dabeisein in ihrem Sinn aufbereitet haben. Die Rhetorik des Kontrollverlusts umklammert ideologieträchtig einen enthierarchisierten Raum der Stimmen, dessen Transparenz nach eigenen, legitimierungsbedürftigen, aber im Film nicht verhandelten Regeln konstituiert worden ist:

> In documentary, when the voice of the text disappears behind characters who speak to us, we confront a specific strategy of no less ideological importance than its equivalent in fiction films. When we no longer sense that a governing voice actively provides or withholds the imprimatur of veracity according to its own purposes and assumptions, its own canons of validation, we may also sense the return of the paradox and suspicion that interviews should help us escape: the word of witnesses, uncritically accepted, must provide its own validation. (Nichols 1988a, 56).

Die Verbindungen einer empiristischen Methodologie mit einer in der Beobachtung zu machenden Lernerfahrung werden nicht nur durch die Konzentration auf bekannte 'Persönlichkeiten' des öffentlichen Lebens suspekt, sondern auch durch die Prämisse, daß die Beobachtungsposition ihr Neutralitätsgebot als autorisierende Strate-

---

[16] Vgl. die Reaktion von Jack Gould in der *New York Times* auf den Film *Crisis: Behind a Presidential Commitment*: "Yet the bizarre nature of the venture quickly asserted itself. For the Attorney General to tolerate cameras in the privacy of his home during the height of a national crisis itself borders on the unbelieveable. To a matter of utmost seriousness there was imparted a feeling of play-acting that seemed wholly out of place." Jack Gould: "Behind Closed Doors: Television Coverage of Matters Involving Executive Decision Can Tarnish National Dignity". *New York Times* (27 October 1963): Sec. 2, 13. Zitiert bei O'Connell (1992, 189).

[17] Vgl. zur Verteidigung des emotionalisierenden Ansatzes Mamber (1974, 54/55) oder Drew im Gespräch mit O'Connell (1992, 105/106).

gie einsetzt. Für Waugh (1985), der die Direct Cinema-Filme mit den stärker auf die direkte Ansprache setzenden Traditionen von *Newsreel*, E. de Antonio und den an das Gewissen appellierenden Filmen von E. Murrow oder M. Silverstein (*Harvest of Shame, Banks and the Poor, Hunger in America*) kontrastiert, wiederholt sich bei Leacock eine Fetischisierung des romantischen Individualismus, die bereits von Grierson (1979, 29-34) an Flahertys Filmen bemängelt worden war. Die Intimität der Beobachtung schmückt sich Waugh zufolge mit einer Ansammlung von oberflächlichen Details aus, die zu einer Feier des Gegenwärtigen und zur impliziten Mythologisierung des Vergangenen tendiert. Demgegenüber bleibt für ihn der Ansatz de Antonios einem Ideal der aktiven Einbeziehung des Publikums verpflichtet, das die interaktiven Elemente der Drehsituation und die beobachtenden Sequenzen mit einer identifizierbaren Ansprache der Zuschauer verbindet. Die liberalistische Funktionsbestimmung des Genres als Dramatisierung individueller Selbstbehauptungsgeschichten eines sich transparent und neutral definierenden Reporters wird mit der Vorstellung eines aktiven Eingriffs in die Sinnstiftungsprozesse der sozialen Wirklichkeit und ihrer medialen Aufbereitung konfrontiert: "The documentary must immerse itself in real life in order to act as an educational experience, first for those involved in the filming and then for those who subsequently view it. Its total artificiality must be constantly stressed. It must be seen as part of a process and not as a commodity" (Garnham 1977, 61). Vor dem Hintergrund ideologiekritischer Manipulationshypothesen wird das Gebot der Reflexivität zum Ausweg aus der Illusion eines unmittelbaren Dabeiseins. Auch wenn dessen Grenzen recht schnell deutlich werden und sich mit der Zeit die Einschätzung einer Vermachtung durch das Einlassen auf fiktionalisierende Klammern ändert, wird die Reflexivität zu einem zentralen Topos der Filme, die im Verlauf der siebziger Jahre an der Ausdifferenzierung des beobachtend-interaktiven Modus arbeiten.[18]

Neben der Kritik an einer unzulässigen Emotionalisierung, eines Distanzverlusts in der Fiktionalisierung des sozialen Ereignisses und eines ideologieförderlichen *self-effacement* der Filmemacher formuliert sich im Zuge des intertextuellen Dokumentarfilms der späten achtziger Jahre eine Kritik an dem impliziten Wahrheitsanspruch des Direct Cinema. Das der *counter culture* und politischen Opposition der sechziger Jahre entspringende Programm einer Ablehnung sprachlicher Ordnungsmuster verbindet sich in dieser Perspektive auf eine eigentümliche Weise mit der Aufwertung der apparategestützten Datensammlung und unverfälschbaren Beobachtung (vgl. Arthur 1993a, Winston 1993). Dieses szientifische Fundament wird in jenen intertextuellen Filmen hinterfragt, die Grenzen zwischen Genres bewußt mißachten, Kommentare, inszenierte Passagen, Interviews und beobachtete Sequenzen collagen-

---

[18] Bereits für den 1965 entstandenen Filme *Black Natchez* von Ed Pincus und David Neuman deutet sich - z. B. in der Kommentarstimme eines an den Ereignissen beteiligten Akteurs - eine kompliziertere und nicht mehr unter einen Manipulationsvorwurf zu fassende Erweiterung des Direct Cinema an.

haft zusammenstellen und oftmals die Agentur des Filmemachers als instabilen Kontrolleur ironisch einführen: "By inference, the social ideals of bureaucratic control in New Deal films, or spontaneous individual performance in direct cinema, are no longer able to support an edifice of documentary truth" (Arthur 1993a, 127). In einem Feld relativistischer und kontingenter Wahrheitsansprüche wird eine übergeordnete Perspektive klarer Trennbarkeiten zwischen dem Objekt, dem Subjekt und dem Apparat der Wissensproduktion abgelehnt und statt dessen auf die Konkurrenz unterschiedlicher Wahrheitsverfahren und Erzählweisen gesetzt. An die Stelle des scheinbar neutralen Voyeurs tritt die *Figur* des Dokumentaristen, dessen Präsenz im Kontext des Films weniger die Authentizität der Praxis als seine narrative Bedeutung für die Entfaltung eines Wahrheitsspiels in den Vordergrund stellt (vgl. Williams 1993). Die Besetzung der technologischen Apparate folgt nicht mehr einem Impuls der sozialplanerischen Intervention oder der objektiven Beobachtung, sondern sie wird zu einer sichtbaren aber letztlich ungenügenden Vermittlungsinstanz (vgl. Arthur 1993a). Während sich einige Filmemacher wie Errol Morris durch aufwendiges Nachstellen von Handlungsabläufen und eine Kultivierung des Interviews explizit von den Prämissen des Direct Cinema verabschieden, scheint sich jedoch im Zuge einer Kritik an den erkenntnistheoretischen Grundlagen des Direct Cinema eine Periodisierung des Dokumentarfilms zu etablieren, die weder der Heterogenität des beobachtend-interaktiven Modus gerecht wird, noch dessen Bedeutung für die intertextuellen Filme adäquat berücksichtigt. Zunächst ist es offensichtlich, daß die Logik der performativen Enthüllung und die Dominanz des gefundenen oder provozierten Materials (unabhängig davon, ob dies 'direkt' aufgenommen oder nachgestellt wurde) auch für die intertextuelle Ästhetik und für ihren geläuterten Wahrheitsanspruch von zentraler Bedeutung sind (vgl. Williams 1993, 15-20). Darüber hinaus läßt sich für das Direct Cinema auch keine eindimensionale oder hermetisch abgeschlossene Ideologie des Wahren behaupten, die Beobachtung naiv mit Objektivität gleichgesetzt hätte. Vielmehr konnten sich die Auseinandersetzungen über das Verhältnis einer 'subjektiven' Sicht des Filmemachers und einer 'objektiven' des Apparates erst aufgrund der unterschiedlichen (und widersprüchlichen) Positionen von Leacock, Pennebaker, Wiseman, Pincus oder den Maysles herausbilden. Das Direct Cinema ist demnach für den intertextuellen Film weniger eine kohärente Negativfolie als eine notwendige Vorstufe, die - auch wenn dies nicht immer beabsichtigt ist - an einer allgemeineren Aufweichung des dokumentarischen Wahrheitsanspruchs partizipiert. Schließlich läßt sich der intertextuelle Film auch als das begreifen, was er gerade nicht zu sein beansprucht: eine Revitalisierung des im Zuge des ausgereizten Direct Cinema und des erschöpften radikalen Films diskreditierten Geltungsanspruchs des Dokumentarfilm-Genres. Denn die Ablehnung eines Beobachtungsideals, die Kritik an der Neutralität oder der Zugriff auf 'Undokumentierbares' durch Rekonstruktion sind Anzeichen für eine Neudefinition dessen, was als 'dokumentarische Wahrheit' die Selbstdefinition des Genres kontinuierlich umgeformt hat: "For some form of truth is the always receding goal of documentary film. But the truth figured by documentary cannot be a simple unmasking or reflection. It is a careful construction, an intervention in the politics and semiotics of representation" (Williams 1993, 20). Mit dieser, dem Verständnis eines komplexen Realismus verbundenen Annahme deutet sich in den neueren Filmen und ihrer impliziten Kritik am Direct Cinema nicht die Aufgabe eines Wahrheitsanspruchs, sondern seine kreative Verkomplizierung an.[19]

---

[19] Vgl. hierzu auch das Resümee von Arthur (1993, 109): "My assumption is that regardless of the events or personalities presented, or the ideological forces with which films are aligned - almost exclusively, the undulations of American liberalism - commercial documentaries enact polemical dialogues both with previous nonfiction styles and with reigning codes of dominant cinema. Further, succeeding styles tend to repudiate the methods of earlier periods from the same perspective of realist epistemology attending the nineteenth-century bourgeois novel's 'attempt to use language to get beyond language,' the absolute desire to discover a truth untainted by institutional forms of rhetoric."

4.2 Subjektpositionen, Narrativität und Ideologie: Weiterentwicklungen der kritischen Erzähltheorie

Wenn sich der dokumentarische Effekt, wie in Kapitel 2 angedeutet, als eine Mischung aus Zuschauererwartungen, ästhetischen Kodierungen des 'Materials' und Erzählverfahren des Textes einstellt, liegt es nahe, die erzähltheoretischen Kategorien, die sein expressives Inventar mit dem des fiktionalen Films kurzschließen, eingehender zu erörtern. Dies soll im vorliegenden Zusammenhang jedoch auf jene Aspekte begrenzt bleiben, die im Zuge einer Revision und Verfeinerung der kritischen (ideologie-, apparate-, identitäts- und geschlechterorientierten) Erzähltheorie mit neuen Impulsen versehen worden sind. Denn wie es im Bereich des Spielfilms nicht mehr adäquat erscheint, von monolithischen und unveränderbaren Subjektpositionierungen, Geschlechterzuweisungen oder Charakterperspektiven auszugehen, die sich aufgrund und mit Hilfe des Textsystems eindimensional auf das Publikum übertragen lassen, gilt auch für den Dokumentarfilm, daß die Heterogenität der Erzählformen und die Gegenläufigkeit von beobachtenden, reagierenden und interagierenden Instanzen vor Simplifizierungen bewahren sollte. Die direkten und indirekten Anspracheformen von Nichols sind in diesem Sinn als simplifizierende heuristische Konstruktionen zu verstehen, die im Stimmengewirr der Filme Anhaltspunkte liefern, aber keine exkludierende Trennschärfe erlauben. Wenn bei ihm von einem *voice-of-God*-Kommentar gesprochen wird, dann deutet sich bereits tendenziell eine Homogenisierung der Anspracheformen an, die der Kommunikationsvielfalt (auch der journalistischen Filme) nicht gerecht wird. Was für die neuere Erzähltheorie im Spielfilmbereich gilt - daß eine Ausdifferenzierung der paradoxen und widersprüchlichen Aspekte scheinbar eindeutiger Subjektpositionierungen und Funktionszuweisungen ihren konzeptuellen Niederschlag findet -, kann daher auch für den Dokumentarfilm instruktiv werden.

Im Folgenden soll auf einige Versuche dieser theoretischen Arbeit eingegangen werden, ohne dabei eine erschöpfende Behandlung der Fragen nach einer ökonomischen, technologischen oder ideologischen Determinierung des Erzählprozesses vorzulegen. Ausgangspunkt ist die Frage nach dem Verhältnis zwischen den kognitionspsychologischen Ansätzen, die versuchen, das Filmverstehen von seiner gesellschaftlichen Relevanz abzukoppeln, und jenen konkurrierenden poststrukturalistischen und ideologiekritischen Paradigmen, die diesem Projekt entgegenstehen und die 'Vergesellschaftung des Verstehens' voraussetzen. Auch wenn bei dieser Kontroverse ein theoretisch unvereinbarer Kern offensichtlich ist, bleibt als implizite These zweierlei zu berücksichtigen. Zum einen, daß jene Erzählverfahren und -kategorien, die im Bereich des fiktionalen Films entwickelt werden, eine Relevanz für dokumentarische Formen des Erzählens aufweisen, daß also Fragen nach der Abgeschlossenheit eines Textes oder der kamerabedingten Positionierung in den Dokumentarfilm hineinreichen. Zum anderen, daß - wie es sich etwa bei Branigan (1992) oder Nichols (1991) andeutet - die konstruktivistischen Akte des Verstehens und Sehens nur dann in ihrer Relevanz adäquat berücksichtigt werden können, wenn sie an Kategorien der Geschlechteridentität, der sozio-ökonomischen Macht und der klassifizierenden Wissensproduktion angeschlossen werden. Ein Plädoyer für die mögliche (und nötige) *Trennbarkeit* bewußter und unbewußter, kognitiver und emotionaler Anteile der Narration hält Bordwell (1985, 3-26) in der Ausarbeitung seiner neoformalistischen Erzähltheorie. Weder mimetische Theorien, die den Film als ein sich über unsichtbare Beobachterpositionen herstellendes anzuschauendes Spektakel konzipieren, noch diegetische, die den Film als semiotisches, einem linguistischen Kode ähnliches System ansetzen, erfüllen für ihn die Voraussetzungen einer funktionalen Beschäftigungsgrundlage mit filmischen Erzählstrukturen. Aufgrund der Abwesenheit von grammatikalischen Markierungen (der Zeit, Person, des Bezugs etc.) sei eine eindeutige Übertragbarkeit von Benvenistes Kategorien des *énoncé* und der *énonciation* schwierig; sie sollte durch die Prämisse abgelöst werden, daß ein Film keine Positionierung vornimmt, sondern die Zuschauer zu verschiedenen Operationen anleitet: "A film cues the spectator to execute a definable variety of *operations*" (Bordwell 1985, 29). Dieses konstruktivistische Fundament beruht auf kognitionspsychologischen Annahmen, die eine Analogie zwischen Film und linguistischen Systemen ausschließen und statt dessen Wahrnehmungs- und Verarbeitungsprozesse über die automatischen (auf unterschiedlichen *Schemata* beruhenden) Mechanismen der aktiven Folgerung (*inference*) ablaufen lassen. Vorgänge der Hypothesenerstellung und -überprüfung, zielorientierte Annahmen, die sich induktiv auf die vorhandenen 'Daten', verinnerlichte Regelsysteme oder bereits existierendes Wissen beziehen, fügen sich für Bordwell (1985, 29-47) zu Wissensmustern zusammen, die als kognitive *maps* im Hintergrund für jeden weiteren Wahrnehmungsvorgang bereitgehalten werden und zu bestimmten Hypothesen über die auf den Zuschauer einwirkenden Informationen führen. Der Begriff des 'Zuschauers' bezeichnet dabei eine hypothetische Größe, die jene für die Konstruktion der Erzählung notwendigen Operationen durchführt. Da für Bordwell diese Prozesse im Bereich des Bewußten und Vorbewußten ablaufen, trennt seine Theorie die perzeptiv-kognitiven Aspekte des Sehens (*viewing*) von denen der Interpretation ebenso wie den Vorgang des Verstehens (*comprehension*) von den emotionalen Reaktionen der Zuschauer. Die kognitiven Schemata, auf die sich Bordwell beruft, dienen dazu, gemeinsame Merkmale von Klassen zu identifizieren (*prototype schemata*), bestimmte strukturelle Grundelemente zu speichern (*template schemata*), Informationen zu organisieren und auf Kausalitäten, bzw. Raum- und Zeitrelationen zu befragen (*procedural schemata*) und bestimmte Stilmerkmale zu erkennen (*stylistic schemata*). Die Zuschauer eines Films gehen damit in einer Weise um, daß sie aufgrund ihrer Vorannahmen und des Gezeigten Hypothesen über die Erzählung und die handlungstragenden Elemente aufstellen, die beständig korrigiert, verändert und den Informationen angepaßt werden.

Auch bei Nichols (1991, 19-31) wird die Zuschaueraktivität primär über kognitionspsychologische Vorgänge der Hypothesenbildung und -korrektur erklärt und dabei für den Dokumentarfilm primär auf dessen Qualität historischer Referentialität und argumentativer Logik bezogen. Doch lehnen Nichols (1989a) wie auch Staiger (1992, 49-78) den Versuch Bordwells ab, die Bereiche des Sehens und der Interpretation strikt voneinander zu trennen, um die neoformalistische Erzähltheorie als einen Ansatz zu etablieren, der Fragen der Geschlechterspezifik oder der ideologischen Determiniertheit ausklammern kann. Für die kognitionspsychologischen und psychoanalytischen Subjektkonzeptionen und die divergierenden Theorierichtungen, die auf sie zurückgreifen, läßt sich insofern eine Charakterisierung des Publikums beobachten, die einerseits den beherrschten, rationalen und zweckorientierten Zuschauer postuliert, andererseits ein von unbewußten Trieben determiniertes und ideologisch 'interpelliertes' Subjekt (vgl. Lowry 1992). Offensichtlich zeichnen sich jene Modelle, die kybernetische oder konstruktivistische Analogien für die Akte der Filmrezeption zugrundelegen, durch eine starke Faszination an der von Emotionen und Interpretationen scheinbar freien Datenverarbeitungsmaschine aus. Die Kategorie der Emotionalität und die Problematik der 'Fehlinterpretationen' werden bei Bordwell (1985, 39/40) eigentümlich verstümmelt und beziehen sich einerseits auf die 'Lust', daß eine Hypothese sich als richtig erwiesen hat (oder eine enttäuschte Erwartung zu neuen Hypothesen antreibt), und andererseits auf den Umstand, daß die Zuschauer ermüdet seien (der Wahrnehmungsapparat 'gestört' ist), bzw. die 'falschen' Schemata aufgerufen wurden. Problematisch ist also nicht nur die Charakterisierung des Emotionalen in Bordwells Zuschaueraktivität, sondern eine normative Privilegierung der Wahrnehmungsleistung, die offensichtlich von einem impliziten (theoretisch und historisch festlegbaren) Standard abgewichen ist, der mit einer kleinen Korrektur zur Deckungsgleichheit zwischen den formalen Elementen und der Erzählung (Zuschauerleistung) gebracht werden kann. Die Analogie zwischen dem Zuschauer und einer Datenverarbeitungsmaschine bzw. einem System künstlicher Intelligenz drängt sich auf. Damit wird ein Computerprogramm vorstellbar, das die formalen Parameter eines Films (Positionen, Bewegungen, stilistische Merkmale, Handlungselemente etc.) lückenlos erkennt und speichert, diese dann in Beziehung zu allen bereits gespeicherten Filmen setzt und davon die Norm einer idealtypischen Erzählung ableitet, deren Nichterkennen als Fehler, als Abweichung (von einer eindeutig definierbaren Konvention) erscheint. Durch die Abtrennung der Kategorien des Sehens, Verstehens vom Interpretieren, dem kognitiv Bewußten vom affektiv Unbewußten klammert Bordwell jene zentrale Dialektik bewußter und unbewußter Anteile der Rezeption aus, deren Dynamik im Mittelpunkt des theoretischen Interesses stehen sollte. Daneben erscheint auch die Annahme einer von geschlechts-, klassen- und identitätsspezifischen Kriterien gereinigten Datenverarbeitung als überzogene Abstraktion des rezipierenden Subjekts:

Bordwell proposes a poetics, or science, that comfortably excludes feminist theory and regards the viewer as a sexless, genderless, classless, stateless, "hypothetical entity." He also biases viewer activity to favor information processing over parallel acts of engagement (empathy, identification, scopophilia, etc.) and interpretation. (Nichols 1989a, 502)

Die Korrelation der filmischen Erzählformen mit den bewußten, unbewußten und intersubjektiven Verständigungsprozessen stellt sich demnach für die Verknüpfung poetologischer und kulturtheoretischer Ansätze als ein zentraler Ansatzpunkt dar, dessen Analyse letztlich eine Gültigkeit für Filme mit fiktionaler *und* dokumentarischer Appellstruktur haben muß. Eine rigide Trennung zwischen Verstehen, Interpretieren und emotionalem Aufnehmen erscheint dabei - wie von Höijer (1992) ausgeführt - unzureichend, da die Erzählvorgänge in einem sozialen Kontext stattfinden, der mit widersprüchlichen und widerstreitenden Kräften den Prozeß des Verstehens oder Lesens bereits durchwirkt hat. Die aktive Konstruktion einer Erzählung bleibt demnach in ein Spannungsverhältnis von gleichlaufendem Sehen und Deuten eingebunden, das es notwendig macht, die neoformalistischen erzähltheoretischen Ansätze mit jenen Modellen zu verbinden, die den Schwerpunkt des Erzählens auf die technologischen Apparate, die psychoanalytischen Analogien oder die ideologischen Positionierungen legen. Dabei ist es wichtig, zunächst von Prozessen auszugehen, die für das Dokumentarische und das Fiktionale gleichlaufen, um dann jedoch die Spezifik der unterschiedlichen Kontraktbedingungen und -möglichkeiten herauszustellen. Die psychologischen Grundlagen für das 'Lesen' der unterschiedlichen Genres erscheinen als identisch, die Lesestrategien und -formen sind dagegen historisch bedingt und nicht mit den Textmerkmalen zu verwechseln.

Bordwell (1985, 53) definiert die Erzählung des Spielfilms als einen interaktiven Vorgang zwischen *syuzhet* (dem Erzählten, *plot*) und stilistischen Informationen, der die Konstruktion der *fabula* (Geschichte oder *story*) durch die Zuschauer anleitet und kanalisiert. Die Architektur der dramaturgischen und stilistischen Elemente, die sich im Film ausbreitet, wird unter Zuhilfenahme der vorstrukturierten kognitiven Schemata (Personentypen, kanonisierte Formen, räumliche und zeitliche Dimensionen) zu einer Chronologie und Kausalität komplettiert, wobei sich die Lücken zwischen vorhandenen und implizierten Elementen als Markierungen für hypothetische Vorannahmen etablieren. Während sich eine narrative Logik herausbildet, die die unterschiedlichen Textmerkmale in eine kausale Relationierung bringt, bleibt dieser Prozeß in einer Abhängigkeit von den 'Taktiken' der Textelemente (*syuzhet*) verhaftet, die sich sowohl auf die Veränderung und Umgruppierung von Zeitstrukturen (deren Abfolge, Dauer und Häufigkeit), die Quantität und implizierte Wichtigkeit der Informationen und die Dynamik ihrer Entfaltung (das Zurückhalten und Unterdrücken zentraler Bezüge oder ihre Wiederholungsstruktur) bezieht (vgl. Bordwell 1985, 48-62). Damit entsteht eine Interaktion zwischen Publikum, Erzählung und Geschichte, die sich auf vier Verhältnisse bezieht: 1. die Erzählung verfügt über ein spezifisches Ausmaß an Wissen über die Geschichte und entfaltet dieses dementsprechend (etwa über nur eine Person oder als Erzählung eines teilnehmenden Beobachters im Direct Cinema); 2. die Erzählung definiert einen Grad der Kommunikativität, d. h. einen Modus der Preisgabe oder Mitteilung dessen, was sie weiß (Zurückhalten von Informationen, Rätsel, Irrwege); 3. die Erzählung reflektiert ihren Status als Erzähltes, d. h. als Konstruktion einer Geschichte, die zu ihrer Vollendung der Mitwirkung durch die Zuschauer bedarf - sie etabliert über Merkmale der Metafiktionalität einen impliziten Dialog mit dem Publikum; 4. konstruiert die Erzählung eine Perspektive auf das Geschehen, einen Grad der Subjektivität, eine Stimme, eine Agentur. Diese erzählerische Agentur ist jedoch für Bordwell aufgrund des depersonalisierten Charakters filmischer Narration kein Ursprung und keine Quelle der Erzählung, sondern ihr Resultat. Ein Modell, das auf der konstruktivistischen Aktivität der Zuschauer beruht, setzt ein Publikum, aber keine (personalisierte) Agentur des Sendens voraus, obwohl die Erzählung diesen kommunikativen Kontext als Teil der Geschichte zu initiieren (und imitieren) imstande ist. Ein impliziter Autor löst sich in den Leistungen der *Erzählung* auf, die das Preisgeben oder die Beschränkung der Informationen über ihren Grad der Kommunikativität reguliert. Die Konstruktion dieses Erzählers beruht demnach auf einem Strukturierungsprozeß der Textmerkmale, die - eingebunden in historisch determinierte Vorstellungen zu Agenturen und Formen der (interpersonalen) Kommunikation - eine Kategorie des Ursprungs produzieren (vgl. Bordwell 1985, 62). Der dokumentarische Kontrakt verspricht, wie von Nichols ausgeführt, stärker als der fiktionale eine außerfilmische reale Agentur, auch wenn dieses Versprechen in die spezifischen Verfahren (und Erzählweisen) einer rhetorischen und argumentativen Logik eingebunden bleibt und damit ebensowenig wie im Bereich des Fiktionalen mit einer Ontologie des Erzählers belegt werden kann. Die dokumentarische 'Stimme' läßt eine Logik entstehen die sich als Perspektive, Kommentar und Positionierung im Sozialen ausgibt:

> Technique, style, and rhetoric go to compose the voice of documentary: they are the means by which an argument represents itself to us (in contrast to the means by which a story does in fiction). The voice of documentary gives expression to a representation of the world, to perspective and commentary on the world. The argument expressed through style and rhetoric, perspective and commentary, in turn occupies a position within the arena of ideology. (Nichols 1991, 140)

Die Stimme des beobachtend-interaktiven Dokumentarfilms hängt wesentlich von seiner Anthropomorphisierung der Kamerainstrumente ab, deren Markierungen die Individualität und Subjektivität als Zeichen einer menschlichen Instanz, eines *filmischen Selbst* postulieren. Dies bleibt jedoch, wie im Kontext der autobiographischen Explorationen noch gezeigt wird, in jene Dynamik eingebunden, die Bordwell für den impliziten Autor angedeutet hat. Die Kamera als Konstrukt mentaler Zustände, als subjektive Agentur der Erzählung ist nicht deren Ursprung, sondern ihr *Effekt* (vgl. Bordwell 1985, 119).

Das von Nichols angedeutete Eingebundensein des dokumentarischen Arguments in eine ideologische Arena wird von Bordwell bewußt ausgeklammert. Im Kontext apparatetheoretischer Erzähltheorien, die versuchen, psychologische Investitionen in die zur Generierung der Erzählung notwendigen Technologien zu verhandeln, wird die Beziehung zwischen Apparat, Ideologie und vermeintlicher Subjektposition zum zentralen Gegenstand. Baudry (1985) entwickelt die These, daß die beständige Verfeinerung der Sehapparate und die seit der Renaissance (in okzidentalen Kulturen) bestehende Ausrichtung perspektivischer Darstellungsformen an den Kriterien der Zentralperspektive zu einer Zentralisierung des zuschauenden Subjekts geführt und dieses als die aktive Quelle narrativer Bedeutung etabliert haben. Das virtuelle Bild breitet einen Raum des idealen Betrachtens aus, der aufgrund des filmischen Effekts, Bewegung zu sehen, wo keine ist, zur Annahme einer transzendenten Position (eines wahrnehmenden, die Geschichte generierenden Subjekts) verleitet und einer idealistischen Konzeption der 'totalen' Vision eines vollkommenen und homogenen Wesens entspricht. Die Welt existiert für den Blick der Zuschauer, welcher sowohl den Welturspruch als auch die Quelle der Weltkohärenz repräsentiert und zu einer Identifikation der Zuschauer nicht nur mit den Charakteren, sondern auch der Kamera als ordnungsschaffender Instanz führt (vgl. Baudry 1985, 535). Während die Bewegungsillusion eine Interpellation mit ideologischen Systemen der Kontinuität und Lückenlosigkeit bewirkt, sieht Baudry (1985, 539) in der vermeintlichen Kohärenz des zuschauenden und 'zentralisierten' idealistischen Subjekts eine Parallele zur Funktionsweise der Lacanschen Spiegelstufe. Für diese wird postuliert, daß aus den Fragmenten der Körperwahrnehmung durch die Spiegelreflexion ein kohärentes Ich entsteht, dessen vorsprachliche (dem Bereich des Imaginären zugehörige) Homogenität als Erinnerung wirksam bleibt. Zum ideologischen Mechanismus wird das Kino in Baudrys Darstellung durch die Verbindung der Bewegungsillusion mit einer transzendenten Subjektkonzeption durch die kinematographischen Apparate, vor allem die Kamera. Wichtiger als das Spektakel werden die Instrumente seiner Inszenierung, die den Zuschauer in ihre Perspektivierungen zwingen und als Relais der Spiegelfunktion fungieren: "Just as the mirror assembles the fragmented body in a sort of imaginary integration of the self, the transcendental self unites the discontinuous fragments of phenomena, of lived experience, into unifying meaning" (Baudry 1985, 540).

Die metapsychologischen Aspekte dieser Konstellation und ihr Fundament in realistischen Erzählformen weitet er durch die Gegenüberstellung des Platonschen Höhlengleichnisses mit der Kategorie des Unbewußten bei Freud aus. In beiden Fällen sieht Baudry (1986) die Konstruktion eines *Apparates* zur Produktion von mentalen, realen oder simulierten Realitätseindrücken, die auf ein Verlangen, ein Drängen nach Illusionsmaschinen zurückzugehen scheint, das sich auch von der Wahrhaftigkeit des Gesehenen nicht beeinflussen läßt, sondern einen Zustand der Gewöhnung zu perpetuieren trachtet. Die Immobilität der angeketteten Gefangenen in der Höhle (von Platons Gleichnis), ihr Verlangen nach dem dortigen Verbleib und die Annahme eines Simulakrums der hölzernen Figürlichkeit zwischen Projektor und

Leinwand (Feuer und Wand) lassen Baudry (1986, 307) ein Verlangen postulieren, das (im Sinne einer Wahrnehmungsidentität) die verlorene Befriedigung zur Wiederentdeckung bringen soll und als notwendigen Schlüssel dazu der Produktion eines Realitätseindrucks bedarf. Der Film wird zur Analogie eines Traums, dessen regressives Potential nicht nur einen halluzinatorischen Zustand induziert, sondern auch den Zugang zum Unbewußten und den Erfahrungen des primären Narzißmus erlaubt. Die Leinwand dient als Ersatz für die Mutterbrust, auf die sich eine halluzinatorische Repräsentation des Zustands oraler und grenzenloser Befriedigung projiziert. Die Simulationsmaschine des Kinos läßt die Zuschauer in der Dunkelheit des Innenraums künstlich regredieren, hemmt ihre Bewegungsfreiheit, läßt Grenzen zwischen Körperlichkeit und Außenwelt verschwimmen und bietet Repräsentationen an, deren Realitätsgehalt wie im Traum den Charakter einer Realerfahrung annimmt. Die Apparate schließen sich für Baudry (1986, 316) zur Konsolidierung einer kohärenten Subjektposition zusammen.

Baudrys Argumentation unterliegt zwei problematischen Tendenzen; einerseits zieht sie die psychoanalytischen Arbeiten von Lacan und Freud stark verallgemeinernd heran und vergröbert die Fragen der Zentralisierung der Perspektive, andererseits postuliert sie die technologischen Apparate als letztgültig determinierende Motivationen und Prägungen der Erzähl- und Rezeptionsformen. Auf die Vielfältigkeit filmischer Räumlichkeit und die Vermischungen von Perspektivierungssystemen (mit unterschiedlich vielen Fluchtpunkten) sowie die optischen Variationen (des Arrangements von Objekten innerhalb der Bildkomposition, der Objektivbrennweite und der grafischen Elemente wie Farbe, Schatten- oder Bewegungsmuster) hat Bordwell hingewiesen. Diese Elemente sind Teil eines Raums der Erzählung und der Geschichte, der sich weder formal noch narrativ auf die Zentralisierung der Subjekte begrenzen läßt. Auch die historische Entwicklung der 'Simulationsmaschinen' hat in Bewegungen stattgefunden, die weder eindeutige oder gar lineare Perfektionierungen des Realitätseindrucks zur Folge hatten, noch eindimensional zur Zementierung von Homogenisierungsversuchen (des Subjekts, der Position oder Perspektive) führten. Eine ambivalente Tendenz des Experimentierens, der Affirmation oder Herausforderung bestehender Praktiken hat sich im Umgang mit technologischen Bedingungen manifestiert, die keiner eindimensionalen Determination entsprochen haben (vgl. Wollen 1980). Das Analogische von Repräsentation und Welterfahrung ist niemals ein perfektes gewesen, sondern immer ein gebrochenes und erkennbares Bemühen, das vom Glaubenwollen getragen wird.

> Analogical repetition is a false repetition, staggered, disphased, deferred and different; but it produces *effects* of repetition and analogy which imply the disavowal (or the repression) of these differences and which thus make of the *desire* for identity, identification, recognition, of the desire for the *same*, one of the principal driving forces of analogical figuration. In other words the spectator, the ideological and social subject, and not just the technical apparatus, is the operator of the analogical mechanism. (Comolli 1980b, 138)

Baudrys Analogie zwischen Film und Traum ist verlockend aber unzutreffend, sobald sie eine Gleichsetzung der Erzählstrukturen der beiden 'Texte' impliziert. Für die psychoanalytische Filmtheorie muß vielmehr zweierlei auseinandergehalten werden: zum einen die affektiven Besetzungen und Reaktionen der Zuschauer, die vielfältigen Prozesse der Identifikation, des Lustgewinns, der narzißtischen Gratifikation im Hinblick auf das Erzählte, die Geschichte und den interpersonalen Kontakt mit den anderen Zuschauern (über das Objekt der Begierde, den Film, den Star, die Serie); zum anderen die Möglichkeit einer strukturellen und semantischen Analogie filmischer und phantasie- oder traumähnlicher Darstellungs- und Erzählformen. Diese Struktur kann den Charakter des Bilderrätsels *imitieren*, den Freud (1982b, 280-487) in der Bilderschrift des Traums vermutet (vgl. Williams 1981, 3-52). Dann rücken die Zeichenbeziehungen in den Vordergrund, die Verfahren der Kompression und Verdichtung (Überdeterminierung von Knotenpunkten der Erzählung, an denen sich mehrere Traumgedanken zusammenziehen), die Verschiebung und Übertragung von psychischen Energien auf unterschiedliche Elemente der Handlung oder die Entstellung, bei der Instanzen des psychischen 'Apparates' aufgrund zensorischer Aktivitäten Darstellungsformen verändern. Die Analogie zwischen Film und Traum ist hier eine, die sich auf die Ähnlichkeiten der visuellen (und auditiven) Darstellungsarbeit bezieht, die jedoch weder das Unbewußte in Reinform präsentiert, noch eine vollständige Regression induziert. Die filmische 'Erzählung des Unbewußten' ist die vermittelte Imitation der Relationierungsvorgänge von Traumgedanken. Diese ist weder primärprozeßhaft, noch findet sie unter Ausschluß vielfältiger Zensurinstanzen statt. Es ist ein Spiel mit jenen von Freud (1982b, 280-487) vorgestellten Relationen der Ähnlichkeit, Gemeinsamkeit, der Übereinstimmung und Deckung, d. h. der Phänomene von Mischbildungen und Überschneidungen, die Kausalbeziehungen zur Gleichzeitigkeit werden lassen und Verfahren des Widerspruchs, der Verneinung oder des Gegensatzes in einer eigenständigen Ordnung auflösen. Der Versuch (des Unbewußten), die psychischen Intensitäten nach Belieben umzuwerten, führt dazu, daß im Traum die zensorischen Instanzen 'getäuscht' werden müssen, "es sollen Gedanken ausschließlich oder vorwiegend in dem Material visueller und akustischer Erinnerungsspuren wiedergegeben werden, und aus dieser Anforderung erwächst für die Traumarbeit die *Rücksicht auf Darstellbarkeit*, der sie durch neue Verschiebungen entspricht" (Freud 1982b, 486/487). Diese Rücksicht erfolgt im Bereich des Films jedoch überwiegend in den Sphären sekundärer Bearbeitung, die Freud für die Phantasietätigkeit aber auch den Tagtraum als konstitutiv wertet. Baudrys Verweis auf Freuds Analogie zwischen dem Modell eines Seelenapparates und einem Mikroskop oder fotografischen Apparat zieht insofern vereinfachend die filmische Erzählung mit einer analogischen Repräsentation des Unbewußten zusammen. Das Unbewußte als eigentlich realer Innenraum des Psychischen ist nach Freud (1982b, 580) seiner Natur nach ebenso unbekannt wie das Reale der Außenwelt, es bleibt durch die 'Daten des Bewußtseins' so unvollständig wie die durch Sinneseindrücke konstruierte Außenwelt. Weder die Wahrnehmungssysteme noch die Übersetzungsleistungen der unterschiedlichen Medien lassen einen Zugang zum Wesen des Unbewußten zu, sondern sie treten als Systeme der zensorischen Strahlenbrechung auf, sie lassen ein virtuelles Bild entstehen:

> Alles, was Gegenstand unserer inneren Wahrnehmung werden kann, ist *virtuell*, wie das durch den Gang der Lichtstrahlen gegebene Bild im Fernrohr. Die Systeme aber, die selbst nichts Psychisches sind und nie unserer psychischen Wahrnehmung zugänglich werden, sind wir berechtigt anzunehmen gleich den Linsen des Fernrohrs, die das Bild entwerfen. In der Fortsetzung dieses Gleichnisses entspräche die Zensur zwischen zwei Systemen der Strahlenbrechung beim Übergang in ein neues Medium. (Freud 1982b, 579)

Der Traum ist ebenso wie das psychoneurotische Symptom oder die Phantasie die Manifestation einer kompromißhaften Wunscherfüllung für etwas Unbewußtes, das im übrigen der Darstellbarkeit entzogen ist, und die Wiederkehr der infantilen Szene kann nur stellvertetend angedeutet, d. h. zensorisch 'gebrochen' werden. Die virtuelle Realität wird in eine filmische Repräsentation übersetzt, der technologische Apparat wird zur Simulationsmaschine einer vermeintlichen Darstellbarkeit. Die Phantasietätigkeit zur Hervorbringung des *Tagtraums* bleibt das Modell eines spezifischen psychoanalytisch eingefärbten Erzählmodus oder einer individualpsychologischen Erklärung der affektiven bzw. narzißtischen Besetzungen der Erzählung. Unbefriedigte erotische und ehrgeizige Wünsche finden ihre Erfüllung in den primär egoistischen Szenarien der imaginären Welt, sie verteilen sich auf abgespaltene, konfligierende Teile des Ich oder vereinigen sich im narzißtisch überhöhten Idealich (vgl. Freud 1969). Dabei ist die Annahme, daß ihre filmische Ausstellung zu einer zentrierten oder vereinheitlichten Subjektposition führt, die im Bereich der Geschlechteridentitäten zu einer eindeutigen 'männlichen' oder 'weiblichen' Lesart und identifikatorischen Besetzung gerät, spekulativ und unbelegt. Wie es von Rodowick (1991, 39-46) ausgearbeitet wird, bleibt Freuds Konzept identifikatorischer Prozesse an eine Ökonomie gebunden, die sich zwischen den Polen des Ichs und des Objekts, der Lust und Unlust und der Aktivität oder Passivität bewegt. Während Freuds Theorie einerseits auf die Nichtreduzierbarkeit sexueller Identität auf anatomische oder physiologische Merkmale abhebt und sich identifikatorische Prozesse vor allem durch ihre polyvalente Nicht-Identität auszeichnen, findet aufgrund eines normativen Verständnisses zur geschlechtlichen Rollenverteilung (im ausgehenden 19. Jahrhundert) eine Substantialisierung spezifischer Triebqualitäten statt. Wird im Bereich der Objektwahl die Kategorisierung in einem binären Raster männlicher und weiblicher Charaktermerkmale und Verhaltensweisen angesiedelt, so löst sich Subjektivität im Kontext sexueller Identifikationen (und Phantasien) in heterogene, mehrdimensionale und nicht mehr biologischen Prämissen folgende Fluktuationen auf. Diese These von Rodowick versucht, die ideologiekritische Position feministischer Filmtheorien über einen männlichen Blick, eine Inszenierung des weiblichen Körpers als Spektakel und Lustobjekt und die Unmöglichkeit einer 'weiblichen' Subjektivität konstruktiv zu

hinterfragen: "For each argument assumes, implicitly or explicitly, that film theory has resolved the question of masculine identification, that masculine and feminine identifications are decisively aligned with male and female spectators, and that the position of the female spectator can be defined ontogenetically in opposition to that of the male" (Rodowick 1991, 67; vgl. hierzu auch Koch 1989, 15-29). Rodowick (1991, 73-84) verlegt in Prozesse der Identifikation und des Phantasierens eine sich essentialisierenden Zuschreibungen entziehende utopische, transgressive und subversive Qualität, die sich auch in den Rezeptionsvorgängen erhält und mit den sozialen und kulturellen Klassifizierungen dessen, was (etwa im Kontext der Ödipus-Konstellation) als das Weibliche und Männliche gilt, konkurriert.
Der narrative Lustgewinn speist sich demnach zum Teil aus einer Subjektposition, die zwischen aktiven und passiven Anteilen einer 'Macht' über die Erzählung spielt (dabei jedoch weder eindeutig zentriert noch bruchlos homogen ist), stärker jedoch aus der spezifischen Ambivalenz von gewünschtem und verbotenem Verlangen, von einer Gleichzeitigkeit gegenläufiger Formen des Begehrens. Rodowick erinnert zu Recht an die Gefahr einer voreiligen Verallgemeinerung von Formen und Beschränkungen der identifikatorischen Phantasietätigkeit. Ihre konkrete Manifestation kann immer nur spekulativ erschlossen werden, wobei sie jedoch kaum die homogene Klassifizierbarkeit binärer Kategorien annehmen, sondern sich dieser permanent entziehen wird: "They [processes of identification] are complex structures where multiple temporalities and subjective relations coexist in contradictory ways that are radically other to binary relations. Thus one cannot classify identification simply as masculine or feminine, active or passive, sadistic or masochistic" (Rodowick 1991, 136). Darüber hinaus hat sich die psychoanalytische Filmtheorie auch den Blick auf jene affektiv besetzten Gruppenbezüge verstellt, die nicht nur für die Rezeptionssituation des Films und des Fernsehens konstitutiv sind, sondern auch die individuellen Leseformen ihrer monadischen Isolation entreißen und in Formen der dialogischen Interaktion bzw. kollektiven Idealisierung überführen. Die Gefangenen des Platonschen Höhlengleichnisses sind nicht nur in einer starren Position mit dem Blick auf ihre 'Leinwand' gefesselt und ergötzen sich an dem Schattenspiel und den Echos der die Figuren Vorbeitragenden, sondern sie halten Wettbewerbe der Deutung des Spektakels ab, die ihnen als Auszeichnungen Ehre und Macht einbringen. Diese Preise definieren Relationen und narzißtische Gratifikationen einer sozialen Formation, die diese im *Wettstreit* der Meinungen und des Erratens aushandelt. Die Rezeption ist damit immer ein narzißtischer *und* ein sozialer Akt, ein Spiel der vorgeblichen Regression *und* ein intersubjektiver Austausch über die Gruppe und ihre äußeren Objekte, so daß eine Theorie, die sich auf die individualpsychologischen Anteile beschränkt, deren interpersonale Basis verkennt und die Autonomie eines rezipierenden Subjekts idealisiert.
Gleichwohl zielt Baudrys Analogie zwischen Platons Höhlengleichnis und Freuds psychischem Apparat des Unbewußten auf etwas ab, das mit diesem dialektischen

Verhältnis zwischen Masse und Indviduum verbunden ist, indem er versucht, die Triade zwischen technologischem Apparat, erkenntnistheoretischem Instrument und psychologischer Gratifikation, die sich in einer Spannung von Finsternis und Licht, Wahrhaftigkeit und Simulakrum, Sklaverei und Freiheit, Häßlichkeit und Schönem bewegt, auf ihre ideologischen Bedingungen und ihren Bezug zum Realitätseindruck zu befragen. Das Platonsche Wahrheits- und Bildungsideal, das sich im Licht der Erkenntnis entfalten soll, veranschaulicht, daß Fragen der Repräsentation und des Realitätsgehalts auf einer Annahme über die ontologische Qualität der Realität (das Wesen der Dinge) und einer Methode, dieses Wesen zu enthüllen und zu erschauen, beruhen. Auch bei Freud (1969, 179) ist ein zentrales Merkmal der Erzählung die Fähigkeit, die egoistischen Fundamente des Tagtraums derart abzumildern, daß es den Lesern möglich wird, die "eigenen Phantasien nunmehr ohne jeden Vorwurf und ohne Schämen zu genießen." Erklärungsbedürftig ist also das Verhältnis von Lustgewinn und Repräsentationsmodus, von Identifikationsangeboten der Erzählung und der impliziten Basis eines erkennenden Subjekts und eines technologischen Apparates.

Für dieses Verhältnis konzipiert Heath (1986, 384-387) den narrativen Raum des Films als kodiertes System diskursiver Repräsentationen, das eine kohärente Subjektposition über die Harmonisierung der Bewegungsabläufe und die Orchestrierung der Blickrichtungen zur Perspektive erreicht. Auch für ihn zieht sich im Apparat der Kamera ein Triumph der Zentralperspektive zusammen, ein Kulminationspunkt geometrischer und optischer Verfahren, der die szenischen Landschaften und Räume eingerahmt in einen Fensterblick vor dem Auge der Beobachter ausbreitet. Das Kino verwirklicht die Gleichschaltung von Sehprozessen und Verfahren der Wissensproduktion, die ein sehendes Subjekt, ein zu sehendes Objekt und eine Distanzrelation hervorbringt. Im Rahmen des Kaders komponiert sich ein Raum der Erzählung, der sich auf der Flächigkeit der Leinwand (Projektionsfläche und Traumhintergrund) zu einer Vereinheitlichung des zuschauenden Subjekts zusammenfügt und die Ökonomie einer organischen Einheit begründet. Die Form dieser Ökonomie ist für Heath (1986, 397) die Erzählung des Films, die als eine transparente, ihre Verfahren verleugnende oder diese in die Erzählung sichtbar einfügende das Organische einer kontinuierlichen und kontrollierten Bewegung umsetzt. Auch Heath geht insofern von einer Vereinheitlichung des Subjekts aus und greift auf die Parallele zwischen den Apparaten, die eine berechenbare Zentralperspektive erlauben, und den Zentrierungen des Subjekts zurück. Doch im Unterschied zu Baudry versucht er, diese Mechanismen in den Relationierungsprozessen der Erzählung aufzufinden und ihre Gegenläufigkeiten zu betonen. Heath setzt den 'Blick' der Kamera als Positionierung der Zuschauer im narrativen Raum an, bei der sich die Relationen der Charaktere untereinander (die subjektiven Perspektivierungen der Personen in der Erzählung) mit der entsubjektivierten Beobachtung des unmarkierten Blicks vermischen. Eine dritte Person, bzw. der Blick eines unmarkierten 'objektiven' Apparates (durch das einrahmende, transparente Fenster) hält die Relationierungen der beobachteten Personen zusammen, bleibt aber den Erschütterungen erratischer Bewegungsexplosionen ausgeliefert: als Kamerabewegung einer scheinbar autonomen Person oder als 'unmögliche' (d. h. realistischen Konventionen nicht entsprechende) Perspektive, die durch ihre Unmöglichkeit den Status der Erzählung (und ihrer 'objektiven' Agentur) hinterfragt (vgl. Heath 1986, 399-403). Doch für Heath werden diese Zeichen einer Produktionsweise oder einer Erzählung, die ihre Transparenz (ihr scheinbares Sich-Selbsterzählen) aufgibt, zu einem Teil des Erzählaktes, der die Inkohärenz des Subjekts, seine Heterogenität, Widersprüchlichkeit und seine geschichtliche Determiniertheit *nicht* in den Vordergrund stellt, sondern Verweise auf Repräsentationsverfahren als Balancierungsprozesse zwischen dem Szenischen, der Bewegung und der Lust des Subjekts in einem Gleichgewicht etabliert. Die Orchestrierung der subjektiven und objektiven Blicke wird zum zentralen Akt dieser Etablierung, die als Vernähen von disparaten Fragmenten, als *suture* das Subjekt mit seinen narrativen Signifikaten verschweißt, es dort vereinheitlicht entstehen läßt: "In its movement, its framings, its cuts, its intermittences, the film ceaselessly poses an absence, a lack, which is ceaselessly recaptured - one needs to be able to say 'forin' - the film, that process binding the spectator as subject in the realization of the film's space" (Heath 1986, 403). Im Moment des Verschweißens überkreuzen sich für Heath die Elemente der Rahmung (und Komposition), der subjektiven und objektiven Perspektivierung (als Charakterblick oder unmarkiertes Schauen) und der Positionierung der Zuschauer im narrativen Raum des Films, um die zentrale ideologische Operation des Kinos durchzuführen: die Relationierung und Bewegung des Subjekts in der Textur der Erzählung. Deren Rhythmus, Räumlichkeit, flächige Ausdehnung und die Muster von Variabilität und Wiederholung werden homogenisiert und eingedämmt.

> The film poses an image, not immediate or neutral, but posed, framed and centered. Perspective-system images bind the spectator in place, the suturing central position that is the sense of the image, that sets its scene (in place, the spectator *completes* the image as its subject). Film too, but it also moves in all sort of ways and directions, flows with energies, is potentially a veritable festival of affects. (Heath 1986, 404)

Das 'Festival der Affekte' bleibt in der ideologiekritischen Einschätzung der britischen Erzähltheorie, die semiotische Modelle mit psychoanalytischen zusammenführt, ein von Vorgaben der Filmindustrie reguliertes und kanalisiertes Fest der kontrollierten Transgression. Die Praktiken von Produktion und Konsum konstituieren eine Vielzahl von Subjektivitäten, die jedoch nach Neale (1980, 19-26) im Bereich des *mainstream*-Kinos in spezifischen Konfigurationen des Un/Gleichgewichts und der Un/Ordnung arretiert werden. In unterschiedlichen Genres etablieren sich Anspracheformen, die zwischen den basalen Bedürfnissen und Qualitäten des Verlangens nach einer festgefügten Position des Abschlusses (der *closure* des Erzählten) und nach einer Dynamik des Prozesses (dem Oszillieren der Erzählung) vermitteln. Die Ökonomien dieser Erzählformen produzieren damit korrespondierende Subjektivitäten und halten diese in der Spannung der angestrebten Wahrnehmungsidentitäten,

d. h. in dem Verlangen nach der Wiederholung einer Befriedigungserfahrung und dem beständigen Erkennen einer nur kompromißhaft und ersatzweise zu füllenden Lücke zwischen ursprünglicher Erfahrung und ihrer Repräsentation (vgl. Neale 1980, 48). Die genretypischen Erzählungen (in kapitalistischen Gesellschaften) werden zu Regulierungs- und Vermittlungsinstanzen zwischen Textmerkmalen und Erwartungshaltungen, damit auch zu Regulationen von Gefühls- und Lustintensitäten und zur Eindämmung von Leseformen. Ihre ideologische Funktion erhalten sie durch die Gleichrichtung von Erzählverfahren, psychischen Investitionen und Subjektivitäten: "Overall, they [genres] offer the industry a means of controlling demand, and the institution a means of containing coherently the effects that its products produce" (Neale 1980, 55).

Baudrys technologische Determination (der Erzählung und Subjektivitäten) verkürzt sich bei Neale tendenziell auf eine ökonomische. Beide Positionen sind in ihrer Reduziertheit problematisch und für das Verständnis der heterogenen Umgangsformen mit filmischen Erzählungen und ihren psychodynamischen Angeboten nur bedingt hilfreich. Entscheidend für das Verhältnis zwischen Apparat, Subjekt und Erzählung ist die Rekonstruktion der mannigfaltigen Überschneidungen, die in den Institutionen des Films und des Fernsehens stattfinden. Subjektpositionen werden nicht durch den Text kontrolliert, sondern sie konstituieren sich, wie Morley (1980, 148-162) betont, in der (im Kontext sozialer Formationen stattfindenden) Zuschauer-Text-Interaktion. Dabei stellen sich die Identifikationsmöglichkeiten und die Bewegungen in den Wiederholungs- und Differenzierungsprozessen der Erzählung (wie bei Rodowick ausgeführt) wesentlich uneinheitlicher dar, als es sich im Verschweißen der *suture* andeutet. Wichtiger als die Fiktion einer homogenen Eindämmung ist daher die Frage, wie sich Hierarchisierungen von Diskursen durchsetzen können. Das Kino partizipiert an ideologischen Prozessen (der Definition von sozial verträglicher Geschlechtlichkeit, von patriarchalen Familienstrukturen, von schichtenspezifischen Verhaltensweisen und ökonomischen Strukturen), aber es ist vor allem ein Ort, an dem konfligierende Ansprüche (symbolisch) zusammentreffen, die weder eindimensional aufgelöst werden, noch unter der absoluten Herrschaft *eines* Metadiskurses stehen (vgl. Lapsley/Westlake 1988, 22). Dies gilt auch für die vielfältigen und dem dynamischen Wandel unterliegenden Konventionen realistischer Repräsentation, die sich in widersprüchlichen linguistischen und nicht-diskursiven Praktiken bewegen und in diesem Austausch zu einer 'sozialen Realität' zusammensetzen (vgl. MacCabe 1986). Die *Konsolidierung* eines behaupteten Punktes transzendenter Realitätsbewältigung, der im realistischen Text seine Artikulationen von einem außer-filmischen Wirklichen abzusetzen versucht, und die publikumsbedingten Appropriationen werden damit zu erklärungsbedürftigen Phänomenen, nicht eine bereits abgeschlossene Verschweißung der Zuschauer in den Relationierungen des Textes.

Die Arbeit von Heath und Neale erscheint demnach als ein Beitrag zur Dynamik zwischen den Erzählstrukturen und den psychischen Investitionen, die Zuschauer machen *können* (aber nicht müssen), und den ideologischen Interpellationsstrategien, in denen sich die Erzählungen potentiell bewegen, obwohl die Textbedeutungen sich in spezifischen historischen Kontexten konflikthaft herstellen und als polysemantische Systeme anfechtbar bleiben. Die Erzählung tritt in einen Dialog mit dem Publikum, sie konstruiert eine Agentur und auch ein Subjekt der Ansprache, aber beide hängen von der Spezifität der Komplizenschaft (der Zuschauer) und den ungenannten Vorannahmen des genretypischen Kontraktes ab. Die psychodynamischen Energien des Deutens und des Begehrens lassen sich dabei nicht von Prozessen des Sehens abtrennen, sondern sie vermischen sich zu einer affektiven Aufladung der narrativen Räume und Relationen und zur identifikatorischen oder narzißtischen Besetzung des Personals oder der Ordnungssysteme. Verschweißungen der Erzählmuster oder Lücken und Brüche folgen multiplen und divergierenden Impulsen, die mit ideologischen Diskursen innerhalb der Gesellschaft in Beziehung stehen, aber nicht immer und einheitlich ihre Zentrierungen erreichen. Die unterschiedlichen 'Positionen', die sich in den verschiedenen Erzähltheorien vermischen, und die für die Publikum-Text-Interaktion von zentraler Bedeutung sind, können insofern auseinandergezogen werden (vgl. Browne 1985). Die Zuschauer positionieren sich zunächst physisch vor einem technologischen Apparat; sie sind damit Teil eines Publikums, das als *soziale Formation* Leseformen und -weisen mitbestimmt, und *Individuen* mit spezifischen psychologischen Dispositionen. Sie werden auch von der und für die Erzählung idealtypisch positioniert: durch die Blickrichtungen der Charaktere, die Markierungen 'subjektiver' oder 'objektiver' (Kamera-)Perspektiven, die unterschiedlichen Anspracheformen eines vermeintlichen Erzählers oder eines sozialen Beobachters, die räumlichen und zeitlichen Verweise, die stilistischen Systeme. Schließlich nehmen sie noch imaginäre Positionen im virtuellen narrativen Raum ein, die ihnen sowohl die Mißachtung der idealtypischen, durch die Erzählung vorgegebenen Plazierungen ermöglichen, als auch zu einer zweifachen affektiven Besetzung verhelfen: einerseits zu vielfältigen Prozessen narzißtischer und identifikatorischer Objektbeziehungen, andererseits zur Bewertung des symbolischen, sozialen Entwurfs, d. h. der fiktiven Partizipation an der moralischen Ordnung des Textes. Neben die Position als rezipierendes Individuum innerhalb einer Gruppe tritt demnach die durch die Erzählung vorstrukturierte in einer narrativen Architektur, und schließlich eine sich aus diesen beiden ergebende instabile, dynamische und unsystematische imaginäre Positionierung in den libidinösen und sozialen Relationen des virtuellen Raums. Die Zuschauer werden positioniert und als Kommunikationspartner eingeschrieben, und sie schreiben sich mit selbstgewählten Perspektiven und Blickrichtungen ein, beides ist ein unabgeschlossener und schillernder Prozeß: "Evidently, a spectator is several places at once - with the fictional viewer, with the viewed, and at the same time in a position to evaluate and respond to the claims of each" (Browne 1985, 472).

5. Private Spiegelbilder, intime Erzählungen, Einschreibungen des Selbst: Protokolle, Selbstanalysen, Selbstinszenierungen, Systemanalysen

In der Entwicklung des amerikanischen Dokumentarfilms deuten sich im Anschluß an die frühe Phase des Direct Cinema zwei prägende Linien an, die in den späten sechziger und in den siebziger Jahren das Schnittzentrum technologischer, sozio-politischer und ästhetischer Selbstverständigungsversuche bestimmen. Aus dem starren Festhalten an idealtypisch formulierten Ansätzen des beobachtenden Filmemachens wird zum einen bei Pincus, Rothschild, den Maysles, Leacock, Citron u. a. eine hybride und kreative Auffächerung der Formen, zum anderen führt die Miniaturisierung der technischen Apparate zu einer Mikroskopisierung des Blicks. Die Grenzerfahrungsbereiche verschieben sich kontinuierlich in einer Bewegung des Eindringens von Makro- in Mikroebenen: von der Begleitung sozialer, kämpferischer Protestbewegungen zur Konzentration auf kleinere Gruppen, Individuen, Körper, Körperöffnungen - die Filmproduktion wird in die Privat- und Intimsphäre verlegt: "What one detects [...] is a movement towards the acknowledgement of the primacy and importance of feeling. Now, equipped with its new, inconspicuous, prying eyes, documentary is able to explore private as well as public emotions" (Rosenthal 1971, 9). Während sich das Private und Familiäre in den sechziger Jahren als implizite und allgegenwärtige Kerneinheit von Gemeinschaftlichkeit darstellt, die von außen durch soziale Kämpfe und Notsituationen als Entwurf gefährdet erscheint, rückt zu Beginn der siebziger Jahre die immanente Destabilisierung durch Beschädigungen familiärer Innerlichkeit ins Zentrum. Aus den milieuinduzierten Gefahren, die sich für familiäre Systeme z. B. aus rassistischem Haß (*The Children Were Watching*) oder Medienübergriffen (*The Fischer Quintuplets*) ergeben, werden potentiell selbstzerstörerische und im Innenraum des Privaten wirkende Kräfte, die den Zusammenhalt der gemeinschaftlichen Kernzellen bedrohen: Abhängigkeitsmuster symbiotischer Mutter-Tochter-Beziehungen (*Grey Gardens*), fassadenhafte Inszenierungen des idealen Glücks (*An American Family*), Unzufriedenheiten aufgrund traditioneller Rollenentwürfe und sexueller Verhaltensnormen (*Diaries*). Der schützenswerte Raum des privat-familiären Rückzugs wird zum kritisch hinterfragten und aus seiner Tabuisierung gerissenen Entwurf.

Das Direct Cinema löst dabei die Konstruktionsstrategien der Veröffentlichung aus der Distanz analytischer Argumentationsverfahren heraus und transponiert sie ins empathische *Nachfühlen* problematischer Alltagsbedingungen. Die hybride Auffächerung der Gestaltungsmittel hat nicht nur ein größeres Kommunikationsinteresse zum Ziel, sondern sie lotet die Ausdruckspotentiale der unterschiedlichen Repräsentationsmodi zur identitätsstiftenden Selbstfindung aus. Das starre Festhalten an der zurückgenommenen Beobachterhaltung kollidiert mit Wünschen, das Material durch Eingriffe mit direkter Ansprache zu kontextualisieren. Die Montage von Realitätsrepräsentationen kommt auf Dauer ohne reflexive Elemente, ohne selbstkritische Markierungen der Text- und Bedeutungserstellung nicht aus. Das frühe, beobachtungsorientierte Direct Cinema erweitert sich um interaktive Elemente des Dialogs und greift in profilmische Prozesse ein. Es übernimmt, adaptiert und verfeinert Gestaltungsmerkmale des französischen Cinéma Vérité, die dort von Beginn an zur katalysatorischen Filmarbeit zählen. Die Mikroskopisierung des Blicks entspringt dabei oftmals dem Programm einer politisierten Selbsterfahrung der Filmemacher, die zum Teil auf Praktiken und Traditionen des häuslichen 'Familienfilms' zurückgreifen; sie stoßen einen 'kollektiven' Selbstfindungsprozeß an, der sich zunehmend auf den Ebenen lebensweltlicher Gegebenheiten ansiedelt und zuletzt den Austausch selbst, die Kommunikationswünsche und -defizite zum Gegenstand hat, so daß die Filmtechnologie schließlich kommunikative interpersonale Prozesse unterstützt und übernimmt. Folgerichtig fungieren die *home movies* der Elterngeneration als Spuren der Identität, die es von den Filmemachern in den siebziger Jahren neu zu bestimmen gilt. Sie sind mit den Qualitäten eines Ursprungs behaftet und filmischen 'Wurzeln' gleichgesetzt, auf denen erneute Explorationen aufbauen. Sie repräsentieren in ihrer Differenzierung unterschiedlicher (Film-)Materialien die Anfänge einer individuellen filmischen Geschichtsschreibung, die Linien des historischen und visuellen Herkommens miteinander verknüpft.

Die filmische Exploration des Privaten findet darüber hinaus auch vor der Folie einer journalistischen Wissensproduktion statt, die im Verlauf der sechziger Jahre das Private als sozio-politischen Raum investigativ durchdringt. Es entstehen opponierende Filme, die in der Abweichung vom journalistischen Standard ihre Gestalt finden und im subversiv-provokativen Unterlaufen spezifischer Konstruktionsnormen neben einem eigenständigen Realitätseffekt auch dessen marginalisierten Ort markieren. Den sensiblen, reflexiven, unkonventionell experimentierenden Künstlern stehen die kommerziell eingebundenen, professionell organisierten Reporter gegenüber. Deren Selbstdefinitionen und Autorisierungsstrategien erweisen sich als Binnendifferenzierungen eines ökonomisch-technologischen Produktionskontextes, dessen Zentrifugalkraft seine Subversion tendenziell als 'Abfall' produziert und selektiv wiederverwertet. Drews maßgebliche Mitentwicklung des Direct Cinema und spätere Versuche einzelner Filmemacher, für kommerzielle Sender oder *public television* zu produzieren, führen zu kontinuierlichen Auseinandersetzungen mit diskursiven Grenzziehungen, zum Spiel mit dem Regelwerk des 'Professionellen' (vgl. Leacock 1986).

5.1 Übersicht der Explorationskategorien

Die Explorationen des Privaten nehmen vielfältige Erzählstrategien auf, die um Geschlechterbeziehungen und Sexualität, Erinnerungsformen an Kindheit und Familie, die gesellschaftliche Determiniertheit des privaten 'Rückzugsraums' kreisen und sich in Fragen nach dem Selbst, nach seiner Repräsentation und nach der Verpersönlichung des Films bündeln. Die Mischung aus Beobachtung und Interaktion, die dabei das frühe Direct Cinema vielschichtig ausdifferenziert und tendenziell analytische Anteile in den performativen Modus einwirken läßt, soll zunächst in einer Übersicht veranschaulicht werden, die auf die Beobachtungs- und Befragungsrelationen abhebt und deren informationsbezogenes Extraktionspotential zugrundelegt. Dabei ist es wichtig, an Bordwells Annahmen zum impliziten Autor, bzw. zur erzählenden Agentur zu erinnern; diese ist nicht dem Text vorgängig, sondern Resultat der Erzählung, Imitation eines interpersonalen Kommunikationskontextes, bei dem eine außerfilmisch existierende Person als den Text konzipierende durch immanente Markierungen erzeugt wird. Auch für den Dokumentarfilm bleibt die unentscheidbare Verifizierbarkeit dieser Agentur gültig, handelt es sich ausschließlich um eine *filmische* Realität. Doch beruht sein Kontrakt auf dem Versprechen, diesen Kommunikationskontext nicht zu simulieren, sondern ihn authentisch zu repräsentieren. Das Spiel mit einer dokumentarischen Maskerade bleibt jedoch als Verweis auf die Fragilität filmischer Realität (und die Idealisierung ihres 'wahrhaftigen' Zustands der Reinheit im dokumentarischen Modus) wirksam und ein spezifisches Stilelement, wie unten noch ausgeführt wird. Die Unterscheidung zwischen fiktionalen und dokumentarischen Formen, gespielten oder authentischen Aspekten des Selbst sollte unter dieser Klammer gelesen werden.

Die Explorationskategorien lassen sich in vier Gruppen auseinanderhalten, die keine strenge Taxonomie repräsentieren, sondern einen deskripitiven Charakter besitzen. Vermischungen und Überlappungen sind offensichtlich, doch bleiben die jeweiligen Tendenzen der Erzählung und Erklärung mit spezifischen Gewichtungen versehen, die eine Typologisierung rechtfertigen. Das Private ist kein Raum, der wie unbetretenes Brachland einer explorativen Erschließung ausgesetzt wird. Es ist eine gesellschaftliche Kategorie, deren Konstruktion bereits in jenen Spannungsfeldern stattfindet, die der Macht der filmischen Repräsentation unterliegen. Insofern sind die Kategorien des Protokolls, der Selbstanalyse, der Selbstinszenierung und der Systemanalyse Teil eines Kampfes um adäquate Repräsentationsformen des politischen Subjekts, der geschlechtlich kodierten Identität, der Systemumwelt des Privaten und des mit filmischen Mitteln umkreisten Selbst.

1. *Protokoll*: die distanzierte und von außen kommende Beobachtung eines 'objektiven Zeugen', der die Essenz seiner Gegenstände erfassen (speichern) kann. Das Protokoll ist eine investigative, biographische oder ethnologische Studie, die neben der Beobachtung auch Ansätze der Interaktion enthält.

2. *Selbstanalyse*: die distanzierte und von außen kommende Beobachtung richtet sich auf das Selbst, sie wird interaktiv und durch Elemente des spielerischen Selbstdarstellens ergänzt. Die Dichotomie zwischen Filmenden und Gefilmten wird brüchig, die erzählende Agentur vermischt Aspekte der Zeugenschaft mit denen des Erlebens. Sie vereinigt objektive und subjektive Bewußtseinsanteile und läßt neben einem essentialisierenden Konzept auch die performative Qualität der Selbstinszenierung zum Teil ihres Identitätskonzepts werden; die autobiographische Exploration exemplifiziert die Problematik von Selbstbeobachtung und -darstellung.

3. *Selbstinszenierung*: die Selbstdarstellung wird zu einer stilisierten Maskerade. Während dem dokumentarischen Kontrakt folgend beim Protokoll die Filmenden von den Gefilmten getrennt, bei der Selbstanalyse Filmende und Gefilmte identisch sind, wird bei der Maskerade die Kommunikationssituation eines Gefilmten, der sich auch als Filmender präsentiert, *simuliert*. Die Frage nach dem Verhältnis zwischen dem Selbst und seiner Repräsentierbarkeit weitet sich auf deren Bezug zum spezifischen erkenntnistheoretischen Fundament des Dokumentarischen aus.

4. *Systemanalyse*: die Elemente des von außen kommenden, protokollierenden Beobachters und der interaktiven selbstanalytischen Befragung werden vom individualistischen (und tendenziell individualpsychologischen Fundament) abgelöst und stärker auf das jeweilige soziale System, das den Kontext der Interaktion und Beobachtung mitbestimmt, bezogen. Wichtiger als die Selbstbehauptung der Individuen innerhalb der Gesellschaft wird die Vergesellschaftung der Individuen, die sich über die Geschlechterspezifik der Individuation, die Politisierung der Subjekte und die Technisierung der Selbstbeobachtung herstellt.

Im Folgenden sollen zum einen diese Explorationskategorien mit ihren spezifischen Erzählverfahren eingehender erläutert, zum anderen die Implikationen des beobachtend-interaktiven Ansatzes für die Struktur und gesellschaftliche Einbindung massenmedialer Kommunikation näher bestimmt werden. Leitend für dieses Interesse ist die These, daß die symbolischen Konstruktionen des im Direct Cinema begonnen Stils mit ihren Unmittelbarkeits-, Transparenz- und Erfahrungsansprüchen den Paradigmenwechsel dokumentarfilmischer Repräsentation vom analytischen zum performativen Modus mitdefiniert und beschleunigt haben. Der nach innen gekehrte Blick auf das Intime und Private manifestiert eine Dynamik, die das Genre in eine Phase emotionalisierender Partizipation überführt. Damit deutet sich ein grundlegender Wandel der Beobachtungs- und Befragungsrelationen und der sozialen Funktion des Dokumentarfilms an, der auf der tendenziellen Unentscheidbarkeit, bzw. dem letztlichen Zusammenfallen der Abstandsbedingungen zwischen Nähe oder Distanz und der Perspektivierung im Innen und Außen der Beobachtung beruht. Die apparategestützte Erschließung des Privaten führt zu einer Anthropomorphisierung der Kamera- und Tontechnologien, die als zum Kontakt unerläßliche und *verbindende Kommunikationsmedien* Repräsentanzen des interaktiven Selbst in Rollen der Betrachtung, Befragung oder Ausstellung entstehen lassen, und auf die sich die Erwartungen einer

Ordnung des symbolischen Universums beziehen. Dabei bleibt die Möglichkeit einer selbstanalytischen Identitätsarbeit mit jenen Abschattungen versehen, die durch die Akte des Dokumentierens als Ordnungsphantasien eine Form erhalten und als Erwartungshorizont oder als phantastische Besetzung der technologischen Vermittlungsrelais zur Quelle der Lust werden: zum einen die Vision einer umfassenden Ausleuchtung, einer totalen Macht, die alles sehen und überwachen kann, als distanzierte Maschine der Empirie Daten sammelt und ihre Objekte kontrolliert; zum anderen der Wunsch nach einer vollständigen Entblößung des Subjekts, das alles zeigt und preiszugeben bereit ist, das sich in der Hingabe an eine Maschine der Kontrolle durch den Apparat ausliefert und damit die Vorbedingung zur absoluten Selbstkontrolle erfüllt. Die technologisch gestützte Konstitution des Selbst ist im Kontext dieser Ordnungsphantasien auch die Quelle seiner Zerstörung und Auflösung, das Habhaftwerden ein erster Schritt seiner Verflüchtigung.

5.2 Protokolle: Szenarien der Privatheit

5.2.1 Der 'neutrale Blick' auf die amerikanische Kultur

Im Jahr 1963 wird die Geburt von Fünflingen der Fischer-Familie in Aberdeen, South Dakota, zu einem Medienereignis, dessen Entwicklung die Dynamik der Veröffentlichung privater Lebensräume in den frühen sechziger Jahren versinnbildlicht. Richard Leacock, der von der *Saturday Evening Post* den Auftrag zur dokumentarfilmischen Begleitung des Ereignisses erhält, fertigt den Film *Happy Mother's Day*[1] an, der von der Zeitung zurückgewiesen wird und dessen Material teilweise in die Version von ABC News Reports *The Fischer Quintuplets*[2] eingeht. Beide Filme konstruieren einen Ausschnitt lebensweltlicher Alltagserfahrung, dessen spezifische Repräsentation vor dem Hintergrund konkurrierender Entwürfe journalistischer Routine (ABC) und alternativ-emanzipatorischer Verhandlung (Leacock) die Bedingungen der jeweiligen diskursiven Grenzziehungen anzeigen. Leacocks Umsetzung des Beobachtungstheorems postuliert im entlarvenden Blick auf die Fassade gesellschaftlicher Verhaltensweisen eine politische Funktion: "To me, it's to find out some important aspect of our society by watching our society, by *watching how things really happen* as opposed to the social image that people hold about the way things are *supposed* to happen. And by seeing discrepancies, by revealing the *things that are different from what is expected*" (Blue 1965a, 18). Sein Film wendet sich demgemäß gegen hierarchisierende Tendenzen des Fernseh-Journalismus, die eine unverhältnismäßige Zuschauerlenkung und hermetische Informationsvermittlung anzudeuten scheinen, indem das Publikum in eine Beobachtungssituation versetzt werden soll, in der sich - ähnlich wie für Leacock im Moment der Drehsituation - die Kuriositäten des Alltags entfalten, und in der das Bewußtsein für stereotype Erwartungshaltungen geschärft wird (vgl. Blue 1965a, 16). Dementsprechend modifiziert und vernachläs-

---

[1] *Happy Mother's Day*. Richard Leacock, Joyce Chopra. 1963, 26 Min. Im Mittelpunkt des Films steht die Geburt der Fünflinge, die die ohnehin schon siebenköpfige Familie in eine finanzielle Notsituation bringt, und deren *community* eine 'touristische Attraktion' darstellt, die die gelungene Geburt von den Medien als Ereignis und Zeichen des medizinischen Fortschritts aufgegriffen wird. Während Leaock zunächst die Vermarktungsgefahren der 'einfachen Leute' begleitet und herausstellt, widmet er sich in der zweiten Hälfte des Films den Diskussionen der verantwortlichen 'Stadtväter' und den ritualisierten Bekundungen kommunitärer Anteilnahme (Paraden, Empfänge, Geschenke). Ein ironisch distanzierter *voice-over* kontextualisiert das Geschehen.

[2] *The Fischer Quintuplets*. ABC-Television. 1963, 29 Min. Wichtiger als die protokollierende Beobachtung des Zusammenhangs zwischen Medienaufmerksamkeit und bedrohter Privatheit der Fischer-Familie wird in der journalistischen Version des 'Ereignisses' die Vermittlungsleistung des Reporters Bob Young, der sich 'vor Ort' (und mit direkter Ansprache vor der Kamera) mit jenen Repräsentanten und Beteiligten unterhält, die das Geschehen 'professionell' begleiten: Ärzte, Krankenschwestern oder Geschäftsleute. Das Ereignis wird mit thematischen Orientierungen (etwa im Hinblick auf das Wohlergehen der Babys in ihren Brutkästen) aufbereitet und bleibt mit jenen unterbrechenden Werbeblöcken für Babynahrung verschränkt, die semantische und strukturelle Ähnlichkeiten (aber auch deutliche Unterschiede) aufweisen.

sigt er in *Happy Mother's Day* jene Elemente, die in der ABC-Version als journalistische Markierungen unerläßlich sind: die kontinuierliche Kommentarstimme, die im Gestus objektiv-distanzierter Routiniertheit das Geschehen zusammenzieht; die direkten Kameraansprachen des Starreporters, der vor Ort das Wissen personalisiert vermittelt; das beschränkte Zuwortkommen der Beteiligten zur Illustration einer im Vorhinein etablierten Wortlogik.

Leacock hält dem eine Repräsentation entgegen, die im Verweilen auf scheinbar unbedeutenden Momenten alltagswirklicher Zufälligkeit eine Emanzipation in zweierlei Hinsicht bedeutet: einerseits wird das Arsenal lebensweltlicher Eindrücke um Zeichen erweitert, die sich nicht unmittelbar in eine Wortlogik einfügen lassen, andererseits erfordern diese eine zusätzliche Interpretationsleistung des Publikums, da sie - trotz ihrer primär sensuellen Funktion 'unmittelbarer Erfahrbarkeit' - einer textuellen Positionierung unterliegen, die ihnen auch eine argumentative Aufgabe zuzuweisen scheint. Aus der hierarchisierten Belehrung soll eine Verhandlung lebensweltlicher Mosaike werden, die das Private weniger als journalistischen Gegenstand und eher als Raum der eigenständigen Alltagserfahrung versteht. Keine objektive Kommentierung kann dies leisten, sondern ein ironischer Blick auf die Absurdität einer amerikanischen Kleinstadt, die die Fischers (die Eltern der Fünflinge) wie Helden mit Paraden und Festlichkeiten ehrt. Wichtiger als die gesundheitliche Entwicklung der Frühgeborenen wird das Schreien der Babys in ihren Brutkästen, das mechanische Lärmen der Apparateumgebung, in der sie ihren ersten Kontakt zur Außenwelt haben. Beide Versionen vermitteln dabei mit unterschiedlichen Gewichtungen ähnliche Elemente des Ereignisses - die Situation der Familie, der *community* und das Problem der Vereinnahmung des Privaten - und fordern implizit, daß die familiäre Sphäre geschützt werden sollte. Durch die immanente Verschränkung der Versionen von Leacock und ABC verkompliziert sich jedoch das Emanzipationspotential jener 'Enthierarchisierung', wie sie bei Leacock durchgeführt wird. Während in der ABC-Version die Fischer-Familie und die Gemeinschaft von Aberdeen als Mischform individueller und typologisch bedingter Merkmale entsteht, als Ausformungen der amerikanischen Kleinstadt und der farmorientierten Großfamilie, gewinnt die Individualisierung der Familie, das stärkere Für-sich-selbst-Sprechenlassen bei Leacock eine Qualität, die - wie es dann in den siebziger Jahren zunehmend geschieht - mit der größeren Individualisierung auch die größere Invasionsmöglichkeit bereithält. Die *invasion of privacy* stellt sich bei Leacock als eine größere Gefahr dar als bei der konventionelleren fernseh-journalistischen Konstruktion des Privaten.[3]

Deutet sich damit bei Leacock eine Erweiterung des privaten Lebensraums an, so verliert er gleichzeitig durch den Verzicht auf die Personalisierung der Darstellung und deren Verlagerung in ein eigentümlich abgelöstes anthropomorphisiertes Ka-

---

[3] Diese Gefahr ist ihm jedoch nicht unbewußt, wie er im Gespräch mit Blue (1965a, 18) andeutet: "I'm absolutely convinced that these new techniques can result in the most awful plethora of voyeurism, of peeping-tomism, of every kind of error."

meraauge argumentative Eingriffsmöglichkeiten in einen Diskurs über soziale Wirklichkeit. Zwar scheint ein impliziter Strukturwandel von *Happy Mother's Day* vom Familien- zum *community*-Porträt die Übernahme einer moralischen Position auf seiten Leacocks anzuzeigen, die sich gegen die Ausbeutung des Privatlebens der Fischer-Familie wendet, doch wird damit die Kommunikativität des Kommentars von Bob Young in der ABC-Version, dessen Haltung gegen die mediale Aufgeregtheit deutlich ist, nicht erreicht.[4] Die Verstrickung der Filme in den Konflikt - als Versionen einer Medienrealität sind sie Teil der angeprangerten Ausbeutung - wird dadurch in ihrer unterschiedlich reflektierten Intensität veranschaulicht, die Leacocks Ort, von dem er seinen subversiven Akt vornimmt, und die Frage, welches Publikum mit seinem Ansatz emanzipiert werden soll, zu problematischen Aspekten seines Selbstverständnisses werden läßt. Offensichtlich soll das idealisierte Bild einer Gemeinschaft, die sich selbstlos um die Eltern der Fünflinge kümmert, durch Eindrücke der Überforderung, der Vereinnahmung, des Gruppenzwangs und der Kommerzialisierung konterkariert werden, doch führt der ironische Blick Leacocks die Enthierarchisierung des professionellen Kodes mit einer impliziten Klischierung der amerikanischen Kleinstadt zusammen, die sich als ein Ort des Materialismus und der Paraden erschließt.[5]

Die Korrelation textueller Strategien mit Konzeptionen der emanzipatorischen oder partizipatorischen Rezeptionsleistung folgt demnach keinem schematischen Muster der Befreiung, sondern sie oszilliert in einer Gleichzeitigkeit der Emanzipations- und Vermachtungspotentiale, die sich überlagern. Der geordneten, sich an Autoritäten des gesellschaftlichen Lebens orientierenden Konstruktion des ABC-Films setzt Leacock eine Form der Geschichtsschreibung entgegen, die den Rezeptionsakt als idealisierten Moment der Wirklichkeitserfahrung *und* -deutung zu etablieren versucht, damit gleichzeitig das ordnende Prinzip in der Transparenz auflöst und den Informationsfluß als Selbstvergewisserung des Publikums einführt. An die Stelle der deutlich sichtbaren journalistischen Wissensproduktion tritt die Gleichsetzung von Beobachteten und Beobachtern und die Verschmelzung von Publikum und Gegenstand. Darin liegt die destabilisierende Qualität von Leacocks Entwurf. Die Montage von *The Fischer Quintuplets* umfaßt nicht nur eine strengere Ordnung und Gewichtung der Stimmen und Bilder, eine Konventionalisierung, die sich spezifischer Markierungen - Studioaufnahmen, Reporter vor Ort - bedient, sie manifestiert in der Mischung von Werbeeinlagen und journalistischem Bericht auch die jeweiligen Dramatisierungsmuster, die sich über die Ereignisstrukturen legen und die sozialen Ausschnitte definieren. Bei Leacock treten dagegen neben der Dramatisierung einzelner lebenswelti-

---

[4] Vgl. Mamber (1974, 199): "The shift in *Happy Mother's Day* from family portrait to town portrait is very probably a reflection of Leacock's own shifting interest as an actual observer, the film thus recreating his own experience."

[5] Unklar bleibt das Moment der Intentionalität, wie Mamber (1974, 200) über Leacocks ironischen Humor anmerkt: "I don't think the comic elements in such moments are intended to be cruel, but they are admittedly a troublesome aspect of selective filming."

cher Momente auch komplementäre Phasen hervor - die gedehnten, ereignislosen oder stillen Lebensabschnitte. Das investigative Protokoll des Fernsehjournalismus konstituiert sich demnach als personalisierte und in ihrer Hierarchie der Informationsvermittlung stark durchstrukturierte Erzählung. Die Lenkung der Zuschauer durch Kommentarstimmen, direkte Ansprache durch den Reporter 'vor Ort' und die gleichfalls personalisierte Ansprache eines Verkäufer-Charakters in den eingeschobenen Werbeblöcken lassen in *The Fischer Quintuplets* ein deutlich markiertes und einer klaren Zeitstruktur folgendes Beziehungsgeflecht entstehen. Der beobachtend-interaktive Modus bei Leacock enthierarchisiert nicht nur die Eindeutigkeit intratextueller Markierungen, die auf *Unterschiede* der berichtenden Agenturen verweisen sollen, sondern auch die starren Rollen derjenigen (etwa des agilen Reporters oder gutmütigen Verkäufers), die als Dialogpartner aufeinandertreffen.

Während Leacock mit *Happy Mother's Day* die Exploration des Privaten im Kontext einer Auftragsarbeit vorgenommen hat, richtet sich die Filmarbeit von Ed Pincus und David Neuman an Prioritäten des persönlichen Interesses und der kulturkritischen Bestandsaufnahme aus. Das Investigative des Protokolls in *One Step Away*[6] ist in diesem Sinn weniger auf einen professionellen Auftrag als auf den Wunsch zurückzuführen, das kulturelle Phänomen der Hippie-Kommunen kennenzulernen und während des Aufenthalts in San Francisco im Jahr 1967 den Beginn einer Umwertung sozialer und gesellschaftlicher Prioritäten, bzw. eine sich abzeichnende Demokratisierung interpersonaler Beziehungen nachzuvollziehen: "I hoped that there could be a notion of cultural revolution. I didn't understand certain things that I was interested in, a notion that through some experience like drug-experience you could establish different relationships between people that were less exploitative, more equal" (Pincus zu Decker 1991, 299). Damit richtet sich das Filmenwollen an dem Versuch aus, die Fremdwahrnehmung mit einem persönlichen Anliegen zu verbinden und das Protokoll als ethnologisches auf jene sozialen Formationen zu beziehen, zu denen sich die Filmemacher als zugehörig erachten. Das Postulat einer Distanzierung und eines unvermittelten Entfaltens von Wirklichkeit läßt sich dadurch nur bedingt umsetzen und wird in seiner puristischen Einhaltung zunehmend fragwürdig, so daß Pincus und Neuman statt dessen versuchen, im Rahmen des Direct Cinema eine Spezifik des Erzählens auszuloten, die sich nicht an die (letztlich innerhalb des journalistischen Kontextes verbleibende) 'Krisenstruktur' Drews anlehnt. Ausgangspunkt ihres personenzentrierten Ansatzes ist dabei die Vorstellung, daß jeder Mensch ein potentieller Fokus für eine 'Geschichte' sei, daß sich diese weder nach dem Ausse-

---

[6] *One Step Away*. Ed Pincus, David Neuman. 1968, 54 Min. Pincus und Neuman nehmen am Alltag einer Hippie-Kommune in Haight Ashbury im *summer of love* 1967 teil. Sie konzentrieren sich auf das Paar Harry und Ricky mit deren Sohn Josh und protokollieren die Gespräche der beiden und der anderen, wechselnden Mitglieder der Kommune, die zwischen einem Lager im Wald und einem Haus in San Francisco pendeln. In Gesprächen über Drogen, Liebe, Sexualität und Akkulturationsprozesse und in Konflikten mit der Polizei zeichnen sich Grundannahmen und -bedingungen des subkulturellen Hippie-Lebensstils ab.

hen noch anderen Kontingenzen zu richten hätte, sondern im Zuge eines basisdemokratischen Anspruchs jedem Menschen gleichermaßen gewidmet werden könnte. Für *One Step Away* führt diese Vorstellung zur Konzeption einer dreigeteilten Erzählung, die sich an den Lebenswegen von vier in der Kommune lebenden Personen (Troia, Ricky und Harry, Charly) orientieren würde. Durch die Widrigkeiten der Drehsituation, problematische Verhandlungen mit dem Auftraggeber *Public Broadcasting Laboratory* und die Tatsache, daß Pincus nach vier Wochen erkrankt, bleiben die Erzählstränge fragmenthaft und rudimentär (vgl. Decker/Barchet 1991). Der Film entwickelt den Innenraum der Kommune schließlich auch als Mischform aus chronologischen und thematischen Blöcken, die sich auf Harry, Ricky und ihren Sohn Josh konzentriert.[7] Das Transparenzideal einer filmischen und einer gesellschaftlichen Repräsentation, das die bereitwillige Öffnung des Privatraums mit einer programmatischen Vorgabe des 'Hippieseins' korrespondieren läßt, vereinigt sich zu einem Erfahrungsraum öffentlicher Privatheit, dessen Struktur in der Wahrnehmung der Filmemacher eine Inversion dominierender Konzeptionen kernfamiliären Lebensglücks darstellt.

Die *chronologische* Dimension richtet sich an der Prämisse des Lebensflusses, des "going with the flow" aus, die hier eine Mischung aus Ziellosigkeit, Treibenlassen

---

[7] Segmentübersicht von *One Step Away*
Titel: "one step away"; "a film from life by ed pincus and david neuman"; "northern california the gualala commune"
1) 0.11 Einführung in die Kommune (Zwischentitel: "harry"; "ricky")
2) 3.44 Fahrt nach San Francisco (ZT: "san francisco 120 miles"; "troia's song")
3) 7.07 Unterhaltung des Acid-Händlers mit Troia (ZT: "troia and the acid dealer")
4) 8.22 Streit von Harry und Ricky über "crap" (ZT: "ricky and josh"; "came to California"; "to find a new way of life")
5) 9.58 Troia und ihr Freund: in der Stadt; auf dem Karussell; am See
6) 12.52 Harry und eine Freundin rauchen Hasch
7) 15.20 Unterhaltung der jungen Männer über Acid
8) 17.27 Ricky im Gefängnis: Einführung von Rickys Vater; Unterhaltung über Drogenkonsum; Ricky, Harry und Rickys Vater in der Stadt
9) 21.41 Unterhaltung zwischen Ricky und einer Freundin über rechtliche Dinge
10) 23.03 Unterhaltung zwischen Ricky, ihrem Vater und Charly über Acid
11) 26.13 Ausschnitt aus Harrys Trip (ZT: "harry's trip")
12) 27.31 Unterhaltung zwischen Harry und Troia
13) 29.31 Harry und Ricky in San Francisco (ZT: "stoned downtown")
14) 30.44 Harry und Leslie schmusen (ZT: "leslie")
15) 34.58 Unterhaltung zwischen Harry und Ricky über Harrys Flirt mit Leslie
16) 37.39 Besuch von Harry und Leslie bei Harrys Vater (ZT: "harry's father")
17) 42.08 Unterhaltung zwischen Ricky und Harry über Harrys Vater
18) 42.43 Unterhaltung Rickys Vater und Charly über Liebe und Sex
19) 45.16 Harry und Leslie küssen sich
20) 45.38 Unterhaltung zwischen Harry und anderen über die Vorstellung ausgegrenzt, "one step away" zu sein
21) 47.52 Harry, Ricky und Josh machen sich auf den Weg nach New York: Abschied von Charly; Unterhaltung mit dem Fahrer (ZT: "going with the flow")
Gesang: "America the beautiful" (ZT: "ricky and josh"; "and harry"; "went to new york"; "to find a new way of life")
22) 51.58 Abspann

und der Konzentration auf das 'Hier-und-Jetzt' bedeutet; die *thematische* verbindet eine distanziertere Wahrnehmung der Lebensform (Konflikte mit der Umwelt, Spannungen in der Kommune, Drogenkonsum) mit einer impliziten Kritik der Filmemacher, die sich vor allem in den Zwischentiteln andeutet. Während einige dieser kurzen Einfügungen einen illustrativen Charakter besitzen (sie 'bezeichnen' das Gesehene, benennen die Personen, die Orte und Handlungen) und die (zeitliche oder räumliche) Unbestimmtheit der filmischen Darstellung konkretisieren, haben andere eine kommentierende Funktion, in der sich die erzählende Agentur zu Wort meldet und das Geschehen perspektiviert. Eine kurze Sequenz hat dabei eine leitmotivische Funktion; sie zeigt Ricky mit ihrem Sohn Josh lesend auf dem Boden und läßt Zwischentitel und Bewegungsabläufe alternieren: "ricky & josh came to california to find a new way of life". Es schließt sich neben dem Blick auf Harry, der auf einer Matratze liegt, die Auseinandersetzung der beiden über die Frage an, ob Joshs Exkremente auf dem Fußboden als *crap* oder *duty* bezeichnet werden sollten. Eingekapselt in dieses Gespräch ist die exemplarische und dem Film unterliegende Einschätzung, daß Ricky mit ihrem Sohn zwar in einen neuen Lebensentwurf eintaucht, aber Spuren ihrer 'bürgerlichen' Herkunft nicht verbergen oder aufgeben möchte (sie tritt für die Bezeichnung *duty* ein), und sich darüber hinaus nur in einer *Phase* (und nicht einer umfassenden Umwertung kultureller Normen) befindet. Für Harry erschöpft sich die 'Revolution' dagegen in einer neuen Mischung der Signifikanten, die er noch dazu so gestaltet, daß das männliche Verfügungsrecht über ihre akzeptable Definition nicht angetastet wird. Das Hippie-Leben stellt sich für Pincus und Neuman offensichtlich nicht als ernstgemeinter Neuanfang dar, sondern als eine Inversion und Affirmation (klein-)bürgerlicher Verhaltensmuster (vgl. Decker 1991, 300).
Diese Wertung des Protokolls erfolgt intrafilmisch durch die Relationierung der thematischen Blöcke innerhalb des allgemeinen chronologischen *flow* und die Zwischentitel, von denen sich die entscheidende Sequenz am Ende des Films wiederholt, wodurch das Scheitern dieses Experiments in die Zukunft fortgeschrieben wird: "ricky and josh and harry went to new york to find a new way of life". Die Kreisförmigkeit des temporalen Flusses läßt die Suchbewegungen nach dem 'neuen' Lebensstil zur Endlosschleife werden, in der sich - so die Erzählung - die Konstellationen der handelnden Personen, aber nicht die Ergebnislosigkeit ihrer Bemühungen ändern werden. Zu den Sympathieträgern des Films werden ironischerweise die Repräsentanten des *establishments*, die Väter von Ricky und Harry, die nicht nur die Sorge um die Entwicklung des Kindes, sondern auch die Umsetzung einer marxistischen Gesellschaftsutopie ernster nehmen als die Mitglieder der Kommune. Die Geschichte von *One Step Away* wird damit zur enttäuschten Erfahrung der Filmemacher, die im Phänomen der Hippies keine Umwertung von Geschlechterrollen, Formen des sozialen Zusammenlebens oder des bewußten Drogengebrauchs sehen und die Zurückgenommenheit während der Aufnahmearbeit mit einer ironischen Kommentierung durch die Zwischentitel ergänzen. Ihre Enttäuschung manifestiert sich

dabei indirekt und wird nur durch die Rekonstruktion der Drehsituation und ihres Anspruchs erkennbar. Ohne das Wissen über das persönliche Interesse von Pincus und Neuman erzählt sich der Film als skeptische und verständnislose Kritik. Das Festhalten an einer chronologischen Ereignisstruktur der Montage und der Versuch des *self-effacement* im Moment des Drehens richten sich an Vorstellungen der Hippies zum zeitlichen Lebensfluß und einer möglichst weitgehend aufzugebenden (bürgerlichen) Privatheit aus. Die Zwischentitel bewegen sich jedoch auf einen Grad der (intrafilmischen) Reflexivität zu, der sich bei Pincus noch verstärken wird und im Kontext von *One Step Away* bereits ein umfassendes Zugeständnis an die Fragilität von Wahrheitsansprüchen des puristisch eingehaltenen Beobachtungstheorems darstellt. Die Kontingenz des Drehaktes, die impliziten Vorannahmen der Filmemacher, die unvorhersehbaren Schwierigkeiten mit den Auftraggebern - diese Elemente rechtfertigen für Pincus eine Gebrochenheit des Erzählens:

> I thought you were bringing back reality to the people, but then you were manipulating this reality, so you should be upfront about the manipulation, that was part of the 'cult of honesty'. So direct cinema was in a certain way cinéma-vérité. It was the duty of a cinéma-vérité filmmaker to really worry about what truth was. People maybe had different versions of what truth was, but that really was a worry. So one of the things that I wanted to say at that time was 'basically what you see, folks, is really what happened, but I want you to know we took that and we manipulated it and we had particular attitudes toward that and you see that'. (Decker 1991, 300)

Die Problematik einer reflexiven Skepsis manifestiert sich intrafilmisch jedoch weniger ambivalent, als es Pincus anzunehmen scheint, so daß der Film auch als bürgerliche Kritik der Hippie-Bewegung gelesen werden könnte, obwohl sich - den Filmemachern zufolge - diese durch die Übernahme bürgerlicher Regeln auszeichnete. Die Enthierarchisierung der unterschiedlichen vorgeformten Annahmen, die beim Direct Cinema der sozialen Wirklichkeit untergeordnet werden sollen, kann insofern Relationierungsphänomene nicht vollständig auflösen, so daß in *One Step Away* die leitmotivische Funktion der Zwischentitel eine erklärende Kraft erhält, die ihren Status *nicht* in Frage stellt. Die scheinbar ausgewiesene 'Manipulation' durch die Filmemacher wird zur idealtypischen und angestrebten Positionierung der Zuschauer, sie umrahmt als impliziter Dialog mit dem Publikum die moralische Ordnung des Films. Die Authentizität eines Lernprozesses auf seiten der Filmemacher bleibt dadurch potentiell unerkannt, und auch die kindähnliche Sichtweise als metaphorische Bewußtseinsform des Kameramannes Pincus erzählt sich nicht direkt: "What you're seeing is me looking at the world with very naive, child-like eyes, saying how could people say what they say and do what they do and isn't that amazing. That's very naive in a way" (Decker 1991, 302). Als Dilemma des Protokolls stellt sich demnach tendenziell die entmenschlichte Qualität seiner Zeugenschaft dar, die eine verpersönlichte Erfahrungsebene auszuschließen scheint. Die Repräsentanz der aufzeichnenden (dabei als individualistisch vorgestellten) Instanz bleibt in einer Kälte verhaftet, die mit der fehlenden Gefühlsreaktion auf das Gesehene und mit der funktionalen Unterordnung des filmischen Selbst einhergeht. Die biographische Relevanz, die das Hippie-Phänomen für Pincus und Neuman besitzt, entzieht sich der Übersetz- und Repräsentierbarkeit. Auch bei *An American Family*[8] verschiebt sich die Qualität (und entsubjektivierte 'Kälte') der Signifikantenebene auf die im Mittelpunkt des Films stehende Loud-Familie, überlagert sie ihr vermeintliches So-Sein. Das Protokoll kann damit eine eigentümliche klassifikatorische Totalität der Erfassung behaupten. Weil die Beobachtung als weitgehend lückenlos und typisch vorgestellt wird, gerät die Performanz zur symptomatischen, d. h. das 'Wesen' und die Persönlichkeit erschöpfend oder zumindest repräsentativ ausstellenden Manifestation eines beobachteten Selbst. Technologie als vermeintlich Abwesende wird zur empirischen Verifikations- und Konstitutionsmaschine, als Anwesende zum Extraktionsmechanismus, der das Latente (im Verhalten, der Mimik, der Sprache, der Körperlichkeit) manifest macht. In beiden Fällen ist sie Bedingung und Garant der Selbst-Setzung, überführt sie das Selbst in seine technologische Repräsentation. Doch die 'kindliche' Perspektive bei Pincus oder die Erzählweise des individualistischen Beobachters in *An American Family* bleibt als Verfahren der Perspektivierung vielschichtig. Während Marcorelles (1973, 121) die authentische Konkretheit des Materials preist und einen neuen 'Kamera-Arbeiter' postuliert, "not self-absorbed and self-sufficient and not wanting his images to be too polished; a man who shoots for sound and, after shooting, cuts his own film", zeichnet sich das partizipative Kino vor allem durch ein ständiges Changieren des Blickwinkels aus. Die Erzählung stellt sich als ein *Wechselspiel* der Perspektiven dar, die das entmenschlichte filmische Selbst zum Akteur in der Textur des Sozialen werden läßt. Es wird zur Repräsentanz eines kameraführenden Filmemachers, zum subjektiven Blick eines sozialen 'Charakters' oder zur unpersönlich protokollierenden Instanz, zum schwer lokalisierbaren, aber scheinbar allgegenwärtigen und alles durchdringenden Dritten. Die überschäumende, exzessive und perverse Qualität des Direct Cinema lädt die Erzählung durch ihren *improvisatorischen* und spontaneistischen Charakter auf, der auch eine befreiende Dynamik entfalten kann:

> Because of this ascendance of non-actors and triumph of the non-professional (where, moreover, the pre-eminence of unknowns demonstrates the untenability of stars),

---

[8] *An American Family*. Craig Gilbert, Alan Raymond, Susan Raymond. 1973. Episode 2, 60 Min. Der zwölfstündige, seriell angelegte Film (der in 6.3 ausführlicher behandelt wird) widmet sich dem Alltag und der Lebenswelt der Loud-Familie, die in Santa Barbara wohnt. Während sich das Umfeld der Familie durch alle Insignien des amerikanischen Traums auszeichnet, dringt durch die Trennung der Eltern und die Konflikte innerhalb der Familie der frustrierte Untergrund an die Oberfläche des äußerlichen Lebensglücks. In der zweiten Episode besucht die Mutter Pat Loud ihren Sohn Lance in New York, um sich über dessen soziales Umfeld zu vergewissern. Obwohl seine Zugehörigkeit zur schwulen New Yorker Subkultur überdeutlich wird, umkreisen die Gespräche zurückliegende Frustrationen und Ängste (die sich auf den Vater Bill oder die Geschwister Kevin, Grant, Michele oder Delilah beziehen), ohne daß die gewollte Unterstützung der Mutter wirklich greifen würde. Für Pat Loud stellte die zweite Episode in New York den ersten drehsituativen Kontakt mit dem Kamera-Ton-Team (Alan und Susan Raymond) dar.

there are now only characters - whether film-characters or living characters, 'real' or 'fictional'. A new and powerful link binds the cinema to the experienced, binds them and articulates them into one and the same *language*. Life is no longer 'represented' by the cinema. The cinema is no longer the image - or the moral - of life. Together they speak to each other and produce each other through and within that speech. (Comolli 1980a, 233)

Diese Einschätzung mag sich angesichts der Vision allgegenwärtiger Simulakra mittlerweile relativiert haben, aber sie hält die vielfältigen Mischphänomene fest, die den dokumentarischen Raum im Wechselspiel der Erzählperspektiven und der Fiktionalisierungsstrategien etablieren (vgl. Odin 1989). Im Gegensatz zum ironisch gebrochenen, 'fließenden' Protokoll von *One Step Away* erzählt sich die Loud-Saga von Craig Gilbert dabei in klassischeren Mustern narrativer Kohärenz. Die Chronologie des Dabeigewesenseins wird zur Repräsentation 'realistischer' Kausalbezüge und Handlungsmuster montiert. Während Pincus und Neuman durch ihre reflexiven und distanzierenden Eingriffe nicht nur eine ungebrochene Psychologisierung der Akteure verhindern und die Kommune als eine (wenn auch typische) soziale Formation konstruieren, sollen die Louds als Personen aus dem 'wirklichen Leben' verstanden, ihre Verhaltensformen möglichst plausibel erklärt werden. Anhand der zweiten Episode, Pat Louds Besuch bei ihrem Sohn in New York, kann dies veranschaulicht werden.[9] Die kurze Erläuterung von Gilbert zu Beginn der Episode, daß Lance Loud bei einer alternativen Zeitung arbeite und seine Mutter erwarte, steckt den erzählerischen Rahmen ab, der sich dann auch folgerichtig durch die Stationen des Ankommens, des Aufenthalts und der Abreise entfaltet. Lance Loud wohnt im Chelsea Hotel, das einige Jahre zuvor Schauplatz für Andy Warhols *Chelsea Girls* (1966) gewesen ist, und in dem die Kontraste zwischen der New Yorker Subkultur und der durch Pat Loud repräsentierten geordneten Westküsten-Normalität augenfällig werden. Im Kontext der zwölf Episoden deutet sich im New Yorker Teil eines der vier Problemfelder des Familienlebens der Louds an; neben dem zentralen Konflikt der Eltern (Streit, Trennung, Scheidung), den Erziehungs- und Disziplinierungsproblemen im Kontakt mit den Kindern und der Sorge um die übergreifenden

---

[9] Segmentübersicht von *An American Family*, Episode 2; vgl. zu den restlichen 11 Episoden Kapitel 6.3.
E 2 - Pats Besuch bei Lance in New York
1) Erklärung des *voice-over*, daß Lance Loud in New York bei einem *underground magazine* arbeite und auf den Besuch von Pat Loud warte
2) 2.44 Pat Louds Ankunft im Chelsea-Hotel
3) 11.30 Besuch der Transvestiten-Show *Vain Victory*
4) 14.30 Besprechung im Café, Besuch im Museum, Lance im Hotelzimmer
5) 21.00 Pat und Lance beim Gang im Central Park, in einem Café, beim Kartenlesen, in der U-Bahn, beim Tanzen
6) 38.38 Gespräch im Hotelzimmer über *dependence*
7) 42.25 Nachts nach einer Show
8) 43.15 Gespräch im Hotelzimmer über den Aufenthalt, Warten auf ein Taxi
9) 43.35 Abschied vor dem Hotel, Lance geht treppauf in sein Zimmer
10) 56.40 Abspann

familiären Verbindungen (vor allem auch mit Pats Mutter) kristallisiert sich an Lance ein Topos des 'schwarzen Schafes' heraus. Lance ist ein 'Störenfried', ein Grenzgänger zwischen Konventionen und sexuellen Identitäten, eine beständige Erinnerung an das 'Abnormale' und Nicht-Integrierbare. Dabei fügt sich die Geographie des narrativen Raums zu einem Gerüst, in dem es kaum noch Fluchtpunkte der unbeschwerten Normalität zu geben scheint; New York ist ein Großstadt-Sumpf der sexuellen Verirrung, das Unterwegs von Bills Geschäftsreisen ist gesichtslos und grau, und Santa Barbara, geographischer Grenzpunkt idealistischer Expansionsbewegungen des 'amerikanischen Traums', wird von innen heraus zerfressen und zersetzt. Pat Louds Besuch in New York wird in Episode 11 gespiegelt, als Lance in Santa Barbara auftaucht und dort Unruhe stiftet; er bleibt durchgängig ein 'Versager'.

Die Erzählstruktur des Protokolls läßt die Kamerarepräsentanz zwischen dem beobachtenden Filmteam, der verstörten Pat und dem sich performativ ausbreitenden Lance oszillieren. Dies geschieht nicht nur durch möglichst organische, d. h. erzähllogische und kohärenzstiftende Ton- und Gesprächsmontagen, sondern auch durch Blickpositionierungen, die sowohl in der Kontiguität zu einer bestimmten Person deren Erfahrungshorizont evozieren, als auch 'subjektive', d. h. einem physischen Ort entsprechende Perspektiven - *points-of-view* im Sinn Bordwells (1985) - simulieren.[10] Durch diese Pendelbewegungen wird das Geschehen an Pat und Lance gebunden, und es entfaltet sich in der Ambivalenz des Wechselspiels eines weitgehend unbeteiligten Beobachters oder eines subjektiven, in der Erzählung aktiven Akteurs. Mit diesen improvisatorischen und changierenden Tendenzen des Protokolls gewinnen die identifikatorischen Besetzungen der Zuschauer eine perspektivische Vielschichtigkeit. Während ein Zwischenschnitt (oder ein 'Blick über die Schulter') eine personalisierte Wahrnehmung markiert oder eine narrative Sequenz (etwa das Kartenlesen wie im klassischen Hollywood-Film über die intradiegetischen Blickverhältnisse etabliert wird, werden die Großaufnahmen auf zitternde Hände (beim Kartenmischen von Pat) zur verräterischen 'Wesensschau' durch die dritte Instanz (die sich als Kamera- und Tonteam in Türen und Spiegeln jedoch mehrfach re/präsentiert). Gilbert lehnt sich damit stark an die realistische, d. h. kausale, chronologische und organische Repräsentierbarkeit der Familiengeschichte an. Weder die reflexive Skepsis von Pincus und Neuman über konkurrierende Wahrheitskonzeptionen (und deren Niederschlag im Umgang mit Filmtechnologien) noch die bei Warhol erkennbare Problematik von technologischer Entsubjektivierung und un/gleichzeiti-

---

10 Eine derartige 'subjektive' Position wird in Segment 2 montiert. Während Pat und Lance sich an einem Tisch im Central Park sitzend unterhalten, blickt Pat kurz nach rechts auf einen Brunnen. Schnitt. Danach ist aus einer frontalen räumlichen Perspektive ein Mann zu sehen, der am Brunnen klettert. Ein klassischen Konventionen entstammender *eye-line-match* (auf ein Objekt außerhalb des Bildkaders aber in einer imaginären Räumlichkeit) verbindet Pat Louds Blickrichtung mit 'ihrer' anschließenden subjektiven Sicht. Auch ihre Kindheitserinnerungen in Episode 4 erzählen sich zum Teil als persönlich empfundene.

ger Erzählweise deuten sich an, obwohl die Episode in New York unweigerlich mit *Chelsea Girls* korrespondiert. Warhols Experimente setzen sich dabei mit der Auflösung von temporalen Ordnungsstrukturen auseinander, lassen diese in einer endlosen Ausdehnung unendlich, dabei unendlich ereignislos und entleert werden (*Empire*) oder eröffnen in der Parallelität (von zwei Handlungsebenen in *Chelsea Girls*) einen narrativen Raum, der seine Komplexität einer scheinbaren Beziehungslosigkeit und Unverbundenheit der szenischen Entwürfe verdankt. In der zeitlosen Unendlichkeit des Unaufhörlichen und in der überladenen Kontingenz des Gleichzeitigen überdauert das Moment der Finalität - das Wissen um die Leere und die Bedeutungslosigkeit der zeitlichen Ordnungsraster. Auch das Performative wird von dieser Klammer umspannt, bleibt aber *für den Moment* des Ausagierens eine Folie, die den Konstellationen der Subkultur in den einzelnen Hotelzimmern einen Sinn verleiht. Das sexuelle Begehren ist spontan, unruhig, und es erregt sich im verbalen und physischen Kontakt an der Flüchtigkeit des Durchspielens. Die Kamera in *Chelsea Girls* bleibt dabei auf ein Stativ montiert, ihre Schwenks und Zooms brechen in die Tableaus scheinbar unmotiviert und 'unlogisch' ein, lenken die klaustrophobische Begrenzung des Raums auf die Handlungen und die Relationen in den kleinen Gruppen. In *Empire* ist die Kamera dagegen nur noch Apparat, ein Instrument, das funktioniert, jeder Mobilität entbunden ist und auch keine personalisierte Agentur der Erzählung mehr vorstellen soll.

Das Protokoll der Loudschen Familiengeschichte steuert beiden Tendenzen - der Auflösung temporaler Logik und der entsubjektivierten Kodierung des Erzählten - durch eine Kausalität der Handlungselemente und die Beweglichkeit des filmischen Selbst entgegen. Das Chelsea Hotel, in dem sich Lance aufhält, ist eben nur *eine* der Gefahren in der Großstadt, kein Ort, an dem sich Wahrnehmungssysteme grundsätzlich auflösen, sondern einer, der die ideologischen Fundamente familiärer Gleichgewichte stört. Gilberts Erzählung hält demnach am humanistischen Konzept einer autonomen Individualität fest. Die Konnotationen unterdrückter Emotionalität, krampfhafter Selbstbeherrschung und oberflächlicher Kommunikation lassen das Protokoll an einem melodramatischen, dabei dokumentarisch 'abgekühlten' Erzählmodus partizipieren, der die Krisenhaftigkeit familiärer Beziehungen umkreist. Die idealtypische Hoffnung auf ein harmonisches, aufopferungsvolles, moralisch hochwertiges und auf 'wahrer Liebe' beruhendes Zusammenleben löst sich durch die Oberflächlichkeit interpersonaler Bezüge und die egoistische Qualität individueller Entfaltungswünsche auf (vgl. Skill 1983, Pingree/Thompson 1990). Gilberts Erzählung formuliert damit jene für den Diskurs über Familien typischen, in den siebziger Jahren aber durch das Gefühl ungreifbarer Unzufriedenheit gekennzeichneten Merkmale aus: "What is singularly true about the seventies onscreen and offscreen is that in an age where so much is possible sexually, intellectually, and emotionally, people who truly love each other may well lose each other in their quest for an ephemeral something more" (Jacobs 1979, 59). Die Suche nach *true love* wird durch die für den melodramatischen Modus typische Internalisierung und *interiorisation* ideologischer Konflikte verunmöglicht (vgl. Elsaesser 1985). Die empathische und kathartische Qualität, die in den klaustrophobischen Innenräumen auf ihren Ausbruch wartet und einer hysterischen, panischen oder emotional ausagierten Auflösung bedarf, bleibt in der Loud-Saga weitgehend versagt und ausgeschlossen. Dies hängt, wie in 6.3 noch ausgeführt wird, vor allem mit den Beschränkungen der drehsituativen Dynamik und den Prämissen Gilberts zusammen. Es bleibt aber als 'Geschichte' verfügbar, daß nicht nur die Prämissen einer *true love* brüchig sind, sondern auch die soziale Selbstkontrolle nicht mehr durch die Symptome eines hysterischen Ausbruchs herzustellen ist. Entweder sie wird unterdrückt, oder sie erscheint als maßlos - die protokollierende Erzählform läßt hier jedoch das kühle Registrieren unaufgelöst.

5.2.2 Das Spiel mit der Verschmelzung: Innen- und Außensichten

Im Umgang mit intimen und privaten Ausschnitten von Lebenswelten ist die Frage der Aufdringlichkeit, die sich als kodiertes interaktives Verhältnis der Drehsituation in die Position und Agilität der Kamera einschreibt, die Klammer der allgemeineren Fragen nach den moralischen Grundlagen der Perspektivierung und des Abstands. Takt- und Respektlosigkeit, aggressives Überwältigen, Eindringen und Aufbrechen sind Herausforderungen und Mißachtungen interaktiver Distanz, die auf deren kulturelle Definition rückwirken. Die methodologische Prämisse der (mehr oder weniger aktiven) beobachtenden Teilnahme macht dabei eine klare Trennung der Instanzen, die Wissen produzieren, immer schwieriger. Erklärtes Ziel des Direct Cinema ist das Eintauchen der Beobachtungs- und Befragungsinstanz in den gesellschaftlichen Ausschnitt, die weitgehende Auflösung und Ausblendung von Vermittlungsschritten: "In a funny sort of way, our films *are* the audience. A recorded audience. The films are a means of sharing *my* audience experience" (Leacock zu Blue 1965a, 16). Der technische Apparat, auf dessen Funktionieren die kommunikative Leistung beruht, erhält dadurch den Status einer verifizierenden Zeugenschaft, deren Beweiskraft auf seiner Gleichsetzung mit einer individuell-menschlichen Wahrnehmungsform beruht (vgl. Elder 1989, 124). Die dokumentarfilmische Wissensproduktion wird von einer anonymen Instanz der Informationsaufbereitung in eine anthropomorphisierte der Ereignissammlung verlegt, deren Perspektive nicht auf die Gesellschaft gerichtet ist, sondern *aus* ihr kommt. Die beobachtend-interaktiven Filmemacher begreifen sich als Bestandteil des sozialen Phänomens, über das sie sich im gleichen Augenblick zu vergewissern suchen. Sie lösen damit die Distanz der Informationsgewinnung und der kommunikativen Pole in einem Ambivalenzfeld auf. Da die Filme dem Anspruch nach nur Rezeptionen sind, führt das Publikum ein Selbstgespräch, das durch seine Subjektivität autorisiert wird: "In American-style *cinéma-vérité* films, the narrator, mediating between the narrative's plane of content and the addressee, provides the work with an authority that derives from the authority of the individual" (Elder 1989, 125). Die individualistisch vermenschlichten Aufzeichnungsinstrumente, die ein Kameraselbst mit einer spezifischen Gestalt und einem persönlichen Stil entstehen lassen,[11] werden von den Filmemachern beim Eintauchen in die Lebenswelt mit einem Ort versehen, von dessen Position aus sie sprechen und zeigen sollen; einem Ort, der ihre Perspektive markiert, interaktive Distanzverletzungen begründet und das Verhältnis von Individuen in der Gruppe als exemplarisches präsentiert. Die angestrebte kommunikative Funktion der Technologie befördert einen partikularistischen und relativen Wahrheitsanspruch, der - als individuelle Zuschauerleistung - weniger eine Wertung über die Gesellschaft als eine Perspektivierung *in ihr* darstellt. Diese versteht das Innen und Außen nur als Tendenzen einer Blickrichtung, die immer schon in der Textur des Sozialen verankert ist, und deren unterschiedliche Ausrichtung anhand der Filme von Leacock und den Maysles deutlich wird.

Community of Praise,[12] Leacocks Beitrag zur *Middletown*-Serie von Peter Davis, widmet sich einer Familie in Muncie, Indiana, die einer fundamentalistisch orientierten protestantischen Sekte angehört. Im Unterschied zu Filmen aus den sechziger Jahren (etwa *Happy Mother's Day*), in denen die Faszination der Synchrontonaufnahmen sich in langen, ungeschnittenen Einstellungen zeigt, betont die Montage (noch) stärker einen organischen Charakter lebensweltlicher Bezüge. Leacocks filmisches Selbst, das zurückgenommen vorgeht, wird in der Montage zu einem Realitätseindruck verknüpft, der weniger chronologisch-additiv als verschränkend und parallelisierend hergestellt wird.[13] Der Ton erhält eine überragende Brücken- und Erklärungsfunktion, die sowohl die einzelnen Fragmente der Lebenswelt der Tobey-Familie verschachtelt als auch ihren Mitteilungsprozeß vorantreibt. Das Aufbrechen und asynchrone Verteilen des synchronen Bild- und Tonmaterials, das den Ton im-

---

[11] Jaffe (1965, 44 und 46) schreibt zur magischen Verbindung zwischen Kameramann und Realität: "When shooting is at its best, the cameraman develops a sixth sense that enables him to shift his angle almost precisely at the moment that the action before his lens shifts emphasis. [...] When you have marvelous shooting (like Leacock's in this film [Happy Mother's Day]), you can edit the film almost as it comes out of the camera. When the cameraman is really operating smoothly and moving from one image to another with ease, the footage has the quality and rhythm of a ballet, and whole sequences may be left intact."

[12] *Community of Praise*. Richard Leacock, Marisa Silver. 1982, 60 Min. Leacock und Silver partizipieren (in diesem 'Religions-Segment' des *Middletown*-Projekts, s. u.) am Alltag der Tobey-Familie in Muncie, Indiana, die als Mitglieder einer fundamentalistischen religiösen Gruppe wesentliche Lebenskräfte aus ihrem Glauben und dem kommunitären Umfeld, in das dieser eingebettet ist, gewinnen. In Gesprächen mit den Eltern und der Tochter und im Beobachten des kleinen Jungen umkreisen die Verständigungsbemühungen der Familie Fragen der Autorität, Loyalität und der Hilfe, die durch das 'Vertrauen in Jesus' zu erwarten ist. Während in der religiösen *community* deutlich wird, daß Rituale der Reinigung und der Instruktion einen repressiven Charakter tragen, zeichnet sich für die Selbstwahrnehmung der Eltern ab, daß diese ohne den christlichen Glauben den 'Lastern' des Alkohols oder der Polygamie 'anheimfallen' würden.

[13] Vgl. zu den Grundlagen der amerikanischen Schule der Montage Deleuze (1989, 49-84).

mer wichtiger werden läßt, führt einerseits zu einer Mehrschichtigkeit des Tons und andererseits zu variableren Bildkombinationen. An die Stelle der additiven und akkumulativen Reihung synchroner Bild-, Tonaufnahmen tritt eine Parallelisierung und Kontrastierung von Handlungen, Akteuren, Räumen und (den daraus gefolgerten) Zeitebenen. Aus den dichotomischen Ordnungen des frühen Direct Cinema (z. B. in *The Children Were Watching*), die ihr Authentizitätspotential aus der Lippensynchronität gewinnen, ist ein Verfahren geworden, das in seinen Ambivalenzen zeitlicher und räumlicher Gleichzeitigkeit (dem nicht mehr feststellbaren, überlappten und verschwommenen Status der Synchronizität) eine grundsätzliche Spannung von Leacocks Filmen deutlich macht: die Verwobenheit und eigentliche Nichttrennbarkeit von gruppenbezogener und individueller Selbstwahrnehmung.

Eine hierarchisierte Tonspur (zu Beginn des Films das Telefonat der Mutter, später der gemeinsame Gesang christlicher Lieder) wird somit zum Ausgangspunkt einer Ansammlung von Gesichtern, die in ihrer montagebedingten Kombination die *Gruppe* repräsentieren. Die Familie und die christliche Gemeinde werden zu einem Beziehungsnetz, in dem sich Leacock für die Formen der Interaktion und für deren Legitimation und Steuerung durch ein implizites Alltagswissen interessiert. Er wählt demnach eine Position der relativen, ironisch durchsetzten und unaufdringlichen Distanz und spürt im Interaktionsspiel von Gruppe und Individuum die Spannungen und Selbstbehauptungen des Einzelnen in der Allgemeinheit auf. Seine Perspektive ist jedoch letztlich eine allgemeinere, eine, die stärker auf Definitionskontexte von Gruppen verweist als auf den Kampf des Individuums gegen gesellschaftliche Übergriffe. Dementsprechend werden *Kontakte* in den Vordergrund gestellt, Verbindungsnetze, in denen die Akteure konflikthaft durch ein spezifisches immaterielles (ideologisches) Element, einen unsichtbaren 'Kitt' verschweißt sind, der die stofflichen, körperlichen Manifestationen legitimiert: Rassenhaß, Biologismus und Gewalt in *The Children Were Watching*; mediale Tauschsysteme, Geld, Massenmedien und die Invasion der Privatsphäre in *Happy Mother's Day*; Religiosität, Glaube an Jesus und die Austreibung des Bösen aus dem Körper in *Community of Praise*.[14]

Diese Austreibung des 'Bösen', die nach einer kurzen Exposition der Familie früh im Film plaziert ist, unterstreicht die Ernsthaftigkeit und physische Involviertheit der Familie in ein Glaubenssystem, das im weiteren Verlauf noch lebensgeschichtlich kontextualisiert wird. Sie markiert außerdem in einer Extremform die Interaktion der religiösen Gemeinschaft als durch die Gruppe unterstützte Hingabe an eine Idee, daß nämlich die 'bösen' Kräfte (Alkoholismus, Rauchen, Prostitution, Drogen) durch Spucken, Würgen, Brechen, d. h. durch Köperöffnungen entweichen können. So soll unter der Anleitung der Umstehenden ("out in Jesus' name") die körperliche Verkrampfung eine physische Reinigung der Körpersäfte und -gase bewirken, die

---

[14] Auch in *Chiefs* findet eine Korrelation der Gewaltbereitschaft der Polizisten (und der ihnen zuarbeitenden Waffenindustrie) mit dem legitimierenden, ideologischen Fundament (Konzepte der institutionellen und politischen Ordnung) statt.

vom *evil spirit* besetzt sein können. Leacocks frühzeitige Plazierung dieses Rituals unterstreicht die fanatischen Untertöne der individuellen Hingabe und läßt so seine Perspektive aus dem drehsituativen Kontext deutlich werden. Er siedelt sich im familiären Binnenraum an, dessen spezifische Struktur aber ohne das Aufzeigen der Außenkontakte nicht möglich ist. Dies wird deutlich, als er (vor der Austreibungsszene) einen kurzen Moment im Innenraum des Tobey-Hauses, das die Familienmitglieder (bis auf die Tochter im oberen Stock) bereits verlassen haben, verweilt und so mit einer subtilen Selbstreferenz den Ort des Sprechens als den des zurückhaltenden, aufmerksamen Beobachters angibt, der ein Interesse daran zeigt, warum *diese* Familie sich einer christlichen Sekte angeschlossen hat. Dieser Ansatz findet auch im spiegelbildlichen Schluß des Films seine Untermauerung; während am Anfang der Familienraum dem Austreibungsritual (und Raum protestantischer Zusammenkunft) voransteht, kehrt sich dies am Schluß um: die Ansprache eines schwarzen Predigers, bei der die Zuschauer in Ekstase zu Boden sinken, in 'Zungen' sprechen und ihre Körperkontrolle verlieren, geht dem Versammeln der Familie in ihrem Haus voran, wo sie mit Bekannten christliche Lieder singt. Die Familie bleibt zwar der Ort, auf den Leacock sich beschränkt, indem er dorthin zurückkehrt, aber die Implikationen ihrer Lebensführung haben eine allgemeinere Bedeutung. Damit wird sein Eintauchen in eine spezifische Lebenswelt, das den religiösen Glauben als Mittel zur Selbstdisziplin, zur Sinngebung und Anreiz zur Gefolgschaft, d. h. als (für diese Familie) überlebensnotwendige alltägliche Orientierung erklärt, zu einer Analyse, die die ideologischen Fundamente des *common sense* und des Alltagswissens in den *Verbindungsformen* zwischen Individuen und Gruppen freilegt, ohne damit eine totalisierende Hypothese zur Funktionsweise der Gesellschaft zu implizieren. Die Analyse bleibt demnach kontextgebunden und relativistisch; sie orientiert sich als induktives Verfahren lediglich an der Annahme, daß die individuellen Selbstbehauptungsprozesse unweigerlich zu den kommunitären Legitimationsgerüsten führen werden, die der gesellschaftlichen Kohäsion zugrundeliegen.

Während Leacocks teils respektvolle, teils ironische Distanzierung eine gruppenbezogene Perspektive innerhalb der Gesellschaft darstellt, konzentrieren sich die Maysles bei ihrem Vordringen in Privaträume auf jene Individuen, die durch ihren Status als Ausgegrenzte und die daraus folgende Kontaktlosigkeit Interaktionsmuster auf den begrenzten Raum privat-familiärer Innerlichkeit verschieben müssen.[15] Das Eintauchen in diese Sphäre gerät zur Verschmelzung der Beobachtungs- und Befragungsinstanzen, der Auflösung der perspektivischen Positionierung im explorierten Raum. Stellt sich bei Leacock die Beobachtung und Repräsentanz von *Interaktion* als Schlüssel zum Verständnis der konfliktären Verbundenheit gesellschaftlicher Gruppen ein, so wird diese bei den Maysles in ihrer pathogenen Abgetrenntheit zum Zeichen der Vergesellschaftung des Individuums. Im Zustand der instanzauflösenden

---

[15] Vgl. Trojan (1978), wo sich Albert Maysles auf Paul Brennan (*Salesman*), die Burks (*The Burks of Georgia*) und die Beales (*Grey Gardens*) bezieht.

Nähe sprechen sie nicht über, sondern *für* die von Übergriffen bedrohten Menschen. Diese Relation zeigt sich am ausgeprägtesten in *Grey Gardens*,[16] wo sich die symbiotische Mutter-Tochter-Beziehung mit dem filmemacherischen Bedürfnis nach (Selbst-)Auflösung in der Textur des Realen und dem vollendeten Sprechen des 'Realen' für sich selbst gegenseitig verstärken und die individualistischen Repräsentanzen des Selbst durch die Reflexivität des Films intensivierend in die Verschmelzungsphantasien eingehen.

Grey Gardens, das heruntergekommene Haus, in dem die Mutter und die Tochter leben - umgeben von dicht bewachsenen Gärten, mit Blick auf das Meer -, ist ein abgeschiedenes Geisterhaus, in dem die Verklammerung der beiden Frauen aus der ritualisierten sprachlichen Umwälzung von Erinnerungsspuren besteht, die sich auf ein ehemaliges, sozial integriertes Leben beziehen. Die selbstgewählte Isolation bleibt den Hoffnungen und Sehnsüchten nach einer 'normalen' Existenz verhaftet, nach einer autonomen und eigenständigen Selbstbehauptung, die jedoch gleichermaßen als Unmöglichkeit konzipiert wird. Das vergesellschaftete Individuum mag in seiner Ausgrenzung unter dem gefängnishaften Zustand leiden, doch es spürt, daß eine angepaßte Lebensform an dessen Grundbedingungen nichts ändern würde. 'Little Edie' wäre an 'ihrem' sozialen Platz als Ehefrau Zwängen der Anpassung an Statusdenken, geschlechterspezifische Rollen und Verhaltensnormen der Oberschicht unterworfen, die nicht weniger einkerkernd erscheinen als der unausweichliche Kontakt mit ihrer Mutter. Der Film legt dieses Dilemma eines gewünschten, aber letztlich unmöglichen Ausbruchs in einer prismenartigen Struktur frei, die als rudimentäres Gerüst einen Perspektivenwechsel von der Lebensgeschichte der Mutter auf die der Tochter und zuletzt auf ihre beiderseitige Verklammerung im heftigen Streit vollzieht. In der Verschmelzung der filmischen Instanzen mit ihrer Lebenswelt werden Interaktionen und kommunikative Prozesse zirkulär, bekommt das Streiten und Filmen eine Qualität des permanenten Auf-sich-selbst-Zurückfallens, die eine Erstarrung in statischen Kreisläufen ankündigt: "Gesture and language take on an almost emblematic aura: those on screen gesticulate and speak, yet they seem trapped by the motions they make and the words they utter as they attempt to break out of their static existences" (Davidson 1981, 4).

---

[16] *Grey Gardens*. David Maysles, Albert Maysles, Ellen Hovde, Muffie Meyer, Susan Froemke. 1974, 94 Min. Im Mittelpunkt des Films stehen Mutter und Tochter Beale, die gemeinsam in einem abgewirtschafteten Haus in Long Island wohnen und - mit wenigen Ausnahmen - von der Außenwelt weitgehend abgeschirmt sind. Das Haus 'Grey Gardens' ist eine Mischung aus Refugium, Gefängnis und Museum von Kindheitserinnerungen, die im beständigen Dialog zwischen Mutter und Tochter ausgetauscht, hervorgeholt und verhandelt werden. Einen zentralen Streitpunkt bildet dabei die Bindung der Tochter an die Mutter, die von dieser als wenig problematisch eingeschätzt, von jener jedoch als kontinuierliche Frustration erinnert wird. Daß die Tochter - trotz ihrer jugendlichen Schönheit - keinen 'passenden Partner' gefunden hat, führt einerseits zu sadistischen Angriffen gegen die Mutter, andererseits zu einer eigensinnigen Selbstbehauptung jenseits gesellschaftlicher Konventionen.

Die klassenspezifische Ausformung eines Selbstbewußtseins, die in *The Burks of Georgia*[17] vor allem auf non-verbale Ebenen proletarischer Kreatürlichkeit abhebt, findet in *Grey Gardens* ihren aristokratischen Widerpart im symbiotisch-verzahnten Dialog frustrierter oder erfüllter Weiblichkeit. Beide Klassen verbinden die Maysles auf den Ebenen der körperlichen Versehrtheit und der sozialen Marginalisierung. Ihre Subjektivität stellt sich innerhalb der Gesellschaft kompromißhaft und beschädigt her. Während die beiden Frauen in *Grey Gardens* durch die zunehmende Verwahrlosung des Hauses im ordnungsliebenden Umfeld von Long Island zur unakzeptablen Präsenz werden, erheben die Maysles die Bedrohung des Lebens durch Verfall, Überwucherung, Vergehen zum metaphysischen Konflikt, dessen Verhandlung als Problem der Un/Ordnung innerhalb der *community* die eigentlichen Dimensionen verkennt. Die Beales und die Burks verbindet eine Kreatürlichkeit der Verletzung, die - in körperlichen Lebensspuren und fleischiger Unförmigkeit visualisiert - Elemente der Gestalt mit Indikatoren für Er- und Verlebtes zusammenzieht. Diese historischen 'Spuren' des Körpers lassen die filmische Geschichtsschreibung in *Grey Gardens* - in Spannung mit dem im Gerümpel stehenden Gemälde von 'Big Edie' (der Mutter), den Fotos von 'Little Edie' (der Tochter) und dem in die dreißiger Jahre weisenden Gesang von Big Edie - zur reflexiven Erfahrbarkeit werden, die sich ihres gesellschaftlichen und geschichtlichen Kontextes kontinuierlich erinnert. Zuletzt, so deutet es sich an, werden Tiere das Haus in Besitz nehmen und Pflanzen das Holz überwuchern.

Dabei werden die beobachtenden und befragenden Instanzen, die sich im Film deutlich zu erkennen geben, mit einbezogen. Selbstreflexive Verweise der Maysles (ein Foto von ihnen zu Beginn des Films, Dialoge mit den Beales, Spiegelaufnahmen in zwei Schlüsselszenen) sind einerseits Versuche, die zu erwartenden moralischen Einwände abzumildern, d. h. an die Praktik des Filmens zu erinnern, andererseits unterstreichen sie die Verschwörung gegen die Außenwelt, die willentliche Integration in die zirkulären Spielregeln der Interaktion.[18] Während Mutter und Tochter ih-

---

[17] *The Burks of Georgia*. David Maysles, Albert Maysles, Ellen Hovde, Muffie Meyer. 1976, 56 Min. Als Teil der *Six American Families*-Serie des Produzenten Paul Wilkes wenden sich die Maysles einer Großfamilie in Georgia zu, die durch ihren geringen sozialen Status ausgegrenzt wird und abgeschieden in einer Ansammlung von Wohnwagen und Häusern zusammenlebt. Während drei der dreizehn Kinder gewaltsam zu Tode gekommen sind und die Negativwahrnehmung als *white trash* bzw. die Armut durch Gelegenheitsarbeit auf das soziale Gefüge rückwirken, steht im Mittelpunkt der kleinen *community* die Figur der starken Mutter. Die beobachtenden und interaktiven Segmente werden am Schluß des Films durch das gemeinsame Ansehen des Films reflexiv umklammert - ein Element, das Wilkes als Reaktion auf die durchgängige Beobachtungshaltung von *An American Family* einführt und das auch in den übrigen Episoden von *Six American Families*, allerdings in unterschiedlicher Form, zum Einsatz kommt. Zu den anderen Filmemachern der Serie gehören Mark Obenhaus, William Jersey und Arthur Barron (vgl. die Filmographie in 8.1).

[18] Albert Maysles führt im Gespräch mit Naficy (1981, 172) aus: "We were the third end of the triangle. They were using us really, as a vehicle, to explain their problems with each other. So it would be very distracting not to see what they were relating to. That's why it became so necessary to show ourselves as a part of it."

ren Kontakt über immergleiche Streitpunkte und Zuneigungen ritualisiert haben, versteifen sich die Maysles auf das Filmemachen *über andere*, das ihnen ihrerseits die Abschottung und selektive Anteilnahme erlaubt. Die Spiegel, in denen Albert Maysles zu sehen ist, zeigen zwar einen kamerahaltenden Mann, aber die Repräsentanz eines filmischen Selbst entsteht im Rahmen der instanzauflösenden Interaktion erst im Blick auf das andere. Als Little Edie erbost über die Frage von Albert Maysles reagiert, wer sich um die Mutter gekümmert habe, sucht sich die Kamera, die auf den Spiegel gerichtet ist, das Gesicht der Mutter; als - in der klimaxartigen Schlußszene im rosa Zimmer - der Blick auf die halbentblößte Mutter vermieden werden soll, richtet sich die Kamera auf das im Spiegel sichtbare Porträt der Tochter.

Die Überschneidung der beiden durch die Rituale der symbiotischen Verzahnung und die Praktik des Filmemachens über andere geprägten Kommunikationsbereiche der Beales und Maysles folgt der koketten Einladung von Little Edie, die durch ihr wiederholtes Flüstern den Eintritt in die Regionen der privaten Innenwelt ankündigt. Die Stimmen der Frauen werden zu Indikatoren der Räumlichkeit von Grey Gardens und deuten damit auch an, daß die Perspektive der Verschmelzung, des Eintauchens eine zeitlich begrenzte ist. Während sich die Kamera in Momenten des wartenden Übergangs vor dem Eintritt in eine neue symbiotische Szenerie im Blick auf Katzen, Treppen und Fenster abwesend und suchend verliert, hallen die Stimmen der Frauen im Hintergrund durch das Haus. Die Tonspur erlaubt damit die Referenz auf das Unsichtbare eines ununterbrochenen, allgegenwärtigen Kommunikationsflusses, der in den sichtbaren Szenen momenthaft in Erscheinung tritt. Die statische, selbstreferentielle Qualität der Interaktion bekommt durch diese Gestaltung als nicht endende, in einem Geisterhaus stattfindende, die Bedeutung eines gesellschaftserschließenden Verweises, der seine Gegensatzpaare von Freiheit und Gefangenschaft, Ordnung und Chaos, Mitfühlung und Verachtung, Vergangenheit und Gegenwart als inverse Darstellung des Außen versteht (vgl. Robson 1983, 44/45). Das Individuum versucht bei den Maysles - aus der instanzauflösenden, in die Lebenswelt eingetauchten Perspektive - vergeblich, aber persönlichkeitsprägend, dem Zugriff der gesellschaftlichen Normen zu entgehen, während es in Leacocks intergruppalem Blick stärker im Spannungsfeld von Eingreifen, Veränderung und Anpassung steht. In beiden, letztlich nur graduell abgestuften Ansätzen bleibt das Projekt eines veränderten Kommunikationsmodells, das die subjektive, relativistische Sicht eines Filmemachers als die eines Zuschauers ansetzt, virulent: "In my films, you rarely see any shooting from positions that are not natural to an observer of the situation" (Albert Maysles zu Blue 1965b, 25).

Dieser Anspruch erscheint als theoretisches Programm wichtiger als in seiner mehr oder weniger geglückten praktischen Umsetzung. In ihm deutet sich an, was mit der Ausdehnung der rezeptionsbezogenen Fernsehtechnologie zunehmend als *Selbstgespräch des Publikums* erscheint. Während der appellative Duktus des belehrenden und expositorischen Dokumentarfilms auf einer strukturellen Distanz der Sender- und Empfängerpositionen beruht, verschmelzen mit dem beobachtend-interaktiven Ansatz *in* der Gesellschaft die Rollen von Subjekten und Objekten der Wissensproduktion.[19] Im Zusammenfallen der kommunikativen Pole verschwimmen Klassifikationen des Expertentums, der Autorität und der exklusiven Verfügung über Bereiche des argumentativen Verwaltens (vgl. Carpignano 1990).[20] Indem der beobachtend-interaktive Modus die Grundlagen des kommunikativen Prozesses umformuliert, schafft er die Voraussetzungen für einen ambivalenteren Umgang des Publikums mit seiner angestrebten Selbstmitteilung, die Baudrillard (1978, 45) am Beispiel von *An American Family* in eine Zunahme der Referenzlosigkeit und simulierten Kommunikation münden sieht:

> Dieses "als ob *wir* nicht dabei gewesen wären" [des Produzenten von *An American Family*] hat den gleichen Stellenwert wie "als ob Sie dort gewesen wären". Und genau das ist diese Utopie, dieses Paradoxon, das 20 Millionen Fernsehzuschauer mehr fasziniert hat als die "perverse" Lust, eine Intimität zu verletzen. In dieser Erfahrung der "Wahrheit" handelt es sich weder um ein Geheimnis noch um eine Perversion, sondern vielmehr um eine Art Schauder des Realen oder eine Ästhetik des Hyperrealen, Schauder einer betrügerischen und schwindelerregenden Exaktheit, Schauder vor einer zur gleichen Zeit ablaufenden Entfernung und Vergrößerung, Schauder einer Distorsion im Maßstab einer exzessiven Transparenz.

Diese 'exzessive Transparenz' des Protokolls kann jedoch - vor allem in den autobiographischen Selbstanalysen, auf die in 5.3 ausführlich eingegangen wird - durch reflexive Elemente gebrochen werden. Während Pincus und Neuman in *One Step Away* als abwesende, 'unsichtbare Präsenz' in die Bilder und Töne eingeschrieben sind, sie sich scheinbar unaffiziert in den Lebensfluß eingeschleust haben, zeigt die Untersuchung der Drehsituation, daß diese vermeintliche Zurücknahme in der *Inszenierung* des durchlässigen Sichtfeldes ihre latente Voraussetzung hat. Erst in *Diaries 1971-1976* macht sich Pincus zum visuell repräsentierten Akteur jenes Lebenszusammenhangs, auf den sich die Kamera richtet und der durch die Gleichzeitigkeit der filmischen Gestaltung und partizipativen Involviertheit eine strenge Trennung der Beobachtenden und Beobachteten vermindert. Auch bei Guzzetti in *Family Portrait Sittings* dient die Reflexivität dazu, den Aufzeichnungsakt zu problematisieren, dessen Produktion von Privatheit ohne die Inszenierung von Räumen nicht möglich ist, diese aber zugleich zu paradigmatischen Orten der Alltäglichkeit erhebt. Seine Konstruktion des 'Familiären' siedelt sich dabei im Wohnzimmer der Eltern an, aber die

---

[19] Vgl. Carpignano (1990, 35): "It is important to emphasize that the propaganda mode of communication is based on a structural separation between the source of the message and the audience. It is the control over the channels of disclosure that makes the public an audience, the consensus is measured in terms of the efficacy of the effect of the message."

[20] Vgl. auch Baudrillard (1978, 67): "Man muß den zirkulären Diskurs im wörtlichen Sinne nehmen, d. h. er läuft nicht mehr gradlinig von einem Punkt zum anderen, sondern er durchläuft eine Kreisfigur, in der Sender- und Empfängerposition, die von nun an als solche nicht mehr existieren, *undeutlich* verschmelzen."

Ausrichtung des Sofas als bühnenähnliche Bildbegrenzung, auf der die Eltern Beziehungsmuster ausagieren, und die Einbeziehung eines großen, im Hintergrund angebrachten Spiegels, auf dem die Kamera - obwohl eigentlich unvermeidlich - *nicht* zu sehen ist, schärfen die reflexiven Strategien ein. Der Sohn ist als Filmemacher auch in der Abwesenheit anwesend, der Raum des Sofas wird repräsentativ, aber nicht *erschöpfend* als Zeichen des Privaten veranschlagt (vgl. Rothman 1977, Egan 1982). Damit schließt der Film auch das Mißverständnis aus, hier könnte eine Symmetrie performativer Selbtdarstellung und nicht-filmischen Verhaltens vorliegen, da ein Wissen über die Abwesenheit personeller und räumlicher Schichten diese Ebenen in ihrer eigenständigen Spezifik erhält. Darüber hinaus impliziert die reflexive Transparenz, daß das gesellschaftliche Gefüge von den unterschiedlichsten Modi performativer Selbstinszenierung bereits durchdrungen ist, von denen das Kamerabewußtsein nur eine Untergruppe bildet. Da im reflexiven Umgang mit der Beobachtungshaltung kein unmittelbarer Zugriff zur Essenz der Filmsubjekte postuliert werden kann, wird die performative Selbstdarstellung zu einem apparatebedingten Modus gesellschaftlicher Interaktion. In der reflexiven Transparenz manifestiert sich durch Verweise auf Bedingungen der Produktion die *Begrenztheit* jeglicher filmischer Geschichts- und Subjektkonstitution. Die Verarbeitung dieser Begrenzung läßt im ambivalenten Gefüge von *Panola* die größte Entblößung des Privaten - als Panola den ärmlichen Innenraum seiner Wohnung vorführt - zu einem Höhepunkt werden; die performative Anklage mit ihrer dramatisierten Eindringlichkeit, die Unmöglichkeit der Kamera, Panolas Bewegungen zu folgen, und die momenthaft sichtbare Bedrängnis von Neuman machen hier die scheinbar transparente Ausleuchtung des Privaten zum Ausdruck für seine Unsichtbarkeit, für seine tiefenstrukturell vorhandene, aber letztlich nur in seiner Vielschichtigkeit *andeutbare* Existenz. Damit behauptet sich das Dokumentarische - im Unterschied zur 'exzessiven Transparenz' des Protokolls - nicht als Verdoppelungsversuch von Realität, sondern reflektiert sein begrenztes Konstruktionspotential, um dessen kontinuierliche Auslotung die filmische Arbeit kreist. Es wird zur Erinnerung an das Abwesende.

Doch trotz der reflexiven Strategien schwingt auch in diesen Filmen ein Wunsch nach Enthüllung und Wesensschau mit, der in der ungebrochenen Repräsentation eines scheinbar ungefilterten Realitätszugangs im Protokoll eine implizite Deckungsgleichheit von Erfahrungs- und Lebenswelt postuliert. Dort signalisiert die Forderung der Filmemacher nach dem 'be yourselves', nach der möglichst natürlichen, unverfälschten Verhaltensweise die Gleichsetzung filmischer und nicht-filmischer Modi des interaktiven Austauschs, dessen Oberfläche zur Dimensionierung der Persönlichkeit herangezogen wird. Unter den Bedingungen inszenierter Transparenz werden die Räume als erschöpfende Konstruktionen des Privaten durch eine Dichotomie der An- und Abwesenheit vorgestellt, in denen Enthüllungen charakterlicher Dispositionen möglich sind. Im Verzicht auf reflexive Elemente gerät die Gleichschaltung von Film und Welt zur selbstreferentiellen Verhandlung einer untergrundlosen Flächigkeit; die Kommunikativität 'unmittelbarer' Erfahrung geht mit der referentiellen Verarmung der Geschichtsschreibung einher. Im Verschmelzen filmischer und lebensweltlicher Privatheit werden gesellschaftliche Ebenen festgeschrieben, die zuvor als Schichten des Geheimen zur Binnendifferenzierung beigetragen hatten:

> In a subtle way, this loss of public space occurs contemporaneously with the loss of private space. The one is no longer a spectacle, the other no longer a secret. Their distinct opposition, the clear difference of an exterior and an interior exactly described the domestic *scene* of objects, with its rules of play and limits, and the sovereignty of a symbolic space which was also that of the subject. Now this opposition is effaced in a sort of *obscenity* where the most intimate processes of our life become the virtual feeding ground of the media (the Loud family in the United States, innumerable slices of peasant or patriarchal life on French television). (Baudrillard 1983, 130)

Neben die mannigfaltigen Neuansichten der Privatheit, die sich bei Leacock, den Maysles, Pincus und Gilbert andeuten, tritt demnach die Vorstellung, daß der dokumentarfilmische Ansatz, dem sich diese Filmemacher verpflichtet fühlen, zweierlei befördern kann: zum einen, daß sich die apparatebedingte Performanz als authentische Selbstinszenierung etabliert, zum anderen, daß sich Machtrelationen, die im alten Kommunikationsmodell noch scheinbar zu isolieren waren, auflösen. In der zirkulären Kommunikation "verliert und zersetzt sich die Macht, d. h. sie löst sich in vollkommene Manipulation auf (sie gehört nicht mehr der Ordnung der Befehlsinstanz und des Blicks an, sondern der Ordnung von Einfühlungsvermögen und Kommunikation)" (Baudrillard 1978, 68).

5.2.3 Die Performanz als Selbst-Setzung oder die Authentizität des Rollenspiels

Die filmische Praktik als subjektive Perspektivierung innerhalb der Lebenswelt etabliert neben einer grundsätzlichen Konzentration auf intra- oder intergruppale Interaktionsmuster eine dritte, durchgängig verhandelte Form der Beziehungsrelation. Sie erweitert als *performative Selbstinszenierung* die dyadischen Strukturen einer profilmischen Situation (zwischen Individuum und Gruppe) um das triadische Element des filmischen Selbst (der Kamera- und Tonrepräsentation), das in den interaktiven Austausch einbezogen wird (vgl. Robson 1983, 53). Dieser apparatebezogene Kommunikationshorizont verstärkt das Wissen um die Unmöglichkeit einer Trennung von subjektiven und objektiven Anteilen der Wissensproduktion, die sich mit der Relativität einer spezifischen und situationsbedingten (von den filmischen Selbstrepräsentanzen ebenso wie von den Gefilmten abhängigen) Gestalt begnügen muß. Die Performanz belegt die historische und technologische Determiniertheit des filmischen Eintauchens in die Gesellschaft und setzt diese Elemente als konstitutiv für die Situationsdefinition, die sich mit der filmischen Praktik einstellt: "The filmmaker's felt presence as a center for the social actors as well as the viewer leads to an emphasis on the act of gathering information or building knowledge, the process of social and historical interpretation, and the effect of the encounter between people and filmmakers when that experience may directly alter the lives of all involved" (Nichols 1991, 49).[21] Die filmische Perspektivierung innerhalb der Lebenswelt korrespondiert demnach mit einer drehsituativen Aushandlung der Bedingungen eines möglichen Zugangs zu derselben. Was *vor* der Kamera stattfindet, wird in der Performanz sichtbar *für* sie inszeniert und mit einer Qualität des potentiellen Mitspielens belegt. Es manifestieren sich neben der Verfügungsmacht, die ein gefilmtes Individuum über die Situationsdefinition des filmischen Aufnahmeprozesses hat, die legitimen Verhaltensformen und sozialen Rollen. Der drehsituative Akt erhält dadurch den Status einer persönlichkeitsstrukturierenden Interaktion, die trotz ihrer Inszeniertheit zum Zeichen einer *authentischen* Selbstsetzung wird. In der filmischen Exploration des Privaten löst sich zunehmend ein essentialistischer Persönlichkeitsbegriff im Beziehungsnetz der interaktiven Situationen auf: "The selves we project are not simply masks we slip on, therefore, but personalities we become attached to. The longer we play a given role, the more the role comes to seem real, not only to our audiences, but also to ourselves" (Meyrowitz 1985, 31). Zur Persönlichkeit wird im Sinn Goffmans (1972, 244/245) weniger eine organische Substanz, die der Performanz vorausgeht, als das dramatische Zusammenspiel der Selbstinszenierungselemente, die in ihrer inneren Logik in der Rezeption rekonstruiert und bewertet werden:

> A correctly staged and performed scene leads the audience to impute a self to a performed character, but this imputation - this self - is a *product* of a scene that comes off, and is not a *cause* of it. The self, then, as a performed character, is not an organic thing that has a specific location, whose fundamental fate is to be born, to mature, and to die; it is a dramatic effect arising diffusely from a scene that is presented, and the characteristic issue, the crucial concern, is whether it will be credited or discredited.

Indem die interaktive Involviertheit der Filmemacher im Moment der Aufnahme mit einem über die Performanz regulierten Abstandsverhältnis versehen wird, gerät die Selbstmitteilung zum Austausch über Aspekte der Gruppenidentität, der Sozialisierungsformen und der Machthierarchie der Interaktionsteilnehmer. In der Exploration des Privaten findet diese Mitteilung zwar von Anbeginn in einer *middle region* statt, d. h. in einem Zwischenraum, der Verhaltensformen hinter und auf der 'Bühne' vermischt, doch behält sie auch hier ihren grundsätzlichen Charakter der selektiven

---

[21] Die Unterscheidung von Nichols in interaktive und reflexive Repräsentationsformen ist in diesem Zusammenhang weniger bedeutsam als die zwischen beobachtenden und interaktiv-reflexiven wie sie von Davidson (1981, 4) am Beispiel der Maysles erläutert wird: "From the 'fly on the wall' method of the Drew films and their own first efforts, the Maysles have increasingly produced documentaries whose focus is on the tension between the 'performing' subject and the 'interpreting' filmmaker; the relative simplicity of observational cinema has been superseded by the intricacies of reflexive cinema." Der wesentliche Unterschied liegt im Grad der bewußten und direkten Einbindung eines filmischen Selbst in den Prozeß der Drehsituation. Im Gegensatz zu den Modi bei Nichols läßt sich demnach keine grundsätzliche Trennung zwischen Interaktion und Reflexion vornehmen.

Preisgabe von Informationen über Gruppenmerkmale und Geheimnisse der Zugehörigkeit (vgl. Meyrowitz 1985, 35-67). Mit der Konzentration des beobachtend-interaktiven Ansatzes auf extrovertierte und zur Selbstausstellung drängende 'wirkliche' Menschen wird die Perspektivierung innerhalb der Gesellschaft in zweierlei Hinsicht ergänzt: die theatralischen Inszenierungsrituale tragen zur Sichtbarkeit der (Dreh-)Situationsdefinition bei, und sie etablieren den eigenständigen Sozialisationstypus der Performanz. Die dokumentarfilmischen Akteure werden zu 'Stars der Wirklichkeit', die in ihrer Selbstbehauptung einen modellhaften Charakter annehmen: "[...] The stars, in representing community ideals associated with what it means to be a person in America, are experienced as *individualized social types* - a mode of being that reconciles personal identity with social identity, and individualism with conformity" (Reeves 1988, 150). 'Little Edie', 'Big Edie', Pat Loud oder Lance Loud werden zu Beispielen der Selbstsetzung im triadischen Beziehungsnetz von Individuum, Gruppe und technischem Apparat.

Die drehsituative Performanz als eigenständiges Sozialisierungsmodell - als konzeptueller Raum, in dem Informationen über Identitäten und den Modus ihrer Preisgabe zirkulieren - ist zwar als solches authentisch, entspricht also einer dokumentarfilmisch bedingten Situationsdefinition, bleibt aber immanent den (ethischen) Kriterien der Glaubwürdigkeit, Wahrhaftigkeit oder Täuschung verbunden. Gerade in seiner theatralischen Inszeniertheit wirft es Fragen nach der Echtheit oder dem falschen Schein mit besonderer Intensität auf. Das Selbst als dramatischer Effekt sieht sich in der Relativität des Rollenspiels bedroht. Die Interaktion mit den vermenschlichten Aufzeichnungsgeräten wird in der Veröffentlichung des Privaten zum Indikator für eine versuchte Verstellung und Täuschung des Publikums, für eine übertriebene, aber zutreffende Selbstinszenierung oder - dies jedoch selten - für die Referenz auf ein Unsichtbares, das jenseits der Performanz liegt. Diese Ebenen und ihre Verankerung in Interaktionsrelationen des Aufnahmeaktes sollen anhand von *Panola*[22] von Ed Pincus und David Neuman veranschaulicht werden; einem Film, der sie in ihrer Gleichzeitigkeit vorstellt.[23]

---

[22] *Panola*. Ed Pincus, David Neuman. 1970, 21 Min. Pincus und Neuman treffen bei ihrem Aufenthalt in Natchez, Mississippi 1965 auf den schwarzen Gelegenheitsarbeiter Panola, der auf ihre Anwesenheit mit einer lebhaften Selbstdarstellung und mit einer Kommentierung der politischen und sozialen Situation der schwarzen Bevölkerung reagiert. Obwohl Pincus und Neuman keine Fragen stellen und sich nur in Situationen der Bedrängnis zu erkennen geben, werden sie zu einer deutlich markierten impliziten Präsenz des Films, gegen die sich Panolas Anklage und die Ausstellung seiner ärmlichen Lebensumstände richten.

[23] Segmentübersicht von *Panola*
1) 0.33 Begräbnis des Soldaten
2) 2.05 Titel "Panola"; Einführung von Panola: Beruf, Lebensbedingungen
3) 4.38 Panola klettert auf einen Baum
4) 5.18 Panola vor seinem Haus: Ausführungen über Polizei und Malcolm X.
5) 7.00 Besuch beim Friseur
6) 8.49 Kinder in Natchez und bei Panola im Gespräch
7) 11.10 Streit zwischen Panola und seiner Tochter über das Arbeiten
8) 13.04 Panola kommt sehr betrunken aus einem Haus

Panola, dessen Material 1965 als Nebenprodukt des Aufenthalts der Filmemacher in Natchez, Mississippi, entsteht, ist eine programmatische Auslotung der Beziehungsbedingungen, die dem hier noch puristisch durchgehaltenen beobachtenden Ansatz in der Welterschließung als soziale Praktik innewohnen (vgl. Decker/Barchet 1991). Die dem weiteren Umfeld der Studentenbewegung zuzurechnenden Filmemacher, die im Süden des Landes Prozesse der politischen Selbstorganisation der *black community* festhalten wollen, treffen auf den schwarzen Gelegenheitsarbeiter Panola, der es ihnen, sobald sie ihn filmen, unmöglich macht, hinter einer Transparenzillusion als vermittelnde Instanz zu verschwinden. Im Kontakt mit ihm schält sich eine Interaktionsform heraus, die zwar den zu diesem Zeitpunkt noch streng verfolgten Prämissen des Beobachtungstheorems zuwiderläuft, aber letztlich zu einem vielschichtigeren Porträt seiner Lebensumstände führt. Da Panola im mannigfachen Rollenspiel seinen kompromißhaften und von der Umwelt verlachten *modus vivendi* hat, erweist sich im Film mit der strukturellen Verdoppelung von drehsituativer und alltäglicher Kontaktaufnahme die Performanz als Reflexion und Kommentar über das Verhältnis von (weißen) Filmemachern und (schwarzem) Filmsubjekt.[24] Sie wird zum Schlüssel über die Schwierigkeiten des explorativen filmischen Zugangs zu Panolas Lebenswelt, die er in unterschiedlichen Rollen ausstellt und verbirgt. Indem er sich einem Chamäleon gleich seiner sozialen Umwelt anpaßt, ist ihm ein gesellschaftliches (und finanzielles) Überleben möglich, das im ständigen Rollenspiel auf eine grundsätzliche Unsicherheit seiner Selbstwahrnehmung verweist.

Panola zieht die beiden Filmemacher unweigerlich in sein performatives Spiel der Selbstinszenierung hinein. Er macht die Aufnahmesituation zur ambivalenten Verdoppelung eines Ausbeutungsverhältnisses, das den historischen und zu diesem Zeitpunkt gewaltsam aufbrechenden Konflikt der Versklavung und Auflehnung mitschwingen läßt. Im scheinbar zufälligen Zusammentreffen und im gezielten Besuch von Panolas häuslicher Umgebung erhalten seine monologischen Entblößungen den Status einer exemplarischen Kontaktsuche, die in ihrer besonderen Interaktionsform das politische Programm der Filmemacher unterstützt. Es deutet sich der traditionelle Blick auf die Armseligkeit des Gettolebens an, auf den Kontrollverlust Panolas im Zustand der Betrunkenheit, die Impotenz seiner Auflehnungsgesten, die Mischung aus Halbwissen über soziale Ursachen des Elends und intuitivem Haß, und die aus einer strukturellen Benachteilung resultierenden Anbiederungsversuche. Gleichzeitig erwidert Panola die üblichen Dominierungsgesten, indem er die Drehsituation unterschwellig instrumentalisiert, deren Möglichkeit zur definitorischen Festschreibung eines *Typs* ständig unterlaufen wird. Damit wiederholt sich im kata-

---

9) 13.57 Ausführungen Panolas zum Peitschen und zum Verhältnis zu weißen Amerikanern
10) 16.16 Panola zeigt den Filmemachern das Innere seines Hauses
11) 19.05 Abspann "filmed in Natchez, Mississippi 1965".

[24] Vgl. die Aussage von Pincus: "We said he [Panola] is always on the set so to film him you have to film him like he's on the set. For me that was the key element what the film is about, performance and access and what it means to be filming somebody else's life." (Decker 1991, 294)

lysatorischen Aufnahmeprozeß ein performativer Ausdruck der erzwungenen (gesellschaftlichen) Anpassung, der, soweit dies möglich erscheint, in der Rollenkonfusion Panolas eine spezifische Form der Selbstbehauptung und ein Anklagepotential etabliert.

Im kameradefinierten Proszenium werden Interaktionsformen durchgespielt, die in der Ambivalenz der Nichtentscheidbarkeit die Situationsdefinitionen wechseln lassen und - im Film zur exemplarischen Form montiert - auf die Variationen intergruppaler Kommunikation zwischen schwarzen und weißen Amerikanern abheben. Als Malcolm X Jr., der für eine Vergeltungsstrategie plädiert, oder als prototypischer Uncle Tom, der sich opportunistisch anpaßt, pendelt er zwischen aggressiver Anklage und selbstgenügsamer, wenn auch meist aggressiv durchsetzter Unterwerfung.[25] In diesen scheinbar zwanghaften und diffusen Verstellungen wird deutlich, daß Panola aufgrund seiner grenzgängerischen Qualitäten die gesellschaftlichen Beziehungsregeln kennt, was seine Äußerungen mit einer doppelten Verweiskraft belegt: sie entstehen im drehsituativen Kontext, der aber ein tendenziell ausbeuterisches Befragungsverhältnis in seiner allgemeingültigen Struktur verdoppelt. Wenn Panola also auf den Umstand verweist, daß ihm die Zuwendungen durch Weiße allenfalls das nackte Überleben ermöglichen, so ist dieser Vorwurf auch auf das dokumentarfilmische Projekt von Pincus und Neuman übertragbar. In der Performanz bleibt ihm jedoch zumindest die Möglichkeit, diese Zustände auszudrücken und in ambivalentere Ausbeutungsverhältnisse zu überführen: "Everything he says is multi-leveled, as much as you might think that we're using him, he's using us. He knows what's going on" (Pincus zu Decker 1991, 296). Mit dem akzeptierten Exhibitionismus weicht demnach die Starrheit eines Ansatzes auf, der die Gefilmten als zu betrachtende Objekte in der Ausstellung belassen möchte.

Zwar zeigt sich im Kontakt von Panola mit seiner Umwelt, daß er als Clown und Nichtstuer klassifiziert wird und seinerseits unter der mangelnden männlichen Selbstbehauptung leidet, doch deutet sich im Auftakt und Schluß des Films an, daß diese Zustandsbeschreibung des Verfalls und der Depraviertheit zugunsten einer Anklage des imaginären weißen Publikums zurücktreten soll. Während die erste Szene deutlich macht, daß die Paradoxie des Vietnamkrieges, in dem schwarze Soldaten für demokratische Rechte sterben müssen, die ihnen in Amerika verwehrt werden, durchschaut und beklagt wird, zieht die letzte - die 'Führung' durch den ärmlichen Innenraum von Panolas Haus - die thematischen Fäden der vorangegangenen Interaktionsschritte zusammen. In einer theatralischen Entblößung des Raums, der zuvor als abgeschirmter den Frauen und Kindern vorbehalten war, eröffnet Panola die

---

[25] Pincus bemerkt dazu: "[...] there is a residual doubt or question whether you're not just being hustled by a story. That type of tension to me is very important. [...] He always exists on the level of 'you can't pin him down'. He says 'the white people have given me everything I want, look at the screen door'. On the primary level he's saying 'white people are wonderful', on the relationship between image and sound he's saying 'look at the shit I live in'. He's always playing with that tension." (Decker 1991, 295 und 296)

Armut seiner Lebensumstände; und er wirkt so nackt wie im vorangegangenen Segment mit entblößtem Oberkörper, als er dem neugierigen Kameraselbst jene Narben, die beim Peitschen seiner Mutter entstanden, die ihm den Respekt vor den Weißen eintreiben wollte, auf seiner Brust zeigt. Das Eindringen in das Haus ist der einzige Wunsch der Filmemacher an Panola,[26] die damit ein atemloses Sich-Preisgeben und gleichzeitiges Anklagen provozieren und in der gewollten Entblößung einen Endpunkt der interaktiven Beziehung und der Repräsentation erreicht haben. Das filmische Selbst kann den Bewegungen Panolas kaum noch folgen, verliert sich in Reißschwenks und bleibt schließlich einen Moment lang befangen auf einem Ausschnitt stehen, der einen Teil des Bettes, des Fensters und Panolas Körper umrahmt, aber sein Gesicht ausspart. In der Überdeutlichkeit der Performanz wird die Situationsdefinition und deren problematisches Interaktionsfundament zwischen filmischem Selbst und vorgeführtem Filmsubjekt anschaulich. Die überzeugendste Rolle, die Panola spielen kann, findet hier ihren Ausdruck. Sie ist die des Auflehnung wünschenden, aber letztlich jeglicher wirksamer Aggression enthobenen Individuums, das sich in Phantasien der militanten *Black Muslims* verliert. Als Erinnerung des Publikums bleibt nicht ein Wissen über die schwarze Lebenswelt zurück, sondern - über den Umweg einer dramatisierten drehsituativen Interaktionsrelation - eine Ahnung ihrer Zerstörtheit: "I can't continue, go, go, I've shown you now. You do not know what I'm talking about.".

In der Übertreibung und Ambivalenz der präsentierten Rollen gerät das Porträt zur gewollten Selbstbezichtigung der Filmemacher, die einerseits die strukturelle, auf rassistischen Ausgrenzungen beruhende Armut Panolas beklagen und andererseits deutlich machen, daß sie mit ihrer Annäherung nur die in Klischees eingebettete Wahrnehmung auf die Opfer der Ausbeutungsverhältnisse reproduzieren können.

> I don't know that he [Panola] ever really talked to us as opposed to the camera. When you say we're white filmmakers and stuff like that, basically the camera is not a white institution, but it's something controlled by whites, especially from Panola's point of view. So it's not inconsistent that he's talking to the camera as the camera, but that's still a white man. (Pincus zu Decker 1991, 296/297)

Die Selbstdarstellung Panolas bleibt auf jene Regeln zurückgeworfen, die bereits eine Anpassung an gesellschaftliche Hierarchien bedeuten und erleichtern. Dieser Zusammenhang von Performanz und kulturellem Vorverständnis über die zu spielenden Rollen liegt jedoch auch den anderen Perspektivierungen innerhalb der Gesellschaft und deren Rezeption zugrunde; sie ist verantwortlich dafür, daß die Beurteilung der Selbstinszenierung mit den Kriterien der Wahrhaftigkeit und Falschheit in die Irre führt. Die klischierten Vorannahmen über eine Verhaltensform legen vielmehr einen Bewertungsrahmen fest, der die Zulässigkeit und Adäquatheit einer spe-

---

[26] Pincus bemerkt dazu: "One thing we desparately wanted - and it was the only thing that we really wanted of Panola - is that he give us a tour of his house, that he allow us to film in his house, and that's what the last scene is. There's a sense in which you could call that exploitative." (Decker 1991, 299)

zifischen Selbstsetzung als Kriterien ansetzt und diese mit einem Grad der Glaubwürdigkeit belegt (vgl. Goffman 1972, 65-73; Meyrowitz 1985, 23-33). In diesem Sinn kann es in den beobachtend-interaktiven Filmen keine falschen Selbstdarstellungen geben, sondern nur Umformulierungsversuche von Rollendefinitionen. Da die Ausstellung der Performanz eine Persönlichkeitsdefinition in der Interaktion vornimmt, gibt es kein außerfilmisches 'wahres' Selbst, das im Film betrogen oder verstellt werden könnte. Die Filme greifen statt dessen in die Verhandlung eines stereotypen Erwartungshorizonts adäquater Dramatisierungen ein und schreiben die zum Klischee geronnenen Rollendefinitionen um. Die Authentizität einer Persönlichkeit wird damit zur Überzeugungskraft und Stimmigkeit ihrer Performanz, d. h. zur Ausbalancierung der kulturellen Erwartungen mit der spezifischen Umsetzung des Rollenspiels.

Besonders problematisch wird dieses Verhältnis in der Rezeption dann aufgenommen, wenn die klischierten Erwartungen fundamental erschüttert werden, oder sich in der bewußten Reflexion der Akteure auf das Regelwerk ihres Verhaltens der Inszenierungscharakter andeutet. Während Pat Loud dafür gescholten wird, daß sie zu kühl, reserviert und oberflächlich ist und damit offensichtlich eine gängige Definition der 'amerikanischen Mutter' verletzt (vgl. 6.3), erscheint die Ambivalenz von Panolas Verhalten in seiner Möglichkeit begründet, die jeweiligen Inszenierungselemente zu *instrumentalisieren*, um eine bestimmte, ethisch konnotierte Interaktionsform (des aggressiven Forderns oder angepaßten Sich-Begnügens) einzurichten.[27] Die Konzentration auf die Performanz in der filmischen Erschließung des Privaten setzt demnach an die Stelle der Wahrhaftigkeit einer Persönlichkeit die Stimmigkeit ihres profilmischen Verhaltens. Dessen Qualität bestimmt sich in der Wechselwirkung mit klischierten Rollendefinitionen, die bestätigt oder widerlegt werden können, und ist am bedrohlichsten, wenn der Rollencharakter als solcher erkennbar wird. Wenn die Instrumentalisierung der Inszeniertheit im Vordergrund steht, wird das Verhalten zur Interaktions*simulation*, die Rollen durchspielt, ohne deren moralische Verankerung anzuerkennen. Daneben scheint sich jedoch noch eine weitere Facette der Performanz anzudeuten, die in ihrer Reflexivität über sich selbst als profilmisches und drehsituativ definiertes Verhältnis hinausweist. Diese stellt sich ein, wenn die auditiven Anteile über die in der Sichtbarkeit etablierte imaginäre Lebenswelt hinausgehen und sich jenseits der Drehsituation im Verweis auf das Verborgene, Nicht-Sichtbare und Nicht-Performative eine Ahnung historischer Erfahrung

---

[27] Er macht damit das moralische Dilemma sichtbar, das nach Goffman (1972, 243) jedem performativen Akt zugrundeliegt: "In their capacity as performers, individuals will be concerned with maintaining the impression that they are living up to the many standards by which they and their products are judged. Because these standards are so numerous and so pervasive, the individuals who are performers dwell more than we might think in a moral world. But, *qua* performers, individuals are concerned not with the moral issue of realizing these standards, but with the amoral issue of engineering a convincing impression that these standards are being realized. Our activity, then, is largely concerned with moral matters, but as performers we do not have a moral concern with them."

einstellt.²⁸ So ist Panolas letzter Satz - "You do not know what I'm talking about" - zwar ein stimmiges Schlußwort seiner Selbstdarstellung; es hinterläßt jedoch darüber hinaus - unterstützt durch sein Verschwinden aus dem Filmkader - eine Leerstelle, die sich mit der Referenz auf den nicht inszenierten Mangel, den Schmerz und die Verwundung füllt. Gleichermaßen erweitert das im Hintergrund ablaufende Rufen von Big Edie in *Grey Gardens* den visuell ausgemessenen Lebensraum in einer Weise, die das symbiotische Zusammenleben der beiden Frauen vorstellbar macht und der allgegenwärtigen Vergänglichkeitsatmosphäre ihre über das Sichtbare hinausgehende Bedeutung zuweist; Little Edie spricht diese aus, während die Kamera über den verwilderten Garten auf das Meer zoomt: "She [Big Edie] is a lot of fun. I hope she doesn't die. I hate to spend the winter here, though."

Die Bestätigung, Provokation, grundsätzliche Hinterfragung oder imaginierte Ausblendung gängiger Rollendefinitionen lassen die dokumentarfilmische Exploration des Privaten mit der Performanz ein Wissen produzieren, das Grenzen zwischen unterschiedlichen gesellschaftlichen Sozialisierungsräumen überschreitet.²⁹ Die Perspektivierung des beobachtend-interaktiven Ansatzes *innerhalb* des sozialen Kontextes und die Abstands- bzw. Beziehungsdefinition *über* die Form der Selbstinszenierung eröffnen Interaktionsfelder (zwischen Filmapparat und Filmsubjekt), innerhalb derer sich die persönlichen Geschichten entfalten: den aggressiven Angriff, das Geständnis, die Verführung und die Duldung. Das Kameraselbst fordert in der drehsituativen Kommunikation eine Form der Ansprache heraus, die den Einblick in die Privatheit strukturiert; als provokativer Eindringling wird es abgewehrt, als überwältigendes Instrument entlockt es Geheimnisse, als verlockende Spiegelfläche wird es betört und als Kommunikationsrelais geduldet. Während Leacock durch sein Interesse am intergruppalen Kontakt darauf abhebt, daß diese Relationen auch außerhalb der drehsituativen Kontexte bestehen, daß Inszenierungen mit ihren Zurichtungen und Plazierungen auch in anderen ritualisierten Umgangsformen (Austreibung des Bösen, Paraden, Demonstrationen) existieren, verlegen sich Pincus/Neuman und die Maysles auf die privaten Innenräume. Angriff und Duldung des Kameraselbst treten hier hinter die ambivalenteren Formen der Verführung und des Geständnisses zurück. Doch erst mit diesem Schritt wird die Interaktionsintensität erzielt, die dem

---

[28] Die Bedeutung der Tonspur für diese Dimension des realistischen Effektes formuliert Paech (1988, 168): "Wenn das Sichtbare der Fiktion im Film den Kriterien der Glaubwürdigkeit (croyance, vérisimilitude) unterliegt, produziert es im Unsichtbaren, aber Hörbaren seine Wahrheit, weil es sich dort unmittelbar mit dem Imaginären verbindet; die Lücken zwischen zwei Einstellungen, die der diegetische Horizont zur Vorstellung einer Kontinuität des Erzählten zusammenschließt, werden erst 'wirklich' ausgefüllt durch die (All)gegenwart des Tons (der Ton kann ON-Screen und OFF-Screen realisiert werden, das Bild gibt es nur ON-Screen); erst als hörbarer ist der nicht-sichtbare, aber vorgestellte Raum, 'wirklich'."

[29] Sie etablieren für Meyrowitz (1985, 51) eine *middle region*: "New media that tend to divide existing social information-systems will allow individuals to develop both 'deeper' backstage and more 'forward' onstage behavior styles; new media that tend to merge existing information-systems will lead to more 'sidestage,' or 'middle region,' behaviors."

Eintauchen in die Lebenswelt die Qualität der heilenden Bewältigungsfunktion verleiht.

5.2.4 Emotionalisierungen der Ansprache und Bewältigungsversuche einer unmöglichen Präsenz

Im graduellen Distanzverlust zwischen den wissensproduzierenden Instanzen, im Eintauchen der Apparate in die Lebenswelt und in der Betonung des interaktiven (performativen) Charakters der Situationswahrnehmung deutet sich eine weitreichende Verschiebung der sozialen Funktion des Dokumentarfilms an. Durch die sich in der Distanzverschiebung (zwischen Apparaten und Lebenswelt) einstellende Emotionalisierung der Repräsentationsformen weicht die Aufklärungsfunktion einer in der Unmittelbarkeit affektiver Nach- und Einfühlung verhafteten Problembewältigung. Diese wird mit den reflexiven Verfahren nicht in ihrer grundsätzlichen (ethischen) Adäquatheit in Frage gestellt, sondern im Gegenteil mit dem Siegel reflektierter Subjektivität ausgezeichnet. Der empirische Realismus tritt hinter einen psychologischen zurück, der den anthropomorphisierten filmtechnologischen Apparat mit einer Authentizität der individuellen Zeugenschaft belegt: "The evidential authority to which American *cinéma-vérité* film [sic] lay claim derives not from a belief that photographic images present reality - from our belief that a photographic image is invested with the being of its model - but rather from the claim that a camera sees an event just as a human witness does" (Elder 1989, 124).[30] Das individualisierte Kameraselbst wird so zu einer partizipierenden Instanz, die im Akt der Extraktion und der Kombination des Materials eine Realitätsrepräsentation entstehen läßt, die das Aufstöbern ideologischer (das soziale System legitimierender) Aspekte um das Hinzunehmen spiritueller ergänzt.[31] Während im Kontext einer aufklärerischen Gesellschaftsanalyse die politischen Zusammenhänge im Vordergrund stehen, richtet sich der Bewältigungsmodus filmischer Exploration in zweierlei Hinsicht aus. Zum einen soll die innerhalb der Gesellschaft angesiedelte Bewältigungserfahrung über ihre technologische Reproduzierbarkeit multipliziert werden, d. h. der Filmap-

---

[30] Vgl. zur Unterscheidung von empirischem und psychologischem Realismus Nichols (1991, 173): "Whether enigmatic and self-conscious or clear and direct, psychological realism poses as a transparency between representation and emotional engagement, between what we see and what there is."

[31] Diese Unterscheidung bezieht sich auf einen Zusammenhang, den Lidz (1984, 268) zwischen säkularisierten und religiösen gesellschaftlichen Handlungsebenen sieht: "The secular order is a differentiated and specialized sphere of the moral life. It is therefore not fully self-sufficient, but related in various ways to religious institutions and spiritual life. The major concern of the secular moral order is with the world of practical affairs and with the legitimation of our principal social institutions. It appeals to the individual in terms of conscientious duty and the reciprocation of duty. To religious life it leaves the underpinnings of duty in the realm of faith. It leaves to religion questions of ultimate principles and identities, the sustenance of the spirit, and the resolution of existential dilemmas."

parat soll als 'individueller Zeuge' miterleben und diese Erfahrung möglichst unmittelbar und nachvollziehbar weitergeben; zum anderen gerät die Extraktion und Anordnung des Materials als solche zum heilenden Prozeß. Die Bewältigung wird in diesem Fall zu einem Dialog *für und mit* Technologien, die nicht nur aufgrund ihres spiegelähnlichen Funktionierens die Ansprache mit einer Heilserwartung gleichlaufen lassen, sondern aufgrund ihrer ordnungsstiftenden Qualität die Heilung als solche bewerkstelligen. Sie sind demnach nicht nur Mittel zur Selbstbetrachtung, sondern das konstitutive Fundament der Kategorie des Selbst.

Die Filmemacher, die sich in Kamerastil, Tonaufnahme und Montage als subjektive Präsenz in den Film eingeschrieben haben, ergründen insofern mit der Exploration des Privaten Repräsentationen, die in ihrer Mischung aus empirischem Sammeln und spiritueller Partizipation den Charakter eines 'säkularisierten Gebets' annehmen. Damit ist dreierlei gemeint: 1. die sich als individuelle Teilnehmer (Rezipienten) eines sozialen Ereignisses verstehenden Filmemacher werden zum konstitutiven Teil eines gemeinschaftlich erlebten Rituals; 2. dieses Ritual besteht aus der direkten oder indirekten Ansprache eines technischen Apparates im Kontext einer performativ umgesetzten Privatheit; einer Ansprache, die im Wissen ihrer Reproduzierbarkeit und Multiplikation den Apparat als Ordnungsinstanz des symbolischen Universums und seine immaterielle Verbindungsleistung der Kommunikationsteilnehmer als kohäsionsbildend konzipiert; 3. das Eintauchen in die Lebenswelt und das Zentrieren ihrer Repräsentation um die Aufzeichnungsinstrumente machen die Filme zu Spuren einer technologischen Orchestrierung von Stimmen und Bildern, die sich religiöser Elemente der Danksagung, der Schuldbekenntnis, des Bittens und der Lobpreisung bedient. Die soziale Funktion der dokumentarfilmischen Ansprache orientiert sich im (Krisen-)Bewältigungsmodus an Möglichkeiten der Multiplikation des Ereignisses, der Selbstwahrnehmung und Selbstkonstitution, die sich auf individuelle wie auch gruppale Bedürfnisse beziehen. Das 'säkularisierte Gebet' löst diese Ebenen emotionalisierend und über die Individualisierung der Apparate im Sinn einer empathisch vermittelten Gemeinschaftlichkeit auf.

Dieses Zurücktreten einer argumentativen hinter eine partizipatorische Logik, die im 'Dabeisein' und im Initiieren von Spiegelungs- und Selbstinszenierungsversuchen ihre Ausrichtung hat und auch mit reflexiven Brüchen relativistisch bleibt, erweitert die Qualität dokumentarfilmischer Realitätskonstruktionen. Diese lösen sich aus einem journalistischen Kontext, der Konventionen objektiver Berichterstattung zum methodischen Fundament hat, und popularisieren den Wirklichkeitseffekt durch Identifikationsangebote und das Versprechen einer ästhetisch nachvollziehbaren Erfahrung. Damit verlassen die Filme eine definitorische Vorgabe, die die Dramatisierung des Realen in den Grenzen intellektueller Rationalität belassen möchte. Im Distanzverlust der Instanzen und der kommunikativen Pole wird der Einbruch emotionaler Verzerrungen in die Verhandlung des sozialen Lebens vermutet: "*Verité* revokes such purpose [of discerning the issues to be resolved] when it leaves us no time for clarity, when it exploits instinct alone, and when it makes technique an enemy of reason" (Bluem 1965, 130). Die beobachtend-interaktiven Erschließungen des Privaten setzen an die Stelle der abtrennenden Distanz, der Fakten und der Klarheit das Ausloten möglicher Nähe, den momenthaften Eindruck und die Ambivalenzen der Erklärbarkeit. Sie entbinden die filmische Praktik vom Anspruch einer präformierten analytischen Position, der sich die symbolische Umsetzung anzupassen hat, und setzen den spielerischen Umgang mit den technologischen Instrumenten frei. Ihr Appell ist weniger auf gesellschaftstheoretische Erklärungen gerichtet als auf das Versinken in Ritualen der Ansprache und Mitteilung, der Selbstinszenierung und des intragruppalen Kontaktes. Doch bleibt auch dieses Versinken noch in jenem Sinn ausdifferenziert, der in den Perspektivierungen von Leacock und den Maysles angezeigt wurde; während eine individuenbezogene Blickrichtung aus dem Innenraum der Privatheit die Heilserfahrung als therapeutische konzipiert und dabei Prozesse der (technisch bedingten) Selbstwahrnehmung mit denen der Selbstkonstitution verknüpft, bleibt die gruppenorientierte stärker der Multiplikatorfunktion verhaftet, die eine spezifische Krisenbewältigung zum empathischen Nacherleben ausbreitet.

Diese letztgenannte Tendenz wird anhand einiger Segmente des *Middletown*-Projekts deutlich.[32] Die grundsätzliche Wertaffirmation wird um die Relationen in der Gruppe zentriert, so daß in Muncie, Indiana stellvertretend Neubewertungen gesellschaftlicher Institutionen vorgenommen werden, die in den siebziger Jahren erschüttert worden sind: Glaube und familiäre Stabilität (*Community of Praise*), Freundschaft und Ehe (*Second Time Around*), Zusammenhalt der Familie (*Family Business*).[33] Der beschwörende Charakter des Bittgebets wird dabei in *Family*

---

[32] Das *Middletown*-Projekt von Peter Davis stellt den Versuch dar, die soziologische *Middletown*-Forschung der Lynds aus den zwanziger und dreißiger Jahren in popularisierter Form dokumentarfilmisch in Muncie, Indiana in den siebziger Jahren wiederzubeleben. Mit der filmischen Erschließung einer 'typischen' amerikanischen *community* soll sich eine Aussage über den Zustand des Landes im allgemeinen verbinden, so daß die Selbstverständigung über Fragen des Glaubens, der politischen Führung, des Erwachsenwerdens, der Arbeitsethik etc. den Anspruch einer kollektiven Gültigkeit erhebt. Die Rezeption der Serie durchzieht ein gemischtes Echo - einerseits werden wichtige Probleme der *community* angesprochen, andererseits kann eine 'soziologische' Geltungskraft nicht erreicht werden. Zentrale Kritikpunkte für die Zusammenarbeit zwischen den wissenschaftlichen Beratern und den Filmemachern kreisen jedoch um das analytische Potential des Direct Cinema und die negative Klischierung, die als bedrohliche Konsequenz in jedem Versuch liegt, den 'Durchschnitt' der *community* zu bestimmen. Dies zeigt sich insbesondere bei dem Film *Seventeen*, der sich den Problemen der Jugendlichen widmet, und dessen Ausstrahlung letztlich verhindert wird; vgl. zu den Erwartungen der beteiligten Wissenschaftler Hoover (1987), Janis (1982), Vander Hill (1982; 1983), zu den Filmen Winston (1983).

[33] Die Familienkonzeptionen der *Middletown*-Filme bestätigen, wenn auch mit anderen Schwerpunkten, eine Neuorientierung zu Beginn der achtziger Jahre, die Heung (1983, 82) für den Hollywood-Film formuliert: "What we discover, upon analyzing them, is that although they acknowledge the fragility, even the inevitable dissolution, of the traditional family, these films do not entirely relinquish a basic faith in the survival of the family as a unit. Instead, they offer the hope that the nuclear family can be preserved, although in a radically altered form. Composed of members brought together through circumstance or choice, rather than through blood

Business[34] am deutlichsten. Der Film widmet sich einer Familie, die eine Pizzeria als Lizenznehmer einer größeren Kette betreibt, dabei jedoch durch Finanzierungsschwierigkeiten kurz vor dem Aufgeben steht. Vor dem Hintergrund der ökonomischen Abhängigkeiten und des Arbeitsalltags schält sich eine Struktur heraus, die ihren dramatischen Höhepunkt an das Ende des Films plaziert, als die Anspannung der Kinder, ihre Sorge um das Überleben des 'Familienbetriebs' in einem Gespräch am heimischen Essenstisch aufgelöst wird. Bei dieser Zusammenkunft klärt sich nicht nur die erhoffte Überwindung der Finanzierungsprobleme auf, sondern sie stabilisiert auch das patriarchale Prinzip, das aufgrund des rast- aber erfolglosen Vaters zur Disposition steht. Dieser ist im Verlauf des Films als energischer Ex-Soldat durch seinen unermüdlichen Einsatz (als Banjo-Spieler in der Pizzeria, als Entertainer beim Aufnehmen eines Werbe*jingles* oder als Verhandlungspartner der Restaurant-Kette) herausgestellt und für die Familie als prägende Figur konstituiert worden. Im abschließenden Tischgespräch brechen dann die Gefühle über die Krise in unterschiedlicher Weise hervor; ein Sohn vermißt den Stolz und Respekt des Vaters, den er als Soldat hatte; eine Tochter möchte auf den *college*-Besuch verzichten, damit das Geschäft überlebt; alle wollen zusammenstehen, um die Krise zu überwinden. Die kathartische Erschütterung stellt - obwohl die Form des Familienbetriebes in einem gesichtslosen, großunternehmerischen Kapitalismus zuvor als nostalgisches Überbleibsel erscheint - in ihrer Emotionalität die familiären Kohäsionskräfte wieder her. Die Kategorien des Stolzes, der Selbstbehauptung und der Solidarität werden den als feindlich konzipierten Außenbedingungen gegenübergestellt. Die Definition und ereignishafte Nachzeichnung dieser Kategorien manifestiert dabei für den Bewältigungsmodus neben der Subjektivierung des Kameraselbst, seiner individuellen Zeugenschaft, eine weitere Tendenz. Die von Benjamin (1991, 485) in den dreißiger Jahren beobachtete Zurückdrängung des Kultwertes (der Fotografie und des Films) zugunsten ihres (politischen) Ausstellungswertes kehrt sich tendenziell um. Der Bewältigungsmodus des Dokumentarfilms verlegt eine spirituelle Kraft in das technologische Fundament seiner Entstehung und in die rezeptionsbedingte Verbundenheit des Publikums. In der emotionalen Partizipation an der Ereignishaftigkeit gesellschaftlicher Prozesse verbindet sich der Wahrnehmungsapparat mit einem Heilsversprechen. Diese im Bewältigungsmodus verstärkt auftretende auratische Besetzung der Realitätsrepräsentationen verliert in der individuenzentrierten Perspektive ihre

---

connections, the surrogate family is elevated as the counterpart and alternative to the biological family."

[34] *Family Business*. Tom Cohen. 1982, 90 Min. Der Film repräsentiert das Segment über Arbeit und wirtschaftliche Konkurrenz des *Middletown*-Projekts von Peter Davis. Im Mittelpunkt steht die Snider-Familie, die als Lizenznehmer eine Pizzeria betreibt und aufgrund der wirtschaftlichen Schwierigkeiten zunehmend in finanzielle Bedrängnis gerät. Während der Arbeitsalltag diesem Druck ausgesetzt ist, konsolidiert sich die Familie im Wunsch, das Unternehmen auch trotz finanzieller Entbehrungen weiterzuführen. Dabei rückt die Figur des Vaters in den Mittelpunkt der Bemühungen, das ökonomische Überleben auch aufgrund der damit verbundenen respektablen sozialen Position zu ermöglichen.

spirituellen Konnotationen der Gemeinschaftlichkeit zugunsten eines psychologisch kodierten Selbstfindungstopos. Aus dem säkularisierten Bittgebet für eine traditionellen Werten verhaftete Regeneration der Gruppe wird eine narzißtischen Bedürfnissen folgende Mischung aus Schuldbekenntnis und Danksagung. Die persönlichen Krisen, die den auto/biographischen Filmen vorausgehen, lösen sich im therapeutischen Selbstwahrnehmungs- und Selbstsetzungsprozeß der drehsituativ bedingten Kommunikation auf (vgl. Lane 1991, 53/54). Damit passen sich die technologisch gestützten Spiegelungen des Selbst einer Ablösung religiöser Spiritualität durch psychologische Deutungsmuster an. Der regenerierte Kultwert verleiht diesen Spiegelungen dabei eine ontologische Qualität selbstkonstitutiver Wahrhaftigkeit, so daß die substantielle Struktur des Selbst in seiner Geschichtlichkeit, dem impliziten Modell nach, filmisch erschlossen und bewahrt werden kann und seine technologische Verbreitung zur Vorbedingung des kultischen Aktes nachgefühlter und miterlebter Selbstheilung wird, wie es sich nach Lane (1991, 80) vor allem bei Pincus zeigt: "Pincus emphasizes film's ability to render ontological authenticity. He views people and the world as objects equally accessible to being 'cinematographed' and asserts their shared physicality in relation to the cinematographic image as a way of defining presence and reality." Da die Intensität des Kultwertes weniger im empirischen als im psychologischen Realismus begründet ist, scheint dieser dabei sein Potential auch im Kontext imitierter Wirklichkeitsbezüge tendenziell erhalten zu können. Im Blick auf Relationen in der Gruppe, die sich *vor* dem, bzw. *für* das Kameraselbst und mit weitgehender Ausblendung der Drehsituation abspielen, wird zum einen die Verdoppelung und Multiplikation des spirituellen *Ereignisses* (in der Konstitution einer Realitäts*wahrnehmung*) angestrebt; im Blick auf die Spannung zwischen Individuum, Gruppeninteraktion und der (sich in der Performanz *für* und *mit* dem Kameraselbst manifestierenden) Drehsituation wird zum anderen diese Ereignisstruktur um Aspekte der Selbstwahrnehmung der Filmsubjekte vor einem imaginären Publikum ergänzt; schließlich verschiebt sich mit der Betonung einer therapeutisch gedachten Selbsterfahrung der Fokus auf das Individuum, das *mit* und *wegen* der Kamera seine Privatheit erschließt: die Ereignishaftigkeit der Drehsituation wird konstitutiv für die Selbstsetzung.

Hinter der dem Alltag zugewandten filmischen Arbeit steckt dabei oftmals die Hoffnung, der Vergänglichkeit Einhalt zu gebieten. Akribisch werden Erinnerungsspuren verfolgt, deren Abdruck in Fotos, Bewegungen, Tonbandaufzeichnungen oder der Handschrift die zeitüberdauernde Fährte der persönlichen Präsenz zu legen scheint. Diese verspricht in der unmittelbaren Erfahrung eine Geschichtsschreibung, die das Vergangene wieder einholt und ihm eine Ursprungsqualität verleiht, auch wenn sie dabei einem dilemmatischen Verhältnis unterliegt, das ihr Stemmen gegen den zeitbedingten Verfall in die kathartische Bewältigung kanalisiert. Die vermeintliche Präsenz der Personen erinnert durchgängig auch an deren Abwesenheit und Verlust. In der Unmittelbarkeit des beobachtend-interaktiven Modus liegt neben der intensivierten Teilhabe auch eine Enttäuschung der erhofften Gegenwärtigkeit, die das Erinnern an die Vergänglichkeit koppelt: "This image [in Guzzetti's *Family Portrait Sittings*] does not enable us to know these people, and the life crystallized in this image in any case is long since gone" (Rothman 1977, 103). Damit können die familiären 'Wurzeln' in ihrer spezifischen Gestalt nicht festgeschrieben werden, und ihr Gegenwartsbezug verschiebt sich in das Nachzeichnen einer Bewältigungsgeschichte, deren Kurve im Umweg über die Erinnerung an die Unmittelbarkeit des Verlusts ihre zukunftsweisende Richtung erhält. Während das filmische Erinnern durch die Kontrastierung unterschiedlichen Materials erfolgt, sich aufnahme- und medienbedingte Spuren zur zeit-spezifischen Verortung verbinden und damit einem relativierenden Wandel der technologischen Entwicklung unterliegen, festigt sich die Bewältigungsfunktion durch die intrafilmische Hierarchisierung der Zeitbezüge. Ein subjektiver *voice-over* oder das interaktive Ansehen alter Fotos konterkarieren die Ungleichzeitigkeit des 'unmittelbaren Dabeiseins' und erlauben einen reflexiven Gegenwartsbezug. So schält sich ein Umgang mit lebensgeschichtlichen Erinnerungsspuren heraus, der neben der filmischen Konstruktion eines Ursprungs vor allem die kathartische Verarbeitung individueller oder nationaler Traumata verfolgt, um in deren partieller Überwindung ein Weiterleben zu erreichen. Das Erinnern ist auch ein Vergessen. Die Rekonstruktion des Lebensweges erfolgt, um diesen im Akt des Erstellens und Verarbeitens partiell hinter sich zu lassen.

Diese Bewältigungsstrategie ist dabei von der Position der Filmemacher abhängig, die als nicht unmittelbar Betroffene stärker zur Geschichtsschreibung spezifischer *Sozialisationstypen* tendieren oder im selbstbezogenen Blick das Filmemachen als *therapeutischen Prozeß* verstehen. *Joe and Maxi*[35] etwa veranschaulicht das egozentrische Erinnern an den traumatischen Verlust der Eltern im rückblickenden *voice-over* Maxi Cohens, die einen Abschnitt ihres Lebens als Erfahrung von Trauer und Selbstbehauptung innerhalb ihrer Familiengeschichte kontextualisiert hat. Die emotionalisierende Intensität entsteht - wie auch bei *Diaries* oder *An American Family* - durch den Versuch, die Chronologie der Überraschung beizubehalten und damit die - in der Position der Rückblickenden - angesammelten Erfahrungsstufen, die schockierenden, entsetzlichen, verletzenden Benachrichtigungen allmählich einzustreuen. In der Mischung aus beobachtender Begleitung des Vaters, sinnstiftender Kommentierung und filmischen Zäsuren (z. B. durch die Verwendung von Schwarzbild bei der Ankündigung, daß ihr Vater an Krebs erkrankt sei) gerät ihre Erinnerung zur kondensierten Realitätskonstruktion. Spezifische Erfahrungen tragen film-

---

[35] *Joe and Maxi*. Maxi Cohen, Joel Gold. 1978, 81 Min. Maxi Cohen wendet sich mit einem Gestus der präsentischen Entfaltung ihrer Familiengeschichte zu, die nicht nur durch den Tod der krebskranken Mutter, sondern auch durch die Krebserkrankung des Vaters und sein Sterben eine Bewältigung auf mehreren Ebenen notwendig macht. Daher steht zunächst die Erinnerung an die Eltern im Vordergrund, die mit ihren verschiedenen Facetten - etwa der abweisenden Haltung des Vaters oder seinen Annäherungsversuchen - eine Konturierung erhalten, während später auch der Prozeß des Filmemachens und dessen Funktion für Cohen thematisiert werden.

übergreifend zur Dramatisierung einer Bewältigungsgeschichte bei, deren Schwerpunkt auf der Nachträglichkeit des Erkenntnisprozesses liegt. Bereits Gesehenes erfährt in dem stufenförmigen, tagebuchartigen Verlauf seine Ausweitung, Dimensionierung und Wertigkeit durch das kontinuierliche Hinzukommen neuer Elemente, die den Lebensraum auffächern: der Tod der Mutter, die Beziehung zwischen Cohen und ihrem Vater, die Erkrankung des Vaters und sein Tod werden in der linearen Chronologie nachträglich zu einem traumatischen Prozeß verknüpft, dessen Überwindung in der Parallelität von filmischem und außer-filmischem Erleben liegt. Die Filmarbeit erlaubt im distanzschaffenden Blick, die historischen Gegebenheiten anzuerkennen und ihre lähmenden Konsequenzen hinter sich zu lassen. Die zeitliche Kontraktion der dramatisierten Bewältigungsgeschichte bietet eine gleichlaufende Rezeptionserfahrung an, die den Austausch auf die Ebene der nachfühlbaren Vermittlung gelungener Anpassungsleistungen verlagert.

Doch je weiter ein Verständigungsanspruch gefaßt wird, um so stärker deutet sich die Schwierigkeit an, eine Eigenständigkeit des historischen Ursprungs in den filmischen Konstruktionen zu erhalten. Was bei *Joe and Maxi* mitunter als allzu eilfertiges Einhalten der Konventionen des Bewältigungsfilms aufblitzt - keine Selbsterkennung ohne Zusammenbruch vor der Kamera -, offenbart auch im Auftauchen unzähliger *home movie*-Ausschnitte oder Familienfotos eine Konventionalisierung der filmischen Historizität. Die Standardisierung der sozialen Praktik des Fotografierens oder Super 8-Filmens setzt sich in die Wiederkehr des Immergleichen als visuellem Ursprungspunkt um, dessen Rekonstruktion nur noch das ritualisierte Zitieren umfassen kann. Die Historisierung der familiären Privatheit stellt sich mitunter in der Gleichförmigkeit ihrer Repräsentationsformen her, die sich im Zitieren austauschbarer Verweise auf Repräsentations*techniken* erschöpft (vgl. Zimmermann 1988). Tendenziell kann dieses Dilemma jedoch mit reflexiven Elementen durchbrochen werden, die den Status der Bedeutungskonstitution metadokumentarisch beleuchten und so zur größeren Eigenständigkeit des filmischen Materials beitragen. Dies mag immer nur kurzfristig der Fall sein, da auch selbstreflexive Markierungen an Konventionen gebunden sind, aber in gewissen Grenzen tragen sie zur Auslotung origineller Ausdruckspotentiale bei. In *Grey Gardens* etwa verschränken sich die zurückgenommene Beobachtung, eine begrenzte Interaktion und die performative Selbstdarstellung der Mutter und Tochter zu einer Historisierung des Geschehens, die auf konventionelle Vergangenheitsreferenzen - Fotos, Gemälde - nicht verzichtet, diese aber in die Alltäglichkeit der Gegenwart derart einfließen läßt, daß ein Eindruck lebensgeschichtlicher Relevanz entsteht. Manifestiert sich in *The Burks of Georgia* im Verweilen der Kamera auf dem Gemälde des verstorbenen Sohns ein An-Denken, so siedelt sich *Grey Gardens* durch den Einblick in einen symbiotischen Generationenkonflikt - die gegenseitige Abhängigkeit von Mutter und Tochter - in einem Zwischenraum filmischer Exploration an, der die Kostbarkeit des Lebens durch die Allgegenwärtigkeit des Todes unterstreicht. Der filmisch unterstützte Kampf gegen den zeitbedingten Verfall setzt nicht erst im Moment offensichtlicher Vergeblichkeit ein, dessen Repräsentation nur das erschreckte Verstummen angesichts des Unerträglichen (etwa das Wachsen der Metastasen im Körper von Cohens Vater in *Joe and Maxi*) erfassen kann, sondern er wendet sich dem alternden, zu Ende gehenden Leben zu, das im Schnittpunkt von Lebenserfahrung, Lebenskraft und Vergänglichkeit seinen allgemeingültigen Charakter erhält. Offensichtlich gelingt den Maysles ein behutsamer Eintritt in den Lebensraum der Beales, für dessen prismatische Brechung sie notwendigerweise zu Zeugen und zum Medium werden. Als Kommunikationsverstärker bringen sie ein dichtes Bündel lebensgeschichtlicher Verwobenheit von Mutter und Tochter hervor, deren Erfahrungen durch ihre Kontextualisierung als enttäuschte oder eingetroffene gesellschaftliche Erwartung eine historische Dimension erhalten. Ähnlich wie *Diaries* erreicht *Grey Gardens* die Historisierung seines Materials durch die Kontextualisierung ästhetisch kodierter intramedialer Zeitbezüge, die sich nicht über das ritualisierte Zitat ähnlicher Repräsentations*praktiken* herstellt, sondern Ursprungsvorstellungen stärker mit der Eigenständigkeit der Lebensentwürfe und den daraus resultierenden visuellen und auditiven Erinnerungsspuren in Einklang bringt. Doch die Übergänge zwischen der angestrebten Originalität der Erinnerung und dem Festhalten an der Ritualisierung einer Erinnerungsstruktur sind fließend. Je umfassender die Heilung nationaler oder individueller Traumata angestrebt wird, um so stärker fällt die kathartische Bewältigung mit dem Einhalten einer konventionalisierten *Methode* des Erinnerns zusammen.

5.3 Selbstanalysen: Autobiographische Spaltungen als 'Technologien des Selbst'

Die protokollierenden Explorationen des Privaten bei Gilbert, Pincus und Neuman, Leacock oder den Maysles haben - etwa durch die ironisierenden Zwischentitel in *One Step Away* - ihre Durchlässigkeit für reflexive Elemente gezeigt. Die Erzählung bleibt insofern auch im Modus einer verschleierten Agentur Zeugnis der interpretatorischen Arbeit am 'Objekt'. Doch im Zusammenhang mit dem Eintauchen in die Hippie-Kommune in *Haight Ashbury* durch Pincus und Neuman wurde deutlich, daß offensichtlich ein Grad der subjektiven Motivation, die den Anstoß für das Projekt gebildet hatte, als unübersetzbare Qualität im Prozeß der protokollierenden Distanz und späteren Montage verlorenging. Die angestrebte Subjektivierung der individualistischen Zeugenschaft wurde durch die Faktizität des Protokolls konterkariert. Diese Spannung zwischen Erfahrung, Empfinden und ihrer filmischen Repräsentierbarkeit rückt ins Zentrum der autobiographischen Erzählformen, die sich an der Lücke zwischen einer intendierten analytischen Selbstbetrachtung und einem 'Verpersönlichen' des filmischen Ausdrucks, d. h. an einer Individualisierung des expressiven Potentials abarbeiten. Jene Elemente der 'Bewältigungsfunktion' des Protokolls, die um das repräsentierte Ereignis, dessen Erweiterung als drehsituative Performanz und schließlich das Verhältnis zwischen Subjektkonstitution und Drehsituation kreisen, durchziehen auch die autobiographischen Explorationen, konzentrieren sich jedoch auf die (medialen) Konstitutionsbedingungen des Selbst und dessen individualpsychologischen Gewinn aus der Selbstanalyse. Sie bekommen einen exemplarischen, vorbildhaften Charakter, der der christlich-abendländischen Tradition introspektiver Prüfung inhärent ist. Die Grenzen zwischen psychologischer Heilung und affirmativer Sozialintegration sind wie beim Protokoll nur modellhaft zu ziehen, aber die Hinterfragung einer grundsätzlichen (filmischen) *Möglichkeit* der Konstitution eines kohärenten Selbst, seiner Subjektivität und Identität stellt sich radikaler als bei jenen von außen kommenden Explorationen, die in der Trennung zwischen Filmenden und Gefilmten eine Begrenzbarkeit des Subjekts und eine Speicherbarkeit seiner Merkmale voraussetzen. Während die Maskerade ihre fiktiven und simulierten Konstruktionen nicht verbirgt (oder verbergen will), lotet die Selbstanalyse den Spannungsbereich zerlegbarer oder festhaltbarer Identitäten noch mit dem Bedürfnis der Festschreibung von etwas Vorgängigem (und filmisch Erfaßbarem) aus. Die für autobiographische Erörterungen zentralen Fragen, wann die Vergangenheit existiert, oder wo eine Person anfängt (vgl. Olney 1980), können nicht mehr mit der realistischen Stringenz kausaler und logischer Verbindungen beantwortet werden, die etwa bei Gilbert überwiegt, sondern sie bewegen sich in der von Warhol angedeuteten Dynamik einer endlos entleerten Gegenwärtigkeit, einer kontingenten, rein mechanischen Aufzeichnung und einer durch die Situationsdefinition gegebenen und unüberschreitbaren Selbstinszenierung. Diese Dynamik wird jedoch erst durch die Erzählweisen der Maskerade voll entfaltet; in den autobiographischen Selbstanalysen wird sie im Rahmen eines neo-romantischen Impulses als Topos einer unvollständigen aber letztlich nicht unmöglichen Selbstfindung *im Akt des Sichentäußerns* eingedämmt. Bei Jonas Mekas, einem zentralen Vorbild des autobiographischen Kinos, wird die Ordnung des Films in diesem Sinn zum Ersatz für Verlorenes und Unwiederbringliches. Da sich bei ihm das Verhältnis zwischen Identitätssuche, Filmapparat und Selbstkonstitution besonders eindringlich zeigt und seine Explorationen für die siebziger Jahre wichtige Impulse liefern, sollen jene Aspekte seiner experimentellen filmischen Arbeit, die für die dokumentarfilmischen Ansätze von Bedeutung sind, kurz dargestellt werden.

Mekas verbindet die transzendentalistische Suche nach dem 'wahren' Selbst innerhalb seines *personal cinema* in den fünfziger und sechziger Jahren mit Idealen der Spontaneität, Improvisation und Aufrichtigkeit, die in der Beat-Bewegung zu Leitmotiven des Lebensstils und der ästhetischen Praxis werden (vgl. Turim 1993). Die Autonomie des filmenden Individuums behauptet sich in der intuitiven Interaktion zwischen technischem Apparat und sozialer Umgebung als rebellischer, ungehorsamer und antikommerzieller Akt. Gegen die Übergriffe von Bürokratien, Massenmedien oder Kriegsmobilisationen soll sich eine Reinheit der Filmpoesie herausbilden, die eine Verpersönlichung des expressiven Potentials mit sozialem Protest gegen die Vermassung des gesellschaftlichen Lebens verbindet (vgl. Mekas 1962; James 1989, 102-119). Mekas wird als *displaced person*, als ein durch den Zweiten Weltkrieg aus Litauen Vertriebener, der während des Krieges in Arbeitslagern in Deutschland arbeiten muß und am Ende der vierziger Jahre nach New York kommt, aus dem Kontext seiner 'Heimat' herausgelöst und zum Reisen gezwungen. Seine autobiographischen Rekonstruktionen der Eigen- und Fremdwahrnehmung in *Diaries, Notes and Sketches, Volume I, Reel 1-6. Lost Lost Lost*,[36] die er aus dem seit den fünfziger Jahren sporadisch und unsystematisch gesammelten Material montiert, stellen dementsprechend den Versuch dar, die tausend Stücke, in die er sich zerfallen sieht, zu einer Person zusammenzusetzen, die eine neue *filmische* Gestalt annimmt. Die Erzählung schafft dieser Gestalt eine dreifache Präsenz: als Stimme, die erinnert und kommentiert, als repräsentiertes (abgebildetes) Selbst und als filmisches Selbst, das in Kamerabewegungen und einer spontaneistisch-improvisatorischen Dynamik des Reagierens mit den Kompositionsmerkmalen der Filmkader verschmilzt. Die Abwesenheit deiktischer Merkmale der Filmbilder wird durch etikettierende (manchmal

---

[36] *Diaries, Notes and Sketches, Volume I, Reel 1-6, Lost Lost Lost.* Jonas Mekas. 1976, 175 Min. Im Kontext seiner autobiographischen Arbeiten versammelt Mekas unterschiedliche Aufnahmen, die von den fünfziger Jahren bis in die siebziger Jahre reichen und aufzeichnend-'dokumentarische' oder experimentelle Ausrichtungen aufweisen. Zu einem zentralen Topos gerät der Verlust der Heimat und des kindlichen Lebensraums im Zuge der kriegsbedingten Vertreibung und des Aufenthalts im Arbeitslager. Während die fünfziger Jahre mit einer Grundstimmung der Einsamkeit durchzogen sind, setzt sich langsam ein filmisches Bild der *displaced person* zusammen, das in den letzten Filmrollen mit anderen Personen immer stärker zu interagieren beginnt.

auch kommentierende) Zwischentitel ergänzt, während Musikstücke den imaginären Erinnerungsraum erweitern, so daß die stummen Bilder durch diese und den gesprochenen Kommentar nachträglich in eine Ordnung individueller Entwicklung und repräsentierbarer Präsenz gebracht werden.[37] Doch diese Präsenz ist eine brüchige, fragmentarische, unvollkommene, die beständig zwischen der Hoffnung auf eine expressive Individualität und der Erinnerung an den Verlust des Vertrauten und die Hinfälligkeit der Ersatzhandlungen pendelt.

In *Diaries, Notes and Sketches* ist das filmische Selbst ein unermüdlicher Sammler, der soziale Rituale (Hochzeiten, Parties), Antikriegsproteste oder Aktivitäten der Freunde aufzeichnet, 'festhält', als Bruchstücke und Fetzen von Gesehenem, Bezeugbaren zu speichern und als Gedächtnis verfügbar zu halten versucht. Es definiert sich als Aufzeichner, als Zeuge oder Kameraauge, als *film historian*, der im Moment des Dabeigewesenseins nicht nur die phänomenologische Realität erfassen kann, sondern durch das Verschmelzen mit dem Apparat die emotionale und erinnernde Qualität des Selbst in dessen Funktionsweise verschiebt. Die Authentizität des expressiven Ausdrucks hängt konstitutiv von der Unmittelbarkeit und Spontaneität des Reagierens ab:

> To keep a film (camera) diary, is to react (with your camera) immediately, now, this instant: either you get it now, or you don't get it at all. To go back and shoot it later, it would mean restaging, be it events or feelings. To get it now, as it happens, demands the total mastery of one's tools (in this case, Bolex): it has to register the reality to which I react and also it has to register my state of feeling (and all the memories) as I react. (Jonas Mekas: *Film-Makers' Cooperative Catalogue*. 1975, 178. Zitiert in James 1989, 109)

Die mögliche Erinnerbarkeit der individuellen Entwicklung hängt damit von einer Verschränkung der Zeichen des Vergangenen ab, deren Einschreibung in das Material als solches, in den Akt der Aufnahme, in den Akt der Montage und in die Kommentierung des Materials vorausgesetzt wird: "The belief is that one can master the camera in such a way as to use it as an expression of all one's memories and feelings as one actually lives out an experience" (Turim 1993, 202). Die Stimme des Films bleibt dabei skeptisch und sentimental - nostalgisch; sie betrauert den Verlust, die Einsamkeit und die denkbare Unmöglichkeit, eine originäre Bestimmung des Selbst wiederherzustellen. Im späteren Segment *Lost Lost Lost* löst sich dieser Erzählstrang jedoch immer nachhaltiger in der neo-romantischen Parallelisierung des individuellen Wachstums des Künstlers mit der Herrschaft über seine Instrumente und mit seiner Beheimatung in einer Gemeinschaft gleichgesinnter Filmkünstler auf. Die Gleichschaltung künstlerischer und persönlicher (identitätsstiftender) Interessen läßt die Ästhetisierung des Alltags zur Basis für die Möglichkeit einer Autobiographie als

---

[37] Vgl. Turim (1993, 198): "The ontological assumption of the personal cinema was that the filmmaker chose and juxtaposed images to reveal aspects of the self. The prerequisite of personal emotional investment was strong. Behind this ontology was the belief that cinema could reveal inner truths."

Produktionsgeschichte werden: "*Lost Lost Lost* thus argues a myth of loss and renewal in which the psychic desolation of expatriation is overcome by self-discovery in art and in the company of fellow artists" (James 1989, 111). Die ersten statischen, an die Unbeholfenheit von *home movies* erinnernden Versuche des Filmens aus den fünfziger Jahren sind einer Zerstückelung und Zersplitterung der 'phänomenologischen Realität' gewichen, die eine Individualisierung des Kameraauges durch die abgehackte, disruptive, elliptische und virtuose Beweglichkeit der Kamera postuliert. Im Dialog mit dem von Ken Jacobs gefilmten Material sollen sich Persönlichkeiten des filmischen Selbst manifestieren, die in der improvisierenden Praxis des Filmens aufgehen und eine Beheimatung der Subjektivitäten in den Ritualen ihres alternativen Kinos anzeigen (vgl. James 1989, 118). Die Epiphanie eines Aufblitzens spiritueller Augenblicke im 'Kontakt' mit den Realitätsphänomenen bekommt durch den kommunitären Charakter der Ereignishaftigkeit eine Qualität transzendentaler Entgrenzung, "but even here it [*Lost Lost Lost*] also manifests fracture and the impossibility of organic or totalizing unity being located in an individual ego" (James 1989, 117). Die technologischen Konstitutionsbedingungen expressiver (filmischer) Individualität lassen eine unproblematische Gleichsetzung der Herrschaft über die anthropomorphisierten Instrumente mit einer kohärenten und unverwechselbaren Subjektivität offensichtlich nicht zu. Für Mekas bleibt das Bemühen darum dennoch ein (überlebens)notwendiger Prozeß. Das filmische Tagebuch ist, wie er schreibt, aus der psychischen Not geboren; es ist eine Reaktion auf die traumatisierende Erfahrung der Vertreibung und wird zum Ersatz für ein verlorengegangenes Potential emotionaler Berührtheit. Es wird zum Beweis der im Aufnahmeakt gespeicherten, sich vergewissernden subjektiven Existenz (vgl. Mekas 1978).

Die Annahmen zur Ontologie des Materials verbinden sich bei ihm insofern mit der möglichen Erfaßbarkeit individueller Essentialität; das filmische Selbst ist keine Repräsentanz, sondern Ausdruck eines wahren Selbst, auch wenn sich dessen Kontur nur langsam herauszuschälen scheint: "The challenge now is to capture that reality, that detail, that very objective physical fragment of reality as closely as possible to how my Self is seeing it" (Mekas 1978, 192). Die Kontingenzen der technologischen Vermittlungsleistung geraten erst in den Blick, wenn sie die imaginäre Einheit zwischen der Bolex-Kamera und dem filmischen Selbst bedrohen. Dies wird deutlich, als Mekas für *Reminiscences of a Journey to Lithuania*[38] ein neues Modell des vertrauten Kameratyps auf die Reise nach Litauen mitnimmt und sich dieses nicht auf einer konstanten Geschwindigkeit arretieren läßt. Die Kontrolle über den Apparat (und hier vor allem über die Belichtungskonstanz) droht verlorenzugehen; er kann nicht mehr fixiert oder in seinem Geschwindigkeitsexzeß gebremst werden. Seine

---

[38] *Reminiscences of a Journey to Lithuania*. Jonas Mekas. 1971, 82 Min. Mit elliptischen und spontaneistischen Kameragesten erzählt der Film von der Reise in die litauische Heimat von Mekas, die er mit seinem Bruder Adolfas zum ersten Mal seit 25 Jahren wieder aufsucht, um dort seine Mutter und Verwandten zu treffen. Die gleiche Reise ist Thema des Films *Going Home* von Adolfas Mekas und Pola Chapelle (1971).

fetischisierte Besetzung als kapriziöses und zugleich beherrschbares Instrument weicht einer Einsicht in die Umkehrbarkeit der Abhängigkeitsverhältnisse zwischen Mensch und Maschine. Mekas kann zwar die Individualisierung des Kameraauges als irreguläres, elliptisches und spontaneistisches nur im Zustand der absoluten Kontrolle umsetzen: "But here that control was slipping. The only way to control it was to embrace it and use it as part of my way of filming. To use the over-exposures as punctuations; to use them in order to reveal reality in, literally, a different light; to use them in order to imbue reality with a certain distance; to compound reality" (Mekas 1978, 195). Die technische Fehlfunktion wird zum strukturierenden Merkmal einer 'subjektiven' Grammatik. Mekas verleugnet damit tendenziell die Brüchigkeit des Versuchs, Zeichen und Manifestationen des Selbst in die Repräsentanzen der Apparate zu verschieben. Nur über die Prämissen einer möglichen Speicherbarkeit von 'objektiven, physischen Realitätsfragmenten', einer Anthropomorphisierung der Technologien und einer sich in beidem offenbarenden Subjektivität des Autors läßt sich die neo-romantische Geschichte eines parallel laufenden künstlerischen und persönlichen Wachstums erzählen. Doch gerade der autobiographische 'Ichfilm' (Brinckmann 1988), der die Ebenen des Protokolls und der Selbstdarstellung verbindet, verdeutlicht das Spannungsverhältnis zwischen traditionellen Subjektbegriffen und ihrer Repräsentierbarkeit. Die Hoffnung auf eine Möglichkeit der kohärenten und bruchlosen Selbstkonstitution scheint hier am stärksten auf ihre Bedingungen der Vermittlung und deren entsubjektivierte Basis zu stoßen. Diesen unausweichlichen Spaltungsprozessen in der autobiographischen Exploration des Privaten widmet sich die Untersuchung nach einem Rückgriff auf Konzepte der introspektiven Reflexion.
Die Bewältigungsfunktion, die für den performativen Modus des Dokumentarfilms oben als 'säkularisiertes Gebet' bezeichnet wurde und sowohl die Konstitution einer sozialen als auch psychologischen Ordnung umfaßt, hat ihre historischen Vorläufer in den christlich-abendländischen Traditionen der Selbstbefragung und -analyse. Der autobiographische Impuls entstammt, wie es Gusdorf (1980) ausführt, einem Bewußtsein über subtile Trennungs- und Verschmelzungsprozesse zwischen einer in autonome Fragmente zerfallenden Umgebung, bzw. Innen- und Außenwelt des Subjekts, das den mythischen, auf der ständigen Wiederholung von vorgegebenen Rollenverteilungen und der Untrennbarkeit der 'Individuen' beruhenden Subjektbegriff durch einen historischen ersetzt, für den sich Zeitphasen und teleologische Entwicklungslinien autonomer Subjekte und sozialer Formationen ausdifferenzieren. Das Zusammenfallen von Künstler und Modell, wie es sich in der autobiographischen, reflexiven Arbeit durch ein historisches Subjekt an einem historischen Objekt vollzieht, markiert für Gusdorf eine 'spirituelle Revolution', die den Vermittlungsakt der Innerlich- und Äußerlichkeiten an die Formen christlicher Askese anbindet. Mit den modellhaften 'Bekenntnissen' von Augustinus manifestiert sich dabei eine neue Anthropologie übernatürlicher Verbundenheit, die den Dialog zwischen Seele und Gott zum Fundament einer introspektiven Selbstbefragung werden läßt, bei der die

Verantwortlichkeit des Individuums die Grenzen zwischen Intentionalität und Handlung aufweicht und die Beichte der Sünden zur Notwendigkeit macht (vgl. Gusdorf 1980, 33). Die nach innen gewandte Ausforschung wird zu einer Technik, die das Material für jene diskursiven 'Wahrheitsspiele' liefert (vgl. Foucault 1977, 67-94), deren Verfeinerung die Psychoanalyse im individualpsychologischen Bereich des Unbewußten, Verdrängten, Latenten vornimmt. Die Komplexitäten, Widersprüchlichkeiten oder 'Abweichungen', der geheime unbewußte Wunsch oder die verbotene Phantasie sind Qualitäten, die restlos offenbart werden müssen, um sie verstehen und beherrschen zu können. Freud postuliert (1982b, 495) als Mißtrauen der Psychoanalyse jene nicht hintergehbare Regel: "Was immer die Fortsetzung der Arbeit stört, ist ein Widerstand." Dieser Widerstand hat seine psychodynamische Erklärbarkeit in einer *tieferliegenden* Schicht des Individuums, die dem Analytiker zugänglich gemacht werden *muß*, und er etabliert eine problematische Machtbeziehung zwischen den Beichtenden und Patienten, denen die 'strenge Göttin der Notwendigkeit' die Pflicht auferlegt hat, von ihren Leiden, Freuden oder Träumen zu erzählen, und den anderen, die sie entziffern und auf ihre Deutung zurückführen dürfen (vgl. Freud 1969). Im autobiographischen Modus versucht ein Autor oder eine Autorin, seine bzw. ihre Geschichte als eigene, individuelle und vereinheitlichte zu erzählen, wobei die Erinnerung in der intendierten Fixierung und gewußten Uneinholbarkeit des Vergangenen, in der kohärenzstiftenden Ordnung einer unveränderlichen Identität und dem Bewußtsein ihrer dynamischen Ungreifbarkeit oszilliert (vgl. Gusdorf 1980, 35-38; Olney 1980).

Die Erzählung wird zum Modell einer vergeblichen Sehnsucht nach haltbarer Präsenz und deren vorläufiger Auflösung in einem imaginären Raum transtemporaler Verfügbarkeit: "The past that is recalled has lost its flesh and bone solidity, but it has won a new and more intimate relationship to the individual life that can thus, after being long dispersed and sought again throughout the course of time, be rediscovered and drawn together again beyond time" (Gusdorf 1980, 38/39). Die Suche nach persönlicher und individueller 'Heilung' spürt das Versteckte und Verborgene im Inneren auf und läßt es im Aufspüren entstehen, sie strebt eine Abschließbarkeit des Selbst an und bleibt als autobiographische Erzählung dennoch nur eine Facette der um Bedeutungskonstitution bemühten Fragestrategien. Ihre Aufrichtigkeit löst sich ab von Kriterien empirischer Verifizierbarkeit, denen sich das Autobiographische als "parable of a consciousness in quest of its own truth" (Gusdorf 1980, 44) entgegenstellt. Für Gusdorf konvergieren die Wünsche nach rückwärtsgewandter Kontinuität und Erklärbarkeit, nach Wertaffirmation und einer Sich-Selbst-Vergewisserung, ohne die Vorgängigkeit dieser 'Realitäten' zu implizieren. Vielmehr konstituiert sich das individuelle Leben im Reflexionsprozeß als Manifestation *und* kreative Konstruktion: "Autobiography is therefore never the finished image or the fixing forever of an individual life: the human being is always a making, a doing; memoirs look to an essence beyond existence, and in manifesting it they serve to create it"

(Gusdorf 1980, 47). Diese Dialektik zwischen Manifestation und Konstruktion verschärft sich in poststrukturalistischen Erzählmodellen zu einer Konzeption, die den Autor zu einer 'klassifikatorischen Funktion' jener Texte erklärt, die sich als intertextuelle und ineinander verwobene nicht auf ein organisches, eindeutiges und vorgängiges Selbst beziehen lassen, sondern dieses aufgrund ihrer diskursiven Strategien entstehen lassen (vgl. Foucault 1988, Sprinker 1980), so daß die Annahmen zur Ursprünglichkeit des Individuums und seiner historischen Entwicklung in ihrer Referentialität und spezifischen Gestalt dem Repräsentationsmedium verhaftet bleiben. Dieses mediale 'Gefangensein' stellt sich jedoch für die autobiographische Introspektion nicht als zentrale Problematik dar. Wichtiger als die Annahme, *daß* Repräsentationssysteme Grenzen setzen und Gegenstände hervorbringen, ist die Frage nach den expressiven Parametern dieser Systeme und den damit implizierten Veränderungen der Konversionserzählung des Autobiographischen. Diese Geschichte einer Bekehrung bewegt sich, wie Harpham (1988) am Beispiel von Augustinus zeigt, ohnehin in einer Dynamik, die das Individuelle konstituieren muß, um es *wieder auflösen* zu können. Die Gewißheit eines möglichen Wissens über das Selbst und die Umsetzung in dessen Erzählbarkeit erlangt erst dann ihre Bedeutung, wenn sie als imitier- und wiederholbare verstanden wird, die eine dialogische Verbundenheit impliziert: "The writing of an autobiography is an act of imitation in which the writer confirms and enacts his own conversion, away from a sense of the uniqueness of his or her being, and to an awareness of its tropological and imitative - and imitable - nature" (Harpham 1988, 45). Die Dialektik eines sich vorfindenden und konstruierenden Subjekts wird insofern durch die Annahme ergänzt, daß die Ausrichtung der autobiographischen Erzählung auf ein transzendentes Ordnungssystem (Konversion, Bekehrung) und die allgemeingültige Basis dieser Relation eine Generalisierbarkeit der Individualität und damit ein potentielles Aufgehen in den zur Imitation fähigen 'Individuen' ermöglicht. Der autobiographische Text wird zu einer Konversionsmaschine, die Stabilität und Selbst-Wissen konstituiert, aber dieses nur um den Preis der Ausrichtbarkeit auf den ordnenden Metatext und dessen Repräsentationssystem, d. h. durch das Abstreifen des 'eigensinnigen Exzesses', garantiert (vgl. Harpham 1988). Das Modell einer gleichzeitigen Konstitution und Auflösung des Selbst durch Imitation (eines Vorbildes) und Übersetzbarkeit in den Text (die Repräsentation) postuliert die Subjektkonstitution damit nicht als eine monadische, abgeschlossene, sondern als eine, die sich immer in oszillierenden Differenzierungs- und Subsumierungsprozessen bewegt. Neben das Verhältnis zwischen einem schuldbewußten, sündigen Individuum, das dem Beichtvater oder Analytiker sein Inneres offenbaren muß, tritt die Frage nach einem gesellschaftlichen Ordnungsprozeß, der diese Beziehung als wahrheitsproduzierende und Machthierarchien etablierende eingerichtet hat. Die 'menschliche Natur' ist keine verborgene Substanz, sondern ein öffentlicher Ausdruck von Handlungsweisen und Diskursen, die eine definitorische Qualität besitzen (vgl. Hutton 1993).

Foucault (1993a) bezeichnet daher die introspektiven Prozesse, zu denen sich auch die filmischen oder literarischen Autobiographien rechnen lassen können, als Technologien des Selbst. Zusammen mit den Bereichen der Kommunikation, Produktion und Verhaltenssteuerung bilden sie eine Matrix praktischer Vernunft und ermöglichen es dem Einzelnen, "aus eigener Kraft oder mit Hilfe anderer eine Reihe von Operationen an seinem Körper oder seiner Seele, seinem Denken, seinem Verhalten und seiner Existenzweise vorzunehmen, mit dem Ziel, sich so zu verändern, daß er einen gewissen Zustand des Glücks, der Reinheit, der Weisheit, der Vollkommenheit oder der Unsterblichkeit erlangt" (Foucault 1993a, 26). Diese Technologien führt er auf die Maximen der griechisch-römischen Kultur des 'erkenne dich selbst' und des 'achte auf dich selbst' zurück, die eine Tradition der schriftlichen Exploration des Selbst begründet haben und sich auch in den frühchristlichen 'Wahrheitsspielen' fortsetzen. Dort ist es nicht nur die Pflicht, innere Unreinheiten und Fehler, Begierden und Wünsche in sich aufzuspüren, sondern diese müssen entweder öffentlich, d. h. in der Gemeinschaft, oder privat vor Gott sichtbar gemacht werden, damit eine Reinigung der Seele stattfinden kann (vgl. Foucault 1993a, 52). Die Buße ermöglicht demnach in der Veröffentlichung sowohl die Wiedergewinnung der verlorenen Reinheit, als auch die Markierung des Sünders als Sünder. Sie etabliert nach Foucault zur Tilgung der Verunreinigung ein Modell des Todes, der Folter und des Martyriums, das vom Sünder die Bereitschaft zur totalen Selbstauflösung, zum Tod abverlangt, um wieder in die Gemeinschaft eingegliedert zu werden. Das rituelle Martyrium ist eine notwendige Prüfung seiner Überzeugtheit und beruht auf einem fundamentalen Bruch mit dem Selbst. Mit der Buße wird bezeugt, "daß man fähig ist, auf das Leben und sich selbst zu verzichten, dem Tod standzuhalten, ihn zu akzeptieren. Das Ziel der Buße ist nicht Herstellung von Identität; sie dient vielmehr dazu, die Abkehr vom Ich zu demonstrieren" (Foucault 1993a, 55/56). Die filmautobiographischen Technologien des Selbst als Fortführungen christlicher Introspektion sind demnach in das Spannungsfeld der Individualisierung eines Subjekts und seiner Zerstörung, Aggregierung und Zusammenfassung eingebunden, das seinen Reiz durch die medienspezifische Umsetzung des Anspruchs erhält, Individualisierungsgrade, Imitationspotentiale und Verallgemeinerbares im jeweiligen 'Gefängnis des Repräsentationssystems' auszuloten. Bei Mekas bleibt die Uneinholbarkeit einer kohärenten Identität spürbar, lassen sich die Brüchigkeiten und Fragmente trotz der Beschwörung des 'ich war doch da, hier ist der *sichtbare* Beweis' nicht immer zu einer organischen Einheit verbinden. Das Selbst ist vielmehr erst in einer Ereignishaftigkeit des Aufnahmeprozesses repräsentierbar geworden, in einer Bewußtseinsform, die eine zersplitterte Selbstwahrnehmung auf die Zersplitterung der Umwelt umwendet. Damit relativiert sich der Anspruch, mit 'objektiven' Realitätsfragmenten (oder Spuren) umzugehen, wenngleich er das Fundament der Möglichkeit bleibt, des Selbst habhaft zu werden.

Bei Pincus in *Diaries 1971-1976*[39] wird durch die Synchrontonaufnahmen ein Realitätseffekt intensiviert, der das Habhaftwerden in *greifbare* Nähe rücken läßt (und doch nicht erlaubt). Die tagebuchartige Chronologie entfaltet sich in der Sehnsucht nach einer spiegelbildlichen Darstellbarkeit von interpersonaler Kommunikation und der Subjektivierung des Kameraauges in der Tradition von Jonas Mekas und mit einer fortgesetzten Ausdifferenzierung des Direct Cinema. Zwischentitel strukturieren den Film:

Part One: Christmas Eve 1971
Ann comes back from a trip.
back to work.
New York, abortion with L and E.

Part Two: Summer of 1972 - a rented house in Vermont
Jane's father visits.
fall 1972.
South by southwest...
Christina, Dennis.
Ann after a year.

Part Three: spring 1973, a birthday present, tubes tied.
fall 1973 - a Vermont house, cousin Jill's wedding.
Christina comes back to do a commercial.

Part Four: winter 1974 - a broken leg.
Christina's NYC loft.
winter 1975, back and forth to Vermont.

Part Five: filming every day in January - the small events of days at home.
summer 1975 - freeze tag.
summer 1976 - a friend has terminal cancer.

Pincus montiert eine Chronik, die disparate 'Tagebucheinträge' versammelt und zu einem kausalen Ablauf gruppiert, doch dieser Prozeß hat nicht die Qualität eines kontingenten Sammelsuriums, sondern er erfolgt aus jener für Autobiographien charakteristischen Distanz, die die Teleologie des Entwicklungsgedankens fokussiert und um spezifizierbare Ereignisse gruppiert (vgl. Gusdorf 1980). Der Erzähler 'Pincus' setzt sich wie bei Mekas aus einer Kommentarstimme, einem filmischen Selbst (den stilistischen und formalen Merkmalen des Aufnahmeaktes), einer sichtbaren 'Präsenz' und einer Stimme, die sich synchron mit diesem Bild verbindet, zusammen. Dieser Erzähler wird innerhalb der Erzählung als Erlebnismittelpunkt im doppelten Sinn verortet: als Figur, deren subjektive Bewußtseinszustände und

---

[39] *Diaries 1971-1976*. Ed Pincus. 1980, 200 Min. In chronologischen Blöcken strukturiert Pincus eine Chronik der Jahre 1971 bis 1976, in denen sich sein Leben durch Beziehungskrisen, das Umsiedeln von Boston nach Vermont, die Erinnerung an filmemacherische und politische Aktivitäten in den sechziger Jahren und den Arbeitsalltag als Filmprofessor kontinuierlich verändert. Trotz des grundsätzlich gewählten Tagebuchverfahrens, das einzelne Einträge aneinanderreiht, orientiert sich die Chronik an einem Entwicklungsgedanken, der von einer krisenhaften Selbstwahrnehmung zur familiären Restitution reicht.

Bewertungen im Mittelpunkt stehen, und als für die Handlungen und Personen entscheidende Bezugsgröße. Der Kommentar spricht rückblickend von einem Punkt, an dem die Ordnungsmöglichkeiten des Materials gegeben zu sein scheinen und sich die filmische *closure* eines Lebensabschnitts andeutet. Während die Zwischentitel auf Einschnitte der Jahreszahlen abheben, findet in den Bildern des Wachstums der Kinder eine gestaltbezogene Markierung des Wandels statt. Kinderzeit ist Zeit motorischer Veränderungen, des Spiels und der Verkleidungen; Erwachsenenzeit ist die der Beziehungsarbeit und des Gesprächs; Räume bleiben stabile Orientierungspunkte (wie das *MIT*-Büro oder das Haus in Vermont), oder sie werden (etwa im Inneren von Autos) zu abstrakten Bühnen mit wechselnder Besetzung.

Auf der Handlungsebene manifestiert sich als zentraler roter Faden die brüchige Beziehung zwischen Ed und Jane, der viele Auseinandersetzungen gewidmet werden, und deren Rekonstitution sich als die individuelle 'Lösung' erweist. Kontakte von Ed zu anderen Frauen - Ann oder Christina, die selber filmt - oder von Jane zu anderen Männern - Bob, mit dem sie musiziert und dessen Kind sie abtreibt - werden zu kurzen Episoden der Interaktion, in denen sich über die Stilisiertheit einer anerkannten Drehsituation ein Netz der Bezüge und des Zusammenlebens herausbildet. Dieses bleibt um den Aktionsradius von Ed zentriert, erweitert sich um seinen Arbeitsbereich (die Filmabteilung des *MIT*, an dem er zusammen mit Leacock lehrt), die Kontakte zu David Neuman, der mittlerweile in Los Angeles lebt, die kurzen Besuche bei den Eltern oder den ungewünschten Kontakt mit einem unter paranoiden Vorstellungen leidenden Freund Dennis, der die Familie bedroht. Die gesellschaftlichen Probleme, die Pincus noch in den sechziger Jahren beschäftigt hatten, wirken entrückt und ausgeblendet, sie sind völlig von Fragen der Beziehungsmacht, der gewünschten oder versagten Polygamie und Autonomie überlagert worden, die in ihrer sozialen Dimension kaum in den Blick gerät. Die Aushandlung von Ansprüchen an spezifische Beziehungsformen wird auf die Ausschließlichkeit des familiären Binnenraums und die *individualpsychologischen Dispositionen* der Akteure beschränkt. Auch das Erleben von Pincus scheut den in früheren Filmen gesuchten Kontakt mit der gesellschaftlichen Sphäre jenseits des unmittelbaren Bekanntenkreises. Der Aufnahmeprozeß wird zu Beginn und im Verlauf des Films durch seine Verankerung im Privaten problematisiert; er soll in die Ereignisse des Alltäglichen integriert werden und schottet sich gegen Nachrichten des Krieges und der politischen Radikalisierung ab. Das Private ist zwar politisch, aber der dialektische Bezug zum Politischen des Öffentlichen fehlt; statt dessen konzentriert sich die Exploration auf Selbstbilder, die in Spiegeln auftauchen, oder die sich in der Tonbandaufnahme manifestieren, die Pincus während eines Drogenexperiments macht. Der Erzähler, der sich in den früheren Filmen als Agentur auslöschen wollte, ist nun allgegenwärtig. Er ist sichtbar, hörbar und erzählbar als ein handelndes Subjekt; flirtend, verzweifelt, fragend, suchend oder resigniert. Er wird zur lernenden und sich weiterentwickelnden Figur montiert, die das Filmemachen in der Selbstanalyse neu einzuschätzen beginnt: "In the beginning, I was incredibly humiliated by it and embarrassed. I hated what I said. I seemed like such a jerk, I couldn't stand it" (Pincus zu Varley 1981). Der sich für Pincus andeutende Rückzug ins Private läßt das Politische zum Konterfei Nixons auf dem Fernsehbildschirm regredieren, der dort über 'Frieden und Fortschritt' redet, während sich die Vietnamdemonstration und die Abtreibungskontroverse unter die Autobahnbilder oder die touristischen Attraktionen des Grand Canyon einreihen. Die Alltäglichkeit wird auf Fragen der Sexualität konzentriert, die als entscheidender Erfahrungsbereich gelebter Selbstverwirklichung und Autonomie erscheint, und deren Kontrollierbarkeit eine Stabilisierung des Lebensentwurfs verspricht. Der autobiographisch erschlossene Raum betont dabei durch seine überwiegend chronologisch gehaltenen Etikettierungen der 'Tagebucheinträge' ein Telos individuellen Wachstums, das die Figuren einerseits als außerfilmisch vorhandene konzipiert, darüber hinaus aber auch die erzählerische Dynamik eines konstruierten Charakters berücksichtigt.[40] Wie bei Mekas verdoppelt sich innerhalb der Erzählung das Postulat einer ereignishaften, den Aufnahmeakt betreffenden und einer durch die Montage sich einstellenden Selbsterkenntnis. Diese resultiert aus der personenzentrierten Interaktion und beruht trotz multipler Ansichten des Selbst auf dessen Kohärenz und identifikatorischer Imitierbarkeit.[41]

Demgegenüber wählt Rothschild in *Nana, Mom and Me*[42] eine Erzählweise, die sich stärker den Elementen des individuellen oder familiären Porträts bedient (vgl. Lane

---

[40] Vgl. die Aussage von Pincus im Gespräch mit Varley (1981) zur Rezeption von 'Ann': "[...] I mean, Ann's a very interesting and nice person, and in earlier cuts of the film, people didn't like Ann. People had a violent reaction to her, and that seemed to me to be really misleading ... Part of the reason was because she was, in capital letters, The Other Woman, and audiences had a kind of sentimental reaction."

[41] Lane (1991, 95/96) kommt in seiner Analyse von *Life and Other Anxieties*, einem Film von Pincus, der sich dem in *Diaries* erwähnten Krebstod seines Freundes David Hancock widmet (und der zur Ansicht nicht verfügbar war), zu einer ähnlichen Einschätzung: "*Life and Other Anxieties'* construction of metaphor, enunciation, and effect of unity coincides with the implicit goal of the film indirectly stated at the beginning: 'I try to give David's death meaning, but none comes ... What more can I say?' The film ends with the impression that the filmmaker/author, narrator, main character is the sole subject of the enunciation and has discovered some meaning, be it concrete or ineffable. The structuration of events, characters, actions, spaces etc. works in service of this filmic impression. It is important to note that the film develops this impression of discovery by constructing a site of identification with the main character of the filmmaker. Thus, despite the fact that the subject of the enunciation is evident (the film's constructedness is very apparent because of the wide range of self-reflexivity), identification is invited at a primary level which denies the film's overdetermined structure. If one accepts such an invitation, one occupies a position which recognizes the film's version of 'humanity' through affect and metapsychological relations and simultaneously misrecognizes one's being placed in such a position."

[42] *Nana, Mom and Me*. Amalie Rothschild. 1974, 47 Min. Collageförmiger autobiographischer Film, in dem sich Rothschild in einem Zeitraum von 1972 bis 1974 mit ihrer Mutter und Großmutter auseinandersetzt. Während in der ersten Hälfte die traditionalistische Einstellung der Großmutter auch gegenüber dem Prozeß des Filmemachens deutlich wird, rückt später die Interaktion mit der Mutter in den Vordergrund. Rothschild verständigt sich mit ihr über problematische Doppelrollen in Haushalts- und Arbeitskontexten.

1991, 146/147). Die Chronologie der Ereignisse tritt in den Hintergrund und wird durch eine Versammlung von unterschiedlichen Materialien ersetzt, die weniger auf die scheinbar gegenwärtige Entfaltung des Alltäglichen als auf dessen historische, in die Familienvergangenheit zurückreichende Dimension abhebt. Doch auch bei Rothschild gilt, was Brinckmann (1988, 71) als allgemeine Charakteristik der autobiographischen Explorationen gekennzeichnet hat: "Selbst wenn die Filmemacher - etwa anhand von Fotoalben - auf die Vergangenheit zurückschauen, geht es ihnen um diese *augenblickliche* Beschäftigung mehr als um das Vergangene: ihre Autodokumente sind überwiegend präsentisch, meditativ, narzißtisch." In Nana, Mom and Me steht dabei die geschlechterspezifische Identitätsbildung von Weiblichkeit im Mittelpunkt, die von der Tochter in der Befragung der Mutter und Großmutter erforscht werden soll. Rothschild erzählt zunächst ihren gescheiterten Versuch, mit der Großmutter einen intensiveren Kontakt aufzunehmen, um dann in der Verschiebung der Interaktion auf die Mutter die für ihre persönliche Entwicklung wichtigere Person zu entdecken.

Der Film teilt sich damit in zwei etwa gleich lange Segmente auf, die Rothschild vor der Kamera sichtbar zeigen und durch einen rückblickenden Kommentar zusammengehalten werden. Durch visuelle und verbale Reflexivität begründet sich das Projekt als Versuch Rothschilds, ihren Erwachsenenstatus als werdende Mutter durch die Auseinandersetzung mit den weiblichen Familienmitgliedern bewußtmachen zu können. Als Dialog im Sinn einer *oral history* berichtet die Großmutter von Rothschilds Kindheit, die mit *home movie*-Aufnahmen der beiden visuell markiert wird, doch bleibt das 'Ausforschen' in Grenzen, die dann noch deutlicher hervortreten, als die Großmutter einen Herzanfall hat und sich auch vehementer gegen das Filmprojekt ausspricht. Ihre Stimme (am Telefon) ist noch einmal zu hören, als sie sich gegen Abtreibungen und das öffentliche Diskutieren darüber wendet, aber danach rückt die Mutter in den Vordergrund. Während der Vater als unterstützende, dabei unauffällige Person wenig problematisch erscheint, offenbart sich zwischen der Mutter, die Architektin ist, und der filmemachenden Tochter eine spannungsgeladene Dynamik, die sich nach Rothschild (1980, 424) aus dem Umstand ergab, "that *I* was filming *her* and using my *professional and creative tools to reveal her.*" Wie bei Pincus wird auch hier die drehsituative Gesprächssituation zu einem Kontext des Ausagierens, in dem die Verständigung über traditionelle Frauenbilder und die geschlechterspezifisch gesetzten Kategorien der Aktivität und Passivität einerseits eine feministische Neuformulierung hervorbringt, andererseits auf die Konflikte zwischen den in ihrem Veränderungspotential unterschiedlich erfolgreichen Frauengenerationen verweist. Während der therapeutische Charakter dieses Prozesses ironisch vor dem abschließenden Umarmen vermerkt wird, bleibt das Persönliche in seiner Definition weiblicher Professionalität in einer Dynamik verhaftet, die das Individuelle als notwendig über Kommunikation und Interaktion konstituierbar vorstellt. Die solipsistische Isolation des autobiographischen Subjekts wird durch dessen Konturierung im intersubjektiven Dialog gebrochen, die nicht nur - wie auch in anderen feministischen Filmen - identitätsbildende Elemente aufweist, sondern auch eine gesellschaftskritische und eine reflexive Richtung besitzt (vgl. Erens 1988). Nach der Fertigstellung des Films merkt Rothschild (1980, 425) an: "[...] I felt I had really pushed back barriers as far as I could in terms of delving into intensely personal and private matters in real people's lives." Ihr autobiographischer Porträtfilm impliziert demnach ebenso jene Faßbarkeit phänomenologischer Realitätspartikel, die dem Anspruch von Pincus zugrundeliegt und die filmische Repräsentierbarkeit einer Subjektivität umschließt, die sich jedoch erst durch die Erzählung herstellt (vgl. Lane 1991, 82). Die *Abwesenheit* der 'Präsenz' des physischen Körpers und der Bewegung wird als zu reflektierendes Problem von Pincus und Rothschild dabei ausgespart, und es konsolidieren sich die Elemente der sensuellen Konkretheit, der lebensorganisierenden Rückschau, der therapeutischen Kommunikation und der Feier familiärer 'Wurzeln' (vgl. Dancyger 1979).[43]

Dennoch wird bei Pincus jene spezifische Spaltungsproblematik der filmautobiographischen Exploration des Privaten deutlich, die im technologischen Fundament der 'Selbstbetrachtung' angelegt ist. Gegen Ende des ersten Teils von *Diaries* montiert er die Kamera auf ein Stativ in seinem Büro, wo er sich nach einer vorübergehenden Trennung von seiner Frau ein Hochbett eingerichtet hat, von dem er in die Kamera über seine Beziehungsproblematik spricht. Als das Telefon klingelt, verschwindet Pincus aus dem linken Rahmen des Filmkaders und spricht mit Jane über ihre Situation. Während die Stimmen hörbar sind, bleibt die Kamera auf das leere Hochbett gerichtet. In dieser kurzen Sequenz manifestiert sich die Grundproblematik des autobiographischen Films, ein *einheitliches* wahrnehmendes *und* erfahrendes oder handelndes Subjekt als erzählerische Agentur zu konstituieren - die agierende Figur 'Pincus' kann offenbar nur in der Differenzierung von der aufzeichnenden Instanz sichtbar werden. In der Selbstbeobachtung der Filmemacher, in seinem oder ihrem Erscheinen vor der Kamera wird die Beobachtungsinstanz gespalten in eine agenturlose, technische Komponente und eine sich der Beobachtung aussetzende Repräsentanz des 'Ich'; die filmische Selbanalyse treibt das Paradox der *Spaltungsphänomene* hervor. Im Bemühen, gleichzeitig Agentur und Erfahrungszentrum zu sein, muß sich das filmische Selbst aufteilen; nur in der Entmenschlichung des Apparates, seiner Reduktion auf eine agenturlose Maschine ist die Repräsentation des Erfahrungszentrums, des 'Ich' der Selbstbeobachtung möglich. Durch die in der Aufspaltung angelegte Ablösung der Selbstwahrnehmung von einer menschlichen Agentur

---

[43] Vgl. zum Verhältnis von Ab- und Anwesenheit im autobiographischen Experimentalfilm Sitney (1977/78). Seine Unterscheidung zwischen autobiographischen und tagebuchartigen Filmen, die er in Abgrenzung von Mekas zieht, und die auf dessen Überbetonen des 'Lyrischen' abhebt, nimmt eine wenig instruktive Trennung vor. Auch bei Mekas oder Pincus erschöpft sich die Teleologie nicht in einer Feier des Präsentischen, sondern die chronologischen Versatzstücke werden als vergangene von einem fiktiven Punkt aus vernetzt und mit der Berücksichtigung der unterschiedlichen Zeitebenen oder -konzeptionen montiert.

schließt sich jedoch das Zusammenfallen von erzählender und erfahrender, repräsentierter, bzw. sichtbarer Person aus. Die Selbstwahrnehmung im Vor-die-Kamera-Treten kommt nur zustande, indem die Kodierung des 'vermenschlichten' Apparates aufgegeben wird: Das *Selbst* wird zum *Effekt eines apparategestützten Repräsentationsverfahrens*. Neben dem autobiographischen Ichverlust, der in der potentiellen Verallgemeiner- und Imitierbarkeit der gezeigten modellhaften Erfahrung liegt, stellt sich demnach über die Bedingtheiten des filmischen Mediums ein expressives Feld her, das eine Subjektkonstitution im traditionellen (literarischen) Sinn ausschließt: "The other can record the self or the self can record the other and the world, but the self cannot simply capture or control its own filmic articulation" (Turim 1993, 194). Die Vorraussetzung für die autobiographische Vereinigung - des/der erzählenden Autors/Autorin mit dem/der Erlebenden oder Handelnden - als organischem 'Ich' läßt sich im Film aufgrund der Unterscheidung zwischen der sehenden (protokollierenden) Person und der angesehenen (dargestellten) Person nicht umsetzen, ohne die Einheitsillusion als solche in ihrer Geschlossenheit zu gefährden (vgl. Bruss 1980). Die Abwesenheit deiktischer Merkmale erschwert nicht nur die zeitliche Verortung der Bilder und Töne, sondern auch die Bezeichnung des gesehenen Bildes als das der erzählenden, eine außerfilmische Existenz behauptenden Agentur. Das filmische Erzählen kann sich insofern nur schwer aus den Umklammerungen des Präsentischen lösen (vgl. Brinckmann 1988). Auch die Markierungen der 'subjektiven' Kamera bleiben in die entpersonifizierte Unbestimmtheit eingebunden, die der Film durch eine Etikettierung oder durch eine Kodierung als individueller Stil auflösen muß. Während eine 'Subjektivierung' (wie bei Mekas gesehen) durch die 'Abweichung' von Konventionen des normalen, unverfälschten Sehens entstehen kann, wird damit potentiell die Auflösung der deskriptiven Qualität des Protokolls riskiert; soll der Blick ein subjektiver sein, so geschieht das durch Wackeln, Verzerrungen, Unschärfen, spontanes und improvisatorisches Bewegen der Kamera - Versuchen der Verpersönlichung, die schnell ins Kryptisch-Formalistische abgleiten können (vgl. Brinckmann 1988). Die Ebenen persönlicher Identität bleiben demnach brüchig und fragil auf drei Richtungen verteilt: 1. das filmische Selbst des ästhetisch kodierten anthropomorphisierten Apparates, das protokollierende Selbst *hinter* und *in* der Kamera, 2. das repräsentierte Selbst, das sich als 'Ich' des Filmemachers *vor* der Kamera sichtbar zeigt, und 3. das repräsentierte Nicht-Selbst der anderen, fremden Gesichter und Körper.

Was bei Mekas durch die Kollaboration mit Ken Jacobs zu einem intrafilmischen Dialog wird - das Filmen gemeinsamer Erlebnisse -, setzt sich auch bei Pincus oder Rothschild fort. Das filmische Selbst ist ein wechselndes, muß es auch sein, damit das 'Ich' des Tagebuchfilms überhaupt sichtbar werden kann. Um als handelndes Subjekt in seiner Erzählung auftreten zu können, übergibt Pincus die Kamera an Jeff Kreines, Ann Popkin, Walter Teller, David Neuman, Jane Pincus, Jim McBride und Steve Ascher. Die Spaltungsprozesse machen in ihrer Abhängigkeit vom Zusammenwirken der Filmenden und Gefilmten damit auch den *kollektiven* Charakter des filmtechnologischen Arbeitens deutlich, der die Vereinheitlichung der Agenturen und Bewußtseinsfilter erschwert (vgl. Brinckmann 1988, 70). Für Bruss wird durch die unausweichliche Aufsplitterung der Individualität jene poststrukturalistische Konzeption gestützt, die das Selbst nicht als etwas den Sprachsystemen Vorgängiges ansetzt, das durch diese nur ausgedrückt wird, sondern es in den Parametern des Textes entstehen läßt, wobei darüber hinaus die spezifische Qualität eines *filmischen* 'Ich' problematische Implikationen für die Kategorie des Selbst hat: "For if it is impossible to characterize and exhibit selfhood through film, the apparent primacy of the self - its very existence - is called into question" (Bruss 1980, 298).[44] Sie postuliert damit eine Erschütterung der drei wesentlichen Kriterien autobiographischer Reflexion: des Wahrheitswertes, der sich auf die Verifizierbarkeit des Erzählten bezieht, des performativen Wertes (*act-value*), der eine Relation zwischen Verhalten, individuellem Charakter und dessen Eigenverantwortlichkeit aufbaut, und des Identitätswertes, der die Trennung von Autor, Erzähler und Protagonist in einer vereinheitlichten Position des 'Ich' zusammenführt. Das autobiographische Selbst im Film erscheint weniger als fiktive Einheit von Agentur und Handelndem, sondern eher als eine unabhängige und flottierende 'Position', die an spezifischen Überschneidungspunkten von konventionsgebundenen Markern entsteht und verschwindet. Das Spaltungsparadox des Ichfilms verweist insofern mit der Autonomisierung des Aufnahmeapparates auf die Doppelbedeutung, die die Foucaultsche Formel einer 'Technologie des Selbst' im Bereich der filmischen Introspektion annimmt. Diese Technologie stellt nicht nur Techniken der Selbstbefragung, -beobachtung und der 'Sorge um sich selbst' dar, sondern sie wird auf ein konstitutives maschinelles Fundament gestellt, das die Kategorie, die sie produzieren soll, letztlich überflüssig macht. Der Bazinsche Mythos des 'totalen Kinos' ergötzt sich, wie Bruss (1980, 303) anführt, an einer automatischen Registrierung und Ausbreitung von Welt, die eine menschliche Agentur oder deren Kontrolle über den Aufzeichnungsprozeß nicht mehr nötig macht. Das Funktionieren der Apparate impliziert eine positivistische Logik der sich unverfälscht ausbreitenden, entmenschlichten Sichtbarkeit, die sich für die Zuschauer (aber auch ohne sie) herstellt:

> The epistemology of representation that film adopts and extends to its logical limit is the epistemology of spectatorship - the object originates what the perceiving subject only absorbs and thereafter tries to copy. The camera perfects this process by making the copying automatic - free from the fallibility of human inattention, beyond the distorting intervention of human artifice that cannot compete with the original and, since it involves effort, challenges the impression that the perceiver merely *re*produces what the object itself produces. (Bruss 1980, 305)

---

[44] Vgl. auch de Man (1979, 920): "We assume that life *produces* the autobiography as an act produces its consequences, but can we not suggest, with equal justice, that the autobiographical project may itself produce and determine the life and that whatever the writer *does* is in fact governed by the technical demands of self-portraiture and thus determined, in all its aspects, by the resources of his medium?"

Die 'subjektive' Kamera gerät zu einem Versuch, die bereits erreichte und zum Standard gewordene Genauigkeit wieder zu verfälschen, sie zu verfremden und willkürlich aufzugeben, doch verliert der sich daran anschließende Stil niemals vollständig die Qualität der 'Abweichung' von einem Eindruck, der in seinem Zustandekommen von personifizierbaren Eigenschaften abgekoppelt ist. Dies ist die Leere eines automatisierten Registrierens, in die Warhols *Empire* verweist.

Die transzendentale Einheit eines autonomen Subjekts, das einen Ort imaginärer Ganzheit und Verbundenheit konstruieren kann, wird im Ichfilm durch die Spaltungsprozesse in das filmische oder repräsentierte Selbst, den kollektiven Charakter der Produktionsweise, die Notwendigkeit der Etikettierung und die technologische Basis des Mediums ausgeschlossen. Damit dekonstruiert sich auch der autobiographische (literarische) Impuls, des Selbst in seiner Präsenz und Essenz habhaft zu werden. Die im Ichfilm angelegte Problematik einer *dominierenden* Technologie, die das Subjekt kontrolliert und als Kategorie setzt, erscheint jedoch, sobald sie zur 'absoluten Macht' stilisiert wird, gleichermaßen als voreilige Inversion des Mythos genialischer Individualität (vgl. Bruss 1980, 317/318). Vielmehr deutet sich neben der Tendenz einer Technologisierung der Selbstbefragung die Möglichkeit an, daß die Zuschauer einerseits durch ihre Dispositionen in der Rezeption eine 'Vermenschlichung' des Kommunikationsaktes vornehmen,[45] daß sie andererseits mit einem Begriff des Selbst umzugehen lernen, der weniger eine Einheit als *kaleidoskopische Subjektansichten* produziert. Die 'subjektive Kamera' wird dann zu einer Konvention der Mitteilung, die auf den Spielcharakter im Umgang mit den Instrumenten abhebt, während die verschiedenen Ansichten des Subjekts dessen situative Eingebundenheit in den Vordergrund stellen, innerhalb derer sich performative Selbstinszenierungen, interaktive Verbindungen und gesellschaftliche Rollen überschneiden. Das Selbst oder die Person kann dann als unabgeschlossener und sich verändernder Interaktionsprozeß verstanden werden, "a sequence of culturally patterned relationships, a forever incomplete complex of occasions to which a name has been affixed, a permeable body composed and decomposed through continual relations of participation and opposition" (Clifford 1978, 53/54). Das Subjekt des autobiographischen Films bleibt an die technologische Basis seiner Repräsentanzen gebunden, aber es kann diese zur Vergewisserung einer konstitutiven *Intersubjektivität* nutzen.

---

[45] Dancyger (1979, 31) formuliert einen pragmatischen Ansatz für den Umgang mit autobiographischen Filmen: "When a filmmaker makes a film about his grandparents or about her father dying, we, in the audience, can't but respond in as personal a way. They expose, they share, and we respond."

5.3.1 'Männliche' und 'weibliche' Blicke: Das Private als Raum der geschlechterspezifischen Exploration

Im Kontext eines sozialen Gefüges, das sich in den siebziger Jahren über Rollenentwürfe und Formen interpersonaler Lebensgemeinschaften neu zu verständigen beginnt, intensiviert sich - wie bereits ausgeführt - die Tradition des Krisendiskurses und der Problembewältigung. Offensichtlicher als zuvor gewinnen die Filme Qualitäten der therapeutischen Verarbeitung sozialisationsbedingter Schwierigkeiten und gesellschaftlicher Anpassungsdefizite. In ihrer Markierung von Stationen der *rites of passage* bringen sie filmische Konstruktionen der geschlechterspezifischen Selbstfindung hervor, die einerseits vorbildhaft den Umgang mit Rollenkonfusionen ausstellen, andererseits das Gesellschaftsgefüge um spezifische Sozialisationsstufen - Hochzeit, Geburt, Beerdigung, Arbeitsleben - zentrieren. Als wichtiger Bezugspunkt für die 'männlichen' Selbstfindungsversuche erweist sich dabei die Frage nach dem Umgang mit dem Filmapparat, insbesondere der Kamera.[46] Sie kann zu einem Foucaultschen (1976, 256-263) Machtinstrument werden, das durch den Vorgang des Blickens das Angesehene kontrolliert und in seinem Resultat Informationen festschreibt. Es werden demgegenüber jedoch auch Versuche unternommen, den geschlechterspezifischen Umgang mit Technologien aufzuweichen. Während das Direct Cinema mit seinem Gebot des *self-effacement* den Apparat zum distanzschaffenden Schutzmechanismus macht, der den schnellen Rückzug des Filmers aus Situationen legitimiert, in die er als partizipierender Beobachter integriert war, zeigt sich im Erforschen des Privaten, daß ein katalysatorischer Gebrauch der Kamera ein 'Einlassen' unvermeidlich macht, und daß darin auch, wie Ed Pincus (1977, 172/173) ausführt, eine Hinterfragung der männlichen Rolle des Informationssammlers liegt:

> Filmmakers who had filmed for over a decade in this [observational] way had themselves never been filmed, had never seen themselves in this kind of cinematic space. Similar to the pornographic movie where we are struck by the radical difference between the surface of how people appear making love and how they feel, there is the strange existential experience of seeing oneself on film, seeing oneself as others see you, that these filmmakers had denied themselves. What a humiliating and humbling experience to appear equally as others had appeared before. What is the nature of all our lives and our relations with others, our little lies and pretenses? The assumption of the moral superiority of the filmmaker and his/her culture are challenged.

---

[46] Den folgenden Ausführungen unterliegt die Annahme, daß sich die Geschlechterspezifik der Explorationen über kulturell und gesellschaftlich definierte Umgangsformen mit Technologien und Rollenzuschreibungen herstellt. Demnach kann es weder einen essentialistischen männlichen oder weiblichen Einsatz der Kamera oder des Tons noch ontologisch zu verstehenden männlichen Blick geben. Vielmehr konsolidieren sich in den divergierenden Explorationsstrategien Machtrelationen, die ihren strategischen Wert in unterschiedlichen Formen und mit wechselnden Allianzen für die Definition der Geschlechterkategorien entfalten. In diesem Sinn findet die filmtechnologisch gestützte, diskursive Zuweisung geschlechtlicher Rollen auf einer gewissermaßen de-sexualisierten Repräsentationsbasis statt, deren sexualisierte Besetzung aber dennoch für die identitätsstiftende Selbstwahrnehmung der Filmemacher/innen von zentraler Bedeutung ist.

Die Entwicklung von Ed Pincus als Filmemacher belegt das kontinuierliche Hinzukommen reflexiver filmischer Ausdrucksmittel, die das männliche Selbstverständnis eines nur in der distanzierten Beobachtung verhafteten Technikers aufweichen und in *Diaries* die Subjektivität und möglichst persönliche Vermittlung der alltäglichen Begebenheiten durch das Zusammenspiel verschiedener formal-ästhetischer Ebenen entstehen lassen. Als Bekenntnisinstrument, als imaginäre Klagemauer und als kommunikatives Mittel des Dialogs wird der Einsatz der Kamera selbstbezogen, der Film zum Medium der Selbsterfahrung. *Diaries* ist dabei - wie gesehen - eine Vergewisserung über die gelungene Krisenbewältigung von Pincus und seiner Frau, eine Chronik der Beziehungsarbeit, die trotz Erschütterungen durch Partnerwechsel, Abtreibung und Ortswechsel zu einem bewahrten Entwurf der gemeinsamen Privatheit findet, und deren prozeßhafte Entwicklung im alltäglichen Fluß die interpersonale Kommunikationsleistung mit der filmischen gleichlaufen läßt. Der Film ist auch eine Geschichte der Anpassung, die von experimentellen zu konventionelleren Lebensformen führt und damit die grundsätzliche Funktion der autobiographischen Selbstverständigungen als Zeugnisse einer generationstypischen Anpassungsleistung berührt, die auch in Guzzettis *Family Portrait Sittings*[47] zu finden ist. Hier verschiebt sich die Selbstfindung von einer beziehungsfokussierten zu einer ursprungsorientierten Perspektive. Was sich bei Pincus in kurzen Auseinandersetzungen mit seinen Eltern als jüdischer Familienhintergrund andeutet, findet bei Guzzetti in der Konzentration auf italienische Vorfahren und seine Eltern eine Intensivierung. Die Gespräche auf der Tonspur in italienischer Sprache, Filmaufnahmen aus Italien und Fotos der Vorfahren werden zu visuellen und auditiven Verortungen eines Ursprungs verkettet, dessen Kontrastierung mit dem familiären Sofa und Wohnzimmer den interkulturellen Übergang und dessen komplizierte identitätsstiftenden Verbindungslinien ausbreitet. Die Dominanz der Konstruktionen lebensweltlicher *Anpassungsleistungen* deutet dabei an, daß dieser Übergang als Bündelung disparater Fäden in einem neuen Kontext stabilisierend verlaufen ist. Guzzetti setzt den Akt der Kohäsionsbildung im Schneiderhandwerk seines Onkels Domenick um, der durch das manuelle Zusammenführen unterschiedlicher Fragmente die Herausbildung einer filmischen und einer identitätsstiftenden Struktur symbolisiert (vgl. Rothman 1977, Egan 1982). Zeigt sich im unruhigen, ständiger Bewegung unterliegenden Abfilmen von Familienfotos und in der deutlichen auditiven Markierung von Kamerastarts bei Interviews das

---

[47] *Family Portrait Sittings*. Alfred Guzzetti. 1975, 103 Min. Mit Hilfe unterschiedlicher filmischer Materialien, die im Zeitraum von 1972 bis 1975 in Philadelphia, Abruzzo (Italien) und Cambridge (Mass.) aufgenommen wurden, montiert Guzzetti ein Familienporträt, das die genealogischen Spuren in Italien aufnimmt und in Amerika weiterverfolgt. Während für die Familienangehörigen die Ausreise in den zehner Jahren und die wirtschaftlichen Schwierigkeiten der Depression von zentralem Interesse sind, konzentriert sich Guzzetti bei den Eltern auf den interpersonalen Umgang miteinander und die Spannungen, die sich dabei abzeichnen. Durch die Verschachtelung von *home movies*, die Guzzetti als Kind und seinen kleinen Sohn zeigen, geraten strukturelle Verklammerungen zur Allegorie der generationenübergreifenden familiären Struktur.

Bemühen, den Status der Realitätskonstruktion in Erinnerung zu rufen, so wird in der Verwendung von *home movie*-Material des Vaters eine interpersonale Verbundenheit über die soziale Praktik des Filmens sichtbar. Während Guzzetti selten in das Gespräch seiner Eltern eingreift, das sich auf dem prominent ausgestellten Sofa im Wohnzimmer ergibt, verlegt er sein Bezugsbedürfnis zu ihnen in die Montage. Die Bedrohlichkeit der anspruchsvollen Mutter, die dem Vater Passivität und mangelnden Ehrgeiz vorhält, und dessen selbstgewählte Annahme einer wenig aufstiegsorientierten Rolle lösen sich für Guzzetti auf, als in der Montage Aufnahmen des filmenden Vaters mit der Super 8-Kamera und von ihm selbst mit der 16-mm-Kamera verknüpft werden. Die professionalisierte Weiterführung eines Hobbys des Vaters zieht eine biographische Linie zwischen Vater und Sohn, die der Bedrohlichkeit weiblicher Forderungen widersteht. Durch die Bilder von Guzzetti als Kind und Guzzettis Kind Benjamin erhält das Hobby jedoch nur durch den familiären Kontext seiner Ausübung einen Sinn. Es dient zur Selbstdefinition eines nicht konfliktfreien, aber eng verbundenen Raums der Privatheit. Für Rothman (1977, 111) gerät das Eintreten Benjamins zu einem signifikanten Moment, "the moment of the filmmaker's deepest expression of commitment to both of his parents. The moment that completes his expression of intimacy with his mother at the same time initiates his clearest statement that he is his father's son."

Die Entscheidungen über den Einsatz der Technik werden bei männlichen Selbsterfahrungsversuchen im filmischen Bereich zur Schlüsselfrage. Wie stark die Informationsgewinnung den eigenen Körper, die eigene Persönlichkeit erfassen soll, wie sehr die Rolle als Filmemacher bereits ein zu thematisierendes Selbstverständnis darstellt, das jedes filmische Resultat vorstrukturiert, welche Schutz- und Abwehrmechanismen sich mit dem Instrument verbinden, und wie weit interpersonale Kommunikation nur noch mit Hilfe dieser Instrumente stattfinden kann - all das sind Fragen, die in der individualistischen, tagebuchartigen Praktik mit jedem Film neu verhandelt werden. In den Versuchen von Pincus und Guzzetti zeigt sich ein mit dem gesellschaftlichen Wandel verbundenes Bedürfnis nach einer Neubestimmung 'männlicher' Ausdrucksformen. Doch schließt die Mikroskopisierung des Blicks ein gegenteiliges Verfahren ein. Die Explorationen des Privaten durch die Söhne und Väter können neben der Aufweichung geschlechterspezifischer Prägungen auch deren Verhärtung und verfeinerte Ausbreitung bewirken. Häufig bewegen sich diese Filme in Grauzonen des dokumentarischen Wissens, in Bereichen, die gesellschaftlich noch nicht eindeutig kodiert sind, aber mitunter lassen sie die lustvolle Wissensproduktion zum eigentlichen Schwerpunkt ihrer Explorationen werden. Die Kamera bekommt dann den Status einer Relaisstation, die den immanenten Zusammenhang von Wissen und Macht in den Alltag transponiert (vgl. Foucault 1977). Als Apparat schüchtert sie ein, zwingt sie zur Offenbarung, zum Geständnis der innersten Regungen, die im Aushorchen des Privaten den vertrauten Personen bedenkenloser mitgeteilt werden, und noch im Versuch, das Filmen zu verhindern, Aufschluß gewähren. Die Mikroskopisierung des Blicks verfestigt ein Herrschaftsverhältnis, das in die Bedienung des Apparates die Legitimation zum erzwungenen Geständnis verlegt und die Machtbeziehung zwischen Sprecherin und Hörendem verkehrt:

> Umgekehrt liegt die Herrschaft nicht mehr bei dem, der spricht (dieser ist der Gezwungene), sondern bei dem, der lauscht und schweigt; nicht mehr bei dem, der weiß und antwortet, sondern bei dem, der fragt und nicht als Wissender gilt. Und schließlich erzielt dieser Wahrheitsdiskurs seine Wirkung nicht bei dem, der ihn empfängt, sondern bei dem, dem man ihn entreißt. (Foucault 1977, 81)

Die Filme sind dieser Dimension filmischer 'Herrschaft' tendenziell verhaftet. Dies kann sich sowohl auf die Drehsituation als auch auf den Geltungsanspruch des dokumentarischen Kodes beziehen. In diesem Sinn stellt sich *No Lies*[48] als eine kurze Repräsentation von und Reflexion über Vergewaltigungsphänomene dar. Eine junge Frau erzählt ihrem kamerahaltenden Bekannten in ihrer kleinen New Yorker Wohnung, wie sie auf offener Straße vergewaltigt wurde, ohne daß ihr jemand zur Hilfe gekommen wäre. Im Verlauf ihrer Erinnerung verliert sie zunehmend die Kontrolle über sich und steht schließlich weinend vor dem filmenden Freund. Der Film ist Provokation und Programm zugleich; versehen mit typischen Authentizitätsmarkern - das Surren des Filmtransports, hektische Schwenks und Zooms mit bewußten Unschärfen - präsentiert er sich als spontaner Blick auf die Erinnerung an eine traumatische Szene des New Yorker Alltagslebens. Doch es erweist sich im Abspann, daß das Ereignis inszeniert ist, daß hier die kontrollierende Hand eines Regisseurs zur Simulation des Dokumentarischen eingegriffen und das 'Authentische' aufwendig in Proben hergestellt hat. Als Provokation stellt sich die scheinbar unsensible und reißerische Ausbeutung einer Vergewaltigungserzählung dar, die offensichtlich mit dem Programm - der Entlarvung einer Authentizitätsfiktion - einhergeht. Die Entrüstung über den Film manifestiert sich in Äußerungen über eine enttäuschte Rezeptionsleistung, im Verweis auf ein hinterlistiges Spiel, das mit den Identifikationen und der Parteinahme getrieben werde (vgl. Horowitz 1976). Es zeigt sich, daß nicht nur ein intellektuelles Sich-Einlassen mit der Erkenntnis relativiert wird, einem Authentizitätsanspruch, der im *Zitieren* konventioneller Marker hergestellt wird, aufgesessen zu sein, sondern daß grundsätzlicher die Selbstdefinition der Dokumentarfilmzuschauer bedroht ist, indem die Lust an der Erkenntnis und der Erfahrung eine gleichzeitige Übernahme beider Positionen der im Film Agierenden bewirkt hat - des Opfers der Vergewaltigung, der hilflos in die Ecke gedrängten Frau, und des ins Unbekannte penetrierenden Mannes, der seinen Apparat als Legitimation der Aufdringlichkeit heranzieht (vgl. Sobchack 1977).

---

[48] *No Lies*. Mitchell Block, 1973, 25 Min. Fingierter Dokumentarfilm, der eine Analogie von Vergewaltigung und Drehsituation konstruiert.

In Parrys *Premature*[49] kristallisiert sich dagegen eine Parallele zwischen dem Zur-Welt-Bringen eines Kindes durch seine Frau und dem Prozeß des Filmemachens heraus. Das apparateverliebte Begleiten seiner Frau, die im Krankenhaus eine Frühgeburt hat, das Ausstellen der 16-mm, Super 8-, Video-Aufnahmen, der Fotos, Negative und des Tons von Telefongesprächen wird zur Übersprungshandlung, die virtuose Bedienung der Technologien zur 'filmischen Geburt'. Die Sorge um das Privatleben und die Angst vor einer Behinderung des Kindes werden zum Vorwand der Bebilderung des Alltäglichen. Steht bei Pincus der Wunsch im Vordergrund, das Private als expressiv-poetisches Material heranzuziehen, damit es in seiner Rückwirkung auf diesen Raum dessen Gestalt verfestigt, scheint sich Parry davon zu entfernen. Das Eindringen in die Intimsphäre definiert - auch wenn der therapeutische Wert für andere Paare im vorbildhaften Umgang mit lebensbedrohenden Problemen und Ängsten explizit wird - ein geschlechtsspezifisches Machtgefälle der Wissensproduktion und ein daraus resultierendes Selbstverständnis des Dokumentaristen, zu dem die Unverwundbarkeit durch den Besitz der Kamera zählt - Grenzüberschreitungen werden vorangetrieben, Brachland erschlossen, die Mikroskopisierung ins Innerste verlegt. Die dokumentarfilmische Repräsentation vervielfältigt damit soziale Praktiken des Blicks und der Wissensproduktion, die das gesellschaftliche Gefüge geschlechter- und rollenspezifisch durchdringen.

Die Einbettung des 'männlichen Kamerablicks' in unterschiedliche gesellschaftsanalytische Formen der *feministischen Kritik* deutet dagegen den 'weiblichen' Umgang mit den Filmapparaten zunächst als intensivierten Mitteilungswunsch an. Während die männlichen Bildersammler sich von der distanzierten Wahrnehmung des sozialen Lebens zu lösen versuchen und Filmtechnologien nicht mehr nur zur Objektivierung phänomenologischer Bedingtheiten einsetzen wollen, greifen weibliche Strategien der Veröffentlichung des Privaten auf organisationsspezifische Bedürfnisse feministischer Praxis zurück. Beide Bewegungsrichtungen überschneiden sich zunehmend,[50] bis die Konzeption eines geschlechterspezifischen Blicks, der einen technologieimmanenten Ursprung haben soll, vom Bewußtsein über die soziale Kodierung der Nutzungsmöglichkeiten filmischer Apparate abgelöst wird. Innerhalb einer Selbstverständigung, die sich auf interpersonale Strukturen und emanzipatorische Subjektwerdungswünsche ausdehnt, richtet sich ein feministisches Mitteilungsbedürfnis auf Formen des *consciousness-raising*, die in ihren aktionistischen, identitätsbildenden

---

49 *Premature*. David Parry. 1981, 55 Min. Die Frühgeburt seiner Frau gibt Parry den Anstoß zu einem Filmprojekt, das einerseits versucht, die Ängste um das Überleben des Babys aufzugreifen, andererseits zu einem parallelen kreativen Akt des 'Gebärens' gerät. Während aufgrund der Behinderung der Schwägerin ein familiärer Topos des 'Behindertseins' angstbesetzt aufgegriffen wird, erhalten Parrys Befragungen seiner Frau einen inquisitorischen Charakter.

50 Pincus (1977, 172) führt zu seiner gewandelten filmthematischen Orientierung aus: "Some filmmakers in this new generation, directly or indirectly influenced by the women's movement which began to find significance in what was called the personal, began to avoid famous personalities, newsworthy events, and the obviously lofty subjects, to gain a new level of access and intimacy by filming what was around them."

und gesellschaftskritischen Anteilen die essentialistische Theorie typischer und patriarchal unterdrückter Weiblichkeit zum Ausgangspunkt haben (vgl. Erens 1988, Kaplan 1989). Während bei Pincus oder Guzzetti bereits einige Brüche des Selbstbildes nicht mehr in filmischer Geschlossenheit und dokumentarischer *closure* kontextualisiert werden können und die Möglichkeiten der Selbsterkennung hinterfragt werden, legitimiert sich die weibliche Exploration privater Räume als filmische Umsetzung der feministischen Gesellschaftskritik und als komplementäre, sozialbewegungsbedingte Praktik, die ihre Strategien zunächst aus pragmatischen Zielsetzungen gewinnt.[51] Mit der konzeptionellen Einbettung in einen Angriff auf patriarchale Machtrelais erfährt der Ort traditioneller Weiblichkeit eine Aufwertung, die als politisierte Privatheit das Mitteilungsbedürfnis auf Bereiche der Selbstbilder, psychologischen Identitäten, Rollenvorbilder und pragmatischen Informationen konzentriert (vgl. Erens 1988). Das alleinige Verfügungsrecht über den eigenen Körper inspiriert Filme, die Informationen über Abtreibung vermitteln (*It Happens To Us*) oder Fragen nach den Bedingungen der Geburt innerhalb des Gesundheitssystems zum Fixpunkt einer Gesellschaftsanalyse machen (*The Chicago Maternity Center Story*). Auch die Konstruktion positiver Rollenvorbilder bedient sich zunächst einer essentialistischen Sichtweise unterdrückter Spezifität. So entwirft *Growing Up Female* eine soziologische Typologie von Weiblichkeitsentwürfen, die den Übergang von traditionellen zu experimentellen Selbstbildern belegt und zur Diskussion stellt,[52] während in *Nana, Mom and Me* und *Joe and Maxi* die autobiographische Vergewisserung über symptomatische Entwicklungsstufen und prägende familiale Konstellationen sozialisationsbedingte Konzeptionen von Weiblichkeit nachzeichnet. Die filmische Selbsterkennung wird bei Rothschild zum Übergangsritual, das in der Konfrontation mit der Mutter und der Großmutter den Abschied vom Status des Kindes zu dem der (werdenden) Mutter erleichtern soll. Die intendierte Annäherung an die Mutter, die sich als eigentliches Interesse nach der verweigerten Zusammenarbeit der Großmutter herausschält,[53] ordnet das Material zu einem Prozeß, dessen für die

---

[51] Vgl. für die frühe Phase der *feminist documentaries* Lesage (1984, 245/246): "The feminist documentaries speak to working women, encourage them in their public struggles, and broaden their horizons to make demands in other spheres as well. To define structures of patriarchy is as important to women workers as to define structures of capitalism. Existential or gut-level militancy becomes refined by a political movement as the movement offers an analysis and provides a way to see both parameters and details within the struggle as a whole. Yet because of male competitiveness, aggressiveness and bluff are not skills women usually learn as children (and many women do not necessarily want to learn these tactics as adults either); the women's movement seeks to create new structures to facilitate women's entry into the public sphere of work and power, and to make that public sphere one they would want to inhabit."

[52] Dabei geht der Film so verhalten vor, wie es sich allgemeiner bei Egan (1978, 9) andeutet: "But ironically, now that American women have been freed from much of the drudgery which kept their progenitors in the kitchen, many are suffering from a painful loss of identity. The struggle for identity is central to the feminist movement and to the films influenced by it."

[53] Rothschild (1980, 423) erklärt die Situation, nachdem sich die Großmutter zurückgezogen hat, folgendermaßen: "So it was then I began turning to my mother, initially for information about Nana that I was no longer able to get from Nana herself. And it was only then that I began to

feministische Bewegung relevantes Mitteilungspotential in der Ausstellung eines geglückten Austauschs von Mutter und Tochter über Beziehungsbedingungen und -konflikte liegt (vgl. Weis 1975, 56). Die Nähe, die sich zwischen den beiden im abschließenden Haareschneiden, in den Umarmungen und der beiderseitigen Anerkennung als professionell arbeitenden Frauen herstellt und als Rezeptionsangebot in den Vordergrund rückt, verschiebt sich bei Cohen auf die allgemeinere Ebene der Bewältigung traumatischer Erfahrungen. Obwohl sie nach dem Tod ihrer Mutter und der Krebserkrankung des Vaters nur ansatzweise familiäre Beziehungsmuster aufbricht, seine sexuellen Annäherungsversuche nicht direkt, sondern nur im Rückblick - nachdem auch er gestorben ist - erwähnt, ordnet sich ihr autobiographisches Porträt zur psychologischen Bewältigung traumatischer Erfahrungen, die sich im spezifischen Umgang mit der Kamera als imaginärer Klagemauer und in der Auflösung des unbegreiflichen Verlusts in dessen filmische Repräsentation als weibliche Selbstbehauptung einstellt.

Solange sich die Repräsentation des Privaten durch Filmemacherinnen mit dem Selbstverständnis eines politischen Aktes an zweckmäßig erscheinenden Zielen orientiert, korrespondiert die filmische Konstruktion historischer Entwicklungen und psychologischer Dispositionen mit einem Modell essentieller Subjektivität, das auch dem Tagebuchstil von Pincus und - hier jedoch stärker gebrochen und hinterfragt - den Familiensitzungen von Guzzetti zugrundeliegt.[54] Auch wenn *Nana, Mom and Me* die Stationen des Sich-Annäherns als Elemente eines Aufnahmeprozesses markiert und reflexiv im Bereich technologisch vermittelter Konstruiertheit ansiedelt, erweitert Rothschild das Ausdrucksspektrum des Direct Cinema vor allem um eine intensivierte Hinwendung zu den Filmsubjekten. Zeichen der Drehsituation, technische Hilfsmittel und ihr Einsatz werden um ihren Beitrag zur therapeutischen Exploration zentriert. Rothschild und Cohen übernehmen damit Repräsentationsmodi, die einem 'männlich' geprägten Beobachtungstheorem entstammen, deren Zweckmäßigkeit jedoch für die adäquate Umsetzung feministischer Forderungen zunehmend paradox erscheint. Weder kann sich in ihnen eine notwendigerweise von männlichen Konstruktionen abweichende weibliche Ästhetik andeuten, noch scheinen sie die intendierte, subversive Destabilisierung des patriarchalen Systems zu erreichen (vgl. Kaplan 1988). Die kritische Bestandsaufnahme weiblicher Veröffentlichungsstrategien des Privaten fördert letztlich ein dilemmatisches Verhältnis zutage, das ein Auseinanderklaffen der gesellschafstheoretischen Analyse und der sozialbewegungsbe-

---

    discover my mother as a daughter for the first time - which was a revelation to me. I also began to understand that the film I had all along really wanted to make was more about *my mother* who has been *the* pivotal influence in my life. For years I hadn't really known how to get close to her and how to approach her. Now something was happening, and the film really began to grow and take off at that point."

[54] Kaplan (1988, 87) bemerkt zu zwei frühen feministischen Filmen: "Both Joyce and Janie, as subjects, [in *Joyce at 34* and *Janie's Janie*] are seen in the autobiographical mode, as having essences that have persisted through time and whose personal growth or change is autonomous, outside the influence of social structures, economic relations, or psychoanalytic laws."

dingten Pragmatik nicht mehr zusammenführen kann. Während die avantgardistische, antirealistische Suche nach einer weiblichen Ästhetik des Filmischen ihr Vermittlungspotential allgemein zugänglicher Textstrukturen konsequenterweise einbüßt, und sich in den an Vorstellungen einer weiblichen Essenz festhaltenden realistischen Filmen eine Zementierung geschlechterspezifischer Eigenheit einzustellen scheint, verlieren jene reflexiven Konstruktionen, die die Filme und die geschlechtliche Subjektivierung als gesellschaftlich determinierte Prozesse ansetzen, die Voraussetzung für die Privilegierung des weiblichen Kampfes. Sie setzen die Bedingungen einer 'Befreiung' grundsätzlicher und radikaler an, formulieren diese jedoch unweigerlich abstrakter und geschlechtsunspezifischer, eben als Herausforderung jener Strukturen der gesellschaftlichen Stereotypisierung, die weibliche *und* männliche Identitäten umschließen.

Der Eindruck einer analytischen oder autobiographischen Geschlossenheit verliert demnach im Zuge einer radikalisierten Infragestellung filmischer Geschichtsschreibung seine Überzeugungskraft. In *Daughter Rite*[55] etwa bricht Citron in mehrfacher Hinsicht die Konventionalität weiblicher Filmautobiographien auf, auch wenn ein Mitteilungsbedürfnis über spezifische Sozialisationsmuster noch deutlich spürbar ist. Auf drei parallel verlaufenden, rudimentär verbundenen Informationsspuren werden Facetten von Familiengeschichten mit jeweils unterschiedlichen Schwerpunkten umgesetzt und in ihrer Spezifität als Methoden der Realitätskonstruktion gegeneinander abgegrenzt (vgl. Turim 1986). Durch die Mischung von gespielten (aber durch Kodes des Beobachtungstheorems 'dokumentarisierten') Szenen zweier erwachsener, sich über die Mutter unterhaltender Frauen, *home movie*-ähnlichen, verlangsamt wiedergegebenen kurzen Auftritten einer Mutter mit zwei kleinen Mädchen und einem Kommentar, der im Tagebuchstil Gedanken über das Verhältnis zur Mutter enthält, greift Citron wesentliche Elemente der autobiographischen Filme auf. Die Exploration des individuellen Innenraums stellt sich nicht mehr in der Linearität eines Aufnahmeprozesses wie bei Rothschild ein, sondern erfährt durch die Auffächerung der expressiven Ebenen eine Relativierung, die das jeweilige Selbstbild an seine symbolische Vermittlung knüpft. Doch obwohl *Daughter Rite* eine partielle Fiktionalisierung vornimmt, liegt dem Film keine Tendenz der hämischen Entlarvung von Zuschauererwartungen oder der Betonung seiner symbolischen Konstruiertheit zugrunde. Vielmehr soll sich das weibliche Selbstbild um die Dimensionen der Fragmentiertheit und Brüchigkeit erweitern, so daß sich ein unvermindert gültiger Mitteilungswunsch mit jenem Selbsterfahrungsprozeß Citrons deckt, der sich in der Ver-

---

[55] *Daughter Rite*. Michelle Citron. 1978, 53 Min. Der Film thematisiert die Identitätsproblematik einer jungen Frau im Kontakt mit ihrer Mutter und Schwester, die sich in unterschiedlichen Formen entfaltet: als 'Tagebuch'-*voice-over*, als Verfremdung von *home movies* und in gespielten Szenen zwischen zwei Schwestern. Damit vermischen sich Elemente der Introspektion und Interaktion in einer Weise, die Identitätsvorstellungen vom Konzept eines unfragmentierten Selbst ablöst und auch die filmische Vermittlung ins Zentrum der Reflexionen rückt.

fremdung der *home movies* andeutet (vgl. Warth 1992). Das innovative Spiel mit dokumentarischen Kodes bleibt sozialbewegungsorientiert eingebunden:

> The slow motion revealed another film that had been obscured at the normal speed. Under the scrutiny of slow motion, a casual movement of my mother's hand became an agonizingly intrusive and possessive gesture; my funny jostle against my sister was actually hostile. It was in this 'other' film that my real family existed complete in its non-verbal expression of warmth, anger, hostility, frustration, and love. (Citron 1986, 94)

So schreibt sich trotz der reflexiven Elemente eine Theorie symbiotischer Verbundenheit zwischen Mutter und Tochter fort, die durch die Spielelemente eine eigentümliche Allgemeingültigkeit beansprucht und das männliche Prinzip als filmische und physische Vergewaltigung ansetzt. Während *No Lies* mit seiner 'fiktionalisierten Abbildung' die implizite These, daß Männer Vergewaltiger und Frauen Opfer sind, auf den Rezeptionsvorgang ausdehnen möchte, verfährt *Daughter Rite* im inversen Verfahren ähnlich. Das verlangsamte Vergegenwärtigen prägender Kindheitsausschnitte entlarvt das männliche Begehren der Inszenierung und führt die fragmentierte (weibliche) Opfergemeinschaft zusammen. Der *voice-over*, dessen Dichte und analytische Dimension ihn tendenziell zu einem letztgültigen Stilmittel macht, widmet den Film der Mutter und nimmt deren Aggression - die sich aufgrund des kritischen Grundtons hätte ergeben können - am Ende bereits vorweg. Ihre Reflexion endet mit der imaginären Frage der Mutter an die Tochter: 'Why did you have to say all this?'. Citron montiert insofern die Konventionalität des *home movies*, die profilmische Beichte und die intimen Aufzeichnungen zu einem geläuterten und differenzierten Realitätseindruck, der die Zugänglichkeit der textuellen Strukturen erhält und den Film auch mit seinen reflexiven Anteilen für feministische Anliegen öffnet.

Im Gegensatz dazu setzt Marjorie Keller in *Daughters Of Chaos*[56] die theoretische Position einer gesellschaftlich gesetzten Geschlechtlichkeit und ihrer konventionell festgelegten filmischen Repräsentation um. Ihr Film soll abschließend als Beispiel der experimentellen Dekonstruktion erörtert werden. Die veröffentlichte Privatheit wird darin zur Ausstellung ihrer Veröffentlichungsstrategien, das feministisch orientierte Mitteilungsbedürfnis zur Verweigerung klischierter Rollen- und Selbstbilder, der Film zur Umsetzung einer analytischen Arbeit am Material. Als antiessentialistisches Programm abstrahiert *Daughters of Chaos* die identitätsbildenden und subjektivierenden Elemente der Verbundenheit, Geschlossenheit, Brüchigkeit, Sichtbarmachung, Vorbilder, Räume und Rituale, um eine grundsätzliche Verunsicherung über deren gesellschaftliche Konstruktion zum notwendigen Erinnerungsschritt zu machen. Im Kontext ihres "lyrischen Mosaiks" (Brinckmann 1992, 73) rücken Prozesse

---

[56] *Daughters of Chaos*. Marjorie Keller. 1980, 20 Min. Fragmentarischer experimenteller Film, der im beständigen Dialog zwischen Ton- und Bildspur Eindrücke einer mädchenhaften Weiblichkeit mit Andeutungen eines Hochzeitszeremoniells korreliert, ohne einer kohärenten Logik zu folgen. Leitmotivisch verbinden sich harmonisierende Natur- und Pferdebilder mit kurzen Verweisen auf zwei kichernde Mädchen, die sich Übergangsritualen durch ihre Kommentare instinktiv zu entziehen scheinen.

der Bewußtwerdung und des assoziativen Erinnerns in den Mittelpunkt ihres ironischen Blicks auf eine Hochzeitszeremonie, die als Anlaß zur kontrastiven Verhandlung eines Übergangs von kindlichen in erwachsene Räume dient. Die tendenzielle Verweigerung einer indexikalischen Beziehung zwischen profilmischer Realität und ihrer filmischen Repräsentation im rhythmischen Zerhacken blitzartiger Eindrücke auf Ton- und Bildspur und das Beharren auf einer zerrissenen Realitätswahrnehmung unterminieren Vermittlungsinteressen und stellen die gesellschaftskritische Funktion des Mediums in Frage, die es für die feministischen Bemühungen, das Private zu politisieren, haben muß. Die rückwärtsgewandte, nostalgische Grundstimmung, die den Film durchzieht, bringt ein Bündel von Andeutungen hervor, das als resignative, wenn auch ironisch gebrochene Vergeblichkeit das Material ordnet: verlorene Kindheit, Banalität des Hochzeitsrituals, Erinnerungen als *snapshot* (vgl. Brinckmann 1992). Leitmotivisch verbunden durch zwei Mädchen, die sich mit ständigen Kommentaren Fotos betrachten, bekommt die Heirat den Status der unabänderlichen gesellschaftlichen Notwendigkeit, die im lapidaren Tonfragment "everybody wants to get married" genauso wenig erklärbar wird, wie es möglich zu sein scheint, eine nicht in Klischees der Blumen- und Pferdebilder erinnerte Kindheit zu konstruieren. Die Spuren der Erinnerung markieren in ihrer Konventionalität und symbolträchtigen Überbesetztheit den unwiederbringlichen Verlust eines Gefühls der Kindlichkeit, das im Zustand des unreflektierten Nichtwissens liegt und sich am ehesten noch im Herumalbern der beiden Mädchen andeutet. Was sich der Kamera zeigt und zum signifikanten Ausschnitt dokumentarischen Wissens montiert werden könnte, bleibt bei Keller das abgelöste Zeichen seiner Klischiertheit. Die Freiheitsstatue als Symbol autonomer Potentialität wird zum *snapshot*, der ironisierend die Querverweise des Films erhellt; deutlich fügen sich die Fragmente hier zu einem Kommentar über Un/Freiheiten und un/eingelöste Versprechen zusammen. Brinckmann sieht dessen Schwerpunkt vor allem auf der Ebene asexueller Reinheit der Mädchen, die sich zu einer aufdringlichen Programmatik zusammenzieht: "Der feministische Gehalt ist allzu programmatisch, nachgerade repressiv - allzusehr sind die Mädchen von allem gereinigt, was nicht gesund oder sauber sein oder gar auf eine Berührung mit dem Sexuellen hindeuten könnte" (Brinckmann 1992, 75). In radikalisierter Form verweigert Keller die Geschlossenheit dokumentarfilmischer Entwürfe von Erinnerung, Subjektivität und autobiographisch-essentialistischer Identitätsbildung und bricht statt dessen die visuellen und auditiven Materialen der Exploration in ihre Einzelteile auf, die sich herkömmlicher referentieller Besetzung entziehen und auf eine Vermittlung nachvollziehbarer Selbstbilder verzichten. Es bleibt eine Ahnung des Verlusts kindlicher Unbeschwertheit und eine Weltwahrnehmung mit stereotypen Mustern. Gleichzeitig setzt sich ihre Konstruktion über geschlechterspezifische Zuordnungsversuche hinweg, die sie auch aus der pragmatischen, praxisorientierten feministischen Selbstverständigung teilweise ausgrenzt.[57] In dieser Position experimenteller Radikalität

---

[57] Einer voreiligen (substantialisierenden) Vereinnahmung von Kellers Arbeit als 'feministisch'

entsteht demnach eine diskursive Grenzziehung zum Dokumentarfilm, die diesen an ein sozialbewegungsrelevantes Mitteilungspotential bindet. Taktische Überlegungen einer subversiven Avantgarde oder eines an Konventionen filmischer Realität orientierten Eingreifens werden durch die Anbindung an feministische Ziele umklammert und beschränkt - oder jenseits einer pragmatischen politischen Praxis experimentell überschritten.

---

versucht Reisman (1983, 65) entgegenzuwirken, die verschiedene Traditionen in *Daughters of Chaos* vereinigt sieht: "I would like to suggest that personal, autobiographical subject matter and self-reflexive filming strategies, even when they are the product of a woman's experience, do not necessarily result in something that can be easily designated as feminist."

5.4 Selbstinszenierungen: Fingierte Szenarien, Maskeraden und die Reflexivität der 'Täuschung'

Die Veränderungen des Dokumentarfilms, die der beobachtend-interaktive Modus im Hinblick auf die Perspektivierung des filmischen Selbst, die Konzentration auf Performanz und das kultisch erfahrene Nachfühlen hervorgebracht hat, werden im Kontext einer kritischen Hinterfragung des zugrundeliegenden Repräsentationsmodells in den Filmen ihrerseits relativiert und mit reflexiven Kommentaren belegt. Während der therapeutische Effekt der autobiographischen Selbsterkennung und persönlich-psychologischen Krisenbewältigung von *Nana, Mom and Me* oder *Diaries* auf der Annahme gründet, daß die Vermittlung dieser Erfahrung zwar technologisch bedingt aber weitgehend unverfälscht stattfinden kann, widmet sich die Imitation dokumentarfilmischer Kodes in *Daughter Rite* einer kritischeren Auslotung des Verhältnisses von Vermittlungsleistung und -konvention. Im Hinweis auf das Nachstellen der Interviewszenen und das Zitieren unterschiedlicher Quellen im gesprochenen Tagebuch deutet sich nicht nur die auf Konventionen beruhende Qualität der Erfahrungskonstitution an, sondern auch eine Ablösung der ausgestellten und erzählten Privatheit von historisch, in der außerfilmischen Wirklichkeit vorhandenen Akteuren. Stellen sich bei Pincus und Rothschild die Selbstansprache der Kamera, die Spiegelaufnahmen, das Gespräch mit den Gefilmten als Vergewisserungen einer drehsituativ bedingten Interaktion dar, die das Eintauchen der Filmpraktik in den Alltag problematisieren sollen, um damit die Authentizität des 'Dokuments' zu erhöhen, folgt Citrons Methode einer gegenläufigen Tendenz. Im Spiel mit den Konventionen stellt sie den Repräsentations- und Realitätsanspruch als solchen in Frage: "Without weighing the value of the different approaches the juxtaposition emphasizes the relativity of meaning and experience available in any single film version or construction of an event" (Ellis 1989, 267).[58] Die relativistische Position, die den Erfahrungsgehalt einer filmischen Exploration an den Kode ihrer Konstruktion bindet, unterminiert das Referenzfundament, an dem das Genre sich orientiert und das sein 'Wesen' auszumachen scheint.

Was bei Leacock und den Maysles eine Aussage über die reale Möglichkeit der Perspektivierung in Gesellschaft sein soll oder bei Pincus/Neuman im Kontakt mit performativen Inszenierungen zur Referenz auf drehsituative Bedingungen wird, löst sich im Spiel mit den Konventionen tendenziell auf. Die Simulation des spontanen Geständnisses, des *home movies* oder der tagebuchartigen Mitteilung, d. h. die unabhängig von außer-filmischen Akteuren stattfindende Konstitution lebensweltlicher Bezüge zerstört die Basis der rezeptionsbedingten Erwartungshaltung einer außer-

---

[58] Vgl. auch Feuer (1986, 29): "*Daughter Rite* deconstructs such equations [between realism and truth], substituting an enacted or 'fictional' version which grasps a number of contradictory truths about women's lives with mother, 'truths' which deny the easy resolution provided by narrative closure."

filmischen Referenz, den ethisch konnotierten Vertrauensbund zwischen Publikum und Autor/in. Die ritualisierte Offenbarung verliert durch ihre kontrollierte Entstehung das Moment spontaner Ereignishaftigkeit, das zur Einbindung in den psychologischen Realismus der Krisenbewältigung notwendig ist. Der Simulationsmodus einer filmischen Vermittlung rückt demnach in *Daughter Rite* den Authentizitätsgrad der Performanz in den Vordergrund einer Repräsentation, deren Referentialität sich vom Primat der außerfilmischen Historizität abgelöst hat. Der Film problematisiert mit der Absage an eine eindimensionale Äquivalenzbehauptung jenes Verhältnis zwischen stellvertretender Fürsprache und vereindeutigender Welterklärung, das in den Erzählkonventionen des realistischen Textes mitunter in seiner Komplexität eingeebnet wird. Für Lyotard (1990, 37/38) etwa führen diese Funktionen der Sinnstiftung des industriellen Films, "die dem Empfänger ermöglichen, Bilder und Sequenzen rasch zu entziffern, und sich so mühelos seines eigenen Identitätsbewußtseins und gleichzeitig der Zustimmung, die ihm von seiten anderer zuteil wird, zu versichern", zur Forderung einer postmodernen Kunst, die sich einer realistischen Repräsentation konsequent verweigert, um auf die Lücke zwischen Vor- und Darstellbarem zu verweisen. Damit ragt jedoch auch jene Ambivalenz der simulierten Interaktion und Repräsentation in *Daughter Rite* hinein, die bei Baudrillard (1978, 25) die These provoziert hat, im Kontext der Massenmedien gehe es im Zustand der simulierten, d. h. selbstreferentiell generierten Kommunikation nicht mehr "um die falsche Repräsentation der Realität (Ideologie), sondern darum, zu kaschieren, daß das Reale nicht mehr das Reale ist, um auf diese Weise das Realitätsprinzip zu retten." Indem das Simulakrum in sich selbst zirkuliert und gegen nichts mehr austauschbar ist, löst sich das Äquivalenzverhältnis zwischen Zeichen und Realem auf. Das Bild hat für ihn dabei ein vierstufiges Phasenmodell durchlaufen, das die Ebenen der Wahrheit und der Simulation voneinander trennt; zunächst ist es Reflex oder Verschleierung einer tieferliegenden Realität, dann maskiert es deren Abwesenheit, schließlich verweist es auf sich selbst. Im vierten Stadium haben die Unterscheidungen zwischen Realem und Imaginärem keine Bedeutung mehr, steht an der Stelle der Referenz das Zeichen oder das Modell, das den Ursprung überlagert und schließlich an seine Stelle tritt.[59] Die Aporie einer nicht mehr aufzusprengenden Selbstreferenz, einer Unmöglichkeit kritischer (weil an einem Wirklichkeitsbegriff festhaltender) Intervention erweist sich - wie in Kapitel 6 noch ausführlicher dargestellt wird - unter Berücksichtigung der unterschiedlichen Rezeptionsweisen auf seiten der Zuschauer jedoch als voreiliger

---

[59] Vgl. dazu Baudrillard (1978, 15): "Im ersten Fall ist das Bild eine *gute* Erscheinung - die Repräsentation gehört zur Ordnung des Sakraments. Im zweiten Fall ist es eine schlechte Erscheinung und gehört zur Ordnung des Verfluchens. Drittens *spielt* es, eine Erscheinung zu *sein* und gehört zur Ordnung der Zauberei. Im vierten Fall gehört es überhaupt nicht mehr zur Ordnung der Erscheinung, sondern zur Ordnung der Simulation." Paech (1989, 58) führt aus, daß auch im Kontext ontologischer Filmtheorien eine Tendenz zur Umkehrung historischer Verifizierungsverfahren angelegt ist: Film als Speicher von Realität überlagert das historische Ereignis als Original zweiter Ordnung: "In the end the second degree original is considered to be more real than its ephemeral model, because it additionally exposes the *code of the real.*"

Schluß. Das Spiel mit den Konventionen der Repräsentation und Referenz in *Daughter Rite* stellt weniger den Übergang des Dokumentarfilms in postmoderne Simulation, als eine Erweiterung und Verschiebung der repräsentationswürdigen Ebenen dar: "If we think of the information carried by the three channels as a kind of floating free play of associations, each viewer will be able to discover for herself a wealth of connections within the film without ever having to say, *this* is what the film means or *this* is the author speaking. Nor will there be a need to find a narrative progression in the film" (Feuer 1986, 26). Die Verweigerung einer Identitätsbehauptung zwischen den zu sehenden Frauen und der Filmemacherin unterstreicht den Konstruktionscharakter, der jedem Repräsentationsversuch zugrundeliegt, und versieht ihn mit einer skeptischen Klammer im Hinblick auf außerfilmische Realitäten. Gleichermaßen wird in der Imitation dokumentarfilmischer Kodes an der Realität einer Wahrnehmungsform festgehalten, die mit Perspektiven spielt, um die ontologische Behauptung eines Ist-Zustands zu umgehen. Dieses Spiel löst sich nicht in simulationsbedingter Beliebigkeit auf, sondern es verschiebt den Anspruch einer realistischen Darstellung der dokumentarfilmischen Repräsentation auf ein abstrakteres Niveau. Wichtiger als die Frage, ob es die gezeigten Menschen 'wirklich' gibt, werden die in der Inszenierung vermittelten Modelle des Umgangs und der Ansprache:

> On the one hand, Citron is able to criticize its [cinéma vérité's] limitations, showing that cinema cannot deliver up the Truth, that character identification may lead only to individualized pathos, that the political is not merely the personal, nor the personal only the private, that the single-person portrait can only raise our level of knowledge in increments of one. Yet, at the same time, the film functions to redeem documentary, in that its form is accessible, related to the lives of women, a meaningful tradition and a still powerful taproot into the emotions as well as the intellects of the viewers. (Williams/Rich 1985, 366/367)

Die Exploration des Privaten führt in diesem Fall zu einer Repräsentation, die an die Stelle einer dokumentarischen *closure* und einer indexikalischen Referenz auf ein außerfilmisch Wirkliches die Bezugnahme auf die Heterogenität der Subjektivitäten (ihre nicht vorhandene Deckungsgleichheit mit *einer* Repräsentationsform) und auf die historische Situiertheit des Textes verschiebt, der seine Stimmen orchestriert, "to locate its own status and authority in socially and existentially contextualized terms rather than in a preexisting authority of which it is merely the (infallible) agent" (Nichols 1991, 256). Das Nachstellen, das Verlangsamen der *home movies* und das Nachsprechen der Tagebucheinträge in *Daughter Rite*, das am Ende des Films durch den Abspann als Inszenierung deutlich angezeigt wird, versieht die Privatheitskonstruktion mit einer abstrakten Selbstreferentialität. Es wird ein Zeichensystem vorgestellt, das "*mit seinen expliziten Struktur- und Wesensmerkmalen das, was es bedeuten will* [konstruiert]. Sein sich zeigendes Sosein ist zugleich das, was das Kunstwerk als seinen 'Gegenstand' und damit als sein Geistiges, seine Idee hinstellt" (Feldmann 1988, 59). Der beobachtend-interaktive Dokumentarfilm partizipiert damit an einer paradoxen Logik; er verspricht eine Unmittelbarkeit des Zugangs zu Wirklichkeit, eine direkte Teilhabe an geschichtlicher Erfahrung, verschiebt jedoch die Referenzen seiner Repräsentationen auf die Kodes der Wahrnehmung, auf die intrafilmischen Differenzen. Insofern legen sich (vor dem Hintergrund einer angestrebten Verdoppelung der Rezeptionserfahrung durch das filmische Selbst) in der Tat tendenziell die Modelle über die lebensweltlichen Bezüge. Das drehsituativ bedingte Rollenspiel ist die Folie, die als authentische an die Stelle der unsichtbaren Bereiche tritt.[60] Daraus ergeben sich Fragen, die den dokumentarfilmischen Repräsentationswandel im Umfeld massenmedialer Kommunikation problematisieren: zum einen nach den Machtdimensionen des (Spiegel-)Blicks, d. h. der Frage, ob sich das panoptische Beobachtungsmodell in der Instanzverschmelzung auflöst; zum anderen nach dem Wandel der übergreifenden Kommunikationsstrukturen durch die intendierte *Annäherung* der beteiligten Teilnehmer - die Simulation einer rückgekoppelten Interaktion.

Die Bewältigungsfunktion der aus dem Innenraum des Privaten sprechenden, sich als Selbsterfahrungsfläche präsentierenden Filme unterstreicht, wie oben angedeutet, daß sich die kultischen Anteile der Kunstrezeption neben den politischen auch mit, bzw. gerade aufgrund der technologischen Reproduzierbarkeit erhalten. Diese wird zur notwendigen Voraussetzung einer erhofften Auffüllung narzißtischer Defizite auf seiten der Filmemacher wie auch des Publikums und begründet den Charakter der angestrebten Heilserfahrung. Während Benjamin (1991) in der Reproduzierbarkeit eine Emanzipation des Kunstwerks von der Fundierung auf das Ritual sieht und die Authentizität an die Stelle des Kultwerts tritt, so daß die Praxis des Politischen an Bedeutung gewinnt, läßt sich für die Bedürfnisse der filmischen Identitätssuche und narzißtischen Spiegelung ein weiterer Zusammenhang aufzeigen. Mit dem Wissen um die Schwierigkeiten einer unvermittelten Dokumentation des Selbst tritt an die Stelle der Authentizität die säkularisierte Heilserwartung technisch induzierter Selbstfindung im Kontakt mit den Apparaten, d. h. eine Intensivierung jener von Benjamin prognostizierten Verwissenschaftlichung der Selbstbeobachtung und Einfühlung in die Apparate. Das Publikum wird - bei ihm noch enthusiastisch als revolutionäre Neuerung bezeichnet - zum Examinator und Versuchsleiter einer Eignungsprüfung und testet die (Selbst-)Darstellerleistung, so daß sich "von einem innerhalb einer bestimmten Situation sauber - wie ein Muskel an einem Körper - herauspräparierten Verhalten kaum mehr angeben [läßt], wodurch es stärker fesselt: durch seinen artistischen Wert oder durch seine wissenschaftliche Verwertbarkeit" (Benjamin 1991, 499).[61] Die narzißtisch konnotierte Selbstinszenierung gerät damit in ein problematisches Spannungsfeld, insofern es im Zustand permanenter Selbstbe-

---

[60] Baudrillard (1978, 47) formuliert (in der Behandlung von *An American Family*) provokativ: "Das Fernsehauge ist nicht mehr der Ausgangspunkt eines absoluten Blicks und die Transparenz ist nicht mehr das Ideal der Kontrolle. [...] Es gibt keinen Imperativ der Unterordnung mehr in Bezug auf das Modell oder den Blick. 'IHR seid das Modell!' 'IHR seid die Mehrheit!'"

[61] Vgl. Benjamin (1991, 499): "Es wird *eine der revolutionären Funktionen des Films sein, die künstlerische und die wissenschaftliche Verwertung der Photographie, die vordem meist auseinanderfielen, als identisch erkennbar zu machen.*"

obachtung neben der Selbsterfahrung auch um eine Selbstkontrolle geht, die Fehler und Störungen der Performanz zu vermeiden sucht. Spontaneität, Emotionalität, Zuwendung und Kontaktsuche werden - wie es sich im Spiel der Konstruktionen von *Daughter Rite* andeutet - in einem kontrollierten Inszenierungsfeld vorgenommen, das beständig seine Wirksamkeit mitreflektiert. Die Performanz manifestiert sich zwar als eigenständige Interaktionsform, aber das Gefühl für eine von ängstlicher Selbstkontrolle freie Kommunikation geht verloren. In der Auflösung narzißtischer Spiegelungsversuche in technischen Verfahren steht, wie Lasch (1978) für das kulturelle Klima der siebziger Jahre ausführt, letztlich mit aporetischen Implikationen die Echtheit der Anerkennungsformen des Subjekts zur Disposition. Im Klima einer permanenten Selbstüberwachung manifestiert sich ein narzißtisches Bedürfnis nach Anerkennung durch andere, die jedoch entwertet wird, da ihr auf Berechnung beruhendes Zustandekommen vorausgesetzt wird.[62]

Baudrillards (1978, 47) Einschätzung, daß das panoptische System sich in der Verschmelzung von Publikum und Gegenstand auflöst, ist dabei jedoch voreilig. Vielmehr manifestiert sich in der Ausrichtung dokumentarfilmischer Explorationen an narzißtischen Bedürfnissen und in der heilsorientierten Hoffnung, die sich an die quasi-wissenschaftliche Prüfung durch das Publikum knüpft, eine Machtrelation der Sichtbarmachung, die sich in die Lebenswelten eingepflanzt hat und sich dort (wenn auch nicht unumstritten) ausweitet. Dieser Zustand der bewußten Selbstüberwachung, die auf eine Beurteilung der exhibitionistischen Ausstellung angewiesen ist - und bei den Louds die Frage des 'why did they do it?' gleichzeitig als Unverständnis und Bewunderung provoziert -, rückt die dokumentarfilmischen Machtrelationen des Geständnisses und der Selbstmitteilung in den größeren Zusammenhang einer historischen Entwicklung, in der sich die amerikanische Gesellschaft des Spektakels und des Narzißmus etabliert (vgl. Perniola 1990). Die Selbstüberwachung gerät dabei tendenziell zu einem Konsum von Spiegelbildern, der in seiner übermäßigen Intensität auf die eigentliche Problematik narzißtischer Störungen verweist: auf ein Gefühl der inneren Leere, das sich mit Omnipotenzphantasien abwechselt aber keine stabile und zuverlässige Selbstwahrnehmung erlaubt. Für Lasch begründet die Sucht nach Anerkennung und die gleichzeitige Entwertung derjenigen, die sie anbieten, einen unstillbaren Kreislauf der Selbsterfahrung, der jedoch nicht das Gefühl der inneren Leere aufzufüllen imstande ist. Die filmischen Spiegelungen können demgemäß vielleicht auch als Versuche verstanden werden, das Selbst "in der Auflösung, im Verschwinden-Machen, in der Immaterialität, in der rein virtuellen Existenz der menschlichen Gestalt" (Perniola 1990, 56)[63] aufgehen zu lassen. Während dieses

---

[62] Lasch orientiert sich in seiner Zeitdiagnose der 'Narzißmuskultur' an einem in der klinischen Praxis beobacht- und auf gesellschaftliche Bedingungen rückbeziehbaren Wandel von Symptomneurosen zu Charakterstörungen, wie auch an dem zunehmend in psychologischen Kategorien gefaßten Persönlichkeitskonzeptionen (vgl. den Exkurs in 5.5.1).

[63] Perniola (1990) bezieht sich zwar auf Spiegelungen im Video-Bereich; deren Prinzipien wurden aber bereits in den hier zur Diskussion stehenden filmischen Verfahren ausgelotet.

narzißtisch geprägte Fundament des Umgangs mit Selbstbildern einerseits als *Anpassung* an ein gewandeltes gesellschaftliches Beziehungssystem gelten mag und eine Bewältigungsfunktion hat, läßt sich das panoptische Dispositiv der filmischen Selbstüberwachung auch als Eindringen wissenschaftlicher Expertensysteme in die Alltagsstrukturen begreifen. Drehsituative Verhaltensformen, performative Inszenierungsversuche werden - in einer Überreizung der Benjaminschen Verwissenschaftlichung - als Datensammlungen geprüft und mit klassifikatorischen Etiketten versehen; Charaktertypologien führen zur Registrierung des Ab/Normalen und werden mit normativen Vorstellungen eines Fahrplans psycho-sozialer Entwicklung in Beziehung gesetzt (vgl. Lasch 1978, 48). Die Vorgaben therapeutischer Expertensysteme bilden den internalisierten Selbstüberwachungsstandard, dessen Überprüfung in den Sichtbarmachungszonen automatisch und unausweichlich erfolgt. Auch wenn das Versprechen der Bilder, eine kohärenzstiftende Präsenz des Selbst herzustellen, als Täuschung entlarvt ist, bleibt die Heilserwartung an die Spiegelung intakt.

Diese Thematik wird in Jim McBrides *David Holzman's Diary*,[64] einem fingierten Tagebuch-Dokumentarfilm, aufgegriffen und eng mit den Bedingtheiten des filmtechnologischen Arbeitens verknüpft. Immer wieder auftauchende Elemente sind jene einer engen libidinösen Beziehung zu Kamera oder Tonband, eines Wunsches nach Spiegelung oder einer Hinterfragung sexueller Differenz, doch bleibt die Selbstanalyse in der spielerischen Doppelung von Analyse und Täuschung, Offenbarung und Maskerade als Form der Selbstüberwachung widersprüchlich und ambivalent. Während *Daughter Rite* die Explorationsstrategien von *Nana, Mom and Me* (und anderen Filmen) aufgreift, um die weiblichen Selbstentwürfe im Kontakt mit der Mutter, Großmutter oder Schwester (und oftmals in Abgrenzung von Vätern) zu problematisieren, ist *David Holzman's Diary* ein fingierter Tagebuchfilm, der Pincus' *Diaries* vorausgeht. Die Hinwendung zu den *Apparaten* bekommt einen obsessiven, realitätsüberlagernden Charakter, der sich auch in der zwanghaften, allgegenwärtigen Reflexivität fortsetzt (vgl. Brinckmann 1988, 72). Die Ausrüstung wird als konstitutives und relaisartiges Element in den Vordergrund gerückt und übernimmt schließlich die Funktion einer 'menschlichen' Ansprachegentur, deren 'reale', fleischliche Verkörperung (Penny) sie zuvor aufgrund ihrer Herrschaft über David vertrieben hat. Der Film kreist um die narzißtische Komponente der Selbstinszenierung und die Machtdimensionen des Bildermachens, er ist jedoch weder - wie von James (1989, 286-298) angedeutet - ein Szenario, das sich in seiner

---

[64] *David Holzman's Diary*. Jim McBride, L. M. Kit Carson. 1967, 71 Min. Fingierter Dokumentarfilm, der eine unmittelbare Selbsterfahrung der Hauptperson David Holzman im Kontakt mit den filmtechnischen Apparaten erzählt. Im Zuge einer präsentischen Entfaltung gerät das Tagebuch zur Chronik einer gescheiterten Selbsterkenntnis, die sich aufgrund des zerstörerischen Potentials der Technologie im Kontakt mit der Freundin nicht einstellen kann und schließlich durch den Diebstahl der Ausrüstung einer Repräsentation vollends entzogen wird. Dennoch liegt der Schwerpunkt weniger auf der Unmöglichkeit einer plötzlich sich einstellenden 'Erkenntnis' als auf dem *Prozeß* einer filmisch gestützten Selbsterfahrung, die auch in narzißtischen Spiegelungsversuchen aufschlußreich ist.

Selbstbezüglichkeit verfängt, noch ein fingierter Entwurf, der sich nicht über seinen Repräsentationsmodus vergewissert. Vielmehr verarbeitet er eine Spannung, die sich als allgemeingültiges Merkmal *filmischer* Realitäten durchgängig auch in den 'dokumentarischen' Explorationen findet, für die diese nur aufgrund des dokumentarischen Kontraktes eine andere Rezeptionshaltung beanspruchen dürfen. Diese Spannung umfaßt drei Komplexe: die Frage nach der grundsätzlichen Kommunizierbarkeit mit Hilfe filmischer Relais, die Frage nach dem öffentlichen oder privaten Umgang mit sexualisierten Körperbildern und die Frage nach dem inhärenten Spiel von Repräsentationsmodi mit Konventionen des aufrichtigen Geständnisses oder der das 'Wahre' verbergenden Verstellung. Im Unterschied zu Pincus in *Diaries*, der die intersubjektive Basis des Filmens betont, Entblößungen mit einem moralischen Gebot des (zu respektierenden) Taktes versieht und auf eine mögliche Authentizität der Selbstanalyse vertraut, dehnt McBride die Beziehung zwischen Filmarbeit und Leben in die andere Richtung aus; Kommunikation stellt sich zunehmend ichbezogen her, das visuelle Festhalten von Bewegungen und äußeren Merkmalen ist räuberisch und voyeuristisch, die Verstellung läßt sich im Kontext filmischer Realität letztlich nicht entscheiden, sondern nur graduell abstufen; die Filmarbeit schließt ein einheitsstiftendes Habhaftwerden aus. Das dokumentarische und das fiktionale Filmtagebuch von Pincus und McBride gehören demnach keinen qualitativ unterschiedlichen Diskursformationen an, sondern sie lassen das Spektrum der Selbstanalysen ich- und objektbezogen auseinanderlaufen.

McBride setzt Holzman als Ich-Erzähler ein, der weitgehend präsentisch die Erlebnisse von neun Tagen ausbreitet, diese aber nicht von einem rückblickenden Zeitpunkt aus kommentiert, sondern mit einem Gestus der Unmittelbarkeit. Trotzdem sind die Einträge nicht beliebig, sondern durch Querverweise und bestimmte Leitmotive eng miteinander verbunden.[65] Holzman stellt Bezüge zur Welt außerhalb sei-

---

[65] Segmentübersicht von *David Holzman's Diary*
1) Spiegelaufnahmen, Stativ in Davids Wohnung. Erläuterung von David zum Projekt eines Filmtagebuchs. Erster Filmtag: July 14, 1967.
2) 4.34 Straße. Aufnahmen von Straßenschluchten in Zeitlupe.
3) 7.26 Fotos. Bilder von der Eclair-Kamera, dem Nagra-Tonband und dem Angenieux-Objektiv.
4) 8.26 Stativ (July 15, 1967). Vorstellung von Freundin Penny.
5) 11.35 Fotos von Penny in Werbung.
12.04 Fensterblick und Handkamera in Wohnung. David und Penny zusammen in der Wohnung. Sie will nicht gefilmt werden.
6) 14.33 Fensterblick auf die Wohnung gegenüber, in der 'S. Schwartz' wohnt.
7) 16.55 Stativ (July 17, 1967). David berichtet von Telefongespräch mit Penny über ihren Streit.
8) 18.30 Stativ bei einem Freund, der über Penny und die Unterscheidung 'life/movie' spricht.
9) 24.42 Schwarzbild. *Voice-over* mit Bericht über Pennys Empörung und ihr Verlassen der Wohnung.
25.54 Handkamera zeigt Penny schlafend.
10) 27.41 Stativ (July 18, 1967). David am Telefon mit Penny.
11) 28.46 Fensterblick und Straßenaufnahmen.
12) 29.22 Straße. David im Gespräch mit einer Frau (oder Transvestiten?) im Auto, die

ner Wohnung nur über technologische Vermittlungsmaschinen her: Telefon, Radio, Fernseher, Fotos und vor allem die Kamera, die das New Yorker Stadtleben stellvertretend erfährt, und deren Sichtweise zum Teil verfremdet wird. In der Dehnung der Zeitlupe (durch die Straßen, vorbei an alten Menschen oder Polizisten) oder der optischen Verkrümmung des 'Fischauge'-Objektivs schieben sich individualisierende Bewußtseinsfilter vor das Protokoll, die das Erfahrene gegen die Außenwelt abschließen und abschirmen. Es bleibt eine losgelöste und arbiträre Stadtlandschaft, die am unspezifizierten Beobachter vorbeizieht. Daneben wird der Kamerablick als sexualisierter ausgewiesen, der sich ersatzhaft, voyeuristisch auf Frauenkörper richtet und diese registriert: eine Fremde in der U-Bahn, der das filmische Selbst so weit folgt, bis sie sich umwendet und es vertreibt, oder die imaginäre 'Sandra', deren Aktivitäten überwacht und vermerkt werden. Die spontane Situation in der Straße, als Holzman Sandra begegnet, wird (wie in den übrigen Segmenten auch) direkt kommentiert, so als hätte der Filmemacher das entwickelte Material am selben Tag der Aufnahme bereits zur Montage als Eintrag verfügbar: "The movement that Sandra just made and that I caught has given her away, a little bit more now. By her own movements, more and more, she gives herself away to me." Das Filmen des anderen Körpers wird zum metaphorischen Raub seiner Merkmale und der damit verbundenen Persönlichkeit (vgl. Nichols 1991, 149). Auch Pennys Abwehr gegen David, nachdem er sie nackt aufgenommen hat, entstammt dieser intuitiven Einsicht, daß das ungewollte, unbemerkte mechanische Ansehen etwas schutzbedürftiges Eigenes nimmt. Holzmans Kommentar dieser Situation (in Segment 9) eröffnet ein grundsätzliches Dilemma seines Versuchs, nach Bedeutung filmisch zu suchen. Er filmt Penny, weil sie ihm in ihrer Schlafhaltung als perfekte Einheit erscheint; als etwas, das bewahrenswert sei, anrührend, schön und bedeutungsträchtig. Doch bleibt

---

vorher auf einem Foto zu sehen war.
13) 35.29 Einzelbilder eines Fernsehabends.
14) 37.41 Straße (July 19, 1967). U-Bahn, David verfolgt eine Frau mit der Kamera.
15) 40.52 Straße. Zeitlupenaufnahme vorbei an alten Leuten auf Bänken.
16) 43.43 Stativ, Fensterblick. David am Telefon mit Penny, die gleich auflegt. Er nimmt die Kamera, eilt zum Fenster und nimmt 'Sandra' auf, die aus dem Haus gegenüber kommt.
17) 45.20 Straße. Aufnahme mit Fischauge-Objektiv in Straße und U-Bahn.
46.52 Telefonzelle. David ruft Telefondienst an.
18) 48.10 Straße. Szene, in der zwei Polizisten sich über einen Mann beugen. Ton: (July 20, 1967) David wartet auf Pennys Agent Max, der Pennys Sachen abholen soll.
48.54 Fensterblick. Max kommt.
19) 49.41 Stativ. David spricht über Masturbation.
20) 52.48 Fensterblick. 'Sandra' tanzt mit ihrem Freund, David ruft in ihrer Wohnung an.
21) 54.56 Stativ (July 21, 1967). Abschlußansprache, Aggression gegen Maschinen und fehlende Einsicht über sich selbst.
22) 1.04.39 Straße. Gang an Fenstern und Häusergängen vorbei zu Pennys Haus.
23) 1.08.33 Stativ (July 22, 1967). David geht auf ein Begräbnis, wo er keine Aufnahmen macht.
24) 1.09.06 Schwarzbild/Paßbilder. Bericht vom Diebstahl der Ausrüstung und dem Ende des Films.
25) 1.10.15 Abspann.

diese Bemerkung ambivalent. Einerseits erscheint sie als idealisierende Rechtfertigung, andererseits läßt sie die Einsicht mitschwingen, daß die gesuchte Bedeutungsträchtigkeit nur in der Zerstörung des geliebten Objekts repräsentierbar wird. Nachdem dieses verschwunden ist und sich dem filmischen 'Einfrieren' entzogen hat, müßte Holzman sich selbst zum *verwundbaren* Objekt der *meaningfulness* machen, doch dieser Schritt gelingt ihm nicht. Der Innenraum seiner Wohnung, in dem sich im Unterschied zur Stadtlandschaft durch die Ansprache der Kamera und das Geständnis eine neue persönliche 'Wahrheit' einstellen soll, bleibt ein fingiertes Szenario intendierter aber unmöglicher Selbstfindung.

Der Topos eines sich in der Kameraansprache manifestierenden, ausufernden Narzißmus greift auf die Kreisförmigkeit von Holzmans Reflexion zurück. Die Leere, die sich einstellt, resultiert aus dem scheinbaren Versprechen einer publikumsbezogenen Kontaktaufnahme, die sich als monologische Interaktion des Protagonisten mit der Kamera erweist. Es ist ihm unmöglich, eine Objektbeziehung aufzubauen, die nicht zu einem unmittelbaren Rückbezug auf sein (offensichtlich jedoch verarmtes und ratloses) Ich verhilft. Das quantitativ gedachte Mischverhältnis von Ich- und Objektlibido hat sich derart entwickelt, daß die "der Außenwelt entzogene Libido [...] dem Ich zugeführt worden" (Freud 1975a, 42) ist. Im Sinn der Freudschen Unterscheidung eines primären (frühkindlichen) und eines sekundären, in der erwachsenen Objektwahl sich niederschlagenden Narzißmus erscheint es Holzman immer schwieriger, die Objekte nach dem (eine Verarmung des Ichs implizierenden) 'Anlehnungstypus' zu suchen und auf mütterliche oder väterliche Vorbilder zu beziehen; statt dessen liebt er nach dem 'narzißtischen Typus' sein gegenwärtiges, vergangenes oder idealtypisch gewünschtes Selbst oder die Person, die ein Teil des Selbst war. Penny wird in der Stilisiertheit ihrer Werbefotos und ihrer schlafenden Pose zum Inbild distanzierter Perfektion, die in der ständigen Verfügbarkeit als Zu-Filmendes gehalten werden soll, während die Filmapparate Symbole der Kontrolle, Ordnung und Kohärenz sind, die Holzman für sein Ich-Ideal der möglichen Bedeutungskonstitution heranzieht.

Zu entscheidenden Szenen für die libidinöse Besetzung der Technologie werden die Segmente 1 und 21, in denen er zunächst sein Projekt und später dessen Scheitern erklärt. Er führt aus, daß der Verlust seiner Arbeit und sein Musterungsbescheid ihm den Anstoß gegeben haben, ein Filmtagebuch zu führen, um jene Informationen, die von Menschen, Objekten und Ereignissen auf ihn einströmen, zu verstehen und zu verbinden. Dabei fühlt er sich getrieben, unruhig und hoffend, durch das 'Wahrheitsversprechen' der Filmstreifen einen Zugang zu seinem Leben zu finden. Neun Tage später ist er nicht nur über sein Leben noch immer im unklaren; auch die Hoffnung auf die Möglichkeit, Dinge und Menschen filmisch zu kontrollieren, zu verstehen oder neu anzuordnen, hat sich nicht erfüllt. Während das Ansprechen der Maschinen ihm nicht geholfen hat, die Verbindungen zwischen den Ereignissen herzustellen, konstatiert er statt dessen, daß Kamera und Tonband eine eigentümliche

Macht über ihn gewonnen haben. Die Schuldzuweisung wendet sich insofern zwar gegen die Technik, sie bleibt jedoch verhalten aggressiv und unterdrückt den Impuls, diese zu zerstören. Die Idealisierung einer technischen oder körperlichen Vollkommenheit, die zur Konsolidierung eines sich im Akt des Filmens und der Besitzergreifung des weiblichen Objekts herstellenden 'Ichs' beitragen sollte, hat sich in eine Kränkung umgewandelt, die das Selbst auf den Anfangszustand der Entleertheit und bodenlosen Ratlosigkeit zurückwirft. Die Unberechenbarkeiten während des Aufnahmeaktes (z. B. das direkte, auf das Sexuelle abzielende Gespräch mit der Frau am Autofenster, das Holzmans voyeuristische Rolle durchbricht) oder die Autonomie der anderen 'Objekte' (die ihn wie Penny verlassen können) haben seine Täuschung über das Kontrollpotential der Apparate offensichtlich gemacht. Holzman erlebt eine narzißtische Kränkung, ein Scheitern des Versuchs, seine Ichgrenzen über das Filmtagebuch zu stabilisieren. Doch läßt sich diese Problematik einer erfolglosen Suche nicht auf das Fingieren einer übermäßigen oder gar pathologischen Selbstbezüglichkeit reduzieren. Wie auch bei anderen Explorationen stellt bereits das Ausstellen des Wahrnehmungs- und Selbsterfahrungs*prozesses* eine Sublimierung, d. h. produktive Umlenkung libidinöser Energien dar. Darüber hinaus erhalten die Versuche, über Kommunikationstechnologien Verbindungen herzustellen, auch weniger einen für dieses Individuum typischen als einen für die Basis gesellschaftlicher Kontaktlosigkeit paradigmatischen Charakter. Die Vergeblichkeit (oder Indirektheit) der filmemacherischen Exploration wird somit zum exemplarischen Fall einer sich über industriell verfertigte Medienbilder konstituierenden Gesellschaft. Holzman ist zwar ein Individuum, das die Entleertheit seiner Ichlibido aufzufüllen sucht, aber dies gelingt ihm nicht, da die Bedingungen des großstädtischen Lebens es verunmöglichen. Interpersonale Beziehungen erscheinen, wenn sie überhaupt sichtbar oder nachvollziehbar ausgestellt werden, als abstrakt oder funktional. Daher kann Holzman auch die von Penny vorgebrachte Unterscheidung zwischen privater und öffentlicher Ausstellung ihres Körpers nicht verstehen - eine Gesellschaft, die im Rahmen ihrer Warenzirkulation den Modus der voyeuristischen Lust etabliert hat, reproduziert dessen Basis in der scheinbar abgeschiedenen nicht-öffentlichen Sphäre. Indem er die Grenzlinien zwischen den Wahrnehmungszonen nicht mehr erkennt, vertreibt Holzman Penny aus seinem Lebensbereich (vgl. James 1989, 286-289).
Die Erzählung spielt dabei mit den unterschiedlichen Sexualisierungen des Körpers und der Blicke, verankert aber sowohl die Geschlechterspezifik von Holzmans Aktivität als auch die Organisation des narrativen Gerüsts in einer festen Dichotomie des Männlichen und Weiblichen. Die Frau ist das begehrte, zu besitzende Objekt, das in seiner selbstgenügsamen Angeschautheit zum idealisierten Fetisch wird (vgl. Mulvey 1985). Sie ist eine Quelle erotischer Lust, an der sich das (männliche) filmische Selbst sadistisch (wie mit der Frau in der U-Bahn), heimlich (wie mit 'Sandra') oder unmittelbar wie mit Penny abarbeiten kann. In der von Holzman eingeforderten Bereitschaft unablässiger exhibitionistischer Präsentation soll sich eine ausagierte Ich-

bezüglichkeit darstellen, an der sich der Betrachter identifikatorisch und voyeuristisch bereichern kann. Dabei partizipiert *David Holzman's Diary* an dieser Logik, ohne sich in ihr zu erschöpfen, vielmehr wird sie als ein sich über Beobachtungs- und Befragungsrelationen herstellendes Verfahren markiert und trägt in ihrer destruktiven Qualität zur Verschärfung der isolierten Abgeschiedenheit des Protagonisten bei. Wie im Tagebuchfilm von Pincus, dabei aber ohne dessen auf Gesprächen beruhende Verständigung, sondern reduziert auf die Mechanik des Beobachtens, setzt sich sexuelle Differenz aus den von Rodowick (1991, 47) ausgeführten Elementen zusammen: den soziologischen und ideologischen Kategorisierungen Mann, Frau; den physiologischen Merkmalen von männlich, weiblich; der Triebdynamik von aktiven und passiven Anteilen und den fluktuierenden, geschlechtlich sexualisierten Identifikationen von und mit maskulinen oder femininen Objekten. Während sich die Identifikationen in Holzmans Masturbationsphantasien von den gesellschaftlich 'nahegelegten' Objekten ablösen, führt der Voyeurismus ihn in die Machtstrukturen patriarchaler Wahrnehmungsmuster zurück. Im Gegensatz zu Pincus, der seine Ausbrüche aus den monogamen Szenarien bürgerlicher Familien zunächst eigenständig auslebt, später bei seinem Freund David Neuman nachvollzieht, letztlich aber mit seiner Frau einen traditionellen Entwurf einrichtet, bleibt Holzman ohne eine konkrete Alternative. Penny verweigert ihm die voyeuristische Lust, die schillernde Welt des in *drag movies* auftretenden Wesens verschreckt ihn, und die Ersatzbefriedigung der Maschinen bleibt eine oberflächliche und kurzfristige; die Hohlheit von Holzmans Selbst ist die Spiegelung einer entleerten Außenwelt.

Sie ist aber auch ein Effekt der Erzählung, die den Protagonisten über den Kontakt mit der Filmausrüstung in die Isolation treibt (die dann durch den Diebstahl eine vollständige ist), und die an die Stelle der Schaulust weniger eine Aufsplitterung der Subjektansichten als ein implizites Bilderverbot setzt. Die narzißtische Komponente des autobiographischen Projekts kann das Selbst, das in der zu Beginn geäußerten (und dem spontanen Anspruch des Direct Cinema entsprechenden) Formel 'be yourself' versteckt zu sein scheint, nur in der permanenten Spiegelung zur Darstellung bringen und versetzt Holzman damit in eine destruktive und klaustrophobische Gegenwärtigkeit. Die direkte Aufnahme im Spiegel oder die Verwendung der Kamera als Spiegelersatz wird zur Metapher des Präsentischen: "The opposition of self to self in the mirror becomes a vehicle for the affirmation of a present tense, the interlocked stare being the extension or duration of a moment" (Sitney 1977/78, 64). Diese Verdoppelung ist ein Kommentar nicht nur auf die Rückwendung des Subjekts auf sich, sondern auch auf den Repräsentationsmodus des Dokumentarischen, das ein Habhaftwerden der eigenen Person zu versprechen scheint. Sie ist ein ritualisiert in den Explorationen des Privaten auftauchender Verweis auf die Anwesenheit der Kamera und wird in *David Holzman's Diary*, im Sinn des Narziß-Mythos, zum einen als gefährliche, autodestruktive Gefangenheit, zum anderen als die Isolation intensivierende, die Außenwelt trotz eines gegenteiligen Bedürfnisses abwehrende Geste eingesetzt (vgl. Gusdorf 1980). Holzman wird zu jenem in Echoschleifen und Spiegelungen verfangenen 'postmodernen' Menschen, der von historischen Bezügen abgelöst seiner Innerlichkeit enthoben ist, nur noch externe Informationen reflektiert, und dem eine subjektive oder persönliche Erfahrung unmöglich geworden ist (vgl. Perniola 1990). McBride erzählt von einem Zustand der Verschmelzung und Ausklammerung von Außenwelten, der sich mit den Möglichkeiten eines *instant feedback* im Video-Medium vollendet. Die Diktatur des Gegenwärtigen und die Verschmelzung mit dem gedoppelten Bild lösen Zeitstrukturen und Kontextualisierungen des Subjekts selbstzerstörerisch auf. Die Reflexivität des modernen, auf die Bedingtheiten seiner Entstehung verweisenden Kunstwerks wird zum Reflektieren eines Subjekts, das sich als Kategorie damit selbst auflöst (vgl. Krauss 1976). Im Filmmedium bleibt dies jedoch eine 'Geschichte', die erzählt wird, und sich nicht (wie es in Videoinstallationen möglich ist) unmittelbar realisieren kann. Es bleibt ein Effekt des Verzichts auf eine rückblickende Kommentierung und der Imitation einer sofortigen Verfügbarkeit von entwickeltem Filmmaterial.

Der Blick eines Filmemachers durch das Objektiv in einen Spiegel hat jedoch die tiefere Bedeutung eines autobiographischen Initiationsritus, denn nur in diesem Moment kann das Spaltungsparadox des beobachtenden 'filmischen Selbst' und des erlebenden, sichtbaren 'repräsentierten Selbst' überwunden werden. Beide Anteile des autobiographischen Erzählers werden in einer imaginären Einheit zusammengeführt, die den (Kamera-)Apparat als scheinbare Erweiterung des Körpers notwendig mit einschließt. Der (für die Zuschauer erkennbare) Spiegelblick bekommt eine ichbildende Funktion, die der von Lacan (1973) für das Kleinkind postulierten 'Spiegelphase' sehr ähnlich ist. Der Körper des filmenden Subjekts zeichnet sich in seiner individuellen Gestalt als Ideal einheitlicher Geschlossenheit ab und impliziert durch die für die Spiegelung notwendigen Apparate den Übergang in eine symbolische Matrix (der filmischen Repräsentation). Der Spiegelblick wird zu einem 'Schwellenphänomen' zwischen dem Imaginären und dem Symbolischen, das die Imagines der Einheitlichkeit trotz der unausweichlichen Zerstückelung (in montierte, zusammengesetzte Einzelteile) als Ideal bereithält. Er ist die Repräsentation einer Sehnsucht nach der Darstellbarkeit und Einheit des Subjekts, nach der Beweisbarkeit des Zusammenfallens von Filmenden und Gefilmten und nach der Haltbarkeit des Objekts, bzw. einer Macht darüber. Er bleibt aber eine *Repräsentation*, ein Zeichen, da - wie von Eco (1991a, 61) ausgeführt - Bilder von Spiegelbildern (oder ihr Ersatz durch die Kamera) niemals die Funktion von Spiegeln übernehmen können: "Von Spiegeln gibt es keine anderen Abdrücke oder Ikonen als weitere Spiegel. In der Welt der Zeichen wird der Spiegel zum Phantom seiner selbst, zur Karikatur, zur Verhöhnung oder Erinnerung." Die Bezeichnungsqualität des Spiegels bleibt eine konkrete, sich auf ein Objekt beziehende und nur aufgrund von dessen Anwesenheit sich einstellende. Damit ziehen sich die Merkmale der Präsenz, der Kausalität, der Nichtverallgemeinerbarkeit des Spiegelbildes und seiner Verschmelzung mit dem Informationskanal zu einer Relation zusammen, die es nicht zu einem Zeichen, sondern zu einem Kurzschluß mit dem Referenten machen, dessen Vermittlungsleistung erst in katoptrischen Verzerrungen oder Entstellungen zum interpretatorischen Akt einlädt (vgl. Eco 1991a). Die Repräsentation des Spiegelblicks ist in diesem Sinn keine Spiegelung, sondern eine bereits inhaltlich ausdifferenzierte Metapher der Selbstbetrachtung - ein Abdruck, der entziffert wird, 'als ob' er eine Spiegelung wäre.[66] Insofern bleibt *David Holzman's Diary* eine Erzählung über Isolation und Schaulust, die ihren Repräsentationsmodus nicht in einer Illusion der Verwechslung von Spiegelung und Filmarbeit aufgehen läßt, sondern auf die gesellschaftlichen Verschiebungen von Akten der Verstellung oder Authentizität rückbezieht. Während in *Underground* und *Speaking Directly* Spiegel die Funktion der Verdeutlichung politischer Interpretationen bekommen (vgl. den folgenden Unterpunkt 5.5), und sie in *Grey Gardens* oder *Diaries* als reflexive Kontextualisierungen der Drehsituation dienen, werden sie für Holzman zur reflektierenden Fläche, auf der sich kein authentisches Selbst mehr auffinden läßt. Damit greift die Erzählung ein Grunddilemma auf, das sich auch in der Auseinandersetzung zwischen Holzman und seinem Freund (in Segment 8) andeutet und die unterschiedlichen Ansprüche des Dokumentarischen und des Fiktionalen berührt. Dieser Freund beklagt zum einen die Ereignislosigkeit von Pennys und Davids Leben, die zu keinem interessanten Film führen wird, und zum anderen die Unmöglichkeit, vor einer Kamera spontan und unbeeinflußt seine 'wahre' Persönlichkeit zeigen zu können. Diese Befangenheit sei ein Grund für die unaufrichtige, moralisch und ästhetisch fragwürdige Basis des Projekts. Holzman würde nur jene Teile seines Lebens zeigen, die er für 'sicher' halte, die aber weder spontan noch aufschlußreich seien. Er solle sich statt dessen entweder 'nackt' zeigen, Dinge beichten, über die er sich schämt, oder ein gutes und interessantes Drehbuch schreiben, um aus dem belanglosen Leben ein mitteilenswertes zu machen. Der Freund bezweifelt demnach nicht nur die Basis des dokumentarischen Anspruchs, sondern er fordert die Fiktionalisierung des Lebens, die Übersetzung in eine Erzählung. Die ironische und in einer Endlosschleife verfangene Brechung liegt dabei in dem Umstand, daß *David Holzman's Diary* ein *fingiertes* Szenario ist, das den Gestus des Dokumentarischen evoziert, seinerseits aber einem Drehbuch folgt. Die fingierte Erzählung berichtet also von einem Projekt, das sich - um wirklich aufschlußreich sein zu wollen - mit Elementen des Fingierens anreichern müßte. Da dies bereits geschehen ist, aber immer nur von seinem Scheitern berichten kann, liegt der Schluß nahe, daß sowohl das Dokumentarische als auch das Fiktionale nicht mit dem Umstand umzugehen imstande sind, daß sich das 'wahre' Selbst des 'be yourself' nicht mehr erzählen läßt, daß also das Drehbuch für ein authentisches Subjekt unschreibbar geworden ist. Die *Unmöglichkeit* einer fingierten *oder* dokumentarischen

---

[66] Zur Unterscheidung von Spiegel und Semiose schreibt Eco (1991a, 60): "Das katoptrische Universum ist eine Realität, die den Eindruck der Virtualität wecken kann. Das semiosische Universum ist eine Virtualität, die den Eindruck der Realität wecken kann."

Repräsentation ist die autodestruktive Konsequenz des Filmtagebuchs von Holzman. Sie setzt an die Stelle der drehsituativen Interaktion und des katalysatorischen Einsatzes von Technologie die allgegenwärtige maskenhafte Verstellung und die fetischisierte Kontrolle über das Objekt.

Damit deutet sich wie auch in *Diaries*, *Grey Gardens* oder *An American Family* an, daß die filmische Exploration des Privaten dessen technologische Durchdringung und therapeutische Definition befördert. Die Einschätzung des implizierten 'Vermachtungsgrades' der Objekte bleibt im Kontext mannigfaltiger Weiterverarbeitungen jedoch mehrschichtig. Die an der Erwartung einer indexikalischen Referenz festhaltenden 'realistischen' Filme, die das Private mit der Annahme, "that doing so will free others to deal with their lives" (Weis 1975, 56),[67] vor der Kamera ausbreiten, erreichen dieses Ziel oftmals in einem pragmatischen, bewußtseinsbildenden Sinn (vgl. Kapitel 6.3). Sie sind jedoch der Dynamik der wissenschaftlichen Verwertbarkeit des sich als wirklich ausgebenden Verhaltens noch verhaftet und tragen so zur klassifikatorischen Definition des Ist-Zustands bei. Mit der Imitation dokumentarfilmischer Kodes in *Daughter Rite* und *David Holzman's Diary* wird dieser Repräsentationsanspruch zugunsten eines Spiels mit Modellen aufgegeben. Damit wird die Bewältigungsfunktion zwar abstrahiert (und der psychologische Realismus abgeschwächt, da die Inszenierbarkeit von Gefühlszuständen im Vordergrund steht), aber nicht im Zustand sinnloser Selbstreferentialität aufgelöst. Vielmehr deuten sich zwei die Machtrelationen reflektierenden Elemente an: einerseits wird betont, daß die Macht der Selbstüberwachung, als produktive verstanden, auf seiten des Publikums das Geheime zwar verstümmeln, aber nicht vollständig zerstören und auflösen kann; daß also eine Verschiebung der nicht sichtbaren Erfahrungsfelder und intimen Räume stattfindet, ein permanentes Ausweichmanöver vor dem Zugriff einer klassifikatorischen Festschreibung. Andererseits führt diese Prämisse zur Verweigerung einer eindimensionalen Äquivalenzbehauptung; die Repräsentation soll über *Ähnlichkeitsrelationen* zur Annäherung an und zum Austausch über Modelle der Selbstwahrnehmung werden. Damit entschärft sich die Machtrelation einer verwissenschaftlichten Überwachung, und die dokumentarfilmische Repräsentation beginnt, mit ihrem gewandelten Anspruch stärker an dem Versuch zu partizipieren, "Anspielungen auf ein Denkbares zu erfinden, das nicht dargestellt werden kann" (Lyotard 1990, 48).

---

[67] Weis äußert sich in diesem Zusammenhang zu *Nana, Mom and Me* und *It Happens to Us* von Amalie Rothschild.

5.5 Systemanalysen: Das Private als symptomatische Kategorie gesellschaftlicher Machtverhältnisse

Die Tagebuchfilme von Pincus und McBride erzählen von Beziehungsmustern, die als Anpassungen an interpersonale Konflikte zu verstehen sind. Für den fiktiven Charakter Holzman bleibt die ichbezogene Isolation, für Pincus ein objektbezogener Kompromiß als individuelle 'Lösung' erkennbar; beide Entwürfe entfalten sich als prozeßhafte Reaktionen, die ihre Privatheit vom Öffentlichen abzusetzen versuchen. Holzman *ist* kein Narzißt, sondern er *reagiert* narzißtisch auf ein soziales Umfeld, das ihm dieses Verhalten als angemessen erscheinen läßt. Die Kategorien der Selbstanalyse bei Pincus und der Selbstinszenierung bei McBride arbeiten sich damit indirekt an der Vorgabe des Protokolls ab, das durch seine empiristische und entsubjektivierte Basis einen Objektivitätsstandard vorzugeben scheint. Während in der Selbstanalyse eine mögliche Objektivierbarkeit des Selbst nicht angezweifelt wird und die Reduzierung bzw. Offenlegung der Inszenierungsanteile die Authentizität des (Selbst-)Porträts erhöhen soll, nähert sich die Selbstinszenierung mit einem skeptischen Vorbehalt der 'dokumentarischen Objektivität' und postuliert statt dessen den grundsätzlich unhintergehbaren Darstellungs- und Inszenierungscharakter. Was im Protokoll durch die Distanz zwischen Gefilmten und Filmenden tendenziell voneinander abgelöst werden kann und sich auf die Performanz der 'anderen' bezieht, richtet sich in den Selbstbefragungen auf die von der Erzählung konstruierte erzählerische Agentur: Fragen nach der Verstellung oder Aufrichtigkeit, dem wahren Geständnis oder der maskenhaften Ehrlichkeit, dem authentischen Ausdruck oder dem ungreifbaren Spiel sind auf das explorierende Selbst rückbezogen.

Das Protokoll, die Selbstanalyse und die Selbstinszenierung tragen dabei die Einbettung des Privaten in einen größeren gesellschaftlichen Zusammenhang über die Konzentration auf das Individuum aus. Bei den Maysles in *Grey Gardens* behauptet sich dieses gegen die Übergriffe von außen durch eine exzentrische 'Andersheit', bei Leacock in *Community of Praise* formiert es sich mit anderen zu einer familialen und spirituell-'ideologischen' Einheit, bei Pincus und Neuman reproduziert sich im drehsituativen Kontakt mit Panola eine übergreifend gültige Benachteiligungsstruktur, bei Gilbert schließlich werden die Louds mit ihren spezifischen Umgangsformen zur exemplarischen Fallgeschichte einer kommunikationsunfähigen Kultur. Die Interaktionsmuster der Menschen in ihren privaten Parzellen erhalten die Qualität einer symptomatischen Aussagekraft über pathogene Entwicklungstendenzen der Gesellschaft, während die vorgestellten Anpassungsmodelle zu Inszenierungen individueller Lösungsstrategien werden. Bei Pincus und Rothschild zeichnen sich diese im Austausch mit den Familienangehörigen ab, bei Citron darüber hinaus auch mit dem filmischen Materialstatus des repräsentierten Kontakts. McBride stellt die Auseinandersetzung mit den Filmapparaten in den Vordergrund, belegt diese jedoch mit einer Ersatzfunktion für den unmöglichen unmittelbaren Austausch Holzmans mit Freunden und Bekannten. Das Private entsteht nicht nur als ein abgeschirmter Raum des möglichen Rückzugs, sondern auch als Interaktionsfeld, in dem die sozialen Ursachen gesellschaftlicher Ungleichheit auf *psychologische* reduziert werden können. Die romantisierende Überhöhung einer möglichen Selbstbehauptung des Individuums vernachlässigt demgemäß die Verbundenheit ökonomischer, technologischer und politischer Faktoren, die sowohl das expressive Fundament des Films als auch die 'Vergesellschaftung' der psychologischen Dispositionen durchziehen. Diesen Faktoren widmen sich die Explorationen von de Antonio und Jost, die zwar zentral auf Individuen zurückgreifen, deren Bedeutung aber in den übergeordneten historischen und sozialen Systemen verorten. Die *individualpsychologische* Perspektive wird damit durch eine *systemorientierte* ergänzt, die sich der Dialektik des Politischen im Privaten unmittelbarer zuwendet.

Underground[68] konzentriert sich auf den Versuch, die individuellen Biographien der *weatherpeople* in ihrer zunehmenden Ablehnung der amerikanischen Regierung bis zur terroristischen Gewalt gegen symbolträchtige Einrichtungen mit einer marxistischen Gesellschaftsanalyse zu verbinden. Zeigt sich beim agitatorischen Grundton des *Newsreel*-Kollektivs ein Versuch der militanten Auflehnung gegen die Realitätskonstruktionen des *mainstream*, so ist de Antonios kompilatives Montageverfahren von der Erkenntnis durchzogen, daß eine Annahme, es könne einen diskursiven Punkt des Außen geben, nur in der deutlicheren Herausschälung des dominierenden Zentrums eine Zementierung der strukturellen Verbundenheit erbringen kann, die von Kaplan (1988, 98) für den feministischen Film ausgeführt wird: "Alternate cinema, that is, cannot stand outside of the dominant discourses that construct it through its very position as of opposition to mainstream cinema. We can begin to see that alternate practices are to an extent bound by the very signifying practices they aim to subvert."[69] Weder durch den Aufbruch der konventionellen Sinnkonstitutionsverfahren noch durch eine Überführung der Filmpraxis in eine kunsthandwerkliche Alltagsbeobachtung, sondern in einer dialektischen Montage sieht de Antonio die Möglichkeit dokumentarfilmischer Relevanz - womit er auf Konzeptionen der sowje-

---

[68] *Underground.* Emile de Antonio, Haskell Wexler, Mary Lampson. 1976, 85 Min. Im Untergrund des Privaten suchen de Antonio, Wexler und Lampson die terroristische Gruppe *weatherpeople* auf, um sich mit deren Mitgliedern über die Ziele und Ursprünge des 'revolutionären Kampfes' in Amerika (vor allem der *New Left* in den sechziger Jahren) zu verständigen. Das biographische Interesse, das im ersten Teil den einzelnen Mitgliedern gilt, verschiebt sich im zweiten auf die Gruppe als solche, während sich in kurzen Reflexionen über die Drehsituation und die Selbstdarstellung der Gruppe divergierende Vorstellungen der Filmemacher und der politischen 'Kämpfer' manifestieren.

[69] Vgl. dazu auch Zimmermann (1986, 63), die auf das Verhältnis zwischen künstlerischer Avantgarde und Amateurstatus eingeht: "While we might initially assume that amateur filmmaking, a form associated with naiveté regarding visual coding and literacy, and the avant-garde, a form identified through its disruption, interrogation, and reworking of visual codes, present us with opposite aesthetic agendas, on closer examination we can argue that their social positions as anti-utilitarian efforts removed from exchange relations and their mutual rejection of standards, aligns them closely."

tischen Schulen zurückgreift (vgl. Waugh 1985). Dementsprechend mischt er Interviews, Filmausschnitte und beobachtete Szenen zur kompilativen und durch die Anbindung an seine Gesellschaftsanalyse legitimierten Konstruktion, die ihre Authentizität - im Gegensatz zum beobachtenden Modus - gerade durch die Verschiedenheit der (visuellen und auditiven) Materialen erhält, die den Gestus des unermüdlichen Aufstöberns von Wirklichkeitsspuren belegt. In *Underground* nimmt de Antonio dabei eine spezifische Erweiterung des Politisierungsanspruchs des privaten Raums vor. Sein Interesse an den innneramerikanischen Auseinandersetzungen im Kontext des Anti-Vietnamkrieg-Protests und der Studenten- bzw. Bürgerrechtsbewegung findet eine Umsetzung durch das Nachzeichnen der biographischen Entwicklung der *weatherpeople*, einer Gruppe von Aktivisten, die mit Anschlägen gegen Institutionen des Staates und großindustrielle Unternehmen eine kommunistische Revolution durchsetzen wollen. Die Exploration des privaten Raums richtet sich nicht nach dem vordringlichen Wunsch einer Neubestimmung interpersonaler und rollenspezifischer Umgangsformen oder eines Selbstheilungsverfahrens genealogischer Spurensuche, sondern sie manifestiert jenen gesellschaftsübergreifenden Wandel, der politische Radikalität in den Untergrund verbannt und das Aufstöbern der Akteure zum zwangsläufigen Eintauchen in die Isolation der Innenräume macht. So ist auch de Antonios Reflexivität - durch die Unmöglichkeit, die Gesichter der Gruppenmitglieder zu zeigen, werden im Spiegel ihre Rückenansicht und die frontal gezeigten Interviewer samt Kamera (d. h. außer de Antonio noch Mary Lampson und Haskell Wexler) sichtbar - ein drehsituativer Notbehelf, der die Flucht in das Private konnotativ zur repressiven Intensivierung staatlicher Übergriffe und nicht zu einem entlastenden, die individuelle Stabilität ermöglichenden Rückzug macht. Das Private wird tendenziell zum Gefängnis.

Das Alternieren zwischen dem drehsituativen Kontakt, der die Gesichter der vom FBI gesuchten Gruppe aussparen muß, und dem 'historischen' Material, das spezifische Ereignisse erinnern, illustrieren oder beweisen soll, breitet die unterschiedlichen Lebensentwürfe und -erfahrungen der Mitglieder aus. Darüber hinaus werden diese aber zu einer transindividuellen allgemeinen Geschichtlichkeit aggregiert, die eine Verschiebung vom individuellen zum Gruppen-Porträt rechtfertigt. De Antonio löst die grundsätzliche Schwierigkeit einer ideologiekritischen oder politisch radikalen (Auto-)Biographie - neben dem Interesse an der Person auch die gesellschaftskritische Position adäquat repräsentieren zu können -[70] durch eine graduelle Ablösung der persönlichen Erfahrungen, die sich zu einem kollektiven Bewußtsein vereinigen. Er ruft zunächst eine individualpsychologische Perspektive auf, um diese dann mit

---

[70] Vgl. Doherty (1981, 96/97), der dem autobiographischen Genre einen konservativen Charakter zuschreibt: "The American historical tradition may be rich in rebellion and revolutionary critique. The American autobiographical tradition is either outright conservative or, if counter to the prevailing ideological winds, basically theoretical in its dissatisfaction. Only the outcasts and outlaws seem to arrive at a revolutionary critique of society that addresses problems and proposes solutions that redefine the political terms of American life."

den Erzählformen des historischen Materialismus zu verbinden, die neben einer Ablehnung psychologisierender Handlungsmuster in ständiger Verknüpfung mit historischen Referenzen und einer bewußten Erörterung politischer oder theoretischer Fragen stehen (vgl. Bordwell 1985, 234-273). Die Privatheit von *Underground* hat weniger die Funktion einer möglichen Abschirmung gegen das feindselige Außen oder jene eines Raums ungehinderter Menschlichkeit, sondern sie erlangt einen repräsentativen Charakter für die Härte des 'Klassenkampfes' und seine angestrebte Überwindung durch Gruppensolidarität. Die Ebenen der individuellen Identitätssuche, der politischen Radikalität und der Vergesellschaftung des Privaten und des Filmischen werden parteiergreifend, aber nicht unwidersprüchlich und ungebrochen ineinander verschoben.

De Antonios Funktion als Sprachrohr trifft dabei auf divergierende Ansprüche einer Historisierung politischer Radikalität und einer Biographisierung ihrer Akteure. Der (durch ein Tuch bedingte) Schleier zwischen den Terroristen und der Kamera belegt die Distanz, die sich zwischen den Filmemachern und der Gruppe im Verlauf der Aufnahme andeutet. Während de Antonio ihren gesellschaftlichen Kampf in den Kontext von Befreiungsbewegungen stellt und an den strategischen Operationen und Details der inneramerikanischen Anschläge Interesse zeigt, dabei konventionelle Angaben über Herkunft und Elternhaus ablehnt, durchzieht die Selbstdarstellungen der Gruppenmitglieder ein Anbindungsbedüfnis an Gruppen und Individuen, die ihre utopische Vorstellung des Kommunismus auch zu einem kollektiven Erlebnis nichtatomisierter Individuen macht. Offensichtlich hat sich durch die Dynamik von Anschlag, staatlicher Verfolgung, Abtauchen und Isolation eine 'revolutionäre' Alltagswirklichkeit eingestellt, die eine Historisierung der Gruppe in de Antonios Hinsicht - als ungebrochene Repräsentanten einer sinnvollen politischen Aktion - erschwert und statt dessen eine klaustrophobische Ausgegrenztheit hervorbringt. Der Film belegt in seiner kompilativen Kontrastierung von abgedunkeltem Innenraum und dem Außen einer anschlagsbedingten Zerstörung, daß die rhetorische Unterfütterung des Klassenkampfes und der Volksverbundenheit revolutionärer Kämpfer im Abtauchen in den Untergrund verkümmert, daß die Politisierung des Privaten nur in einer möglichen Rückanbindung an den gesellschaftlichen Kontext ihre Wirksamkeit entfalten kann. Dementsprechend macht er die Exploration zur versuchten, öffentlichkeitszugewandten Überwindung der Isolation, die anerkennt, daß die Vorstellungen von 'revolutionärer Identität' aufgrund der gruppenspezifischen Situation und der sich daraus ergebenden Selbstbilder hinterfragt werden müssen. In der Mischung männlicher und weiblicher Akteure beim Aufnahmeprozeß deutet sich in *Underground* dabei eine Konzeption an, die eine Reflexion über die Drehsituation nicht zur Verhandlung *geschlechter*spezifischer Handlungsmuster und Sozialisationserfahrungen erhebt, sondern zum Teil einer Machtanalyse, die die Subjektwerdung um die Konfrontation mit unterschiedlichen Formen struktureller Gewalt zentriert.

Die Reflexivität der Spiegelaufnahmen zu Beginn des Films folgt dabei im Unterschied zu *David Holzman's Diary* nicht dem Topos eines Selbst, das sich in den virtuellen Verdoppelungen nicht mehr in seiner 'authentischen' Gestalt auffinden kann, sondern sie markiert zum einen, daß die notwendige 'Vernebelung' der Gruppe durch eine Umlenkung der Perspektive umgangen werden kann, d. h. daß eine Veröffentlichung ihrer Selbstwahrnehmung trotz der bedrohlichen Radikalität möglich sein muß, zum anderen werden die Ambivalenzen des Projekts, als Filmemacher primär eine Sprachrohrfunktion zu übernehmen, im Rückbezug auf die Drehsituation als diffuses Distanzierungsbedürfnis augenscheinlich. In diesem Sinn verweist das sich im Spiegel andeutende Arrangement auf die Interaktion von zwei *Gruppen*, die im Kontakt miteinander neben einer grundsätzlichen Sympathie auch ihre Divergenzen auszutragen versuchen. Die letztlich sich einstellende Form des Gruppenporträts kann sich, wie de Antonio anmerkt, nur in der Bearbeitung dieser Distanz einstellen, die zwischen den 'professionellen Filmemachern' und den 'professionellen Revolutionären' besteht: "There is that lens. It stands between you and between us." Diese Bemerkung ist ein Kommentar auf die Zweifel über das Projekt, die sich etwa in der Mitte des Films bei den *weatherpeople* einstellen. Zuvor hat das kompilative Verfahren die Auskünfte der Personen (Jeff Jones, Cathy Wilkerson, Billy Ayers, Kathy Boudin, Bernadine Dohrn) über ihre Elternhäuser, ihre schichtenspezifischen Erfahrungen und ihre Politisierungsphasen mit den historischen Referenzen verschachtelt, so daß sich die Entwicklung der amerikanischen Neuen Linken in den fünfziger und sechziger Jahren schlaglichtartig abzeichnet. Zu einem gemeinsamen Erfahrungshorizont werden die Auseinandersetzungen um Rassismus, Segregation und Gleichstellung der Schwarzen, die emotionale und intellektuelle Verbundenheit mit Castros Revolution in Cuba, die Eindrücke der Verfolgung und des Mißtrauens durch den McCarthyismus, die gewalthaften Demonstrationen der *civil-rights*-Bewegung in Amerika und die imperialistischen Bestrebungen der US-Regierung im Vietnamkrieg. Die Biographien der Gruppenmitglieder überschneiden sich mit den visuellen und auditiven 'Zeugnissen' von historischen Figuren (Fidel Castro, Ho Chi Minh, Martin Luther King) zu einer Parallelisierung der rückschauenden 'revolutionären Identitätsfindung'. Die Gemeinsamkeiten des Erfahrungshorizonts der Gruppe verdichten sich durch die Erinnerung an intragruppale Konflikte mit männlichem Chauvinismus, an Formen der Selbstkritik und an die Eskalation der gewalthaften Konfrontation mit staatlichen Agenturen. Die Gesellschaftskritik, die in der ersten Hälfte des Films ungebrochen formuliert wird, legitimiert die terroristischen Aktionen durch den imperialistischen Expansionswillen Amerikas und einen innerhalb der Gesellschaft herrschenden Klassenkampf, der die ökonomische Ausbeutung der Bevölkerung und rassistische Polarisierungen intensiviert.
Als de Antonio seinen Einwand über den bisherigen Diskussionsgang macht und damit sein Desinteresse an konventionellen biographischen Angaben bekundet, deuten sich Widersprüche in der Selbstwahrnehmung und Präsentation der *weatherpeople*,

aber auch auf seiten der Filmemacher an. Während erstere einwenden, daß die Filmtechnologie ihre Selbstdarstellung beeinträchtige und damit ihr Versuch, eine adäquate Form für die Vermittlung ihrer politischen Ziele zu finden, erschwert werde, brechen bei de Antonio die diffusen Motivationen für das Projekt durch, die er zwar andeuten, aber im weiteren Verlauf des Films nicht wirklich auflösen kann.[71] Während die in der ersten Hälfte wiederholt auftauchende, dabei als spezifisch amerikanisch bezeichnete Frage nach dem Einsatz und der Funktion von Gewalt von den Filmemachern nicht unmittelbar angesprochen wird, zeigt sich in de Antonios Interesse an den Modalitäten der Anschläge eine Bewunderung für die Präzision des aktionistischen Potentials, das sich mit einer - im Film jedoch nicht auftauchenden - skeptischen Einschätzung des politischen Gehalts vermischt (vgl. Luik 1988, 27-32). So repräsentiert die Gruppe für ihn sowohl einen Endpunkt der Studentenbewegung, mit dem er sich identifizieren kann, als auch einen strategischen Irrweg, der auf einen Zustand der Verzweiflung angesichts der gesellschaftlichen Lage reagiert (vgl. Antonio 1980, 218/219). De Antonio folgt einer ambivalenten Identifikation mit dem provokativen Gestus der Gruppe, auch wenn ihm der Impuls, als Multiplikator zu dienen, durch den Umstand erschwert wird, daß "sie in Floskeln und Schlagworten redeten" (Luik 1988, 29). Trotzdem stellt er sie in den historischen Kontext der amerikanischen Radikalenbewegung und idealisiert die Geschlossenheit ihrer Selbstdarstellung: "Ich wollte den Film so gestalten, daß sie ihn, wären sie geschnappt worden, vor Gericht als Verteidigung hätten benutzen können. Ich romantisierte die Weather-Leute ein bißchen, weil ich wie sie verzweifelt war" (Luik 1988, 28).

Die Zäsur in der Mitte des Films, die das Spiegelarrangement durch die direkte Thematisierung der Drehsituation und der divergierenden Ansprüche ergänzt, läßt die diffusen Motivationen de Antonios jedoch weitgehend außer acht. Das Porträt erzählt sich im weiteren Verlauf vielmehr abgelöster von individuellen Gruppenmitgliedern und mit unterschiedlichen Schwerpunkten auf den Details von Anschlägen, der Alltäglichkeit des Lebens im Untergrund und dem kollektiven Projekt der Zeitschrift *Prairie Fire*. Der Schluß bestärkt die idealisierte Homogenität der Gruppe, die als Modell für eine weniger atomisierte, solidarische Gesellschaft dienen soll. Hier treten jedoch jene Widersprüche, die de Antonio ausklammert, bei der Auseinandersetzung mit der eigenen politischen Aufgabe partiell zutage. Weder die Formel eines 'Kampfes gegen die Klassengesellschaft' noch die utopische Forderung der Revolution können die Distanz überbrücken, die sich in der Illegalität zwischen Avantgarde und Bevölkerung eingestellt hat. Die Straßengespräche der Gruppenmitglieder, die auf deren Alltagsrelevanz abheben sollen, verweisen zwar auf ein großes Frustrationspotential auf seiten der Bevölkerung, doch ebenso auf eine Kluft zwischen

---

[71] Vgl. Waugh (1976, 11) über die unklaren Motivationen de Antonios: "It was uncertain whether the veteran documentarist's fascination with the Weatherpeople stemmed from a legitimate political interest or from either radical chic or encroaching senility."

Theorie und Praxis, die sich in der Umsetzung der marxistischen Gesellschaftskritik eingestellt hat: "There are no real answers provided to the crucial questions of whether the group is working in romantic isolation or whether their revolutionary practice is rooted in relations with working class or radical communities" (Waugh 1976, 12). De Antonio löst dies zwar vordergründig in der Affirmation des revolutionären Potentials der Gruppe (und ihrer kollektiven Stimme) auf, doch bleiben die Vermischungen von identifikatorischen, programmatischen, skeptischen und nostalgischen Anteilen virulent.[72] Das Private erhält seine Relevanz nur durch seine Konzeption als Öffentliches, d. h. als Raum, innerhalb dessen sich die Auswirkungen eines repressiven politischen und ideologischen Systems repräsentativ und die Widerstände dagegen exemplarisch aufzeigen lassen. Dazu verschmelzen Einzelbiographien zu einem gemeinsamen Erfahrungshorizont, werden Materialien historischer Figuren korreliert, um auf eine ihnen gemeinsame *tieferliegende* Dimension des Kampfes gegen Ausbeutung und Gewalt abzuheben. Die Utopie einer solidarischen Gruppenaktion wird insofern wieder an ein Muster der individualisierten Geschichtlichkeit angebunden, das die Entwicklung der 'Masse' an die Lenkung durch 'herausragende Persönlichkeiten' knüpft. Während de Antonio damit die *Gruppe* über den Aktionsradius des Individuums stellt und sein Entwurf die Bedingungen der Drehsituation, nicht aber die Möglichkeit einer plattformartigen Multiplikation des Gruppenporträts hinterfragt, widmet sich Jost in *Speaking Directly*[73] nicht nur den semiotischen und technologischen Grundlagen des Filmmediums, sondern auch den Entwicklungs- und Wahrnehmungsschemata des 'Systems', das dem Privaten und Öffentlichen unterliegt. Sind es bei de Antonio herausragende Persönlichkeiten, die historische Entwicklungen (positiver oder negativer Art) anstoßen, so scheinen sich diese bei Jost von Agenturen abgelöst zu haben und einer sich selbst generierenden Zweckrationalität zu folgen.

---

[72] Obwohl der Film eine reflexive Zäsur hat, bleibt dieses Innehalten den didaktischen Zielen untergeordnet. Die drehsituative Interaktion über die Form des Gruppen- bzw. Persönlichkeitsporträts wird nach Antonio (1980, 221) weitgehend ausgespart: "Well, much of the best part of the film, Mary and I cut out, which was the process of how we got to these answers. We eliminated all the give and take that is ordinarily the most dynamic and interesting part, because we wanted their voices to be heard didactically. They were, in my estimation, a little lunatic - or maybe overly puritanical rather than lunatic - about refusing ever to say 'I.' Finally I said to them (and we kept him in the film), 'We are film people and this doesn't work. We have to be interested in who you are and how you got there. How does a middle-class American (and in some cases they were really super-upper-class American) get to call himself a communist revolutionary and go around blowing up buildings? It is precisely *that process* that is interesting.'"

[73] *Speaking Directly.* Jon Jost. 1973, 102 Min. In einer Mischung aus experimenteller Collage, stilisierter Komposition, Interviews und beobachteten Szenen umkreist Jost autobiographische Themen, die sich auf Fragen der 'Heimat' (die lokale Umgebung und das übergeordnete Amerika), der Geschlechterspezifik und des Filmemachens beziehen. Während er eine fundamentale Kritik an seinem Lebensraum in Amerika äußert, postuliert er die künstlerische Praxis als Selbstbehauptung, die zwar keine Veränderung der grundsätzlichen gesellschaftlichen Realitäten, aber zumindest kritische Denkanstöße leisten kann.

Speaking Directly versucht, in einem systematischen und dialektischen Vorgehen dreierlei zu leisten: zum einen folgt Jost einem autobiographischen Impuls, der durch den interpersonalen Kontakt mit seinen Bekannten und seiner Freundin die Erfahrungen der sechziger Jahre aus einer Perspektive der frühen siebziger bündelt und ordnet, zum anderen wird diese Auseinandersetzung (mit unmittelbar zugänglichen Orten und Personen) ergänzt durch eine Analyse des politischen und gesellschaftlichen Kontextes, innerhalb dessen sich Jost als gespaltene Persönlichkeit ansiedelt. Schließlich durchzieht den Film die beständige Reflexion über die Bedingungen und Potentiale des Filmemachens und der Interaktion mit dem Publikum. Das Wissen um die unausweichliche Vergesellschaftung der expressiven Instrumente verbindet sich mit der Thematisierung des Wunsches zu 'kommunizieren' und - ähnlich wie bei de Antonio - die Erfahrungen des 'politischen Filmemachens' zu hinterfragen, ohne primär auf die Prämissen des beobachtenden Direct Cinema zurückzugreifen. Die Systematik der Erzählstruktur folgt einer Gegenüberstellung von Lebensräumen (Oregon, Vietnam, Zuhause, Amerika) und Personen (unmittelbar und über Medien Bekannte, seine Freundin Elayne, Jon, männlich, weiblich), die neben deren immanenter Verbundenheit auch unterschiedliche Grade der Abstraktion von Konzeptualisierungsebenen (und filmischen Repräsentationen) zu erfassen versucht.[74]

Ähnlich wie bei de Antonio, doch strenger durchgehalten und schematischer ausgeführt, wird der dokumentarische Impuls als ein didaktischer verstanden, der eine Analyse des Istzustands sozialer Phänomene leisten soll und die Neutralitätsforderung des Direct Cinema außer acht läßt. Trotz einer sukzessiven Anordnung der verschiedenen Segmente bei Jost wird nicht nur die Gleichzeitigkeit der direkt aufeinander bezogenen Teile (wie etwa der zu seinem Haus in Oregon und dem Zuhause des Landes Amerika) in den Vordergrund gerückt, sondern auch die letztliche Verbundenheit aller Segmente als Ausschnitte seiner individuellen Lebenswelt. Problematisch sind für Jost vor allem die Vermittlungsschritte und Übersetzungsleistungen,

---

[74] Segmentübersicht von *Speaking Directly* - die Segmentübersicht lehnt sich an die im Film verwendeten Zwischentitel an.
0.00 Zwischentitel: oregon & montana 1973; some american notes
3.31 Titel: Speaking Directly
3.36 a geography (here)
10.19 A geography (there)
17.54 Home ("home")
23.32 Home (America)
34.40 People I know (directly): Elaynes Kind, Bill (landlord), Pat und Rachel, Denis
45.37 People I know (indirectly)
50.41 Elayne (you); montana
1.03.42 oregon; Jon (i)
1.14.09 Female (you)
1.18.03 Male (i)
1.23.14 A Person Who Makes A Film (i)
1.25.44 A Person Who Watches A Film (you)
1.33.34 A Postscript
1.36.24 (über das Bild eingeblendet): A Reprise
(Ende bei 1.41.58.)

die zwischen den unterschiedlichen Abstraktionsgraden und der Direktheit des 'Kontaktes' erbracht werden müssen und die das 'direkte Sprechen' erschweren. So trifft sich die Konkretheit der Holzhütte in Oregon, in der der Erzähler, Akteur und Filmemacher Jost sein Bier braut, mit den mechanistischen Bombardierungsaktionen in Vietnam, die in visuellen Endlosschleifen und standardisierten Statistiken über Verluste und militärische Operationen auf einen abstrakten Zerstörungsapparat verweisen, zu dem eine Beziehung besteht, über deren Qualität jedoch Unklarheit herrscht. Die Vermittlungsleistung des Mediums, innerhalb dessen sich ein historisches Ereignis darstellt, wird zum Ausgangspunkt für eine Verhandlung der kommunikativen Grundlagen des Filmemachens und des gesellschaftlichen Dialogs, der sich modellhaft im symbolischen Feld des Films abzeichnet.

Neben unterschiedlichen Formen und Konventionen des Ausdrucks rücken bei Jost die ökonomischen und materiellen Bedingtheiten ins Zentrum seiner Reflexionen, auf die er am Ende des Films zurückkommt. Die Arbeiten in Kopierwerken und Fabriken zur Produktion der technischen Apparate stecken einerseits den expressiven Rahmen ab, andererseits verbinden sie das Filmen mit gesamtgesellschaftlich wirksamen Industrialisierungsprozessen, die es auch im Kontext des Privaten mit einer politischen Implikation behaften und den Einsatz der Technologien bereits zu einer impliziten Positionsbestimmung werden lassen. Auch wenn die politische Kunst sich eine autonome Position zubilligen möchte, ist sie mit ihrer Partizipation an den materiellen Bedingtheiten des Mediums bereits in die Widersprüche seiner historischen Nutzung verstrickt. James (1989, 234) sieht demnach in *Speaking Directly* eine Allegorie des industriellen Systems, dem der Film entstammt: "Imprinted on the celluloid itself by the mechanisms it passes through, and beneath the codes of the specific systems of representation and narration, there inevitably will be found the traces of the more comprehensive and determining narratives of capitalism itself, of both its civilizations and its barbarisms." Während bei de Antonio die organische Einheit des Kompilationsfilms, das Ineinanderfließen der unterschiedlichen Materialien als prinzipielle Möglichkeit zur Repräsentation gesellschaftlicher Auseinandersetzungen nicht problematisiert wird, scheinen für Jost die Grundlagen dieses Prozesses weder in einer stringenten Ästhetik noch in einer eindeutigen Wirkungsannahme gesichert zu sein. Vielmehr manifestiert sich im Alternieren zwischen der individuellen und der allgemeinen Historizität eine kreative Energie, die zwar (wie bei Pincus) eine persönliche Krisensituation (der gespaltenen Selbstwahrnehmung) zu bewältigen hilft, die aber darüber hinaus auch die Veränderung des sozialen Kontextes zur Bedingung einer gesellschaftlichen Weiterentwicklung macht. Dieser utopische Gestus verhindert eine ausschließliche Psychologisierung interpersonaler Konflikte und führt zu einer analytischen Dimension, die sich auf die Spannung zwischen lokalen und globalen Prozessen, entfernten und nahen Ereignissen, direkt erfahrbaren oder medial vermittelten Realitäten konzentriert.

Jost gewinnt einen Teil seines kritischen Impulses aus einem zweijährigen Gefängnisaufenthalt, den er aufgrund des verweigerten Militärdienstes verbüßt. Für ihn bestätigt sich dabei die Einsicht, daß Gefängnisse zur 'Wiege der Revolution' werden können: "prior to my prison days I had had no contact which might be considered 'political' and my consciousness was severely limited to a bourgeois sense of rebellion expressed in self-destructive psychologies and 'arty' films which had no political effect" (Jost 1975, 5). Diese Erfahrung führt jedoch weniger dazu, die Haltung der Radikalität zu glorifizieren, als zum Versuch, den dialektischen Prozeß der Vermittlung beim Filmemachen und -sehen in seiner Dynamik auszuloten und für die radikale Analyse fruchtbar zu machen. Die Exploration des Privaten findet nicht statt, weil das Gesellschaftliche sich in seiner Bedeutung erschöpft hat, sondern weil für Jost nur in der Thematisierung der immanenten Verbundenheit der beiden Bereiche eine Bestandsaufnahme des Handlungsspielraums und der politischen Ziele erfolgen kann (vgl. Jost 1975, 7). Dabei soll im Kontext des (im Film) implizierten Kommunikationsmodells keine Belehrung erfolgen, sondern eine Aufforderung zur aktiven Auseinandersetzung mit dem vorgestellten Selbstporträt; der Film kann in dem Sinn aufschlußreich sein, "that it articulates and clarifies an awareness already inherent, however submerged and suppressed, in its viewer" (Jost 1975, 7). Dieser selbstkritische Impetus entspricht dem Programm, zunächst einmal die Bedingungen der Kommunikation mit Hilfe des Filmmediums freizulegen und weder diese noch die kritische Gesellschaftsanalyse als gegeben vorauszusetzen.

Die Reflexion über die dialektische Verknüpfung von Filmapparaten, industriellem System und dessen politischer Organisation sowie von visuellen oder auditiven Zeichen und ihrem Kommunikationshorizont findet im Changieren zwischen interaktiven und analytischen Segmenten ihren Niederschlag. Die Bildspur zeichnet sich durch einen illustrativen und meist auch kommentierenden Charakter aus, der auf die Begrenzungen des Bildrahmens, die Tiefe der Komposition, die Funktion der Filmemacher und des Publikums, die Möglichkeit der spontanen Selbstdarstellung oder des Ausagierens eines Skripts abhebt (vgl. Lesage 1975). Durch das Wechseln von Aufnahmen mit der Handkamera, Collagen von Fotos, die direkte Ansprache der Kamera durch Jost oder seine Bekannten, Archivmaterial, Stativbilder oder stilisierte Kompositionen kann eine ähnliche Bandbreite des Formenspiels erreicht werden wie mit der Tonspur, auf der sich unterschiedliche Anspracheomodi, Stimmen und Perspektiven überlagern. Die enge Anbindung an eine konkrete Gestalt der 'empirischen Umwelt' wird dabei zunächst auf die 'Geographie' in Oregon und das Zuhause der *log cabin* bezogen. Jost als repräsentiertes Selbst des autobiographischen Entwurfs lehnt die Unterscheidung in spirituelle und weltliche Sphären ab, romantisiert jedoch auch den Rückzug in die naturverbundene Primitivität nicht. Dieser erscheint eher als symbolische Geste, die das Leben in der Widersprüchlichkeit einer gewünschten aber nicht lebbaren Autonomie verdeutlicht, da die kleine Holzhütte in Oregon in jenes 'Zuhause Amerika' eingebettet ist, in dessen Name in

Vietnam ein Krieg geführt wird. Die wiederholten Bilder von Flugzeugen und Bombenabwürfen emulieren den abstrakten Vogelblick auf die distanzierte Zerstörung, und auch die Foto- und Tonmontagen zu Amerika versuchen, ein Phänomen zu erfassen, das sich der konkreten Repräsentierbarkeit entzieht. Während auch die intimeren Angaben zu Lebensraum und Zuhause neben deskriptiven und persönlichen Eindrücken Diktionärseinträge bzw. Datensammlungen enthalten, verstärkt sich dieses Wahrnehmungsmuster auf der distanzierteren Makroebene: Lexikoneinträge über Land, Kultur, Wirtschaft und Imperialismus werden zu Bildcollagen verlesen, die Werbeaufnahmen, Firmennamen, Fabriken, Militär, Hochtechnologie etc. zeigen.

Im Vietnamsegment laufen mit den Endlosschleifen zwei Tonspuren parallel, die sowohl einen historischen Überblick über die Entwicklung in Vietnam als auch Passagen aus einer individuellen Erfahrungsgeschichte zitieren. Diese Kontrastierung von Holzhütte, gesellschaftlichem Umfeld (Nation), Oregon und Vietnam kulminiert in einer grafischen Zusammenfassung der imperialistischen Machtzentren anhand einer Weltkarte, auf der die militärischen und wirtschaftlichen Abhängigkeiten in außenpolitischen Beziehungen Amerikas eingezeichnet werden. Jost formuliert die Vision eines gesellschaftlichen Zustands, der durch die Ausbeutung fremder Länder und durch eine innenpolitische Diktatur gekennzeichnet ist, und verbindet insofern durch die Mischung der unterschiedlichsten filmischen Mittel die Anliegen des strukturellen Filmemachens mit der Perspektive eines politischen Radikalen (vgl. James 1989, 231-236).

Die autobiographischen Elemente der systematischen Selbstanalyse, die sich den interpersonalen Kontakten zuwenden, bleiben in das Muster einer mehr oder weniger starken Konkretheit bzw. Abstraktion eingebunden, das auch den räumlichen und zeitlichen Angaben unterliegt. Was bereits die ersten Segmenten durchzogen hat und mit dem Charakter einer akribischen Datensammlung belegt ist, setzt sich in der Kategorisierung der Menschen, des 'ich' und 'du', des Männlichen und Weiblichen fort. In der Distanz zwischen dem Zeichen und dem Bezeichneten, dem Bild oder Namen und der physischen Gestalt einer Person manifestiert sich ein Vermittlungsdefizit, das durch kommunikative Prozesse zwar partiell behoben werden kann, das aber im Zuge einer unvermeidbaren Verallgemeinerungstendenz auch von menschlichen Agenturen abgelöst und durch zweckrationale Klassifikationen aufgelöst wird. Dies ist die von Jost beklagte, aber auch praktizierte Subsumierung und Systematisierung des Individuellen und Konkreten. Die 'indirekt bekannten' historischen Figuren wie Nixon und Kissinger werden zu Medienbildern, zu rituell vorgeführten Repräsentanten einer politischen Maschinerie, die durch ihre Entscheidungen und Planungen konkrete Realitäten (etwa in Vietnam) schaffen, sich jedoch gleichwohl in der Bilderflut von Individuen in Prinzipien verwandeln. Doch auch die unmittelbar Bekannten werden frontal vor die Kamera postiert, während Jost aus dem Off Gedanken zur jeweiligen Person formuliert und diese dazu Stellung nimmt. Dieses inquisitorische Ausstellen scheint der Versuch einer Annäherung zu sein, die weder wie die zuvor gezeigte Adreßdatei jede Person als 'Eintrag' behandelt, noch eine nicht vorhandene Spontaneität des Aufeinandertreffens vorgibt. Auch die Selbstdarstellung von Elayne Ketchum rückt primär die Unmöglichkeit einer unverstellten Darstellung, aber auch ein Kontrollbedürfnis Josts in den Vordergrund. Nachdem einige Versuche des spontanen Austauschs vor der Kamera gescheitert sind, formuliert er einen Text, den sie als ihren eigenen verliest. Zweierlei soll durch diese Interaktion bewußt werden; zum einen die Unzulänglichkeit des autobiographischen Projekts, das ein falsches Habhaftwerden der Person impliziert, zum anderen die Inszeniertheit der skriptorientierten oder performativen Selbstdarstellungsversuche - letztlich kann der Film nur den Anstoß zur Reflexion des Publikums leisten.

Eine eindeutigere Positionsbestimmung liefert jedoch das darauf folgende Segment 'Jon (i)', das die autobiographischen, gesellschaftsanalytischen und auf das Filmemachen bezogenen Einschätzungen paradigmatisch zusammenzieht. Es setzt sich nicht nur zentral mit der Spiegelmetapher auseinander, sondern bekommt durch die ungeschnittene Länge eine programmatische Funktion für die Definition dessen, was in *Speaking Directly* als die Norm dokumentarischer Authentizität gilt: die statische, ungeschnittene und das in den Phänomenen der Umwelt Vorhandene beweisende Aufnahme, innerhalb derer sich das didaktische Anliegen ausbreitet. Zunächst zeichnet sich das Segment durch eine direkte Kameraansprache von Jost aus; diese wird durch einen Positionswechsel zu einer visuellen Reflexion in einem auf einer Staffelei stehenden Spiegel, der auf einer Wiese umgeben von Bäumen aufgestellt wurde und neben Jost auch die Kamera zeigt.[75] Während Jost einen Text verliest und gleichzeitig einen *voice-over* dazu spricht, richtet sich die Kamera auf den Waldrand, ohne Staffelei und Spiegel zu zeigen, auf einen am Boden liegenden, verwundeten Körper und auf Ketchum, die neben einem Tonband sitzt und Kopfhörer trägt. Diese ungeschnittene Einstellungsfolge verbindet die selbstreflexive Haltung mit einer Erinnerung an ihre narzißtische Komponente und an die Analogie von Kamera und Spiegel; durch die Kontextualisierung der Staffelei in der 'unberührten Natur' wird das ländliche Refugium aufgerufen, das jedoch als abstrakte Landschaft mit einer inszenierten Markierung des gleichzeitig ablaufenden Krieges (der Zerstörungen, Verletzungen) versehen werden kann und muß. Schließlich erinnert die Aufnahme von Ketchum und Tonband an die technologischen Grundlagen des Kommunikationsprozesses und an die personelle Hilfe, die Jost für 'sein' Projekt in Anspruch nimmt (vgl. Lesage 1975). Der visuelle Ablauf korrespondiert dabei mit dem Text, der von Jost in der direkten Ansprache verlesen und als Kommentar gesprochen wird. Die biographischen Daten zu seiner Person werden überlagert von einer Problematisierung der Spaltung zwischen Fakten und Persönlichkeit sowie einer stärker

---

[75] Der Hintergrund mit Himmel und Baumspitzen bleibt trotz des Positionswechsels identisch, da Jost zwar zunächst die Kamera direkt anspricht, diese aber auch auf den hinter ihm stehenden Spiegel gerichtet ist. Insofern bleibt der Hintergrund unverändert, nachdem Jost hinter der Kamera steht und dann durch den Zoom den Spiegelblick verrät.

auf soziologische Merkmale bezogenen Selbstwahrnehmung. Jost versucht, die divergierenden Schauplätze amerikanischer Geschichtlichkeit und die kulturellen Distanzen zwischen dem Lokalismus des Konkreten und den Ritualen einer Fernsehkultur zu verbinden. Er sieht sich in einer schizophrenen Zerrissenheit zwischen intellektuellen und emotionalen Ansprüchen, bezeichnet sich als entfremdet und abgestoßen von kollektiven Definitionen des Amerikanischen. Vietnam ist für ihn zum Symptom eines militärisch-industriellen Komplexes geworden, dessen ökonomischer Expansionswille seine zerstörerische Kraft entfaltet wie in anderen historischen Phasen zuvor. Diese gesellschaftskritische Perspektive wird durch das Bedürfnis gebrochen, an der kollektiven Definition 'Amerikas' teilzuhaben, sich in dem sozialen Umfeld einzurichten, und sie wird durch eine selbstkritische ergänzt. Denn auch das Filmemachen ist von den Widersprüchen des ökonomischen Systems durchzogen: die technologischen Grundlagen entstammen den Arbeitsformen der Fabriken, die klassenspezifischen Voraussetzungen haben Jost mit Bildungsprivilegien ausgestattet, die Praktik des Filmens führt zur Vernachlässigung der persönlichen Beziehungen. Josts Privatheit ist durch Aktivitäten und Technologien strukturiert, die ihrerseits mit den übrigen Systemvariablen interdependent vernetzt sind.

Diese Einsicht über das dialektische Verhältnis privater und öffentlicher Räume bewahrt Jost vor einer Idealisierung häuslicher Aufgehobenheit und begründet seine Parteinahme für eine aktive Intervention in das soziale Umfeld. Gleichzeitig führt sie zu einer Relativierung des didaktischen Gestus, der zwar einen analytischen Anspruch hat, der aber das Publikum als Leerstelle und zur Wirksamkeit der Analyse konstitutiven Teil konzipiert. Demgemäß unterstreicht das Segment 'A Person Who Watches a Film (you)', das aus einer weißen Fläche besteht, auf der eine Stoppuhr das Verstreichen von fünf Minuten anzeigt, das Programm, die Konzeptionierung des Publikums den Zuschauern nicht vorzugeben, sondern an sie zurückzuverweisen. Die Schwierigkeiten der Kommunikation über und mit Film sollen nicht durch eine mögliche Repräsentierbarkeit des Publikums verdrängt werden, vielmehr muß dieses seinerseits mit dem Kommunikationsangebot des Films umgehen, d. h. sich selbst im Dialog konstituieren. Dadurch wird auch das Projekt einer gesellschaftlichen Veränderbarkeit umrissen, denn diese kann offensichtlich nicht filmisch vorgegeben werden. Daß die Bedeutung des Films in seiner Rezeption liegen soll, ist ein Resümee von Jost, das er im 'Postscript' zieht. Auch wenn seine kritische Gesellschaftsanalyse eine klare politische Positionsbestimmung vornimmt, steht bei ihm die Einsicht im Vordergrund, daß diese nicht gegen die Zuschauer, sondern nur im Dialog mit ihnen zu sozialen Veränderungen führen kann. Der Film klopft insofern die verschiedenen Ebenen des Kommunikationsprozesses, seine Teilnehmer, semiotischen Bedingungen und Ziele ab, ohne die auftauchenden Widersprüche aufzulösen. Er folgt im Gegenteil dem Programm, daß in der bewußten und offensichtlichen Repräsentation der interpersonalen Konflikte, der Unmöglichkeiten von unverstellter Spontaneität oder unmittelbarer Konkretheit und der gesellschaftlichen Determiniertheit des filmtechnologischen Fundaments eine Vorstufe zu sehen ist, 'direkt sprechen' zu können. Während innerhalb des Segments 'People I know (directly)' der Bekannte 'Dennis' diesem Anliegen Josts, einen Film über Kommunikation zu machen, vehement widerspricht, es als aussichtslos bezeichnet und zur Verbrennung der Filmrollen auffordert, sieht Jost seinerseits die Gefahren des Projekts in einem zu großen Didaktizismus der materialistischen Analyse und einer überzogenen Nabelschau; sein vorrangiges Ziel ist eine Kritik an den 'verdinglichenden Tendenzen' der Massenmedien (vgl. Jost 1975). Damit richtet sich seine Exploration auf ein soziales Phänomen, zu dem auch die anderen autobiographischen oder protokollierenden Filme in einer ambivalenten Beziehung stehen. Denn als unabhängig produzierte Filme, die im Kino, aber auch im Fernsehen gezeigt werden, partizipieren sie an einer Öffentlichkeit, deren Allgegenwärtigkeit sie gleichzeitig zu hinterfragen und mit alternativen Erzählungen zu versehen versuchen. Sie werfen insofern die übergreifende Frage auf, wie stark sie an einem gewandelten Kommunikationsmodell des Distanzverlusts zwischen den Interaktionspolen teilhaben, das symptomatisch für einen umfassenderen Wandel massenmedialer Kommunikation ist. In der "Auflösung des Fernsehens im Leben, Auflösung des Lebens im Fernsehen" (Baudrillard 1978, 49) scheint sich ein Umschlag anzudeuten, der die strukturelle Trennung zwischen den kommunizierenden Agenturen zerstört und das Auffinden kontrollierender Instanzen erschwert.

Diese Struktur des Kommunikationsprozesses liegt in der Tat tendenziell dem beobachtend-interaktiven Ansatz mit seinen Perspektivierungen innerhalb der Gesellschaft, seinem Status als individualistische Rezeptionserfahrung (des Kameraselbst) und seiner Krisenbewältigungsfunktion zugrunde. In der Unmittelbarkeitsforderung reduziert sich bewußt die Distanz zum Gegenstand der Erfahrung, wird aus der Analyse eine Partizipation. Dies erweitert auf den Mikroebenen autobiographischer Exploration, feministischer Bewußtseinsbildung oder kommunitärer Gruppenbilder den Horizont gesellschaftlicher Kommunikation, es schreibt jedoch auch in der Anpassung an ein kommerziell definiertes Rezeptionsmedium die Definition dokumentarfilmischer Repräsentation um. Im Distanzverlust ist eine Gesellschaftskritik im Präsentischen verhaftet, wird die Alltäglichkeit zum dominierenden Topos, und es konzentrieren sich Machtverhältnisse in der Kontrolle des Ein- und Ausschlusses symbolischer Entwürfe. Das rückgekoppelte System wird nach innen im Sinn einer umfassenderen Durchlässigkeit von Informationen ausdifferenziert, während es diesen Zustand der vermeintlich größeren Offenheit durch den Ausschluß unerwünschter Texte herstellt (vgl. Heath 1990). Die alltagsorientierte Selbstansprache des Publikums wird in marktabhängigen Strukturen zunehmend als zu erreichende Zielgruppe definiert, deren Rezeption den Charakter der Repräsentativität vom politischen in den ökonomischen Bereich verschiebt. Rezeption wird zum Fetisch und zur Existenzbedingung des kommerziellen Systems, das eine Demokratisierung als Austausch über Alltäglichkeit und als Pluralisierung zu vertretender Positionen (bis zu ihrer verschwimmenden Unkenntlichkeit) bei gleichzeitiger ökonomischer Abschöpfung der konstruierten Zielgruppen versteht:

> The full alignment of representation with commodification and the solicitation of consumer desire is finally the loss of the sense of representation (its sense as in any way representative *of*). The answer to the question as to what television represents, in other words, becomes television itself: it "represents" the reality it produces and imitates (this gives those common feelings of television as source of reality, things existing only by virtue of being on television, events losing any specific singularity of eventfulness and having always already happened as they happen on television which is precisely where they happen - events now are television events, but then the only event is television). (Heath 1990, 281)

In diesem Sinn ist Baudrillards Einwand einer stetigen Überlagerung von Modellen über Wirklichkeitsdefinitionen im Kontext einer Simulation vermeintlicher Offenheit und Spontaneität zu verstehen. Die in der Frühphase des Direct Cinema etablierte Ideologie des Dabeiseins verfestigt insofern eine Selbstwahrnehmungsform, die demokratisierend anmutet, eigentlich aber nur den Durchblick auf eine kontrollierte Entblößung zuläßt.[76] Der performative Modus spaltet sich durch die Unmittelbarkeit seiner Ansprache potentiell in den Konsum und die Stabilisierung von wechselnden subkulturellen Identitäten, die Bedienung von Geschmackssegmenten des Publikums, in die therapeutische Katharsis der Konfliktbewältigung, in die Dramatisierung der journalistischen Reportage und in die aktivistische Organisationsarbeit politischer Gruppen auf. In der Exploration des Privaten dominiert dabei jedoch der Anspruch, die Repräsentation der Alltäglichkeit als politisch *und* kulturell bedeutsame vorzunehmen, ohne dieses Projekt unweigerlich in eine Ansprache kommerzieller Zielgruppen einzubinden. Allerdings bleiben auch die unabhängig produzierten Filme einer Dynamik verhaftet, die im Rahmen der massenmedialen Bilderflut jene Kategorien der Geschichtlichkeit und des individuellen Selbst auszuhöhlen scheint, denen sie sich zentral zuwenden. Die öffentliche Ausstellung des Privaten und die (fernseh)technologische Privatisierung des Öffentlichen machen damit in den siebziger Jahren deutlich, daß diese Kategorien ihre Trennschärfe zunehmend einbüßen und sich eine irritierende Gleichzeitigkeit und Allgegenwärtigkeit eingestellt hat. Die dokumentarfilmischen Explorationen des Privaten hinterfragen *und* sie bekräftigen bzw. konstituieren vier Problemfelder dieser Relation: die Psychologisierung politischer Konflikte und das übermäßige Verhandeln von intimen Details, den drohenden Verlust des authentischen Selbstausdrucks im Zuge einer allgegenwärtigen Performanz, den Verlust eines historischen Bewußtseins durch die Dominanz des Präsenti-

---

[76] Sowohl der Wahlkampf in *Primary* als auch der Eintritt in das Weiße Haus (*Crisis: Behind a Presidential Commitment*) bleiben einem Verfahren unterworfen, das Leacock als 'total censorship at the source' bezeichnet: "*Primary* in no way achieved what I at least wanted to achieve. I wanted to see the political process at work, and we saw only the public aspects of the problem. There was no chance of our being privy to the real discussions that took place with the statisticians, with the public relations people, which is where modern politics operates" (Levin 1971b, 206). Vgl. zum Zustandekommen von *Crisis: Behind a Presidential Commitment* Watson (1990, 144-152).

schen und die Aushöhlung bzw. Leere des Selbst durch einen pathologischen Narzißmus. Die personen- und systemorientierten Filme veranschaulichen insofern gesellschaftsübergreifende Phänomene, die auch in sozialpsychologischen Zeitdiagnosen der siebziger Jahre ihren Niederschlag finden. Insbesondere bei Richard Sennett und Christopher Lasch wird der Versuch unternommen, die historischen Umwälzungen narzißmustheoretisch aufzuarbeiten und in ihrer Relevanz für die amerikanische Gesellschaft zu bestimmen. Nach einer kurzen Darstellung ihrer Thesen in *The Fall of Public Man* und *The Culture of Narcissism* sollen die Implikationen der dokumentarfilmischen Entwürfe für die Dialektik des Privaten und Öffentlichen abschließend behandelt werden.[77]

5.5.1 Exkurs: Die Kritik von Richard Sennett und Christopher Lasch an der Umwertung des Öffentlichen

Richard Sennett widmet sich in *The Fall of Public Man* dem Zerfall der bürgerlichen Öffentlichkeit im Zuge eines durch Säkularisierung und kapitalistische Warenproduktion zusammenbrechenden Gerüsts distanzierter und entpersönlicher sozialer Interaktion. Anhand der Untersuchung des großstädtischen Lebens in London und Paris im 18. Jahrhundert formuliert er eine Theorie des expressiven Umgangs, dessen Verhaltens-, Sprach- und Kleidungskodes sich im Verlauf des 19. Jahrhunderts derart umgestalten, daß die Grundsteine für die Dominanz des Intimen, Persönlichen und die Verarmung des öffentlichen Lebens im 20. Jahrhundert gelegt werden. Diese Dominanz zeichnet sich symptomatisch in den individualpsychologischen Dispositionen ab, die nicht mehr dem hysterischen Modus einer überzogenen Selbstinszenierung, sondern dem narzißtischen einer kreisförmigen Selbstbezüglichkeit folgen. Sennett greift Riesmans (1953) Zeitdiagnose der fünfziger Jahre, *The Lonely Crowd*, auf, um deren Argumentation umzukehren: die gesellschaftlichen Beziehungen folgen nicht mehr einer Hinwendung zu anderen Gesellschaftsmitgliedern, sondern einer Hinwendung zum Selbst; dieses ist jedoch mit seinen Grenzen und seiner Funktion durch die Allgegenwärtigkeit seiner Thematisierung weder klar definierbar,

---

[77] Die Beschränkung dieses Exkurses auf Sennett und Lasch geht zum einen darauf zurück, daß ihre Arbeiten eine unmittelbare Verbindung zwischen der soziologischen Analyse und den filmischen Explorationen herstellen, die sich etwa im Hinblick auf Fragen des Narzißmus oder der 'privatisierten Öffentlichkeit' zwanglos ergibt; zum anderen darauf, daß der Bezug zur soziologisch-zeitdiagnostischen Forschung nicht überstrapaziert werden soll. Eine ausführliche Berücksichtigung ihrer unterschiedlichen Ausrichtungen müßte für den amerikanischen Kontext weitere Arbeiten, z. B. die von Elshtain (1981) hinzunehmen. Bei ihr wird u. a. deutlich, daß die Perspektiven auf die Bereiche des Privaten und Öffentlichen konstitutiv von politischen Imperativen abhängen - ein Umstand, der bei Sennett und Lasch nicht explizit thematisiert wird. Elshtain widmet sich dementsprechend - neben einer historischen Rekonstruktion von geschlechterspezifischen Zuordnungen - vor allem den unterschiedlichen Begriffskonzeptionen des Privaten und Öffentlichen, die sich im liberalen, radikalen, marxistischen und psychoanalytischen Feminismus abzeichnen.

noch liegt in dem Strukturwandel interpersonaler Beziehungen die Möglichkeit einer 'authentischen' Selbstfindung. Sennett sieht vielmehr den gegenläufigen Prozeß einer permanenten Vermischung des Privaten und Öffentlichen als wesentliches Element für die Vergeblichkeit der Identitätssuche. Die Kriterien der Authentizität, Emotionalität, Persönlichkeit und Intimität verlieren durch die Abwesenheit einer öffentlichen Sphäre, in der spielerisch und maskenhaft mit Identitäten umgegangen werden kann, ein Korrektiv, das sie perspektivieren, das sie aber vor allem von ihrer Bedeutsamkeit individuierender Einzigartigkeit entlasten könnte.

Der von Sennett aus dem Bereich der klinischen Psychologie isolierte narzißtische Typus ist das Inbild eines sich in Selbstbespiegelungen befindenden und verfangenden, restlos in seiner Privatheit aufgehenden Menschen, der Außenbeziehungen nur durch den Gewinn für das 'Ich' eingeht, einerseits diese Kontakte für seine unstillbaren Bedürfnisse nach Zuwendung benötigt, zum anderen aber den Filter des Spiegels als Abwehr von Bedrohungen aktiviert (vgl. auch Sennett 1977). Damit zementiert sich ein Verhältnis der unendlichen Suche nach Gratifikationen bei einer gleichzeitigen Blockade ihrer Erfüllbarkeit. Der pathologische Narzißmus wird zum entropischen Zustand eines unersättlichen, dabei zum Außenkontakt unfähigen Individuums, das in seiner Hinwendung zum Selbst nicht eine übergroße Selbstliebe, sondern deren Gegenteil zum Ausdruck bringt: "Self-absorption does not produce gratification, it produces injury to the self; erasing the line between the self and other means that nothing new, nothing 'other,' ever enters the self; it is devoured and transformed until one thinks one can see oneself in the other - and then it becomes meaningless" (Sennett 1978, 324/325).

Während der Verfall des öffentlichen Lebens in der gegenwärtigen Zeit primär über eine Proliferation massenmedial vermittelter Bilder (als paradoxes Verhältnis von zunehmender Sichtbarkeit, zunehmender Isolation und abnehmender Partizipation) geschieht, sieht Sennett in diesen Technologien nur die Weiterentwicklung eines Prozesses des Rückzugs aus sozialer Interaktion und der Hinwendung zur eigenen Person, den er in seiner Genese in der säkularisierten und kapitalistischen Gesellschaft des 19. Jahrhunderts ansiedelt. Das Öffentliche in der Aufklärungsepoche stellt für ihn einen von familiären Sphären abgetrennten Bereich dar, in dem sich aufgrund der architektonischen Gegebenheiten der wachsenden Städte soziale Gruppen von Fremden herausbilden und miteinander interagieren konnten. In diesem Feld der Interaktion garantierte der entpersönlichte, distanzierte Umgang eine Verhandlung der über das Individuelle hinausgehenden Angelegenheiten. Dieses Arrangement wird im 19. Jahrhundert durch zwei Entwicklungen aufgelöst: zum einen durch den beginnenden Frühkapitalismus mit seiner durch Massenanfertigung sich ausbreitenden 'neuen Kleiderordnung' (einer Verwirrung über die Formenvielfalt des öffentlichen Ausdrucks) und den Privatisierungsdruck bzw. Rückzug ins Familiäre (vgl. Sennett 1977), zum anderen durch die Säkularisierung der Gesellschaft, die an die Stelle einer transzendentalen und vorgängigen 'natürlichen Ordnung' die Unmittelbarkeit der Fakten (sensuellen Erfahrungen, Gefühle) setzt. Während durch den beginnenden Kapitalismus die Legitimität der Öffentlichkeit als Sphäre übergeordneter Moralität ausgedünnt wird, etabliert sich nach Sennett (1978, 24) durch das Unmittelbarkeitspostulat eine Psychologisierung expressiver Merkmale, die in ihrer Beschaffenheit einen direkten Rückschluß auf Persönlichkeit oder Charakter der betroffenen Person zulassen: "In the *ancien régime*, public experience was connected to the formation of social order; in the last century, public experience came to be connected to the formation of personality." Die Gefahr einer beständigen Entblößung der intimsten Regungen und Details durch das Zeigen von Gefühlen führt demnach zu einer Abschottung in der Öffentlichkeit, einem langsamen Verstummen und damit korrespondierend zur Idealisierung des familiären Refugiums, in dem nicht nur die moralische Ordnung, sondern auch die Bedingungen von Interaktion und Liebe vor dem Zugriff von außen bewahrt zu sein scheinen.

Für Sennett zeichnet sich in dieser Entwicklung (die im 19. Jahrhundert im hysterischen Charaktertypus ihre kompromißhafte 'Lösung' hat) der Übergang von einer sozialen Ordnung, die sich den Strukturproblemen des Staates und der Stadt zuwendet, zu einer psychologisierten Gesellschaft ab, in der die Selbstfindung zum Selbstzweck geworden ist und sich politische Aktivität lokalistisch auf Nachbarschaft und Familie beschränkt. Die 'Gemeinschaft' wird zum Fokus der Aufmerksamkeit, innerhalb dessen sich die 'Ideologie der Intimität' - der Wunsch nach Nähe, nach der Entfaltung der Persönlichkeit, nach dem Kampf gegen Unpersönlichkeit und Entfremdung - entwickeln und ausbreiten kann: gesellschaftsübergreifende 'entpersönlichte' Kriterien treten in den Hintergrund. Der Verfall des auf sozialer Distanz und maskierter Interaktion beruhenden öffentlichen Lebens zerstört nach Sennett demnach nicht nur das Fundament der *civility*, d. h. des abgeschotteten, dabei jedoch nicht gleichgültigen interpersonalen Kontaktes, sondern er führt zu einer Lokalisierung des gesellschaftlichen Lebens, zu einer Reduzierung auf die psychologisch gefaßten Motivationsinventarien vereinzelter Gemeinschaften. Darüber hinaus bleibt das narzißtische Bedürfnis einer authentischen Selbstwahrnehmung in die Endlosschleife einer Selbstblockade verfangen. Der Verlust eines spielerischen Umgangs mit zeichenhaften und übergreifend objektivierbaren, d. h. *nicht* dem Individuum vorbehaltenen und dieses exklusiv konstituierenden Formen des Ausdrucks zerstört die Basis der Authentizitätsforderung: "Expression is made contingent upon authentic feeling, but one is always plunged into the narcissistic problem of never being able to crystalize what is authentic in one's feelings" (Sennett 1978, 267). Schließlich verbindet Sennett seine kritische Zeitdiagnose mit den Arbeiten von C. Wright Mills und Max Weber; während die von Weber analysierte protestantische Arbeitsethik und der narzißtische Charaktertypus durch eine obsessive Selbstbefragung verbunden sind, die zur Dominanz der Kategorie des Selbst und zur Erosion des öffentlichen Lebens beigetragen hat, deutet sich in der Psychologisierung der politischen Handlungen ein Machtdiskurs an, der zur Verschleierung der Klassenbasis gesellschaftlicher Benachteiligungen beiträgt. Diese auf das 19. Jahrhundert zurückgehenden Entwicklungen führen letztlich zur Unterminierung jener Bedingungen, die Sennett für das Funktionieren der privaten und öffentlichen Bereiche als konstitutiv erachtet: den *public space* der Stadt und die entpersönlichten Umgangsformen bzw. Handlungsweisen.

Christopher Lasch versucht in *The Culture of Narcissism*, die psycho-historischen Entwicklungslinien der individuellen Charakterbildung innerhalb der amerikanischen Gesellschaft aufzuzeigen und diese Analyse - als Kritik am Liberalismus, aber auch an marxistischen und konservativen Gesellschaftstheorien - zur Erklärung der in den siebziger Jahren bestehenden Krisensituation heranzuziehen. Die Krise des Kapitalismus, die übermäßige Abhängigkeit der Menschen von bürokratischen Expertensystemen, die Entwicklung des Individualismus zum Kampf der Menschen gegeneinander lassen sich nach Lasch im Wandel des *pursuit of happiness* zu einer überzogenen narzißtischen Hinwendung zur eigenen Person zusammenfassend beobachten und erklären. Durch die Verknüpfung der psychoanalytischen Entwicklungstheorie mit einer historischen Gesellschaftsanalyse formuliert er eine kritische und stellenweise polemische Zeitdiagnose, die im Unterschied zu marxistischen und liberalistischen Gesellschaftstheorien von einem grundsätzlichen Wandel der individuellen Persönlichkeitsstruktur und den dahinter stehenden Machtprozessen ausgeht. Soziale Kontrolle findet nicht mehr in einer autoritären, sondern in einer psychologischen Charakterstruktur statt, die das Endprodukt des bürgerlichen Individualismus darstellt, und für die an die Stelle von Bedrohung und Strafe die Mechanismen der Krankheitsdefinition und therapeutischen Zuwendung gesetzt wurden. Eine therapeutische Kultur zerstört nach Lasch, obwohl sie vordergründig das Gegenteil anstrebt, die Bedingungen individueller Autonomie und überstellt die Menschen als Patienten und Konsumenten einer lebenslangen Abhängigkeit von Expertensystemen.

Die amerikanische Gesellschaft der siebziger Jahre hat insofern unter den Bedingungen eines kapitalistischen Wohlfahrtsliberalismus die bürgerliche Kultur durch eine therapeutische Kultur abgelöst, in der das Individuum einerseits in völliger Abhängigkeit von Institutionen, Bürokratien und Experten existiert, andererseits diese Abhängigkeit im Bereich industriell angefertigter Größenphantasien (in den Medien) illusionär zu überwinden glaubt. In einer als egoistisch, selbstbezogen und ahistorisch bezeichneten Zeit wird im Bereich des ökonomischen Systems kritisiert, daß der Wohlfahrtsstaat die Individuen dazu gebracht und konditioniert habe, moralische Verantwortung, Kompetenzen und persönliche Initiativen an externe Agenturen - Bürokratien, den Staat, Expertensysteme, die *managerial elite* - abzugeben. Darüber hinaus beklagt Lasch, daß die narzißtische Gegenwartsbezogenheit zum Verlust eines historischen Bewußtseins geführt habe. Es werden weder Erfahrungen der Vergangenheit wahrgenommen und als Wertmaßstab angesetzt, noch bildet sich eine utopische Hoffnung auf zukünftige Verbesserungen heraus. Der Verlust des historischen Bewußtseins, das Zerstören von Traditionen und Konventionen des Umgangs haben für ihn zu einem kriegsähnlichen Zustand in allen gesellschaftlichen Bereichen - interpersonale Beziehungen, Freizeit, Familie, Arbeitsplatz - geführt, auf den der narzißtisch gestörte Mensch zu reagieren versucht. Die wesentliche Grundstimmung der Individuen ist nach Lasch nicht mehr ein Schuldgefühl, sondern Angst, deren Ursache oftmals nicht genau benannt werden kann. Die psychischen Abwehrprozesse dieser Angst sind primär mit Spaltungen von Objekt- und Selbst-Repräsentanzen und guten und bösen Anteilen (von Objekt und Selbst) verbunden: übermäßige Wut gegen Objekte macht die Synthese von guten und schlechten Bildern unmöglich. Bilder des Bösen werden auf die Außenwelt verlagert und von Bildern des Guten abgespalten, die mit der Selbstwahrnehmung korrespondieren: das Schlechte wird auf das Außen projiziert, das Gute auf das Selbst (*grandiose self*). Dieser Spaltungsprozeß wird bei Lasch durch die Veränderung sozialer Bedingungen begründet. Das Anwachsen der Bürokratien unterminiert ein soziales Über-Ich, so daß das individuelle Über-Ich entsprechend seine Struktur verändern muß. Wenn Autoritätspersonen in der Gesellschaft an Ansehen und Glaubwürdigkeit verlieren, richtet es sich zunehmend an primitiven kindlichen Phantasien über die Eltern aus; Phantasien, die vor allem mit sadistischer Wut aufgeladen sind und sich weniger an internalisierten Ich-Idealen orientieren, die sich aus Erfahrungen mit respektierten sozialen Umgangsformen ergeben könnten. Die freizügige, Instanzen der Autorität verlierende Gesellschaft begünstigt und fördert für ihn eine Regression in der psychischen Entwicklung des Kleinkindes auf frühere, prä-ödipale Stufen der Über-Ich-Bildung, die stärker aggressiv aufgeladen sind und nicht durch ein Ich-Ideal ergänzt oder korrigiert werden. Unter einer oberflächlichen Schicht des freundlichen Umgangs miteinander, einer kooperativen Zusammenarbeit, versteckt sich nach Lasch in der amerikanischen Gesellschaft ein aggressiv aufgeladenes destruktives Potential. Zugleich ist die narzißtische Hinwendung zum Selbst, die egozentrische Vertiefung in das Selbst, kein Zeichen für eine immer größer werdende Selbstliebe, sondern im Gegenteil für die beständige Erosion und Aushöhlung reifer Innerlichkeit, d. h. für eine immer größere innere Leere. Die narzißtische Persönlichkeit veranschaulicht für Lasch demnach einen individuellen Autonomieverlust durch eine Bürokratisierung, die Anpassung an ein soziales Gefüge, das zunehmend von Bilderproduktion (in den Medien) und von Konsumzwang durchzogen ist, durch einen Autoritätsverlust familialer Instanzen und die Ausbreitung einer therapeutischen Kultur, die im Anschluß an die Religion und den *rugged individualism* eine Konzeption der psychologischen Heilung und Selbstanalyse zum normativen Entwicklungsmodell gemacht hat. Die politische Ideologie des Wohlfahrtsliberalismus hat für Lasch neue Formen der sozialen Kontrolle entwickelt, die den Abweichler als Patienten definieren und medizinische Behandlung an die Stelle der Strafe setzen. Dadurch hat sie eine therapeutische Kultur begünstigt, die im Klasseninteresse einer herrschenden Elite von Bürokraten, Technikern und Experten und zur Stabilisierung des Kapitalismus eine bürgerliche Kultur überlagert.

5.5.2 Die mediale Repräsentation des Privaten als Konsolidierung der Sphären 'sekundärer Intimität'

Die zeitdiagnostischen Analysen von Sennett und Lasch fächern jene problematischen Implikationen auf, die sich durch die Verunsicherung von Konzeptionen des Selbst und durch das vermeintliche Überhandnehmen einer therapeutischen (psychologisierenden) Kultur ergeben. Obwohl sie durch ihren Gestus der 'Verfallsgeschichte' und ihre Kritik am Privatismus (bei Sennett) bzw. an der Zerschlagung der traditionellen *community* (bei Lasch) eine moralisierende Qualität erhalten und eine Rückkehr zu 'traditionellen Werten' implizieren, lassen sie sich nicht ohne weiteres auf eine neo-konservative Abrechnung mit den Erfahrungen der *counter culture* in den sechziger Jahren reduzieren. Beide Diagnosen machen deutlich, wie umfassend sich der Strukturwandel der öffentlichen und privaten Sphären darstellt und der innergesellschaftliche Funktionstransfer auf administrative Stellen sich ausgebreitet hat. Sie entgehen dabei jedoch nicht der Schwierigkeit, den Narzißmus-Begriff normativ und oftmals moralisierend oder pejorativ zu verwenden. Die methodische Verknüpfung von historischem Wandel und sozialpsychologisch gefaßter Charakterstörung bleibt letztlich zu unsystematisch und selektiv, sie wird, wie von Breuer (1992) ausgeführt, entweder zu global oder zu spezifisch angesetzt, indem sich anzudeuten scheint, die Narzißmusproblematik sei ein in der kulturellen Entwicklung neues, 'modernes' Phänomen.[78] Daneben richten sich zwei wesentliche Einwände gegen Sennetts These einer tyrannischen Intimität, die sich auf das von ihm gewählte Öffentlichkeitsmodell und auf die Kausalität einer durch das Persönliche terrorisierten Öffentlichkeit beziehen. Während Habermas darauf verweist, daß Sennett durch die Orientierung an einer distanzierten, stilisierten und unpersönlichen öffentlichen Sphäre eine Vermischung von Zügen der repräsentativen mit der bürgerlichen Öffentlichkeit unterläuft und ihm daher die spezifische Dialektik einer "publikumsbezogenen Privatheit der bürgerlichen Intimsphäre" (Habermas 1990, 17) entgeht, formuliert Lasch den Einwand, daß Sennett durch das Postulat einer aufgrund der Intimitätsideologie verschwindenden Öffentlichkeit die Kausalität des historischen Prozesses verdreht: "In fact, the cult of intimacy originates not in the assertion of personality but in its collapse. Poets and novelists today, far from

---

[78] Breuer führt aus, daß die Freudsche These einer reziproken Beziehung zwischen Ich- und Objektlibido durch die Arbeiten von Kohut, Kernberg u.a. mittlerweile als nicht mehr haltbar erscheint, sondern daß dem Narzißmus neben Aggression und Libido eine eigenständige energetische Bedeutung zugesprochen werden muß. Er schlägt die Übernahme der Kohutschen Kategorien des narzißtischen Selbst (Größen-Selbst) und der idealisierten Eltern-Imagines für die sozialpsychologischen Analysen vor und sieht vor allem im Bereich des 'nichttransformierten Narzißmus' eine Quelle für gesellschaftliche Spannungen. Allerdings geht seine These, daß es sich bei den von Lasch herangezogenen Charakterstörungen nicht um den "Formwandel eines mehr oder weniger fest umrissenen Typus, sondern die Auflösung jener Kombination, die einst den autoritären Charakter hervorbrachte" (Breuer 1992, 26), handelt, nicht über Laschs analytische Prämisse hinaus.

glorifying the self, chronicle its disintegration" (Lasch 1978, 30). Die Diktatur des Persönlichen, das zugleich entleert und spiegelartig sein soll, kann insofern nicht aus der Abwesenheit einer stilisierten Maskenhaftigkeit abgeleitet werden, sondern sie repräsentiert den Autonomieverlust des Individuums, das über die Bedingungen seiner 'publikumsbezogenen Privatheit' keine Kontrolle mehr besitzt. Der Grundkonflikt besteht weniger zwischen einer überzogenen Privatheit, die das Öffentliche überlagert und auslöscht, als zwischen einem Individualisierungsbedürfnis und den Bedingungen seiner Umsetzung, die in zunehmendem Maß von jenen bei Lasch analysierten Expertensystemen oder den bei Habermas (1990, 36) angeführten 'kolonialisierenden Übergriffen der Systemimperative' verwaltet werden. Diese lassen die Elemente politischer Rationalität dadurch problematisch werden, "daß die Integration des Individuums in eine Gemeinschaft oder in eine Totalität aus der stetigen Korrelation zwischen einer wachsenden Individualisierung und der Stärkung eben dieser Totalität resultiert" (Foucault 1993b, 186). Die Frage eines überhandnehmenden Narzißmus kann einerseits als kompromißhaftes Reaktionsmuster auf eine Ablösung aus gemeinschaftlichen und gruppalen Bindungen verstanden werden (vgl. Breuer 1992), zum anderen als ein Indiz für die mögliche Auflösung der Kategorie des Selbst in einer massenmedialen Öffentlichkeit, die der zunehmenden Vergesellschaftung unterliegt:

> Das ursprüngliche Verhältnis der Intimsphäre zur literarischen Öffentlichkeit kehrt sich um: die publizitätsbezogene Innerlichkeit weicht tendenziell einer intimitätsbezogenen Verdinglichung. Die Problematik der privaten Existenz wird in einem gewissen Grade von der Öffentlichkeit aufgesogen, unter der Oberaufsicht publizistischer Instanzen wenn nicht ausgetragen, so doch ausgebreitet. Andererseits erhöht sich das Bewußtsein der Privatheit gerade durch eine solche Publizierung, mit der die von den Massenmedien hergestellte Sphäre Züge sekundärer Intimität angenommen hat. (Habermas 1990, 263)

Habermas impliziert mit dieser Zweigleisigkeit einer wachsenden Vergesellschaftung *und* einer sich vergrößernden Bewußtheit über private Szenarien die *Uneinheitlichkeit* des historischen Strukturwandels, die sich auch in seinem revidierten Modell der politischen Öffentlichkeit niederschlägt. Zum einen soll die Idealisierung einer prototypischen Vergangenheit des 'kritischen Räsonnements' durch die Konzeption der Spannungen innerhalb der Öffentlichkeit als 'Potentiale der Selbsttransformation' abgeschwächt werden. Zum anderen rücken jene alternativen Formen von Öffentlichkeit in den Blick, die enthierarchisierende Qualitäten der Subversion besitzen oder in ihrem systematischen Ausschluß bislang vernachlässigt wurden. Schließlich behalten in diesem Modell konkurrierender Bereiche öffentlichen Lebens die Zuschauer und Akteure eine Autonomie, die ihre Reduktion auf ein kulturkonsumierendes Publikum ausschließt (vgl. Habermas 1990, 21-31). In diesem Rahmen deutet sich für die *dokumentarfilmische* Exploration des Privaten eine Partizipation an der Vervielfältigung intimer und persönlicher Details im Bereich der medialen 'sekundären Intimität' an, die als Vermittlung von divergierenden Subjektivitätsentwürfen und -ansichten eine Qualität der kulturellen Selbstverständigung annimmt, die durch das Vermischen kanonisierter und ausgegrenzter Öffentlichkeiten einen Aufklärungsanspruch 'kritischer Publizität' erfüllen kann. Die bewußtseinsbildenden feministischen Filme oder die Hinterfragungen 'männlicher Identität' in Tagebuchform widmen sich einem Vermittlungsdefizit, das von Geschlechterbeziehungen über Lebensformen bis zur Problematisierung eines Politik- und Nationenbegriffs führt. Die text- und erzähltheoretische Untersuchung der Erzählformen, Perspektivierungen der 'dokumentarischen Instanzen' im Sozialen und den daraus resultierenden Kommunikationsangeboten macht deutlich, daß - mit unterschiedlichen Reflexionsstufen - die Formen des Protokolls, der Selbst- und Systemanalyse und der Selbstinszenierung ein innovatives und progressives Potential entfalten: sie ermöglichen eine (inhaltliche und formale) Überschreitung kulturell festgelegter Stereotypen von geschlechterspezifischen Verhaltensweisen, ein Durchlässigwerden von Definitionen 'adäquater' Zuordnungen des Emotionalen und Rationalen, und sie erlauben die Ansiedlung der dokumentarfilmischen Apparate in der situationsbedingten Textur des Ereignisses. Die Komplexität der öffentlichen Vermittlungsleistungen und die Fragwürdigkeit historisierender 'Verfallsgeschichten' wird darüber hinaus auch durch die impliziten Vorstrukturierungen der Rezeption in den Blick gerückt. Die Prozesse der reflexiven Kritik, der Hinterfragung von Erzählstrategien, des empathischen Miterlebens und der Realitätsprüfung können als Teile der Zuschauerkompetenz postuliert werden, die sich im Sinn einer andauernden und dynamischen 'Selbsttransformation' derart verändert, daß sich an einer durch den Dokumentarfilm unterstützten Kategorie politischer Öffentlichkeit festhalten läßt. Dies wird jedoch in zweierlei Hinsicht eingeschränkt: zum einen bleibt das aufklärerische Potential des Genres als marginalisiertes von den konkurrierenden *anderen Öffentlichkeiten* abhängig, zum anderen haben sich aufgrund des von Lasch, Sennett und Habermas konstatierten gesellschaftlichen Strukturwandels die kontextuellen Bedingungen einer dokumentarfilmischen Öffentlichkeit derart verändert, daß sich eine Reihe von problematischen Implikationen der dokumentarfilmischen Exploration des Privaten aufzeigen lassen. Die Exploration kann sich (analog zu Prozessen innerhalb der bürgerlichen Öffentlichkeit) aufgrund eines übermächtigen Kommerzialisierungsdrucks primär zum Zweck ihrer ökonomischen Verwertbarkeit manipulativ ausgestalten. Durch die Verlagerung des panoptischen Dispositivs (als psychologisierende Selbstbefragung) in die Binnenstrukturen des Alltags läuft sie zudem Gefahr, zu einer durchleuchtenden und überwachenden Technologie der Macht zu werden, die das Verhalten der 'objektivierten' Individuen determiniert und kontrolliert, während eine kommunikative Vermittlungsleistung in ihrem Simulationscharakter und aufgrund der narzißtischen Selbstbezüglichkeit des Publikums und dessen Atomisierung nicht zustandekommen kann, sondern vielmehr zur Erosion der Authentizitätskriterien interpersonalen Verhaltens beiträgt. Schließlich deutet sich im filmautobiographischen Spaltungsparadox die Möglichkeit an, daß die technologische Basis dieser Form der kulturellen Verständigung über Subjektivitäten eine traditionelle (auf literarischen Formen beruhende) Selbstwahrnehmung ausschließt und eigenständige Konzeptionen des Selbst zu definieren begonnen hat. Die Anthropomorphisierung der Apparate läuft dabei - als eine mögliche Konsequenz - parallel mit einer Entmenschlichung des beobachtenden Selbst. Die vorangegangenen Ausführungen haben jedoch gezeigt, daß sich aus der Dialektik von Potentialen und Gefahren der kulturellen Öffentlichkeit keine ungebrochene globaldiagnostische Teleologie der historischen Entwicklung ableiten läßt. Die Aufklärungs- und Vermachtungseffekte richten sich vielmehr an kontextuell und historisch zu spezifizierenden Merkmalen aus, denen sich im Hinblick auf die Rezeptionsformen der 'sekundären Intimität' das folgende Kapitel zuwendet.

6. Filmische Repräsentation und individuelle Rezeption: Konzeptionen und Formen einer 'gesellschaftlichen Weiterverarbeitung'

In Emile de Antonios *Underground* wird das Private als das Gefängnis des Untergrunds konstruiert, in das sich die Terroristen zurückziehen müssen, weil ihre provokativen Zerstörungsaktionen zur Verfolgung durch Spezialeinheiten der Polizei geführt haben. Der Schleier zwischen ihnen und der Kamera, die Spiegelaufnahmen, die das Gesicht der *Filmemacher* frontal zeigen, und die Erinnerung an revolutionäre Bewegungen in Kuba, China und Vietnam unterstreichen zum einen das Bemühen, zu 'revolutionären' Biographien vorzudringen, und zum anderen die Belastungen der Drehsituation, die in der Illegalität angesiedelt ist. Der Film endet mit einer affirmativen Bekräftigung der analytischen, aktionistischen und utopischen Positionen der *weatherpeople* und weist sich explizit als Versuch aus, als Plattform der öffentlichen Rede die Details revolutionärer Biographien und klaustrophobischer Privatheit reflexiv und reflektiert zum Diskussionsgegenstand zu machen. Was ist aber durch eine Erfassung dieser Textmerkmale für das Verständnis eines gesellschaftsübergreifenden Umgangs mit dem Film gewonnen? Vor dem Hintergrund der mannigfaltigen Verbreitungswege filmischer Texte, die, wie Benjamin (1991, 477) früh bemerkte, durch die technische Reproduzierbarkeit ihr qualitativ neues Potential gerade durch die Vervielfältigung von Ansichten an bisher unzugänglichen Bereichen entfalten können, erscheint die unzureichende Berücksichtigung dieser Weiterverarbeitungen als signifikante Lücke der historischen Analyse des Dokumentarfilms. *Underground* wird in den unterschiedlichen Rezeptionskontexten zu einem kulturellen Objekt, das dem FBI zum Aufspüren der konspirativen Wohnung dient, oder für dessen Fertigstellung sich eine liberale Schicht öffentlich einzusetzen versucht (vgl. Luik 1988). Wie von Kluge ausgeführt, rücken bei der Rezeption von Filmen weniger einzelne Strukturmerkmale als Zusammenhänge von Filmen in den Vordergrund. Deren Produkt ist "nicht alleine das Verhältnis des Autors zu den Zuschauern, auch nicht die Rezeption durch den Zuschauer; sondern die Produktion von Öffentlichkeit - also eine Struktur, auf der in Zukunft eine weitere Verständigung über einen Erfahrungsgehalt in der Gesellschaft stattfinden kann" (Kluge 1981, 35). Der Dokumentarfilm partizipiert an der Herausbildung eines Erfahrungsgehalts, der sich zur jeweils historisch spezifischen Gestalt des Erfahrungshorizonts zusammenzieht, innerhalb dessen "die gesamte kulturelle Erfahrungsarbeit stattfindet. Die Umproduktion der Öffentlichkeit ist deshalb Bedingung und zugleich der wichtigste Gegenstand, an dem sich die realistische Methode abarbeitet" (Kluge 1975, 219). In der Analyse der Repräsentationsmodi und explorativen Qualitäten wird dabei eine Anlage jener Rezeptionsangebote postuliert, die potentielle Weiterverarbeitungen vorstrukturieren und mit Markierungen der intendierten Lesart versehen. Die Untersuchung der gesellschaftlichen Weiterverarbeitung ergänzt diese um die Rekonstruktion unterschiedlicher Ebenen von Öffentlichkeit, die auf die Verteilung und mögliche Hierarchisierung der Informationsweitergabe verweist. Die materielle Basis von geschichtlicher Erfahrung, die Nichols (1986, 114) intratextuell verankert erhalten will, und die für ihn den Dokumentarfilm "in the crease between the life as lived and the life as narrativized" ansiedelt, wird zur materiellen Gegebenheit der Rezeption mit ihren Elementen der Kompetenz, der Partizipation, dem Wissen oder dem Ausschluß und Unverständnis. Bei dem im Folgenden auszuführenden Ansatz handelt es sich demnach weniger um eine Wirkungstheorie als um eine Rezeptionstheorie, die es nach Iser (1984, 8) mit einem 'historischen' Publikum zu tun hat: "Eine Wirkungstheorie ist im Text verankert - eine Rezeptionstheorie in den historischen Urteilen der Leser." Als Verortung unterschiedlicher Bereiche des Erfahrungshorizonts, innerhalb dessen Informationen produziert und weitergegeben werden, kann - so der implizite Anspruch - nicht nur die Verschränkung dokumentarischer und fiktionaler Formen adäquater berücksichtigt werden, es zeichnen sich auch Indikatoren für Momente ab, in denen spezifischen symbolischen Festschreibungen oder textuellen Ansprachen durch Ironisierung, Ignorieren oder Entwertung widerstanden wird.

Das Verständnis einer politisch relevanten Rezeption textueller Strukturen ist dokumentarfilmtheoretisch bislang jedoch unzureichend entwickelt worden. Obwohl die Interpretationsleistung der Zuschauer als konstitutives Element der genretypischen Erwartungshaltung und des Realitätseindrucks anerkannt wird, bleiben die verschiedenen Ansätze den semiotischen Verfahren der impliziten Bedeutungslenkung verhaftet, ohne diese in ihrer gesellschaftlichen Aufnahme weiterzuverfolgen. Während Casebier (1986) etwa versucht, einen idealen Zuschauer zu konstruieren, der fähig sein soll, in kompetenter Weise den filmischen Argumentationen zu folgen, legt Nichols - wie in 2.2 gesehen - mit seinen Konzeptionen der Zuschaueransprache zunächst einmal den rhetorischen Boden frei, der den sinnkonstruierenden Elementen der Texte zugrundeliegt. Direkte Ansprachen wie im expositorischen Verfahren oder indirekte wie im beobachtend-interaktiven begründen die Mehrstimmigkeit der zu verarbeitenden Angebote und verweisen auf jene perspektivische Orientierung der 'Stimme' des Dokumentarfilms, die dasjenige Element ist, "which conveys to us a sense of a text's social point of view, of how it is speaking to us and how it is organizing the materials it is presenting to us" (Nichols 1988a, 50). Doch wie werden diese Stimmen gehört? Aufgrund der polyphonen Äußerungen, der beständigen Vermischungen, Überlagerungen und Veränderungen der Stimmen muß sich die Analyse der gesellschaftlichen Weiterverarbeitung auf jene identifizierbaren Verdichtungen im Stimmengewirr konzentrieren, die einen markanten Ausschnitt des Erfahrungshorizonts erkennen lassen. Öffentlichkeit wird in diesem Sinn weder ausschließlich als institutionelles Grundgerüst eines Produktionszusammenhangs noch als Totalität potentiell möglicher gesellschaftlicher Erfahrungen, sondern als historisch spezifizierbare und mit beschränkter Ausdehnung wahrnehmbare Manifestation diskursiver Überlagerungen verstanden. Sie gerät damit zum Zeichen eines Informationsprozesses, der Spuren seines Erwerbs und der Weitergabe von Informationen auf spezifischen Materialien speichert und so zum Gegenstand kulturwissenschaftlicher Spekulation macht (vgl. Flusser 1989). Mit einer relationalen Sicht kultureller Gedächtnisleistungen, die sich auf Knotenpunkte konzentriert, in denen "Informationen gestaut, prozessiert und weitergegeben" (Flusser 1989, 52) werden, erscheinen die Prozesse der gesellschaftlichen Weiterverarbeitung als Verdichtungen von Informationen, die von bestimmten Agenturen in Anspruch genommen werden und eine unterschiedliche Materialbasis haben, die den Ausschnitt der rekonstruierbaren Weiterverarbeitung vorgibt. Ihre kulturhistorisch aufschlußreiche Rekonstruktion macht eine Verbindung film- und diskurstheoretischer Konzeptionen notwendig.

6.1 Rezeptionstheoretische Annahmen zur Zuschauer-Text-Interaktion

> Die von der Existenz unterm Systemzwang demoralisierten Massen, die Zivilisation nur in krampfhaft eingeschliffenen Verhaltensweisen zeigen, durch die allenthalben Wut und Widerspenstigkeit durchscheint, sollen durch den Anblick des unerbittlichen Lebens und des vorbildlichen Benehmens der Betroffenen zur Ordnung verhalten werden. Zur Bändigung der revolutionären wie der barbarischen Instinkte hat Kultur seit je beigetragen. Die industrialisierte tut ein übriges. Die Bedingung, unter der man das unerbittliche Leben überhaupt fristen darf, wird von ihr eingeübt. (Horkheimer/Adorno 1988, 161).

Angesichts der Instrumentalisierung technischer Rationalität im Dienste einer wahnhaften Vernichtungsideologie im faschistischen Deutschland, das die Kapazitäten der Ingenieure, Architekten, Logistiker und des Verwaltungsapparats dazu bringt, die Vernichtung einer vorgeblich identifizierbaren Bevölkerungsgruppe im erschreckenden Maß umzusetzen, mutet die analytische Behandlung der 'Kulturindustrie' durch Horkheimer und Adorno als Rebellion gegen ein verhältnismäßig neues gesellschaftliches Phänomen als nicht verwunderlich an. Diese kann aufgrund der Totalität ihres Vorhandenseins und der diabolischen Kräfte, die sie auf die 'Massen' an ihren Volksempfängern auszuüben scheint, nicht anders erscheinen als ein Exekutivorgan jenes Verblendungszusammenhangs, der sich in der Zunahme einer abstrakten Verwaltung des gesellschaftlichen Lebens einstellt, und der das Freizeitleben notwendigerweise als Ausdehnung des parzellierten, sinnentleerten Arbeitsprozesses hervorbringt.

Ihre Sichtweise auf Kulturproduktion, Massenmedien und deren Wirksamkeit orientiert sich dabei zum Teil an Theorien der soziologischen Wirkungsforschung, die sich zur empirischen Erforschung der Bemessung von Effekten spezifischer Botschaften in den zwanziger und dreißiger Jahren als *hypodermic needle theory* etabliert hatten und postulieren, daß eine definierbare Botschaft einen direkten, übergreifenden und meßbaren Effekt besitzt (vgl. Meyrowitz 1985, 13-35). In der Analyse von Horkheimer und Adorno fügen sich die kommunikativen Pole - angesichts der unmittelbaren historischen Erfahrung nachvollziehbar - zu einer klar strukturierten Kette zusammen, die mit der psychologischen Steuerung der Geisteshaltung und des Verhaltens die daraus resultierende politische Unterdrückung begründet und den ideologischen Verblendungszusammenhang zementiert.[1] Damit prägen sie eine Wirkungstheorie, die als ideologiekritische Position die filmtheoretischen Ansätze der siebziger Jahre unterfüttert und erst aufzuweichen beginnt, sobald die kommunikati-

---

[1] Diese verkürzende Darstellung bezieht sich auf die Ausführungen von Horkheimer und Adorno zur 'Kulturindustrie' in der *Dialektik der Aufklärung*. Kausch (1988, 237/238) nennt dies die in der Frühphase der 'Frankfurter Schule' entstandene fundamentalistische Position von Adorno, die von seinen späteren, rezeptionsorientierten Einschätzungen (und auch vom grundsätzlich anders verfahrenden Löwenthal und Benjamin) zu unterscheiden sei. Trotz dieser Perspektivierung kann jedoch daran erinnert werden, daß Adorno auch in späteren Jahren an der Grundtendenz der früheren Arbeiten festhält (vgl. die Ausführungen in Kapitel 7.3).

ven Pole in ihrer komplexen Eigenart und ihrer kontextuellen Einbettung theoretisiert werden, und Phänomene der 'Wut und Widerspenstigkeit' als empirische Befunde eine adäquate Berücksichtigung finden. Folgt das Reiz-Reaktions-Schema der frühen Wirkungsannahmen tendenziell einem technologischen Determinismus, der einen produzierenden Apparat und dessen Produkt mit dem Verhalten, den kognitiven Dispositionen und den Emotionen der Zuschauer gleichsetzt und damit ein unbändiges Kontrollpotential impliziert, so wird diese Vorstellung durch die empirische Forschung bald korrigiert, verfeinert und in wesentlichen Punkten umgeschrieben. Während Williams (1990a) eine Berücksichtigung der mannigfaltigen und verschränkten Bedingungen determinierender Faktoren einfordert,[2] privilegieren die sich wandelnden Modelle der amerikanischen empirischen Soziologie die verschiedenen und meist nur sehr ungenau faßbaren Variablen der Kommunikationsprozesse (vgl. Joußen 1990, 82-92). Die lerntheoretischen Erweiterungen des Injektionsmodells richten sich auf die Einstellungen und Persönlichkeitsmerkmale der Rezipierenden sowie die Merkmale der verbreiteten Inhalte und die Eigenschaften des Kommunikators. Damit rücken mögliche Funktionen der Medien als Harmonisierungsinstanzen des psychischen Haushalts, die einen jeweils anderen persönlichen Filter vor das Ausgestrahlte plausibel machen, in den Vordergrund. Innerhalb der Rezeptionskontexte zeigt sich die Bedeutung der Meinungsführerschaft bestimmter Gemeinschaftsmitglieder und die ständige Korrektur der massenmedialen Inhalte durch interpersonale Kommunikation, die verhindert, daß spezifische Botschaften aufoktroyiert werden könnten. Vielmehr tritt neben Verstärkungsleistungen das *agenda-setting*, d. h. die Vorgabe einer Diskussionsagenda innerhalb der Gesellschaft, die dann in unterschiedlicher Form aufgenommen und weiterverarbeitet wird.

Der entscheidende Paradigmenwechsel findet jedoch in der Umkehrung der analytischen Orientierung vom Einfluß des Senders auf den Empfänger zum auswählenden, selektiv konsumierenden Rezipienten statt, dessen Bedürfnisstruktur als determinierende Größe des Zustandekommens kommunikativer Prozesse angesetzt wird. Das Modell der *uses and gratifications* erscheint als logische Konsequenz eines medialen Systems, das einen beständigen, selektive Wahrnehmung notwendig machenden Informationsüberfluß hervorbringt und nicht aufgrund der künstlichen Verknappung die Auseinandersetzung mit begrenzten massenmedialen Inhalten zur Notwendigkeit macht. Im Zuge dieser Neuorientierung gerät das Umfeld der Rezeption zu einer theoriebedürftigen Verankerung, ohne deren Verständnis eine Aussage über Interpretationsleistungen und die besondere psychologische und politische Bedeutung des jeweiligen populärkulturellen Inhalts nicht möglich erscheint, während ein direkter Zusammenhang zwischen Inhalt und Verhalten zu einer immer weniger plausibel er-

---

[2] Williams (1990a, 130) schreibt dazu: "We have to think of determination not as a single force, or a single abstraction of forces, but as a process in which real determining factors - the distribution of power or of capital, social and physical inheritance, relations of scale and size between groups - set limits and exert pressures, but neither wholly control nor wholly predict the outcome of complex activity within or at these limits, and under or against these pressures."

scheinenden Prämisse wird.³ Die kritische Analyse der allgegenwärtigen *media frames*, die sich gitterartig über die historische Ereignisse legen und als "persistent patterns of cognition, interpretation, and presentation, of selection, emphasis, and exclusion, by which symbol-handlers routinely organize discourse, whether verbal or visual" (Gitlin 1983, 7) die soziale Welt symbolisch entstehen lassen, muß im Anschluß an den Paradigmenwechsel der Wirkungsannahmen ihre Ergänzung in einer konzeptionellen und empirischen Erfassung der *audience frames* finden, ohne die sich das textuelle Angebot nicht vervollständigen kann. Diese logische Konsequenz der *uses and gratifications*-These findet unter Berücksichtigung der Komplexität determinierender Prozesse, wie von Williams angedeutet, und der Relevanz von 'Wut und Widerspenstigkeit' auf seiten der Zuschauer bei Morley (1980) eine diskurstheoretische Ausführung. Während auch für ihn die zentrale theoretische Orientierungslinie jene zwischen der Bedürfnisstruktur der Zuschauer und den Medieninhalten ist, richtet sich sein Interesse mit zwei Schwerpunktsetzungen auf die Konstruktion von gesellschaftlicher Sinngebung (*social meaning*): 1. die inhaltliche Dimension wird als polysemantische Struktur angesehen, die eine immanente, aber nicht jegliche Bedeutungszuweisung kontrollierende Leseanweisung enthält; sie ist "a complex sign, in which a preferred reading has been inscribed, but which retains the potential, if decoded in a manner different from the way in which it has been encoded, of communicating a different meaning" (Morley 1980, 10); 2. die Zuschauer werden nicht als Totalität atomisierter Individuen angesetzt, sondern als jeweils in subkulturellen Bereichen und Gruppen organisierte Individuen, die über bestimmte gemeinsame Dispositionen und Dekodierungsfähigkeiten verfügen, und deren individuelle Lesarten mit ihrem sozio-ökonomischen Hintergrund zusammenhängen, zu dem die Vervollständigung der inhaltlichen Strukturen in einer systematischen Beziehung steht (vgl. Morley 1980, 15). Dieser Ansatz läßt die gesellschaftliche Weiterverarbeitung als Produktion von Lesarten erscheinen, die sich im Durchlaufen offener, aber spezifizierbarer Systeme als Konstruktion und Auffüllen von Textstrukturen einstellen und dabei durch ein privilegiertes Dekodierungsangebot und die Dispositionen des rezipierenden Systems mitbestimmt werden. Ihre Variabilität ist abhängig von den jeweils zur Verfügung stehenden diskursiven Filtern, dem Material, auf dem sie festgehalten werden, und den Prozessen, die sie in neuen Umwelten auslösen:

> Thus the meaning of the text must be thought in terms of which set of discourses it encounters in any particular set of circumstances, and how this encounter may restructure both the meaning of the text and the discourses which it meets. The meaning

---

3 Fluck (1979, 53) resümiert, daß die Forschungsergebnisse zur Massenkommunikation andeuten, "daß mit den Kommunikationsinhalten nicht auch schon das Verhalten festgelegt wird und gleichsam interpretatorisch erschlossen werden kann. Was in den Medieninhalten veranschaulicht wird, sind Orientierungsangebote, von denen wir nicht wissen, ob - und wenn ja, wie weitgehend - sie auch realisiert werden." Meyrowitz (1985) versucht auch aus diesem Grund, den Nachweis von Effekten zugunsten einer Veränderung der sich verändernden Medienumwelten zu verschieben, die dann mit aggregierten Verhaltenssituationen verknüpft werden sollen.

of the text will be constructed differently according to the discourses (knowledges, prejudices, resistances etc.) brought to bear on the text by the reader and the crucial factor in the encounter of audience/subject and text will be the range of discourses at the disposal of the audience. (Morley 1980, 18)

In diesem Sinn kann von kommunikativen Anstößen gesprochen werden, die Texte leisten, indem sie unterschiedliche gesellschaftliche Subsysteme durchdringen und dort jeweils neu aktiv komplettiert werden. Doch scheint es notwendig und der Komplexität dieser Wege angemessen, die Kategorie des Textes zum Umgang mit *Zusammenhängen* von Texten zu erweitern, die ein diskursives Kräftefeld andeuten, und den Akt der gesellschaftlichen Weiterverarbeitung gleichermaßen als Rezeption und Produktion zu verstehen, d. h. als Hervorbringung einer (mit einer bestimmten Materialbasis versehenen) Informationsstruktur, die ihrerseits wieder sinnstiftend komplettiert werden muß. Der Status des Textes verliert in kommunizierenden und rückgekoppelten Netzwerken seinen kausalen Charakter, der ihn als Ursprung einer Verarbeitung erscheinen lassen könnte, und wandelt sich zur Verdichtung bestehender Informationsströme, die eine Rezeption vorhergehender Filme (und Texte) voraussetzt und zum eingeschränkt ausformbaren Dekodierungsangebot wird, ebenso wie die Informationen, die im diskursiven Spiel der Weiterverarbeitung produziert werden.[4] Damit rückt die prozeßhafte und dynamische Qualität massenmedialer Verhandlungen in den Vordergrund, deren Rekonstruktion als materialisierte Öffentlichkeit zwei Ebenen betont: 1. eine deskriptive, die versucht, die Träger, den Umfang, die Dauer und Intensität sowie das Material, auf/in dem sie stattfindet (Schrift, Sprache, Körper), zu identifizieren; 2. eine regulative, die sich auf die Hierarchisierung der Relationen und die damit einhergehende Einschränkung möglicher Lesarten (einen fiktiven Endpunkt der Weiterverarbeitung, einen vorläufigen Konsens) konzentriert und dabei intra- und interdiskursiv legitimierte Vermachtungen der Öffentlichkeiten herauszuarbeiten versucht. Im Aufspüren dieser letzten Ebene kann das verfeinerte Verständnis von Machtbeziehungen liegen, die sich im Zuge der Übertragungsleistungen innerhalb der Kultur einstellen, und die für Horkheimer und Adorno - im Kontext der massenmedialen Kulturindustrie - noch durch ein ungebrochenes, einbahnstraßenähnliches Herrschaftsverhältnis gekennzeichnet sind. Aus dem

---

[4] Vgl. hierzu die kommunikationstheoretischen Grundlagen bei Watzlawick/Beavin/Jackson (1985, 19-49). Holub (1984, 158) sieht in dieser Position ein Abweichen von wirkungstheoretischen Modellen der Konstanzer Schule um Iser und Jauß: "Reception theorists, in dealing with interpretation, reinforce a model in which a subject produces a written or oral statement that explains or provides the meaning of a primary text. The interpretation is thus considered derivative, parasitic, or marginal. Its own textual qualities are of secondary importance since it purports to explain in plain, discursive prose what has been composed in a figurative, literary language. 'Post-modernist' critics, by contrast, deny this commonly accepted relationship between text and commentary. Criticism in this frame of reference does not involve an interpretive act as much as a creative one. The emphasis here is not on the secondary aspect of interpretation, but rather on the production of new texts." Eine 'postmoderne' Position wird in der vorliegenden Arbeit damit jedoch nicht angestrebt. Sie erscheint auch aufgrund der vielfältigen Formen der Weiterverarbeitung massenmedialer Texte als weniger naheliegend.

Konstatieren einer zentralisierten Aussendung repressiver Bewußtseinsinhalte, die beständig Unterdrückung reproduziert, wird dabei der Versuch, die Art und Weise zu verstehen, "in which the interplay of codes and content serves to *displace* meanings from one frame to another, and thus to bring to the surface in 'disguised' forms, the repressed contents of a culture" (Hall 1974, 9). Mit der Hinwendung zu Manifestationen der Aufnahme und Weitergabe von kulturellem Material und einer Perspektive, die diese Verdichtungen nicht nur als Rezeptionen, sondern als Produktionen einer gesellschaftlichen Erfahrung veranschlagt, rücken neben den wie auch immer verstümmelten Versuchen der 'Auflehnung' jene Machtkonstellationen ins Blickfeld, die an der sozialen Verfestigung oder Herausforderung eines repressiven Potentials partizipieren und die historischen Bedingungen seiner Entwicklung beeinflussen.[5] Damit wird eine eindimensionale Theorie, die sich auf die Produktion eines herrschaftsförderlichen Konsenses oder auf das Auffinden von Unterdrückungstendenzen durch 'falsches Bewußtsein' beschränkt, auf eine machttheoretisch adäquatere Basis des mehrdimensionalen, verschränkten und jeweils neu zu erfassenden kulturellen Kämpfens um Modalitäten und Formen der filmischen Repräsentation konzentriert (vgl. Scannell 1989, 156-158). Eine Untersuchung der gesellschaftlichen Weiterverarbeitung kann in diesem Sinn auch die Verteilung sozialer Macht durch die Autorisierung und Hierarchisierung von Wissen in seinem jeweiligen kulturellen und gesellschaftlichen Kontext veranschaulichen und die Wechselwirkungen, die zwischen unterschiedlichen diskursiven Systemen bestehen, zum Ausgangspunkt einer Konzeptualisierung der Filmarbeit als sozialer Praktik machen.[6] Wird damit die Vorstellung eines medialen Apparates hinfällig, der aus sich heraus Ideologie produziert, so muß das Verhältnis von Repräsentation, dominierender Welterklärung und akzeptierter Lesart, das als potentiell vermachtende Qualität wirksam ist, als 'Kampf' zwischen diskursiven Zusammenhängen verstanden werden:

> The analysis must aim to lay bare the structural factors which determine the relative power of different discursive formations in the struggle over the necessary multi-accentuality of the sign - for it is in this struggle over the construction and interpretation of signs that meaning [...] is produced. The crucial thing here is the 'insertion of texts into history via the way they are read' in specific socio-historical conditions, which in turn determine the relative power of different discursive formations. (Morley 1980, 156)

---

[5] Ein Vertreter der britischen Kulturwissenschaft, der diesen Ansatz vor allem auf subkulturelle Bereiche angewendet hat, ist Dick Hebdige (1979, 1988), der den Begriff des kulturellen Objekts als polysemantisches Konstrukt ansetzt und die unterschiedlichen Besetzungen, die es - abhängig von Bedürfnissen der Konsumenten - erfährt, untersucht.

[6] Ryan (1988, 478) formuliert in diesem Sinn als Prämisse: "The theory of discourse in film formalism must ultimately be a theory of society; and no sociology of film is feasible that is not concerned with discursive and cultural forms. Film is fundamentally social because it draws on and reproduces social discourses and because it is itself a socially discursive act."

Diese Analyse, die nach Staiger (1989) notwendigerweise historisch und komparatistisch ist, setzt Macht auf seiten der Zuschauer als Verfügbarkeit von Möglichkeiten des Widerstands gegen *dominant meanings* (Morley 1980) und der Hinterfragung von privilegierten Lesarten an und faßt die Dekodierungshaltungen simplifizierend aber richtschnurähnlich als Ausdifferenzierungen von oppositären, verhandelten und dominierenden Positionen zusammen (vgl. Morley 1980, 12-15). So erscheint das Nachzeichnen der Rezeptionswege als ein Versuch, die spezifischen und vorstrukturierten Medieninhalte, die sich angesichts des informationellen Überflusses in der Beliebigkeit der pluralen und unübersichtlichen Mehrstimmigkeit aufzulösen drohen, und aus denen sich im Moment des *zapping* nur noch ein unbedeutendes, ahistorisches und Erzählungen zerstörendes Chaos einzustellen scheint,[7] auf die Bedingungen ihrer Aufnahme und Weitergabe hin zu befragen und sie in diskursiven Machtnetzen zu verorten. Der Begriff eines rezipierenden Subjekts, das dem Modell der gesellschaftlichen Weiterverarbeitung zugrundeliegt, muß sich dabei von gängigen psychoanalytischen Konzeptionen der Filmtheorie zunächst unterscheiden.[8] Denn während es einerseits sinnvoll erscheint, die Aufnahme von Filmen in ihren subkulturellen Kontexten zu einer Aufnahme von Zusammenhängen von Filmen zu erweitern und damit dem spezifischen Vorverständnis der rezipierenden Systeme Rechnung zu tragen, ist es andererseits notwendig, diese Aufnahme von Filmzusammenhängen von einem isoliert und nur in seiner unbewußten Determiniertheit gefangenen Subjekt zugunsten einer Vorstellung aufzugeben, die sowohl die Übereinstimmungen gruppenbezogener Dekodierungskompetenzen und -tendenzen berücksichtigt, als auch den Akt der Rezeption zu einem dialogisch sich verfestigenden interpretativen Vorgang werden läßt, dessen Basis nicht ausschließlich in der Fetischisierung des Blicks oder dem Mangel eines realen Objekts (vgl. Metz 1976), sondern auch in kognitiven Prozessen liegt, die auf eine intersubjektive Verständigung abzielen. Damit soll nicht Bordwells (1985, 30) Klassifizierung des Zuschauers als "hypothetical entity executing the operations relevant to constructing a story out of the film's representation", die er im Kontext seines narrationstheoretischen Modells entwickelt hat, übernommen werden, da ihr in Bezug auf den Vorgang des Verstehens die Annahme einer möglichen Trennbarkeit kognitiver und emotionaler Reaktionen zugrun-

---

[7] Heath (1990, 283) bezieht dieses mediale Chaos auch auf die demokratische Basis der massenmedialen Gesellschaft: "The democratic now is interminable pluralization, not a set of representable positions (although these are also around in television, ever more archaic to it) but a fading of positions in the flow of the images and the assemblages created from their reception (the audiences as representations of that). Television does not control, certainly, but then again it does, defining and encompassing, including us in its reality whether or not we watch - can anyone in our societies be outside television, beyond its compulsions?"

[8] Vgl. jedoch den Nachtrag in 6.3.4.

deliegt.⁹ Doch ist Bordwells Beharren auf den aktiven und bewußten Prozessen des Aufnehmens von Informationen, den daraus folgenden Erwartungshaltungen und dem wesentlichen Beitrag der sinnbeschränkenden Strategien des Textes eine überfällige rezeptionstheoretische Ergänzung.

Es läßt sich zusammenfassen, daß die diskurstheoretischen Konzeptionen über den Ort und das Verfahren der Sinnkonstitution das Publikum als aktive und selektierende Zuschauer postulieren, die in einem Prozeß dynamischer Interaktion zwischen Textstrukturen und individualpsychologischen Dispositionen, sowie ihrer gesellschaftlichen, sozialen Prägungen und der jeweiligen Rezeptionssituation Bedeutung erstellen und Gratifikationen aushandeln (vgl. Carpignano 1990). Die Textstrukturen sind als polysemantische Zeichensysteme vielschichtig und können demgemäß unterschiedlich, aber nicht beliebig entziffert werden. Sie sind mit einer dominierenden Leseanweisung ausgestattet, die - abhängig von den Dispositionen des Publikums und den Umständen, unter denen die Rezeption stattfindet - durchschaut, mißverstanden, verworfen oder affirmiert werden kann (vgl. Morley 1980, 1-15). Diese dynamische Relation ist in einen übergreifenden Kommunikationskontext eingebunden, der mit der Festlegung der hegemonialen politischen und kulturellen Rahmenbedingungen die Rezeptionsprozesse durchwirkt. Das 'Lesen', Verstehen und Ausdeuten der Filme wird demnach als historisch determinierter "*struggle* for signification within hegemonic structures" (Martinez 1992, 148) verstanden, und die Rezeptionsforschung hat zu klären, unter welchen Bedingungen und mit welchen Annahmen sich spezifische Lesestrategien historisch entwickeln konnten (vgl. Staiger 1992, 79-97).

Im Idealfall zeichnen sich damit die Bedingungen und regulativen Qualitäten intrakultureller Verständigung ab, die in der Verbreitung von Dekodierungskompetenzen und den relativen Positionen der Weiterverarbeitungsfelder Rückschlüsse auf den Umgang mit Filmen (etwa einer partizipatorischen oder hierarchisierenden Wissensproduktion) zulassen. Im Folgenden werden zwei Rezeptionsbereiche behandelt, die aufgrund der Veröffentlichung des Privaten eine besondere Relevanz und für die spezifische Qualität des Dokumentarfilms eine konstitutive Bedeutung haben: zunächst die akademische Verhandlung von Konstruktionsstrategien, die als institutionalisierte Kodes den Bedingungen der Wissensproduktion zugrundeliegen, d. h. die Einschätzung der drehsituativen und rezeptionsorientierten Machtverhältnisse, die als 'dokumentarische Ethik' das Regulativ der Vorschrift hervorbringt; dann die breitenwirksame (massenmediale) Debatte um einen exemplarischen (Familien-)Entwurf in Gilberts *An American Family*, der das Regulativ des Vergleichs in den Vordergrund rückt. Beide Bereiche sind als Analysen gedacht, die historisch manifestier-

---

9 Vgl. Bordwell (1985, 30): "I am assuming that a spectator's comprehension of the films' narrative is theoretically separable from his or her emotional responses." Diese Prämisse steht im deutlichen Kontrast zu jenen Ansätzen der Rezeptionsforschung, die - wie etwa bei Höijer (1992) - auch für die kognitionspsychologischen Prozesse eine Gleichzeitigkeit emotionaler und verstehender Akte herausstellen.

bare Tendenzen der Weiterverarbeitung anzeigen. Da die vorliegende Arbeit aber nicht den Charakter einer sozialwissenschaftlichen Auswertung beanspruchen kann und zu Rezeptionsausschnitten (im Unterschied zu Morleys 'soziologischen' Interviews mit ausgewählten gesellschaftlichen Gruppen) immer nur in unvollständiger Art Zugang besteht, bekommen die 'Ergebnisse' einen vorläufigen Charakter, der die Prozesse des Verstehens ebenso beleuchtet wie seine Gegenstände. Die Abhängigkeit einer rezeptionstheoretischen Orientierung von dem verfügbaren Material muß darüber hinaus zur Vorsicht anhalten; was als materialisierte Öffentlichkeit nicht vorliegt, wird zwangsläufig in der Rekonstruktion kultureller Selbstverständigungsprozesse fehlen. Daneben bleiben zwei zentrale Schwierigkeiten diskurstheoretischer Entwürfe unausgeführt: wie die Grenzen der Weiterverarbeitungsfelder bestimmt und isoliert werden können, und wie sich eine Interaktion bzw. Interdependenz zwischen unterschiedlichen Feldern einstellt. Die heterogene Materialbasis der Rezeptionszeugnisse verweist damit auf ein grundsätzliches und im Folgenden nicht wirklich auflösbares Problem der Rezeptionsforschung; die Frage, wo sich der genaue Ort der Rezeption befindet. Der Terminus 'gesellschaftliche Weiterverarbeitung' impliziert ja, daß die Textstrukturen oder das kulturelle Objekt vielfältig in Gebrauch genommen werden, daß das Material be-, um-, aus- und abgearbeitet werden kann und der De- und Rekontextualisierung ausgesetzt bleibt. Die Rezeption stellt sich insofern nicht nur als aktive Sinnkonstitution, sondern als ein Anlagern von Bedeutungen und Materialien dar, das mitunter das ursprüngliche kulturelle Objekt auflöst und zerstreut; der Gebrauch schreibt um und fügt neue Sinn- und Materialschichten an. Damit wird es jedoch immer schwieriger, den Ort der Rezeption zu bestimmen, denn die angelagerten Schichten privilegieren zwar die Zuschaueraktivität, sie verflüchtigen jedoch auch jenen kulturellen Text, auf den sich die Aktivität beziehen soll. Während Interviews oder die teilnehmende Beobachtung als methodische Verfahren diese Dynamik einbeziehen können, bleibt eine Rekonstruktion von Lesestrategien an die Verflüchtigungsproblematik gebunden. Die kulturelle Hermeneutik verlagert dann ihr Verstehenwollen tendenziell auf das Publikum als 'Text', ohne daß dessen Gestalt immer klar zu umreißen wäre (vgl. Morley 1989, Brunsdon 1989).

6.2. Schutzlosigkeit und Wissenwollen - zur Ethik des Dokumentarfilms

> There was a tendency in early cinema verité to treat people as other, as comical and distant as though we observed them like monkeys in a zoo going through their antics. We placed ourselves above them, laughed at their inconsistencies, gaucheries, and attempts to manipulate others. Subjects were objects, frozen in celluloid. (Pincus 1977, 172)

Im Verlauf der siebziger Jahre, nachdem das Direct Cinema und die nachfolgenden, beobachtend-interaktiven Spielarten ein umfangreiches Korpus hervorgebracht haben und sich die amerikanische Gesellschaft mit neuen filmischen Interpretationen und Repräsentationen privater Intimität konfrontiert sieht, setzt eine akademische Debatte über die Zulässigkeit der hinter den symbolischen Konstruktionen vermuteten Umgangsformen ein.[10] Konfrontiert mit konstanten Tabuverletzungen, Ausleuchtungen geheimer Räume der Abhängigkeit und Peinlichkeit und mit dem voyeuristischen Vergnügen an dieser Form der Wissensproduktion, offenbart sich eine produktionskontextuelle Lücke des Dokumentarfilms, der - teilweise verankert im Postulat künstlerischer Freiheit, teilweise im Regelwerk journalistischer Objektivität - über keinen eigenständigen professionellen Kode der Bilderproduktion zu verfügen scheint.

Obwohl es eine lange Tradition der Betrachtung und Ausstellung von 'Affen im Käfig' gegeben hat, verhilft die Miniaturisierung und Mobilität der Synchrontontechnologie der Debatte über das Vorverständnis dokumentarfilmischer Konstruktionsregeln zum endgültigen Durchbruch: "Here was a technique that allowed a closer, more personal and probing view of people's lives, as well as less time for reflection and consideration of one's reactions, than anything that had gone before" (Rosenthal 1988, 246). Während die Debatte zunächst im *Journal of the University Film Association*[11] beginnt, weitet sie sich in der Folgezeit derart aus, daß sie zum festen Bestandteil theoretischer Abhandlungen wird (vgl. Nichols 1991, 76-103; Sobchack 1984). Damit manifestiert sich ein geschärfter Sinn für die weitreichenden Implikationen, die sich aus der Doppelstellung des Genres und dem damit einhergehenden Legitimationsdefizit für die gesellschaftsübergreifenden Formen der Repräsentationsbildung ergeben. Die destabilisierenden Konsequenzen einer unkontrollierten Ausleuchtung interpersonaler Intimität sollen in einer metadokumentarischen, präskriptiven Weiterverarbeitung systematisiert und in Entwürfen einer regelgesteuerten, professionellen Übereinkunft gebändigt werden. Es gilt, die symbolischen Exzesse eines unreflektierten technologischen Spieltriebs regulierend einzuholen und im Sinn einer wissensproduzierenden Gruppe - der *documentary community* - gesellschaftsfähig zu machen.

---

[10] Es hat jedoch auch schon vorher - z. B. bei Breitrose (1964), Blue (1965a) - Auseinandersetzungen mit den Tabuverletzungen des Direct Cinema gegeben.

[11] Bei Pryluck (1976b) werden wichtige Überlegungen systematisch zusammengeführt.

Doch erschöpft sich die Frage nach den ethischen Fundamenten des Produktionsprozesses nicht in oberflächlichen Normsetzungen oder Eindämmungen. Durch die Rezeptionserwartung einer wirklichkeitszugewandten Haltung und der konventionellen Übereinkunft einer möglichen Repräsentierbarkeit realer Vorgänge veranschaulicht sie die zentrale genrespezifische Voraussetzung des Vertrauensbundes zwischen der Legitimität des Textes und der Gutgläubigkeit der Zuschauer, an den sich die Forderung nach einem wirklichen, authentischen und wahrheitsgemäßen Eindruck anschließt: "Because viewers expect truth, the documentary filmmaker must face ethical issues concerning the nature of the truth and reality which are less relevant to fiction film" (Sobchack/Sobchack 1987, 369). Zum wesentlichen und sich von fiktionalen Entwürfen absetzenden Element des Dokumentarfilms kristallisiert sich aufgrund der beobachtend-interaktiven Innovationen weniger die Realität eines Bildes von Welt als die eines Bildes vom Verhältnis zwischen Beobachtern und Beobachteten heraus, das unweigerlich in die Bestimmungen gesellschaftlicher Interaktion rückübersetzt wird. Im sichtbaren konfrontativen, direkten, unmittelbaren und bedrängenden Austausch zwischen einem Aufzeichnungsapparat, einer protokollierenden Instanz und den Filmsubjekten entlarvt sich neben einem persönlichen (Kamera-)Stil des Umgangs auch eine Agentur der Beobachtung, die zu einem kontrollierenden und festhaltenden Eingriff neigt: "The viewfinder of the camera, one could say, has the opposite function of the gunsight that a soldier levels at his enemy. The latter frames an image for annihilation; the former frames an image for preservation, thereby annihilating the surrounding multitude of images which could have been formed at that precise point in time and space" (MacDougall 1985, 281).

Scheint sich die Kamera in einigen Filmen zum verschleierten Auslöser einer automatisierten Mitteilungshaltung entwickelt zu haben, der die Verpflichtung zum Geständnis so selbstverständlich erscheinen läßt, "daß sie uns gar nicht mehr als Wirkung einer Macht erscheint, die Zwang auf uns ausübt" (Foucault 1977, 77), so betont die Ethikdebatte neben einem Eingeständnis der Konstruiertheit des Realitätseindrucks (dem selektiven Blick auf die 'multitude of images') auch die Machtdimensionen des Filmproduktionsprozesses, die sich exemplarisch aber nicht exklusiv im Bereich des Dokumentarfilms aufzeigen lassen. Was in zunehmendem Maß zur Hinterfragung des ethnologischen Films oder der kulturanthropologischen Feldforschung wird, macht sich im dokumentarfilmischen Blick auf die 'lustigen Affen' als fragwürdige Implikation bemerkbar. Die tabuverletzende beobachtende Instanz subsumiert nicht nur das unverstandene Phänomen im ungenügenden Raster seiner visuellen und auditiven Parameter und schreibt es simplifizierend fest, sondern sie unterhöhlt im Eindringen in die Geheimnisse der Gesellschaft durch die Zerstörung des Nichtwissens deren Binnendifferenz. Der Blick auf das soziale Ereignis verfestigt dessen letzten Ein- und Abdruck, da im Prozeß des Sehens die Zerstörung des Gesehenen eintritt (vgl. Baudrillard 1978).

Diese zugespitzte Form der methodenorientierten Erkenntniskritik, die einen vernünftigen Einsatz technologischer Aufzeichnungsmittel letztlich nicht mehr zuläßt, steht zwar als ultimative Gefahr hinter den ethischen Positionen zur sozialen Praktik des Filmens, tritt aber in den akademischen Weiterverarbeitungen hinter eine pragmatische Diskussion zur möglichst gerechten und rechtfertigbaren Anwendung bestehender Technologien zurück. Während es Baudrillard in den hyperrealen Räumen, in denen sich die Bilderzirkulation zu befinden scheint, nicht mehr um die praktische Ausformulierung von Handlungsanweisungen, sondern vor allem um die Anprangerung globaler Zerstörungspotentiale gehen kann, sichert der präskriptive Impetus der akademischen Zunft deren normsetzende Kraft und privilegierte Position der Wissensproduktion. Daneben treten mit der Konzentration auf die lebensweltlichen Verankerungen der sozialen Praktik auch jene Ebenen (der Individualität und Allgemeinheit) hervor, die im Zuge der Erschließung des Privaten vor einer Neudefinition stehen und in der Hervorbringung regulativer Kodes vor einem kontrollierenden technologischen Übergriff bewahrt werden können. Die akademische Weiterverarbeitung impliziert dadurch eine Doppelbewegung, die in ihren widersprüchlichen Facetten die besondere Stellung des Dokumentarfilms andeutet. Neben das Bedürfnis einer Gelehrtenkaste, sich ihren exklusiven Anspruch auf die Bedingungen der Wissensproduktion zu sichern, tritt die intensivierte Verhandlung ihrer Konstruktionsformen und -gegenstände sowie der spezifischen Verantwortung gegenüber ihren 'Objekten', den 'Affen im Käfig'. Die Ethikdebatte löst also eine Neubestimmung der epistemologischen und normativen Grundlagen der sozialen Praktik aus, die in Fragen zur Authentizität, Realität und Wahrheit ihren philosophiegeschichtlichen Horizont haben, im Kontext eines handlungsbezogenen Pragmatismus aber primär zur Ausformulierung eines Verhaltenskatalogs herangezogen werden.

Dabei erscheint das ethische Dilemma eines relativistischen Verständnisses von Repräsentationsformen, das die Konstruktion "as the interpretive act of someone who has a culture, an ideology, and often a conscious point of view" (Ruby 1988, 309) versteht, als besonders bedeutsam, da es die Einigung auf Verwaltungsstrukturen der Wissensproduktion als grundsätzliche Notwendigkeit etabliert:

> The problem of ethics arises exactly from this fact: if the camera is not objective, if it operates 'selectively' and thereby influences what we see and how we interpret what we see, what obligations if any do documentary film-makers have to the subjects of their films, the audience of their films, or themselves? (Katz/Katz 1988, 120)

Indem die Filme - ähnlich wie wissenschaftliche Argumentationen - in ihrer spezifischen Gestalt sowohl die Konstruktion ihres Ausschnitts als auch die zukünftigen Zugriffsformen vorgeben, vergewissert sich eine institutionelle Einbindung über die Kanalisierung der darinliegenden Machtdimensionen (vgl. Fischel 1989). Während das Direct Cinema durch Drews Anbindung an den Fernsehjournalismus in dessen Katalog der Objektivität, Fairneß und *balance* entsteht, verliert dieser Hintergrund für die individualistischen Praktiken (z. B. der Maysles, von Pincus oder Leacock) seine normative Kraft (vgl. Ruby 1988, 314). Vielmehr veranschaulichen ihre Arbeiten, daß der Dokumentarfilm in seiner Doppelstellung sein kreatives Potential gerade durch diese perspektivische Unbestimmtheit erfährt. Weder mit dem Freiraum der künstlerischen Vision noch den Anforderungen der professionellen Distanzierung ausgestattet, oszilliert die Produktion und deren ethische Weiterverarbeitung immer im Spannungsfeld der ambivalenten Parteinahme für die Filmemacher (und institutionellen Vorgaben), die Filmsubjekte oder die Zuschauer.[12] In den Spuren materialisierter Öffentlichkeit findet sich ein Diskurs, der - bereits *im Kontext eines medialen Veröffentlichtseins* - zu bestimmen versucht, wie das Verhältnis zwischen dem Schutz des Individuums (*the right to privacy*) und dem Wissensbedarf für die Allgemeinheit (*the right to know*) beschaffen sein soll. Das komplexe Beziehungsgeflecht, das sich in den explorativen und formalen Räumen der Filme andeutet, soll auf die adäquate Kodierung akzeptabler Sittlichkeit abgeklopft werden, um die Exzesse der 'sekundären Intimität' einzudämmen.

Die Ethikdebatte der siebziger Jahre unterstreicht insofern den gewachsenen gesellschaftlichen Einfluß der Bilderproduktion und die Notwendigkeit der dokumentarfilmischen Praktik, ihre Funktion im Kontext regelgesteuerter journalistischer Aktivitäten auszudifferenzieren. Lehnen sich diese teilweise an die liberalistische Theorie des *marketplace of ideas* an, innerhalb dessen - unter idealtypischen Bedingungen des freien und ungehinderten Zugangs - die konkurrierenden Stimmen der Wahrheit zum Durchbruch verhelfen sollen (vgl. Goodwin 1983, 7), so hat sich der Dokumentarfilm von jeher dem Modell verschrieben, das aufgrund der oligopolistischen medienstrukturellen Vorgaben eine soziale Verantwortung der Medien voraussetzt und impliziert, "that journalists have a duty to promote community and to promote the individuals within it. Those who are in significant ways outside the community - economically, socially, or culturally different - need a voice" (Patterson/Wilkins 1991, 148). In seinen historischen Wurzeln und den Phasen regierungsabhängiger finanzieller Unterstützung ist er geradezu ein Sinnbild für die gemeinschaftsbezogene *public philosophy*, die dem egoistischen Treiben privatwirtschaftlicher Unternehmen eine verantwortungsvolle, d. h. eine die normativen gesellschaftlichen Grundlagen in vorbildlicher Weise hervorkehrende Parteinahme für Ausgegrenzte entgegensetzen soll. Doch das explizite Ausformulieren präskriptiver Prämissen richtet sich weniger auf eine überfällige Festschreibung dessen, was dem Genre ohnehin als gesellschaftlicher Auftrag innewohnt, sondern mehr auf das, was angesichts des forcierten technologischen Eindringens in die intimen Regionen des sozialen Lebens zum Nachdenken über eine Tradition der Parteinahme für die 'Armen und Schwachen' geführt

---

[12] Gross/Katz/Ruby (1988, 6) sehen dementsprechend auch mannigfaltige Verpflichtungen der Bilderproduzenten: "1. The image maker's commitment to him/herself to produce images which reflect his/her intention, to the best of his/her ability; 2. the image maker's responsibility to adhere to the standards of his/her profession, and to fulfill his/her commitments to the institutions or individuals who have made the production economically possible; 3. the image maker's obligations to his/her subjects; and 4. the image maker's responsibility to the audience."

hat. Die Debatte um die Ethik hat also eine dreifache Ausrichtung: 1. versucht sie, zur Professionalisierung der sozialen Praktik beizutragen. Ihre Regeln sind "a form of social control and mobilization *within* the occupational group itself in order that its members can achieve higher social status and other goals as a *unified group*" (White 1989, 55). Ihre spezifische Legitimation des Umgangs mit Technologien und der wissensproduzierenden Verfahren werden zum Anhaltspunkt für eine Verbindung der intendierten übergeordneten gesellschaftlichen Funktion mit den intraprofessionellen Selbstdefinitionen, die durch die institutionelle Doppelstellung des Dokumentarfilms eine Verschmelzung von Journalist und Künstler erfordern. 2. Die Debatte führt über den angestrebten Katalog akzeptierter und abzulehnender Verfahren zur Neuschreibung der Geschichte des paternalistischen Für-die-anderen-Sprechens, da die radikalisierte Mikroskopisierung des Blicks zur Anschauung gebracht hat, welches Distanzierungs- und Sezierungspotential mit der zum Objekt machenden Beobachtungshaltung einhergeht, und wie dieses in der historischen Entwicklung des Genres zur Verfestigung sozialer Asymmetrien beigetragen hat. Schließlich liegt ihr 3. ein Verständnis über das dilemmatische Verhältnis zwischen technologischen Entwicklungen und Anwendungen und der normativen Reflexion über die Möglichkeit einer Begrenzung ihres Einsatzes zugrunde, die lediglich reaktiv und rückblickend dazu beitragen kann, eine spezifische Praktik des Filmemachens zu legitimieren und die zentralen Kategorien schützenswerter Individualität und informationsbedürftiger Allgemeinheit dem bereits umgeformten Stand des Veröffentlichtseins anzupassen.

Die Position des Künstlers, der etwas über soziale Wirklichkeit aussagen und des Journalisten, der sich neuer, über das Konventionelle hinausgehender Repräsentationsmodi bedienen möchte, und die mehrschichtige Macht, die sich daraus ergibt, läßt sich anhand von *No Lies* verdeutlichen, der programmatisch die 'Vergewaltigungsstruktur' und das Ausbeutungsverhältnis zwischen Vergewaltigern und Opfern ins Zentrum rückt. Die parodistische Intention der hämischen Bloßstellung findet ihre Erfüllung in der Verschiebung einer physischen auf eine intellektuelle Vergewaltigung, die sich aus dem Vortäuschen einer sicheren Zuschauerposition ergibt: "[...] while pretending to support and maintain the viewer's comfortable and safe role as voyeur, the film actually undermines it, so that by the end of *No Lies* the viewer is revealed not only as voyeur but also as victim" (Sobchack 1977, 15). Die Zuschauer als Opfer einer Täuschung werden durch die Mißachtung des impliziten Vertrauensbundes zum Filmemacher offensichtlich betrogen. Sie werden Zeugen einer bedrängenden, vergewaltigungsähnlichen Befragung durch den Kameramann und müssen doch erkennen, daß ihre lustvolle Teilhabe sich als fälschliche Gutgläubigkeit und hintergangene Hingabe an die Unmittelbarkeit des Direct Cinema gegen sie selbst wendet, daß die intellektuelle Anstrengung des Verstehenwollens und -könnens von den Verifikationsmarkern der Wahrnehmungsgegenstände abhängig ist. Zum programmatischen Subtext des Films gerät jedoch neben dem Verweis auf Machtanteile des Filmens ein trotziges Festhalten am Anspruch, diesen Film über das Filmen als *Kritik* akzeptiert zu wissen, was nur *innerhalb* des Kontextes stattfinden kann, den *No Lies* partiell zu dekonstruieren versucht: "We contemplate how the very basis of direct cinema may be perverted whether through its supposedly non-manipulative recording function or its self-reflexive admission of manipulation within acknowledged parameters" (Sobchack 1977, 18). In seiner simplen Direktheit definiert der Film insofern die zentralen Machtebenen der ethischen Rezeption, um die die Verhandlungen von Verfahren der Wissensproduktion und der Relation zwischen Individuum und Allgemeinheit kreisen, und die zur Professionalisierung der sozialen Praktik am dringlichsten der Klärung bedürfen.

Zum einen wird deutlich, daß sich in den Film eine Beziehung zwischen Filmemachern und Filmsubjekten einschreibt, die Auskunft über den Grad der drehsituativen Kontrolle verspricht - d. h. die Möglichkeit der Subjekte, sich vor dem Zugriff zu schützen, oder der Filmemacher, in tabuisierte Räume einzudringen -, darüber hinaus, daß die Texte auch Markierungen anbieten, die mit einem spezifischen Authentizitätsgrad und Realitätsgehalt belegt werden und zu einer Annahme über den Wahrheitswert des Gezeigten führen. Zum anderen bringt die Parodie deutlich hervor, daß eine Beurteilung der Kontrolle und Wahrheit erst im Moment der Veröffentlichung stattfindet und damit zu einem kommunikativen Anstoß in der Rezeptionsarena führt. Die besonderen Verschränkungen der ethischen Bewertung ergeben sich demnach aus der zunächst bestehenden Abhängigkeit von textuellen Modellierungen, die bereits eine Verteilung privater und öffentlicher Rechte festschreiben, und der sich daran anschließenden gesellschaftsübergreifenden Einigung darauf, welche Repräsentationsformen un/akzeptabel sind. In dieser Verschränkung ist nicht nur das tabuverletzende Provokationspotential angelegt, sondern auch die Schwierigkeit, jene Filme, die als symbolischer Exzeß gelesen werden, im Nachhinein zu sanktionieren. Die intellektuelle Vergewaltigung von *No Lies* erscheint in diesem Sinn irreversibel. Dabei müssen jedoch die Zeitdimensionen der 'ethischen Rezeption' in ihrer kommunikativen Tragweite herausgestellt werden, um neben die Irreversibilität des Sehens auch die Relativierung des Weiterverarbeitens zu stellen. Die Ansätze von Sobchack (1984) und Nichols (1991), in denen dieser Schritt fehlt, bleiben dementsprechend jenem Moment verhaftet, der als unmittelbare oder primäre Aufnahme bezeichnet werden kann. Mit Anklängen an die Blicktheorien von Metz (1976) wird der *gaze* - die Phase des Ansehens - zur determinierenden rezeptionsrelevanten Größe:

> Playing on the tension between film as controlling the dimension of time (exposition, narrative) and film as controlling the dimension of space (changes in distance, place, perspective), cinematic codes create a gaze aimed at the historical world, and an object (the desire for and promise of knowledge), thereby producing an argument cut to ethical, political, and ideological measure. (Nichols 1991, 77)[13]

---

13 Nichols greift damit eine Definition von Sobchack (1984, 294) auf, die den *gaze* zum indexikalischen Garanten des Dokumentarischen macht: "Documentary space is indexically constituted

Auf der primären Ebene der Aufnahme konstruieren die Zuschauer über den *gaze* ein visuell und auditiv kodiertes (ethisch konnotiertes) Verhältnis zwischen den Filmemachern und den Filmsubjekten. Hier wird in der Tat die Beurteilung des Grades der Kontrolle und des Wahrheitswertes auf seiten der Zuschauer - worunter auch die Filmemacher und die Filmsubjekte selbst zu rechnen sind - durch die intratextuelle Verschlüsselung begrenzt und kurzfristig zusammengezogen. Der *gaze* umfaßt das Ansehen des Films und eine Perspektive, die der Film auf Welt anbietet. Doch fächern sich in Prozessen der sekundären Aufnahme die Urteilswege zu einem Austausch über die Dimensionen, Implikationen, Respektlosigkeiten, Naivitäten des *gaze*, d. h. über die gesellschaftliche Verankerung der implizierten Kontrollpraktiken und Wahrheitsfindungsverfahren auf, der die potentielle Vermachtung des dokumentarfilmischen Apparates relativiert und einschränkt. In sekundären Prozessen werden die Urteile über die intratextuellen Abdrücke von Kontrolle und Authentizität insofern mehrdimensional hinterfragt. Im Dreieck zwischen Filmemachern (produzierenden Institutionen), Filmsubjekten und an der Produktion unbeteiligtem Publikum treffen sich die Behauptungen zu Vorgängen der Ausbeutung oder Freiwilligkeit, der unziemlichen Entblößung oder notwendigen Provokation, des sadistischen Quälens oder lustvollen Schauens, der falschen Wiedergabe oder angemessenen Interpretation zur Reflexion über das soziale Gefüge und seine kulturellen Verständigungsformen. Der *gaze* ist demnach ein Moment der interpretatorischen Verdichtung, der sich aufzulösen beginnt, sobald diese ihre vielfältige Kontextualisierung erfährt. Er ist die Vorbedingung eines ethischen Umgangs, der in sekundären Prozessen die diskursiven Grenzen einer *documentary community* transzendiert.[14] Die für das professionelle Selbstverständnis bedeutsame Relevanz der dokumentarfilmischen Arbeit stellt sich also im Prozeß der Veröffentlichung ein, in dem sich die Werturteile konfliktär verschränken und eine Verständigung über die unterschiedlichen Lesarten einsetzt. Exemplarisch hierfür ist die Debatte zwischen der Loud-Familie, Craig Gilbert und einer aufgebrachten Zuschauerschaft, die sich um den Familienentwurf von *An American Family* entspann (vgl. 6.3) und in ihrem Verlauf die bedeutsame zeitliche Bedingtheit primärer und sekundärer Rezeptionen belegt. Ohne eine Berücksichtigung der dialogischen Korrektur von Interpretationsuniversen bleibt der *gaze* die isolierte Manifestation einer Vermachtungsstrategie, deren Relativierungsmöglichkeiten keine Beachtung finden.

---

    as the perceived conjunction of the viewer's life-world and the visible space represented in the text; the agency of this conjunction is the viewer's gaze, informed by cultural and ethical knowledge, and inscribed as ethical and subjective action."

[14] Diese Erweiterung der *gaze*-Theorie deuten auch Sobchack/Sobchack (1987, 372) an: "Whether what we see on the screen reflects or distorts a particular truth, whether we are watching an eyewitness account of uncontrolled situations or a staged re-creation, cannot always be ascertained from the film itself. Its truthfulness, its reality, must be corroborated by other sources, a corroboration that is sometimes difficult to obtain."

6.2.1 Tabuverletzungen, Provokationen der Filmemacher und das öffentliche 'Recht auf Wissen'

> Regardless of differences in approach, documentarists tend to measure achievement by their success in getting "new" or "impossible" footage. The films that excited them most in 1968 broke new ground because of both vérité equipment and their daring entry into previously uncovered subjects. (Arnold 1979, 486)[15]

Das Recht auf Wissen (*the right to know*), das die Legitimation der filmemacherischen Energie darstellt, erhält seine demokratietheoretische Relevanz aus der kontrollierenden Funktion, die der journalistischen Arbeit bei der Überwachung der Regierungsarbeit zukommen soll. Es bildet ein legalistisches Fundament für die Ausbalancierung der Regierungsgewalt und grenzt sich von anderen Informationsproduktionen ab, die zur lebensweltlichen Orientierung dienen oder ohne eine unmittelbare praktische Bedeutung ein neugieriges Wissenwollen befriedigen (vgl. Patterson/Wilkins 1991, 109-119). Mit den autobiographischen und in gesellschaftliche Innenräume gekehrten Schwerpunkten des Dokumentarfilms verschiebt sich jedoch der Legitimationsdruck des 'daring entry' auf den Nachweis einer gemeinschaftsförderlichen Einsicht durch eine soziale Praktik, die Grenzen voyeuristischer Involviertheit beständig verlagert. Indem die journalistische, d. h. auf administrative Ebenen politischer Macht abhebende Dimension des Genres immer weiter zurückgedrängt wird, gerät die Zulässigkeit ästhetischer Verständigung und die Rechtfertigung des Einsatzes technologischer Mittel zur kritischen Hinterfragung künstlerischen Schaffens: "The time when an artist could take photographs of strangers, usually poor or in some other way removed from the mainstream of America, and justify the action as the inherent right of the artist is, I believe, ending" (Ruby 1988, 309). Diese These, die ihren Hintergrund in der fotografischen Festschreibung der Depressionsikonographie der dreißiger Jahre hat, erhebt die Motivation der künstlerischen Tätigkeit zum fragwürdigen Diskussionsgegenstand, dessen impliziter Gehalt die Frage nach der Haltung der Künstler zur Gesellschaft ist. Während zunächst die Annahme bestritten wird, das Recht auf Wissen würde selbstverständlich eine problembeseitigende Handlung nach sich ziehen, der appellative Duktus der Krisen- und Problemaufdeckung könnte sich durch seine praktische Wirksamkeit beweisen (vgl. Winston 1978/79, 6/7), rückt die normsetzende Weiterverarbeitung auch den Zusammenhang des Dokumentarfilms mit der Täuschbarkeit durch das Vorspiegeln eines objektiven, wahrheitsgemäßen Realitätseindrucks ins Zentrum der Kritik. Die Bilderproduktion, so eine Forderung von Ruby, darf sich nicht an der interpretatorischen Festschreibung der sozialen Welt beteiligen, da sie sonst unweigerlich die Repressivität des Bestehenden unterstützen wird.[16] Daneben scheinen die autobiographischen Filme

---

15 Arnold bezieht sich auf *Titicut Follies, Warrendale, Don't Look Back* und *One Step Away*.
16 Ruby (1988, 310) schreibt dazu: "I believe that the maker of images has the moral obligation to reveal the covert - to never appear to produce an objective mirror by which the world can see its 'true' image. For in doing so we strengthen the status quo, support the repressive forces of this

die prinzipielle Ausbeutungssituation noch dadurch zu verschärfen, daß sie sich im Übermaß einer narzißtischen Selbstbespiegelung hingeben, die nicht nur die kohäsiven Kräfte der Gemeinschaftlichkeit bedroht, sondern auch durch ein Verletzen tabuisierter Zonen das Sittlichkeitsgefüge erschüttert. Indem sich das Recht auf Wissen bei Repräsentationen des Familienlebens auf äußere Aspekte beschränkt, finden die Weiterverarbeitungen in einer Atmosphäre verschärfter Sanktionierbarkeit statt: "[...] the taboo against disclosure [of family life], a cultural sense that the disclosure is not justified, casts further doubt on the motives of the film-makers and leads many viewers to evaluate autobiographical film-makers more harshly than others" (Katz/Katz 1988, 132). Auch wenn es einigen Filmemachern schwerfällt, diese spezifische Problematik des Dokumentarfilms nachzuvollziehen,[17] bildet die Frage nach der Motiviertheit einer unziemlichen Veröffentlichung ohne eine feste institutionelle Verankerung den Ausgangspunkt der Debatte um das Recht zu wissen.[18]

Die Überlegungen zur Rolle des beobachtenden Teilnehmers, dessen Beziehungsform zu den Gefilmten intratextuell als Interaktion zwischen protokollierender (sich bewegender, verharrender oder reagierender) Instanz und den Filmsubjekten vermerkt ist, legen den zwischen der Allgemeinheit und dem Individuum bestehenden intersubjektiven Bezug partizipatorischer, dabei ungebührlicher Nähe und objektivistischer, dabei respektvoller Distanz frei. Was sich im Moment der primären Rezeption in der taxonomischen Übersicht von Sobchack zum *gaze* einstellt, ist eine (ethische) Einschätzung der Beobachtungsparameter, die aufgrund der drehsituativen Bedingungen und der Beobachtungshaltung sichtbar werden, und in denen ein Indiz für die Selbstdefinition der Filmemacher vermutet wird. Sobchacks Übersicht nimmt die Repräsentation des Todes zum argumentativen Ausgangspunkt, da er für sie ein konstitutives Element semiotischer Relevanz darstellt, das in seinem Gegenpol - der Geburt - die Bedingung und im Verschwinden eines wahrnehmenden Subjekts den Endpunkt der Zeichenproduktion markiert: "It [death] is always original, unconventional, and shocking, its event always simultaneously representing both the process

---

world, and continue to alienate those people we claim to be concerned about. So long as our images of the world continue to be sold to others as *the* image of the world, we are being unethical."

[17] Im Gespräch mit Pryluck (1976a, 11 und 14) äußert Al Maysles: "I assume always that when I turn the camera on somebody, it's going to be good. Good for the film, good for them, good all the way around." Und: "It's so hard for me to imagine that what I'm doing might hurt people in any way because I'm not imposing any kind of thing on what they're doing. The editing is not of a kind that would place them in a context that I think would be embarrassing to them or that they would dislike."

[18] Katz/Katz (1988, 127) merken dazu an: "Good cause in film is generally defined as the public's right to know. In politics that right is obvious. We seldom question the motives of political or journalistic inquiry. Similarly, films about esoteric professions, anthropological films about different cultures, or educational films are generally justified by the information they convey." Diese Formulierung übersieht jedoch, daß sich die Kritik an Formen der Wissensproduktion, die im autobiographischen Modus besonders fragwürdig erscheinen, auf jegliche Form der Festschreibung bezieht und - gerade beim ethnographischen Film - die Akzeptanz und institutionelle Absicherung im ethnozentrischen Umgang mit 'fremden' Kulturen liegt.

of sign production and the end of representation" (Sobchack 1984, 286). Der zufällige Blick (*accidental gaze*) schreibt sich als zeitliche Überraschung ein, die ihn als unintentional und damit moralisch kaum angreifbar erscheinen läßt (z. B. die 'Zapruder'-Aufnahmen von Kennedys Ermordung); eine zu große, drehsituativ bedingte Entfernung oder Nähe führt zu Anzeichen der Hilflosigkeit oder unmittelbaren Gefahr (*helpless gaze, endangered gaze*), während sich eine aktive ethische Haltung der Filmemacher zum Ereignis (des Todes) im Augenblick der intervenierenden (kameraführenden, konfrontativen) Aktivität einstellt (*interventional gaze*). Die distanzierte und unbeteiligte Haltung des professionellen Journalisten (*professional gaze*) findet nach Sobchack (1984) und Nichols (1991, 79-89) ihre höherwertige Ergänzung im humanen, erschrockenen und ungläubigen, aber mit den Sterbenden empathisch verbundenen Ansehen (*humane stare*). Die Haltung des Bilderproduzenten zur sozialen Wirklichkeit, die in ihrer Übersicht mit dem normativen Primat des interventionistischen Sich-Einsetzens versehen ist, deutet sich demnach als Klassifikation eines Umgangs mit technologischen Instrumenten und deren intrafilmischen Spuren an. Die symbolische Repräsentation einer drehsituativ bedingten Nähe-Distanz-Relation zwischen Filmemachern und Filmsubjekten indiziert ein den Wahrheitsanspruch legitimierendes Vorverständnis über die Verfahren der Wissensproduktion, die sich im dokumentarischen Bereich (der siebziger Jahre) ausufernd verselbständigt zu haben scheinen. Liegt dem professionellen (journalistischen) Blick ein objektivistischer Ansatz zugrunde, der sein Wissen möglichst ohne subjektive Verfälschungen einer menschlichen Agentur mit einer notwendigen Distanz sichern will und damit in die (ethische, d. h. auf den gesellschaftlichen Grundkonsens abhebende) Gefahr der kalten, zynischen, klinisch-sezierenden Herablassung gerät, so versucht der humanistische Blick (des subjektiven Dokumentarfilms) gerade diesem Dilemma zu entgehen, indem die individuelle und subjektive Hervorbringung eines Realitätseindrucks sich durch die Nähe zum Geschehen einstellt. Doch auch eine interaktionistische Erweiterung der Beobachtungshaltung des Direct Cinema, die das *self-effacement* der Aufzeichnungsagenturen aufgibt, kann die Verknotungen einer subjektiven Objektivität, einer distanzierten Nähe, einer kontrollierenden Aufgabe von Kontrolle und einer partizipatorischen Ausgrenzung nicht moralisch eindeutig auflösen. Legitimiert sich der journalisitische Wahrheitsanspruch mit dem Beharren auf einer rationalistischen Distanz und objektivistisch erschlossenen Realität, so bleibt der subjektive, ins Geschehen eingebundene Blick dem Vorwurf der kontrollierenden und realitätsverzerrenden, ungebührlichen Nähe ausgesetzt. Die partizipatorische Beobachtungshaltung hat ein offensichtlich zweifelhaftes Verlangen nach: "Invisibility and omniscience. From this desire it is not a great leap to begin viewing the camera as a secret weapon in the pursuit of knowledge" (MacDougall 1985, 278).

Die dezentrale Streuung der dokumentarfilmischen Praktiken verhindert, daß sich ein expliziter ethischer Kode etablieren kann, der eine sanktionsfähige Kraft hätte. Die

Debatte um die normative Weiterverarbeitung der Filme weist den Filmemachern im Ausbeutungsverhältnis die Position der Verantwortungslosigkeit zu, aber gleichwohl manifestiert sich künstlerische Freiheit als transgressives Spiel mit gängigen Vorstellungen zum moralischen gesellschaftlichen Zusammenhalt, das sich nur in ambivalenten Zonen der ethischen Nichtdeterminiertheit entfalten kann. Erst durch die Aufdringlichkeit der Kamera, ihre tabuverletzende provokative Beharrlichkeit kann sich ein Bewußtsein der drehsituativen Interaktionen herstellen, die jedem filmischen Realitätseindruck innewohnt und in ein legitimierendes Beziehungsgeflecht eingebunden ist, bringt der unkontrollierte Blick ein Verständnis für authentizitätsstiftende Ebenen des wirklichen oder gespielten Selbst und des nachgestellten oder unberührten Ortes hervor. Das journalistisch gesicherte Recht auf Wissen läßt sich zur Rechtfertigung der Veröffentlichung privater Räume zwar nicht heranziehen, doch wird diese - vom Standpunkt der Filmemacher - zur Herausforderung und Anpassung bestehender Ordnungen notwendig: "The modernist continually breaks through the restrictions of traditional morality and posits a new moral order, one constantly subject to reconsideration, since it is founded upon a relativistic, 'subjective-objective' outlook" (Davidson 1981, 12).

Dieser Impuls schließt eine eindeutige Position moralischer Akzeptanz aus; er macht vielmehr die Provokation zum kreativen Potential des Genres, das implizit seine möglicherweise verletzende und kontrollierende Machtausübung mittransportiert. Da ein Spiel mit (gesellschaftlich definierten) Regeln der sympathisierenden, verantwortungsvollen und behutsamen Parteinahme für die Filmsubjekte im Moment ihrer Mißachtung Grenzziehungen transzendiert und sichtbar macht, ist es letztlich unmöglich, "[to] conclude that the filmmaker is 'a nice guy'" (Egan 1982, 12). Das Beharren auf einem allgemeinheitsdienlichen Erkenntnisgewinn durch provozierende Neuansichten und 'unmoralisches' Anstarren bleibt die (schwache) Rechtfertigung der Dokumentarfilmemacher. Die institutionelle Unbestimmtheit wird zur Voraussetzung der innovativen Sichtweisen auf gesellschaftliche Phänomene.[19] An der grundsätzlichen Machtasymmetrie zwischen den Polen der Beobachtung - Filmemachern und Filmsubjekten - ändert diese Legitimationsstrategie jedoch nichts; die dokumentarfilmische Wissensproduktion ist, wie sehr sie sich auch ihrer Bedenklichkeit zu vergewissern versucht, in den allgemeinen Kontext massenmedialer Repräsentation und Interpretation eingebunden:

---

[19] Pincus (1977, 177) führt dazu die Perspektive des Filmemachers aus: "[...] film is a way of seeing or a way of presenting the world and to be interesting must reveal new ways of seeing or being in the world. The film image intensifies and isolates the material world, thereby overcoming the dullness of everyday perception and making it possible to see the old or unfamiliar in new ways. The filmmaker's commitment to the world will involve him or her in filming that contradicts the accepted precepts of the culture or subculture. To be open to the world, the filmmaker needs a nonmoral detachment. Not that the filmmaker need accept the world by any means, only that the conclusions about the world be drawn from it, rather than from preconceptions. The filmmaker comes to the subject with attitudes and expectations, but must allow for their being contradicted by experience."

> The bottom line, as they like to say in television, is that we are *using human beings* to make a point. To invoke a harsh but accurate word, we are "exploiting" them to make our films, and no matter how sensitive, caring, or understanding we may be, the fact is that our incomes and our careers often depend on our ability to conceal the truth of this exploitation from our subjects. (Gilbert 1982, 44)

6.2.2 Die Eindämmung des medialen Zugriffs als Schutz des Individuums

Die Neuverhandlung grundlegender gesellschaftlicher Interessen und Bedürfnisse, die die ethische Debatte über den Dokumentarfilm und andere Formen der Wissensproduktion forciert, konzentriert sich auf Grenzziehungen zwischen dem Recht der Allgemeinheit auf das Wissen über soziale Zusammenhänge und dem Recht der Individuen, ihre Lebenswelten gegen den neugierigen Zugriff schützen zu können. Die neuen Formen veröffentlichter Privatheit haben Dimensionen von Kontrolle ausgewiesen, die bislang unrepräsentiert geblieben waren und eine zu problematisierende Vorstufe vermachtender Beziehungen im drehsituativen Akt verankern: "The exploitative nature of the ususal documentary can be attributed to the nature of the power relationships of the filmmaking process" (Linton 1976, 20). Neben das Verschweigen möglicher Konsequenzen der Filmarbeit tritt der subtile Einsatz technologischer Mittel zur Entlockung von Geheimnissen und die Hoffnung auf eine symptomatische Entblößung. Die Bedingungen des Geständnisrituals und die Positionen der Machtbeziehung, die sich intrafilmisch einschreiben, werden zu Analogien gesellschaftlich determinierter Ungleichheitsstrukturen, an deren Verfestigung das dokumentarische Genre partizipiert, und deren traditionelle Rechtfertigung als "promotion of the common, or a greater, good" (Egan 1982, 9) nicht mehr ausreicht.

Die filmhistorisch tradierte Ausstellung eines gesellschaftlichen Opfers, die Winston mit der Etablierung der britischen Schule verbindet, die vom Heldenbild des Arbeiters zu dessen Repräsentation als Opfer übergeht,[20] erschöpft sich in ihren Implikationen nicht in der Frage, ob es künstlerisch zulässig sei, das Elend zu glorifizieren, sondern verweist untergründig auf den Wandel der individuenbezogenen Datensammlung und den Machtkontext ihres sanktionierten Umgangs (vgl. Winston 1988, 50). Die *victim documentaries* - so Winston - schreiben ein paternalistisches Fürsprechen fest, das die Opfer zu Stichwortgebern degradiert, ihre Selbstdarstellung im herrschaftsrelevanten Sinn einschränkt und so innerhalb des formalen Gerüsts ein Verhältnis des Betrachtens und der Problemlösung untermauert. Im Übergang zur mobilen Durchdringung privater Räume durch das Direct Cinema weicht sich dieses offensichtliche Gefälle auf. Zeigt sich in *Housing Problems* (1935) noch die Steifheit

---

[20] Vgl. Winston (1988, 40): "The victim would stand revealed as the central subject of the documentary, anonymous and pathetic, and the director of victim documentaries would be as much of an 'artist' as any other film-maker."

der Selbstinszenierung, das Unbehagen (der Filmsubjekte) im Moment der Ausstellung als Verweis auf ein ungestelltes Selbst, manifestiert sich also (neben dem in der Tat neuartigen 'Ausdruck' der Arbeiterklasse) eine Unfähigkeit der Filmemacher, soziale Distanzen wirksam zu überbrücken, so rückt das beobachtend-interaktive Direct Cinema jene Frage der Komplizenschaft ins Bewußtsein, die Eindeutigkeiten des Erzwingens, des Eindringens, der gewaltsamen Aneignung verschwimmen läßt. Mit der Eingliederung der Aufzeichnungsagenturen in das intersubjektive Geflecht sozialer Ereignisse entziehen sich präzise Grenzen zwischen der Allgemeinheit und dem Individuum, bzw. den sadistisch-aggressiven Ritualen des Geständniszwangs ihrer Festschreibung, während gleichzeitig jene Ebenen verstärkt in den Vordergrund rücken, die im Zuge massenmedialer Durchleuchtung als Privates bedroht sind.[21] Im Zusammenspiel der drehsituativen Informationsgewinnung mit ihrer allgemein zugänglichen Verbreitung bezieht sich der Vorwurf einer *invasion of privacy* dabei auf das physische Eindringen in private Räume, die Veröffentlichung als peinlich empfundener Informationen, die Verbreitung unzutreffender Behauptungen oder Andeutungen und die illegitime (oftmals ökonomisch reizvolle) Verwendung von Persönlichkeitsaspekten.[22] Das Konzept der Privatheit impliziert eine spezifizierbare Sphäre, die als dem Individuum überlassener Raum vor dem Zugriff der Allgemeinheit geschützt werden kann, und deren Veröffentlichung in Umfang und Art von diesem bestimmt werden sollte. Für den Dokumentarfilm und seine präskriptive Weiterverarbeitung werden insofern Fragen nach der Kontrolle der Informationsgewinnung (d. h. der Schutzmöglichkeit des Individuums) und nach dem Wahrheitsgehalt der Informationen ausformuliert - wie relativ und relativierend dieser auch immer bestimmt wird. Die unterschiedlichen Bewertungsformen, die sich im Rahmen der ethischen Debatte über die bereits veröffentlichten Aufteilungen und Grenzziehungen des Individuellen und Allgemeinen legen, lassen sich mit einer *filmsubjektorientierten* Perspektive grafisch zusammenfassen.

---

[21] Viera (1988, 137) bezeichnet die juristische Konsolidierung einer Konzeption von Privatheit (explizit formuliert im Jahr 1890) auch als Reaktion auf eine sich entwickelnde Mediengesellschaft, die neue Formen des informationellen Zugriffs und seiner Verbreitung zu regulieren versucht.

[22] Vgl. Patterson/Wilkins (1991, 109-119), deren Aufteilung hier übernommen wurde. Die wichtige ökonomische Bedeutung, die die Verbreitung von Informationen haben kann, bleibt im Folgenden unberücksichtigt, da sie im wenig lukrativen dokumentarfilmischen Bereich einen geringeren Stellenwert als die wahrheitsbezogene hat. Wo sie zu einem Streitfall wird, zeigt sich jedoch, wie stark die präskriptiven Setzungen von intraprofessionellen Verteilungskämpfen über Wertschöpfungsverfahren abhängig sind.

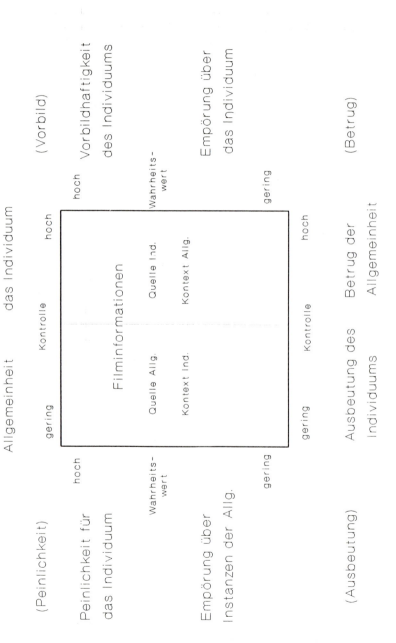

Die besondere Spannung der ethischen Problematik ergibt sich aus der Tatsache, daß die Bereiche des Öffentlichen und Privaten - die gesellschaftliche Binnendifferenzierung, die im Festschreibungsprozeß un/zulässiger Konventionen liegt - bereits im Zustand einer 'aggregierten Publizität' (Habermas 1985, 435), d. h. im Kontext rezeptionsbedingter Vorgänge unterteilt werden. Dieser Prozeß macht die Begriffsbestimmungen der Grafik zu relativen, kontextabhängigen und dem dynamischen Wandel unterliegenden Größen, die dennoch für eine ethische Weiterverarbeitung von entscheidender Bedeutung sind. Der Wahrheitsgehalt der Information, dessen moralische Einordnung wahr/unwahr einen klassifikatorischen Charakter hat, bestimmt sich über spezifische Verfahren, die den Realitäts- und Authentizitätsgrad aufgrund der intrafilmischen Markierungen und der legitimierenden Kraft der dahinter stehenden (objektivistisch-distanzierten oder subjektiv-partizipatorischen) Ansätze bemessen. Die Kontrolle der Filmsubjekte über die Gewinnung und Verteilung der Information impliziert den Grad der Schutzmöglichkeit des Individuums und das Ausmaß der Vermachtung durch den aufgedrängten Übergriff, Zugriff oder die ungewollte Verbreitung und Ausstreuung des Wissens. Mit 'Quelle' wird der angenommene Entstehungsort der Information bezeichnet, der sich aus der institutionellen Eingebundenheit (und professionellen Absicherung) ergibt, während als Kontext der Information (bei der ethischen Beurteilung) ein kulturelles Vorverständnis über den adäquaten, moralisch einwandfreien Bezugskontext des Wissens angesetzt wird, das die Haltung zur Zulässigkeit von Veröffentlichungen vorstrukturiert. Im *idealtypischen* Aufbau der Grafik findet die normative Beurteilung einer Information und ihrer drehsituativen Hervorbringung in dem Sinn statt, daß die Ebenen der Kontrolle der Informationsgewinnung und -verbreitung, des Wahrheitsgrades, der vermeintlichen Quelle (wer spricht?) und des Bezugskontextes (für wen ist diese Information 'legitimerweise' bestimmt?) definiert und in Beziehung gesetzt werden.

Die zuvor genannten Persönlichkeitsrechte des Schutzes vor ungewollten Übergriffen, peinlicher Bloßstellung und wahrheitsverfälschender Darstellung korrespondieren mit der linken Hälfte der Grafik, die ihre fragwürdigste Relation links unten hat; eine Information wird von einem schutzlosen Subjekt einer allgemeinheitsorientierten (d. h. machtvoll institutionalisierten) Quelle preisgegeben, ist unwahr und 'eigentlich' nur für private Bezugskontexte bestimmt - Lüge und Machtmißbrauch schließen sich im Vorwurf der Ausbeutung zusammen. Die rechte Hälfte der Grafik stellt dagegen ein Bewertungsraster dar, das aus einem, aufgrund des hohen Kontrollpotentials (der Filmsubjekte) sich ergebenden, verantwortungsvollen Umgang mit Informationen folgt. Ein optimales Verhältnis stellt sich als impliziter Bezugspunkt der ethischen Debatte rechts oben ein; eine wahrheitsgetreue Information, die so viel preisgibt, wie das Individuum freiwillig wünscht und die ihren Entstehungsort im Individuellen hat, gerät zur vorbildlichen Mitteilung, die zum kommunikativen Austausch dienen soll und daher als Bezugskontext die Allgemeinheit hat. Zwischen der verlogenen Ausbeutung und der auf Freiwilligkeit beruhenden Vorbildhaftigkeit (des verantwortungsbewußten Umgangs mit Information) liegen Bewertungen, die, je nachdem, ob sie sich primär auf drehsituative Einschätzungen oder auf vermutete Wahrheitswerte beziehen, aus der Perspektive der Filmemacher oder Filmsubjekte erfolgen. Die Beschämung der Allgemeinheit durch eine ausbeuterische Behandlung der Filmsubjekte kann ins ambivalentere Registrieren einer Peinlichkeit übergehen; eine Information scheint wahr zu sein, auch wenn sie eigentlich nicht in der Öffentlichkeit hätte verhandelt werden sollen, da sie als Bezugskontext das Individuelle hat. Die Peinlichkeit der Entblößung geht einher mit der voyeuristischen Lust an der Ausstellung. Die verantwortungsvolle, d. h. mit maximalem Schutz und Kontrolle über Zugriff und Verteilung versehene Position der Filmsubjekte birgt ihrerseits die (in der ethischen Rezeption abgelehnte) Möglichkeit des Mißbrauchs. Instrumentalisieren die Subjekte ihre Macht, um die Unwahrheit zu verbreiten, so müssen sie als Betrüger der Allgmeinheit erscheinen, die ihren Status als Quelle der Information ausgenutzt haben.

Von entscheidender Bedeutung für die normative Einordnung der veröffentlichten Informationen und der impliziten Relationen zwischen Individuum und Allgemeinheit ist die prozeßhafte Bedingtheit der Rezeptionsvorgänge, die einen drehsituativen, produktionsbedingten Machtaspekt - was ist die Kontrollmöglichkeit der Subjekte, was die der Quelle? - mit einem Wahrheitswert der Information zusammenführen und diese Ebenen mit einem kulturellen Vorverständnis über den gesellschaftlich zulässigen Bezugskontext der Information verknüpfen. Diese Dimension des Bezugskontextes bildet dabei den zentralen Bereich, in dem sich ein Verständnis zur 'Sittlichkeit' des Veröffentlichten und seiner prozessualen Entfaltung einstellt, und in den die sich wandelnden normativen Raster wieder Eingang finden.[23] Das Direct

---

[23] Vielleicht ist es hilfreich, den Aufbau der Grafik anhand eines Beispiels zu illustrieren. Denn zum einen zeichnen sich in ihr Konstanten von Debatten über die Ethik des Dokumentarfilms ab, zum anderen sollen die 'moralischen Urteile' als kontextspezifisch verstanden werden, die mit den unterschiedlichen Filminformationen variieren. Das zentrale Verhältnis zwischen Indviduum und Allgemeinheit läßt sich anhand des Segments *Seventeen* (DeMott/Kreines, 1982) des *Middletown*-Projekts veranschaulichen. Dort steht eine junge Schülerin - Lynn - im Mittelpunkt des Films, der sich dem Erwachsenwerden und Schulalltag widmet. Da sie als weiße Schülerin mit schwarzen Mitschülern einen intensiven Umgang hat und sich in der Schule durch ihr mangelndes Interesse auszeichnet, der Film jedoch im Rahmen des Projekts einen repräsentativen Charakter beansprucht, sind Probleme zwischen den Filmemachern, der *community* und den Filmsubjekten unvermeidlich. Während sich die Filmemacher darauf beziehen, daß die Mitteilungen von Lynn freiwillig waren und nicht verfälscht wurden, klagt diese über die verzerrte Verwendung des Materials (und empört sich demnach über die 'Instanzen der Allgemeinheit', die sie in den Filmemachern sieht). Die *community*, die sich gegen den 'falschen Durchschnitt' wehrt, der mit *dieser* Schülerin konstruiert werde, siedelt ihr Urteil dagegen weniger mit Bezug auf Wahrheitswerte und Kontrollannahmen an, sondern im Hinblick auf den *adäquaten Bezugskontext* der Information. Die Beziehung zwischen der weißen Schülerin und dem schwarzen Schüler wird zur Privatsache erklärt; die Mitteilung des Individuums ist deshalb *nicht* vorbildlich, weil sie ein nicht für die Allgemeinheit bestimmtes Tabu bricht. Während die Filmemacher den Bezugskontext der Informationen als den der Allgemeinheit deklarieren, grenzt die *community* das Unerwünschte aus. Demnach erfaßt die Grafik jene *dynamischen* Besetzungen der Filminformation, die zu einer beständigen Verschiebung der Grenzen zwischen den postulierten

Cinema und seine beobachtend-interaktiven Spielarten machen es - wie angedeutet - immer schwieriger, die Wahrheitswerte, drehsituativen Kontrollpotentiale, Bezugskontexte und vermeintlichen Entstehungsorte der Information modellhaft einwandfrei zu isolieren und zu einer eindeutigen ethischen Weiterverarbeitung zu kommen. Schon die *victim documentaries* der britischen Schule hatten die Doppelfunktion einer herablassenden Erklärung und einer erstmalig hörbaren Selbstdarstellung der gezeigten Slum-Bewohner.[24] Mit der beobachtenden Teilnahme verlagert sich das problematische Verhältnis zwischen den Kommunikationspolen auf die Freiwilligkeit des Geständnisses und die intersubjektive, im Spiel von Zeigen- und Sehenwollen sich subtil einstellende Balance des Sich-Verschließens oder Sich-Preisgebens. Die vergewaltigungsähnliche Grundstruktur des Aufnahmeprozesses läßt in der Durchdringung des Privaten, in der autobiographischen oder familiären Selbstbespiegelung die Bewertung des Materials zum Akt der Verunsicherung werden. In radikalisierter Form liegen Bedingungen der Kontrolle und der impliziten Annahme über den Bezugskontext der Information frei, so daß die vermeintliche Peinlichkeit des Wissens zur Reflexion über einen möglichen Grad der Ausstellung und damit über die lustvoll teilnehmende Position der Zuschauer führen muß: "As viewers, we begin to feel uneasy, to wonder if something is ethically wrong when confronted with disclosure we infer the subject finds excessive" (Katz/Katz 1988, 125). Demgemäß schlägt sich die Frage nach der Freiwilligkeit der Informationsgewinnung in Debatten über die Einwilligung, den *informed consent* nieder, der dem drehsituativen Prozeß vorangehen und seine scheinbaren Exzesse legitimieren soll.

Im idealtypischen Entwurf von Pryluck (1976b, 25) wird die soziale Praktik des Dokumentarfilms dabei mit anderen sozial-wissenschaftlichen Methoden gleichgesetzt, womit sich als Vorbedingung des Filmens ergibt, "that consent is not valid unless: 1) it was made under conditions that were free of coercion and deception, 2) with full knowledge of the procedure and anticipated effects, 3) by someone competent to consent." Doch die Aussage von Gilbert (1982, 44), daß der dokumentarfilmische Erfolg oft von geschickten Täuschungsmanövern abhängt, belegt als zentrales Dilemma des Genres die doppelbödige Gleichzeitigkeit von distanziertem Auflauern und parteiergreifender Annäherung, von einer vermeintlich verantwortungsbewußten Offenheit und einer hinterhältigen Verschwiegenheit, die Konsequenzen ausklammert. Eine umfassende Verwirklichung der ethischen Forderungen Prylucks zu den Bedingungen der Einwilligung - Abwesenheit von Zwang und Täuschung, Wissen um mögliche Wirkungen und Kompetenz der Filmsubjekte - würde jegliche Filmarbeit verhindern und kann, da die Praktik im unauflöslichen Bewertungszusammenhang sittlicher Bedenklichkeit angesiedelt ist, nicht zum professionellen Kode der

---

(privaten und öffentlichen) Bezugskontexten führen. Das *Middletown*-Segment *Seventeen* wird schließlich nicht im *public television* gezeigt.

24 Vgl. Winston (1988, 37): "In its day, the social attitude of Grierson's colleagues was genuine and to be expected; and their achievement on the screen was not inconsiderable."

Dokumentarfilmer werden.²⁵ Diese dilemmatische Machtasymmetrie, die sich nicht nur auf den Prozeß der Informationsgewinnung, sondern auch auf die Verbreitung der Filme und die zeitlichen Dimensionen einer interpretatorischen Festschreibung beziehen, d. h. auf die Frage, wie die Unveränderbarkeit von Klischierungen verhindert werden kann, ist letztlich ein genrespezifisches Beiwerk, das im autobiographischen Blick auf die eigene Kultur problematisch und in seiner tabuverletzenden Kraft bedrohlich wird.²⁶ Während die Machtasymmetrie im journalistischen und akademischen Kontext institutionell stärker abgesichert und gesellschaftlich legitimiert ist, bleibt sie für den Dokumentarfilm kreative Bedingung und problematische Beschränkung des Erkenntnisgewinns.²⁷ Eine Tendenz zur ausbeuterischen Informationsaneignung von schutzlosen gesellschaftlichen Gruppen, ein kurzfristiges Eindringen in deprimierende lebensweltliche Bedingungen mit zeitlich begrenzter Teilhabe, eine Mißachtung möglicher Rückwirkungen auf diesen Ausschnitt, die sich aus der veröffentlichten Repräsentation ergeben mögen - diese Ebenen der wissensproduzierenden Praktik bleiben als unbehagliches Fundament innovativer Neuansichten der sozialen Umwelt präskriptiv ungreifbar, ohne deren Fortbestehen zur Disposition zu stellen. Gleichwohl deutet sich an, daß die problematischen Aspekte der Machtasymmetrie in reflexiven Verfahren zur Anschauung gebracht und in den Prozeß der kulturellen Selbstverständigung eingeschleust werden können; das Gefälle zwischen Beobachtern und Beobachteten wird zwar nicht grundsätzlich umgestülpt, es bleibt aber über formale Verfahren ein erkennbarer Teil der Filme.²⁸

Die ethische Debatte bringt mit dem Konzept der Reflexivität eine methodische Anweisung hervor, die Manifestationen des epistemologischen Zweifels an Objektivitäts- und Realitätsentwürfen und Bedenken über die Zulässigkeit und Angemessenheit der Wissenproduktion zu kontinuierlichen Referenzpunkten drehsituativer Interaktion und der anschließenden Montage macht. Die Autorität der Realitätskonstruktion und die hierarchisierten Verfahren der Materialsammlung sollen im Ideal-

---

25 Der Einwilligungskompetenz widmen sich am Beispiel von *Titicut Follies* ausführlich Anderson/Benson (1988).

26 Henderson (1988, 92) zeigt, daß die unterschiedlichen Ebenen des *consent* oftmals nicht gesondert festgelegt werden: "There is an effective distinction between consent to take and consent to use, and the second issue, consent to use, is typically not part of the strategy during the encounter [between photographer and subject]."

27 Katz/Katz (1988, 125) schreiben hierzu: "A second context in which we are 'allowed' to see or hear more than subjects mean to show or tell involves academic study and/or therapeutic situations. In such cases the *object* of the exercise is to see beneath the surface; the expertise of scholars and/or therapists is their ability to do just that. They get paid for seeing more than others." Diese Formulierung übersieht jedoch, daß die akademischen, therapeutischen und journalistischen Praktiken ihre Akzeptanz vor allem durch ihre stärkere Institutionalisierung und nicht durch eine ethisch weniger bedenkliche Geständnishaltung gewinnen.

28 Allen (1977, 37) definiert (Selbst-)Reflexivität dabei "as any aspect of a film which points to its own processes of production: the conceptualization of a film, the procedures necessary to make the technology available, the process of filming itself, editing to construct a single presentation from separate segments of image and sound, the desires and demands of marketing the film, the circumstances of exhibition."

fall niemals ungebrochen, sondern immer mit Referenzen auf ihre Agenturen verhandelt werden, so daß den Elementen der Textkohäsion die Regeln ihrer Dekonstruktion beigefügt sind. Neben das explizite Eingeständnis eines beschränkten Autoritätsanspruchs tritt das Aufgeben einer objektivistischen Pose,[29] die zu einer erkenntniskritisch ergiebigeren Position wird, "where the tension communicated to the viewer reflects the filmmaker's inherent dilemma: the utilization of his subjective point of view to shape - yet to remain 'true to' - the complexities which confront him" (Davidson 1981, 7). Damit dehnt sich die Aufgabe von Machtanteilen auf das Aufrechterhalten eines ungestörten Transparenzideals aus, das nun durch Markierungen der Aufnahmeverfahren erweitert wird,[30] und die beobachtende Teilnahme findet im Postulat der Teilnahme der Beobachteten ihr reflexives Gegenstück: "In a collaborative approach to editing, the participants have an opportunity to offer their interpretations of the material before the form of the film is irrevocably set" (Pryluck 1976b, 25). Im gemeinschaftlichen, partizipatorischen und kollektiven Herausbilden eines Realitätseindrucks liegt der idealtypische Entwurf der ethisch am unbedenklichsten erscheinenden Wissensproduktion, die sich ihrer drehsituativen und medienimmanenten Macht vergewissert und versucht, Regeln intersubjektiver Kommunikation auf die apparategestützte symbolische Wirklichkeitskonstruktion auszudehnen. Die ethische Weiterverarbeitung, die in den siebziger Jahren entsteht, hinterfragt damit in exemplarischer Form Bedingungen der Wissensproduktion, die der Dokumentarfilm mit journalistischen und akademischen Genres teilt, und sie gibt an, wie eine grundsätzliche Umwertung der impliziten Machtasymmetrien stattfinden könnte. Doch stellt sie im gleichen Moment das Instrumentarium der verfeinerten Methoden zur Verfügung, das Hierarchien und Gewaltpotentiale in veränderter Form wieder entstehen läßt: "Involvement with one's subjects can become a kind of pose - the fleeting recognition of the film crew which gives a sense of candor but really reveals nothing" (MacDougall 1985, 284). Auch die konventionalisierte Anerkennung der selbstkritischen Behutsamkeit kann nicht verhindern, daß Verfahren der Informationsgewinnung und -verteilung das gesellschaftliche Gefüge klassifizierend und ordnend durchdringen, und daß diese Prozesse in Rezeptionsarenen stattfinden, die keine über symbolische Konstruktionsformen hinausgehenden Korrektive anbieten können. Der Dokumentarfilm mit seinem mehrschichtigen gesellschaftlichen Auftrag und der unklaren professionellen (und ethischen) Basis veranschaulicht demnach die Unmöglichkeit einer ungebrochenen Analogie zwischen interpersonaler und apparategestützter Kommunikation und deren unvermeidlicher perspektivischer Hierarchisierung.

---

[29] Vgl. dazu Ruby (1977, 10): "To be reflexive is to reveal that films - all films, whether they are labeled fiction, documentary, or art - are created structured articulations of the filmmaker and not authentic truthful objective records."

[30] Vgl. Ruby (1977, 9): "In addition to verifying the 'uncontrolled' aesthetic of direct cinema as a recorder of actuality these [reflexive] elements serve to remind the audiences of the process of filmmaking and, of course, the presence of the film crew."

6.3 Die Popularisierung des Dokumentarischen: Die 'Familienserie' *An American Family* als kulturelles Objekt

Die akademischen Formen einer normsetzenden Weiterverarbeitung, die anhand der Privatheitsexplorationen zur Debatte über Konstruktionsregeln der Filme kommen und vorhandene Repräsentationsstrategien mit einem spezifischen Wahrheitsanspruch und einem Indiz für drehsituativ bedingte Kontrollverfahren belegen, werden im Kontext der populärkulturellen Ausweitung mehrdimensional ergänzt; sie unterliegen einer Tendenz der Zerstreuung, und sie greifen in Definitionen alltäglicher Normalität durch die Fokussierung auf die Inhalte ein, die als repräsentative Typologie den Vergleich herausfordern. Von exemplarischer Bedeutung für diese Mechanismen ist *An American Family*, ein seriell angelegter (auf 12 einstündige Episoden verteilter) Versuch, die Lebenswelt der Loud-Familie in Santa Barbara, Cal., dokumentarfilmisch zu erschließen. Der von Craig Gilbert konzipierte Film und seine mannigfaltige Rezeption veranschaulichen in mehrfacher Hinsicht die kulturelle Relevanz des Genres und seine mit der Veröffentlichung des Privaten verwobenen Funktionen. Im Zuge einer intendierten Vermischung fiktionaler und dokumentarischer Klassifikationen greift der Film auf traditionelle Elemente diegetischer Kohärenz zurück, die einer identifikatorischen Teilhabe der Zuschauer entgegenkommen, ohne damit jedoch einen Wirklichkeitsbezug preiszugeben. Die dramatische Grundstruktur bekommt ihre rezeptionsrelevante Brisanz durch die ständige Erinnerung an die filmunabhängige Existenz der Familie, die nicht nur dem Regulativ des Vergleichs seine Schärfe verleiht, sondern neben der Familiengeschichte auch die Geschichte der Drehsituation und des Produktionsprozesses zum Diskussionsgegenstand macht. Die spezifische Qualität des Dokumentarischen erweist sich nicht primär als möglichst realitätsnahe Aufzeichnung, sondern vor allem als Ausweitung der verhandlungsbedürftigen Fragen auf die adäquaten Formen des Umgangs mit sozialer Wirklichkeit. Auch in der populärkulturellen Rezeptionsarena tritt neben die Verhandlung des repräsentierten Entwurfs das Interesse an seiner Hervorbringung.
In seiner inhärenten Verschränkung dokumentarfilmischer und fiktionaler Konventionen belegt *An American Family* eine Tendenz der kategoriensprengenden Vermischung, die sich mit der Entwicklung des amerikanischen Direct Cinema intensiviert und als eigenständiges Stilmittel etabliert. Schon in der Krisenstruktur der frühen Drew-Filme, aber vor allem in den persönlichkeitszentrierten Studien der Maysles zeigt sich für den zurückgenommenen Beobachter die Abhängigkeit von einer in ihrer Eigendynamik bereits dramatisch vorstrukturierten Wirklichkeitserfahrung, die die Selektion der dokumentationswürdigen Ausschnitte des sozialen Lebens mitbestimmt. Es verbindet sich der Anspruch der Filmemacher, nicht kontrollierend in einen Lebensfluß einzugreifen, Wirklichkeit nicht dirigierend zu verändern, mit einer möglichst bruchlosen und transparenten Präsentation, so daß *An American Family* in ungleichzeitiger Prägnanz an einer starren Verleugnung seiner Produziert-

heit festhält. Während Pincus, Guzzetti und Rothschild zur selben Zeit (1971/1972) mit der filmischen Exploration ihrer familiären Umwelt beginnen und ihre späteren Entwürfe unweigerlich zur selbstbezogenen, den Agenturstatus problematisierenden Reflexion werden, bleiben die minimalen Referenzen auf ein Aufnahmeteam in der Montage von *An American Family* Versatzstücke einer nur angedeuteten Selbsthinterfragung. Der Film provoziert mit seiner inszenierten Transparenz eine mißtrauische Ungläubigkeit über seine Echtheit, die sich als Frage nach dem Grad des Kamerabewußtseins durch die Rezeption zieht. Die Tatsache, daß sich hier ein Gefühl für eine mögliche Täuschung einstellt, daß die Zuschauer für unterschiedliche Grade der Selbstinszenierung und der apparatebedingten Einschüchterung sensibilisiert werden, und daß sich trotz der identifikatorischen Teilhabe an einer dramatischen Erzählung eine kontinuierliche Rückversicherung über mögliche Abweichungen der nicht-filmischen Familienwirklichkeit einstellt, zeigt die Notwendigkeit an, die Unterscheidung zwischen dem Fiktionalen und Dokumentarischen nicht mehr ausschließend und oppositär vorzunehmen, sondern am Grad ihrer diskussionsbedingenden Wirksamkeit zu messen. Im Idealfall gelingt dem Direct Cinema eine Erzählung, die einen puristischen Abbildungswunsch transzendiert und eine Rückanbindung an die Materialität der Erfahrung und ihrer Repräsentation vornimmt.

In seiner eigentümlichen Vermischung unterschiedlicher Elemente pendelt *An American Family* jedoch zwischen ethnologisch distanziertem Bericht und dramatischer *soap-opera*, womit die Verwirrung über vermeintlich zu trennende Bereiche der Fiktion und Realität unausweichlich, aber wenig aufschlußreich erscheint: "This attempt to hold a hard line between absolutely separated categories seems to depend upon a fiction about reality itself. It depends also on the convention that 'factual' television simply shows, neutrally, what is happening" (Williams 1990a, 73).[31] Die partielle Rekonstruktion der journalistischen Öffentlichkeiten läßt vielmehr erkennen, daß es Gilbert vor allem aufgrund des seriellen Aufbaus gelingt, eine sehr umfangreiche Diskussion anzustoßen, die das Dramatisierte und Wirklichkeitszugewandte gleichermaßen aufnimmt, deren mitunter aggressive Eigendynamik aber auch die problematischen Aspekte der massenmedialen Verhandlung einer ausgestellten Privatheit aufdeckt.

Neben die wöchentliche Ausstrahlung der einstündigen Episoden tritt eine narrative Anordnung der Segmente, die (nachdem das Ende - die Trennung der Louds - vorweggenommen wird) chronologisch verfährt und Handlungsstränge meist über Verfahren der parallelen Montage in Beziehung setzt. Kurze Eingriffe eines *voice-over* verbinden Szenen, die nicht durch inhärente Verweise (Telefongespräche o. ä.) verständlich werden, oder deren Motivation einer Erklärung bedarf. Die dramatische Alltäglichkeit, die sich so vor der beweglichen, reagierenden Kamera entfaltet, intensiviert sich durch eine Konzentration auf die Beziehungen der Familienmitglieder

---

[31] Williams bezieht sich auf die Mischform des *drama-documentary*, zu der er auch *An American Family* zählt.

und läßt eine hermetisch abgeschlossene Welt entstehen, die an wenigen Stellen nach außen durchlässig ist. Diese montagebedingten Strategien ordnen das Material, das einer Ästhetik der Unmittelbarkeit und einem Ideal jetztzeitiger Partizipation an Realitätsentfaltung und -erfahrung entspringt und damit die Prämissen des beobachtenden Direct Cinema übernimmt. Es entsteht eine Popularisierung des authentizitätsbedachten Materials durch dramatisierende Fiktionalität, die durch ausgedehnte und stellenweise redundante Episoden aber eine Verwechslung mit dem Modus der *soap-opera* ausschließt.

Aufgrund der weitgehenden Ausblendung einer kontrollierenden Instanz, die das Material hervorgebracht und zur medialen Wirklichkeit montiert hat, unterstützt die Intensität der scheinbar unmittelbaren Erfahrbarkeit jedoch die Gleichsetzung einer filmischen mit einer lebensweltlichen Gestalt. Unweigerlich versinnbildlichen die Louds eine depravierte Kommunikationsarmut, die im oberflächlichen Geplauder oder in alltagsweltlicher Gleichgültigkeit nur durch materiellen Wohlstand und Ersatzbefriedigungen aufgewertet werden kann. Ihre filmische Behandlung legt Oberflächen frei, die sich widerstandslos erschließen lassen und den Blick auf eine langweilige, selbstzufriedene Welt lenken, die durch Technologien der Verbindung - Telefon, Auto, Flugzeug - in kleine Kommunikationseinheiten zerfallen ist und Beziehungen zunehmend über diese abstrakten Systeme herstellt. Es setzt sich eine 'Normalisierung der Normalität' als Blick auf die Redundanz des Alltäglichen um, das teilweise quälend in Ritualen der Versammlung, Sprache, des Essens, der interpersonalen Kommunikation, des Autofahrens, des Telefonierens seine Eintönigkeit entfaltet. Damit wird der Komplexität eines facettenreichen Lebensflusses akribisch Rechnung getragen und die Berücksichtigung aller Ausschnitte zur Notwendigkeit, während die Ausstellung der Langeweile zum trotzigen Verweis auf ein das Alltagsleben *dramatisierendes* mediales System gerät. Es deutet sich tendenziell ein Modus der kulturellen Selbstverständigung an, der das Untergründige aushöhlt und die vollständige Veröffentlichung des Geheimen verspricht. Die Segmentstruktur von *An American Family* entfaltet dieses Versprechen in zwölf Episoden:

E 1 - Einführung der Familie
Gilbert (mit Kameraansprache) erklärt das Filmprojekt
Silvesterfeier (71/72) getrennt bei Pat Loud im Haus und bei Bill Loud
Rückblick und Anfang der chronologischen Entwicklung sechs Monate zuvor:
Frühstück im Haus in Santa Barbara
Lance im Chelsea-Hotel in NY
Grant in Schule, Pat beim Einkauf, Bill im Büro, Delilah beim Tanzen, Gartenparty, Michele mit Pferd
Grant und Kevin beim Üben der Rockband
Telefongespräch Pat/Bill und Lance

E 2 - Pats Besuch bei Lance in New York
Pats Ankunft im Chelsea-Hotel
Besuch der Transvestiten-Show *Vain Victory*
Gespräch im Café, Besuch im Museum, Lance im Hotelzimmer

Pat und Lance beim Gang im Central Park, in einem Café, beim Kartenlesen, in der U-Bahn, beim Tanzen
Gespräch im Hotelzimmer über 'dependence'
Gespräch im Hotelzimmer über den Aufenthalt, Warten auf ein Taxi
Abschied vor dem Hotel, Lance geht treppauf in sein Zimmer

E 3 - Tanzaufführung Delilah
Vorschau auf Tanzaufführung
Pat überprüft in Baltimore (auf dem Heimweg von New York) eine Lieferung für Bill
Sahneschlacht am Haus
Gespräch zwischen Pat und Bill über Kinder
Pat zu Hause
Pat, Bill und Gäste beim Essen, Gespräch über Bills Arbeit
Probe von Michele und Delilah für Tanzaufführung
Bill im Büro
Delilah und Pat kaufen Tanzschuhe, zeigen sie Bill im Büro
Tanzaufführung

E 4 - Pats Besuch ihrer Mutter in Eugene, OR
Familie beim Essen, Telefonat von Bill/Pat und Lance (in New York)
Lance in New York, spricht über seine Ambitionen
Pat besucht ihre Mutter in Eugene, Oregon
Gespräche mit der Mutter, Erinnerungen an die Kindheit, Aufsuchen des Hauses, der Kirche
Geburtstagsfeier der Mutter
Abschiedsessen von Pat und ihrer Mutter, Abschied am Flughafen

E 5 - Sommerferien; Reisen und Arbeit
Pat fährt mit Michele und Delilah nach Taos in den Urlaub
Grant beim Arbeiten (Straßenbau)
Kevin fliegt mit Bills Arbeitskollegen nach Australien
Delilah und ihre Freundin kehren früher aus Taos zurück
Pat und Michele in Taos
Delilah und Bill telefonieren

E 6 - Diskussionen der Eltern, Waldbrand
Delilah und Freund
Pat und Michele kommen aus Taos zurück
Pat und Bill beim Essen
Pat, Delilah und Michele im Haus, Streit über Hund
Waldbrand in der Nähe des Hauses
Anruf von Kevin aus Australien
Lance und ein Freund in Paris
Telefonat von Lance mit den Eltern, er braucht Geld

E 7 - Streit der Eltern, Diskussion mit Grant über seine Arbeit
Pat, Bill und Delilah sprechen über das Feuer am Haus; Essen
Telefonat zwischen Delilah und Freund, sie sprechen über den Streit der Eltern
Pat und Bill im mexikanischen Restaurant, offener Streit
Pat, Bill und Grant, der nicht mehr arbeiten will, im Streitgespräch am Schwimmbad
Grant bei der Arbeit, dann auf Heimfahrt

E 8 - Pats Entschluß zur Scheidung
Bill auf Geschäftsreise
Pat hat sich zum Einreichen der Scheidung entschlossen
Pat im Gespräch mit ihrem Bruder und dessen Frau
Arbeitsbilder von Bills Reise
Pat und die Kinder im Haus beim Essen
Grant fährt zum Flughafen, um Bill abzuholen

E 9 - Trennung der Eltern
Grant holt Bill vom Flughafen ab
Trennungsszene, Bill verläßt das Haus
Pat am Schwimmbad
Delilah, Michele und Pat tanzen und spielen Klavier
Telefonat zwischen Pat und Bill
Pat, Michele und Delilah im Haus
Grant singt und spielt Gitarre

E 10 - Schule
Kinder bei *school registration*
Bill kauft Haushaltssachen für seine neue Wohnung ein
Kevin wird vom Flughafen abgeholt
Schule, Einführungsrituale, Auftritt von Band (Kevin, Grant)
Pat und Bill sprechen am Telefon über Lance, der Geld braucht
Lance in Paris mit einer Freundin, er singt

E 11 - Lance zu Besuch in Santa Barbara
Lance zurück aus Europa in New York
Lance unterwegs nach Santa Barbara
Pat, Kevin, Michele, Delilah holen ihn vom Flughafen ab
Ankommen im Haus, Lance zeigt neue Kleider
Pats Geburtstag
Bill in seiner Wohnung
Lance auf dem Weg zu Bill (VO - Brief von Bill über Trennung)
Lance in Bills Büro, er liest einen Brief vor, den er an Bill geschrieben hat (und der dort auf dem Schreibtisch liegt)
Bill und Lance sprechen über Pat

E 12 - Scheidungsmodalitäten und Zukunftsaussichten
Grant und Kevin spielen mit ihrer Band in einem Club vor
Bill und Delilah im Büro
Pat im Haus, sie packt ein Geschenk von Bill aus
Bill bei seinem Anwalt
Strand. Lance und Freunde filmen mit S-8 Kamera
Pat und Kinder sprechen über Alltagsprobleme
Pat und Lance sprechen über seine Unlust (er ist seiner Einschätzung nach ein 'Versager')
Bill spricht mit einem Freund über die Scheidung
Pat spricht mit Freunden über die Scheidung

In der weitgehend chronologischen Montage gerät die Alltagsbeobachtung zur ausführlichen, oftmals auf langen, ungeschnittenen Einstellungen beruhenden Präsentation lebensweltlicher Normalität, die sich im Ambiente der wohlhabenden Mittelschicht an der amerikanischen Westküste sozialisations- und zivilisationstypisch ausbreitet: gemeinsames Essen am Wohnzimmertisch, Pat kochend am Herd, Sonnenbaden am kleinen Schwimmbad, Bill am Telefon im Büro, Pat beim Einkaufen mit dem übervollen Einkaufswagen, Kevin und Grant beim Üben ihrer Rockband, Delilah, die in einer Tanzshow auftritt und mit Pat Schuhe einkauft, Autofahrten, das Ankommen am Flughafen, Gespräche in Restaurants und am Telefon - mit einer akribischen Sammelwut wird scheinbar jede Nebensächlichkeit registriert, die zum Verständnis der normalen Alltäglichkeit beitragen könnte. Der zwölfstündige Entwurf (der aus 300 Stunden Rohmaterial herausgefiltert wurde) konzentriert sich jedoch im wesentlichen auf Beziehungsformen und -probleme, die sich zwischen den Eltern und mit den Kindern einstellen. Nicht die Normalität und harmonische Eintracht der Familie wird zum bemerkenswerten Attribut, sondern das Mißverhältnis einer oberflächlichen Ausgeglichenheit und eines freundschaftlichen Zusammenhalts, dessen destruktive, frustrationsbedingte Kehrseite ansatzweise durchbricht und dann in der Trennung der Eltern offensichtlich wird. Trotz einer scheinbar perfekten Verkörperung der Normalitäts- und Erfolgskriterien des amerikanischen Traums - materieller Wohlstand, intakte patriarchal geprägte Großfamilie - werden die Louds zum Sinnbild des Scheiterns und zum desillusionierenden Beweis für die Hinfälligkeit traditioneller kultureller Ideale: Bill hat seit Jahren sexuelle Beziehungen zu anderen Frauen, Pat setzt ihren Mann 'kaltherzig' vor die Tür, Lance ist in die Schwulenszene New Yorks eingetaucht, Grant verabscheut die harte Arbeit, die sein Vater für ihn vorsieht. *An American Family* legt ein sich wandelndes Verständnis der sozialen Institution 'Familie' frei, das auch die kommerziellen Fernsehserien durchzieht und im Unterschied zur idealisierten Harmonie der sechziger Jahre den familiären Innenraum als angstbesetzten, traumatisierenden Bereich darstellt, der im erfüllten Arbeitsleben eine kompensatorische Korrespondenz hat (vgl. Taylor 1989). Der Film greift mit seinem Rezeptionsangebot auf einer gesellschaftsumspannenden, allgemein zugänglichen Ebene lebensweltlicher Normalität ein, die für populärkulturelle Modelle ein basaler Bezugspunkt demokratischer Selbstfindung ist und zur Funktion des Fernsehens als "social lubricant, easing social interaction and sustaining it in countless mundane contexts" (Scannell 1989, 155) beiträgt. Er befördert eine Einigung darüber, was als in/akzeptabler Standard interpersonalen und intrakommunitären Umgangs gelten soll und in das Verständnis der *middle-class morality*[32] eingeht. Die implizite Herausforderung sozialer Konventionen und der damit einhergehende Bruch mit konformitätseinfordernden Prämissen stellt sich dabei auf-

---

[32] Lidz (1984, 283/284) sieht die fernsehbedingte *middle-class morality* als Mischung puritanischer und demokratischer Elemente, die als Legitimitätsgerüst unausweichlich ist: "Through the Puritan focus on character and the democratic embrace of the commonplaces of American life, the middle-class morality is projected over television to a vast audience that it exhorts and integrates. To be sure, network television has been set up primarily to entertain. However, given the ethical traditions of America, not least its venerable distrust of the expressionally immediate and sensuous, entertainments must be thoroughly moralized if they are to be culturally acceptable."

grund des Status als dokumentarfilmischer Entwurf als besonders problematisch dar.[33] Nicht nur die Fragen nach der Angemessenheit der Scheidung und dem Umgang mit der Homosexualität von Lance werden aufgegriffen, sondern auch die der Zulässigkeit einer exhibitionistischen Darbietung und der Adäquatheit des Aufnahmeprozesses. Aus einer pseudo-wissenschaftlichen Studie, die sich mit gängigen Objektivitäts- und Authentizitätsmarkern versieht und trotz der Beschränkung auf *ein* 'Objekt' einen Verallgemeinerungsanspruch geltend macht, der in seiner Destruktion populärkultureller Ideale eine Provokation darstellt, entwickelt sich eine Geschichte über den 'Kampf um die Wahrheit', die Selbstbehauptung einer Familie (gegen die Medien) und die Realität drehsituativer Bedingungen. Die Familien-Repräsentation der Serie wird über den Fernsehkontext hinaus mit konkurrierenden Entwürfen ergänzt und im Sinn der Beteiligten auch korrigiert.

6.3.1 Zum Produktionshintergrund der Serie

Craig Gilbert arbeitet seit den frühen sechziger Jahren für *National Educational Television* (*NET*), das vor der Gründung von *public television* (1967) einer der wesentlichen Programmlieferanten des amerikanischen Erziehungsfernsehens ist. Auch *An American Family* wird in diesem institutionellen Kontext konzipiert; erst während der Montage des Materials findet eine Verschmelzung von *Channel 13* und *NET* zu *WNET* statt (vgl. Gilbert 1982).[34] Das Projekt, das insgesamt die (für einen Dokumentarfilm) ungewöhnlich hohe Summe von 1,2 Millionen Dollar benötigt, wird zu einem Zeitpunkt begonnen, als *ptv* in direkter Konfrontation mit Nixon auf politischen Druck reagieren muß. Die Idee des öffentlichen Fernsehens "as a force in the public interest, a display case for the best of America's creative arts, a forum of public debate - advancing the democratic conversation and enhancing the public imagination" (Carnegie 1979, 22) muß, so lange eine Abhängigkeit von finanziellen Zuwendungen von seiten der Regierung besteht, dem jeweiligen politischen Tagesgeschäft angepaßt werden. *An American Family* wird (im Rahmen der internen Aufteilung von *NET*) als Projekt der *cultural affairs* produziert und zieht damit Gelder vom expliziter politisch eingreifenden *public affairs department* ab, das kurz zuvor mit dem umstrittenen Bericht *Banks and the Poor* - über die Verbindung von innerstädtischem Verfall, Armut und Investitionstätigkeiten amerikanischer Banken - Angriffe

---

[33] Zum Verhältnis von Konformität und Massenmedien schreibt Lidz (1984, 287/288): "However different Americans are from one another and however unknown they may be to one another, they hold a basis of mutual trust in their common displays of conformity to an elaborate ethic of conventional behavior. From early in American history, mass media preaching conformity to conventional standards have complemented our traditions of individualism."

[34] Als Folge davon scheidet Gilberts Vorgesetzter Curt Davis, der das Projekt mit initiiert hatte, aus; Kompetenzen über die Werbung für die Serie (deren Sensationalismus durch die Familie kritisiert wird) gehen damit auf WNET über.

der Nixon-Regierung provoziert hat; ein Umstand, den Gilbert mit dem Wunsch "to shy away from any programming that could in any way be considered controversial" (Gilbert 1982, 53) erklärt.
Konfrontiert mit persönlichen Beziehungsproblemen und einer sich auflösenden Ehe entwickelt Gilbert die Vorstellung, daß sich in der filmischen Beobachtung einer 'ganz normalen' Familie ein kulturübergreifendes Muster dysfunktionaler Kräfte entschlüsseln würde, das zum besseren (Selbst-)Verständnis der Zuschauer beitragen könnte: "I freely admitted I didn't know what this marathon filming would reveal, but I was sure that, given this amount of time and based on my knowledge of the quality of American life in the early seventies, *something* of interest and importance would be revealed about how all men and all women relate to each other" (Gilbert 1982, 26/27).[35] Mit der puristischen Übernahme des Beobachtungstheorems des Direct Cinema - d. h. der Anweisung an die Louds, "that they were to live their lives as if there we no camera present" (Gilbert 1982, 31), der Vorgabe an das Aufnahmeteam, nicht in den Lebensfluß einzugreifen,[36] und dem Ideal einer rudimentär partizipatorischen aber doch deutlich distanzierten Umgangsform mit der Familie -, und mit dem impliziten Anspruch eines allgemeingültigen Erkenntnisgewinns aus dem Studium *einer* Familie reproduziert Gilbert die paradoxen Vorgaben, die das Direct Cinema von Anbeginn begleiten und ihn letztlich zur Übernahme in sich widersprüchlicher Positionen zwingen. Ein Großteil der Verwirrung über die Aussagekraft, den Wahrheitsgehalt und die (moralische) Sanktionierbarkeit der Serie hat in Gilberts Prämissen seinen Anfang. Auch wenn er mit seiner Einsicht, daß die Darstellung des wirklichen Lebens nicht mit diesem identisch sei,[37] die Konstruiertheit dokumentarfilmischer Repräsentationen anzuerkennen scheint, unterläuft der anthropologische Gestus seiner distanzierten Beobachtungsprämisse, die Realität als apparateunabhängiges So-Sein ansetzt, die Implikationen eines reflexiven Ansatzes - ein die sammelnde und montierende Instanz verleugnendes Direct Cinema hat als utopisches Ziel die Verdoppelung von Realität.
Neben dieser Unklarheit über Gilberts Anspruch, den er mit dem beobachtenden Ansatz verbindet, bleibt auch die Aussagefähigkeit und Verallgemeinerbarkeit der Serie ein konstant in Pendelbewegungen befindliches Konzept. Obwohl er in seiner Kameraansprache (zu Beginn von E 1) einen typischen Charakter der Familie ausschließt (und angibt, daß darauf auch der Name *An American Family* zurückgehe) und sich

---

[35] Worth (1981, 198) führt diesen Ansatz auf den Einfluß von Margaret Mead zurück: "He [Gilbert] learned from her [Mead] that one American family, well observed, might reveal or, in her words, 'illustrate' a pattern about American families."
[36] Vgl. Raymond/Raymond (1973, 20): "We were asked not to stage or recreate anything for the camera but to try to capture as honestly as possible the daily life of the seven members of the family." Dies korrespondiert mit ihrer These (1973, 20), daß jeder Eingriff in Realität die Deckungsgleichheit von Film und Welt beeinträchtige: "Every additional element you add to a real situation alters it; and every time you alter the reality even slightly you are one step further away from the purpose of cinema verite."
[37] Vgl. Gilbert (1982, 24): "Real life depiction is not the same as real life itself."

von anthropologischen oder soziologischen Implikationen distanziert, bezeichnet er nicht nur die kulturell prägenden Erfahrungen der Louds als allumfassend,[38] sondern er rekurriert auch in analytischer Hinsicht auf eine universalistische Tendenz, die angesichts des gewählten filmischen Verfahrens nur als quasi-wissenschaftliche (und nicht etwa als ästhetisch überhöhte, 'künstlerische') Repräsentativität verstanden werden kann:

> And what I wanted to say was that, because of the very ordinariness of the Louds, the universality of the problems they faced, the emotions they felt, and the pressures they had to cope with, this is a series about all of us, you and me and every man and woman, young or old, rich or poor, white or black who lives in the United States in the second half of the twentieth century. (Gilbert 1982, 42)[39]

Aus dieser diffusen Mischung erkenntnisorientierter Vorgaben entsteht ein filmischer Entwurf, der im Hinblick auf seine Verallgemeinerbarkeit und wirklichkeitszugewandte Unmittelbarkeit paradoxe Rezeptionsangebote macht; Angebote, die zu einer kontroversen Debatte führen, wie sie in der Verschiebung der Produktionsgelder vom Bereich der *public affairs* zu den *cultural affairs* wahrscheinlich nicht vermutet worden war. Es wird offensichtlich, daß der Film mit seiner Dramatisierung der *ordinariness* einer filmunabhängigen Referenz, einer 'wirklichen' Familie, in einen sensiblen Bereich kommunitärer Selbstdefinition eingreift, der im Forum der Massenmedien in qualitativ neuer Form ausgefüllt wird.[40] Die überschwengliche Behauptung von Margaret Mead, es sei mit dem Film eine neue Kunstform entdeckt worden, "as new and as significant as the invention of drama or the novel - a new way in which people can learn to look at life, by seeing the real life of others interpreted by the camera" (Mead 1973, 21), findet zwar keine nachhaltige Bestätigung, doch stößt der deskriptive und gleichzeitig empathisch-einfühlsame Blick auf die Familie eine affektive Reaktion an, die im dokumentarfilmischen Bereich selten erreicht wird und zu selbstbezogenen Einsichten führen kann: "*An American Family* is emotion experienced in safety, and the actuality of the private life of one family *en-*

---

[38] Vgl. Gilbert (1982, 27): "In other words, the cultural forces I have mentioned [i.e. sex roles] unite *all* American men and women in certain recognizable commonalities. I proposed investigating those commonalities and suggested that the best way to do this would be through the medium of one family."

[39] Eine gewisse Naivität über die Verallgemeinerbarkeit der zu machenden Entdeckungen und eine aufschlußreiche Simplifizierung gesellschaftlicher Verhältnisse deutet sich auch in Gilberts (1982, 27) These zur Möglichkeit an, die wirksamen kulturellen Kräfte in jeder Familie finden zu können: "If my premise was correct - that the cultural forces which determine how we feel about ourselves as men and women are the same for all of us - and I believed then and believe now that they are, then, in theory, any family would do."

[40] Die Auswahl der filmunabhängigen Referenz findet dabei jedoch bereits medienabhängig statt. Für Gilbert (1982, 27) war das gute Aussehen der Familie eine Vorbedingung.

hances the private lives of a million families who are privileged to watch as it unrolls before their eyes" (Mead 1973, 23).[41]

6.3.2 Reaktionen, Projektionen der Zuschauer und eine Geschichte neben den Bildern

Durch ihr Einverständnis, ein Kamerateam sieben Monate lang im Haushalt zu akzeptieren, werden die Louds zu prototypischen Medien-*celebrities*, die ihren Ruhm der eigenen Normalität und durchschnittlichen Menschlichkeit verdanken. In ihrer undankbaren Position stellvertretender Allgemeinheit werden sie und die Fiktionalisierungen, die sich zu einem Eindruck über ihr Leben und ihren Alltag zusammenfügen, zu einer Projektionsfläche der Zuschauer und zu einem Stoff, der nach Belieben kannibalisiert wird. Die Reaktionen sind selektiv und maßlos, ungerecht, redundant und aufschlußreich. Sie radikalisieren, was in Benjamins (1991, 504) Ausführungen die befreiende Wirksamkeit des Films als 'Zerstreuung der kultischen Rezeption des Kunstwerks' darstellt: "[...] Der vor dem Kunstwerk sich Sammelnde versenkt sich darein; er geht in dieses Werk ein, wie die Legende es von einem chinesischen Maler beim Anblick seines vollendeten Bildes erzählt. Dagegen versenkt die zerstreute Masse ihrerseits das Kunstwerk in sich." Die Masse der Zuschauer saugt den Lebensstoff der Louds auf, wohl wissend, daß der Anspruch des Dokumentarischen der des Wirklichkeitsverbundenen ist, und zerstreut ihn in uneinheitlicher und ungenauer Voreiligkeit. Das Publikum als "zerstreuter Examinator" (Benjamin 1991, 505) läßt die *Begutachtung* zum kultischen Ritual werden, das sich am Registrieren der Abweichungen und Entblößungen ergötzt. Die populärkulturelle Weiterverarbeitung setzt mit ihren kurzen Verfallszeiten der sich einlassenden Sammlung die Prinzipien der Auslöschung und Überlagerung entgegen, die das Offensichtliche, Unkomplizierte, oberflächlich Erklärbare aufnehmen und für kurze Zeitspannen bereithalten.[42] Aus dem alltagszugewandten Geplauder, das einen Austausch über die Normalität induzieren soll, schält sich eine wirklichkeitsdestruierende Qualität der Zerstreuung heraus, "in der sich das Reale entweder (wie in der Statistik) mit dem Modell oder (wie bei den Louds) mit den Medien vermischt" (Baudrillard 1978, 47). Die Obszönität, die Baudrillard beklagt, ist nicht die des Unterdrückten, Versteckten, sondern die der unvermeidlichen Nähe, der unausweichlichen und unmittelbaren Verbunden-

---

[41] Dieses grundsätzliche Anliegen, das in den frühen siebziger Jahren deutlich mit Konnotationen der Selbsterfahrung belegt ist, verbinden auch Raymond/Raymond (1973, 19) mit der Serie: "This is perhaps a basic philosophy behind the making of documentary films: that an audience can share experiences with the people they are watching and perhaps learn something about themselves in the process."

[42] Allerdings bleiben die Louds auch mit einer Langzeitperspektive im 'kollektiven Gedächtnis'. Anläßlich des Films *An American Family Revisited: The Louds Ten Years Later* von Alan und Susan Raymond (1983) und der wiederholten Ausstrahlung der ursprünglichen Serie (1990) werden die Diskussionen des Jahres 1973 reaktiviert; vgl. McDarrah/DiGiacomo (1990).

heit, der "übertriebenen Wahrhaftigkeit und Deutlichkeit" (Baudrillard 1989, 116) der pornographieähnlichen Bilder, die ein Gefühl der Schutzlosigkeit zurücklassen:

> It is the end of interiority and intimacy, the overexposure and transparence of the world which traverses him [the schizophrenic] without obstacle. He can no longer produce the limits of his own being, can no longer play nor stage himself, can no longer produce himself as mirror. He is now only a pure screen, a switching center for all the networks of influence. (Baudrillard 1983, 133)

Der 'Schizo' ist ein Bildschirm, der nicht mehr zwischen Distanz und Nähe unterscheiden kann, Zuschauer und Angeschauter gleichermaßen, ein peripher verbundenes System, das die Verwechslung der Realitätssurrogate und Realitäten befördert, deren Unterscheidung in hyperrealen Feldern sinnlos wird. Die 'angeschaute' Pat Loud merkt an:

> We were getting more and more frightened of what was happening. We had no control, no importance. We weren't people, we were public targets to take potshots at, balloons being bounced around in the air by a lot of dopey children. Here was that strange kind of reality again. What was filmed was more real than *you* were. So was what was written about you. Or if it wasn't (that one is so heavy I don't think I can solve it), it felt so valid and significant - those words on paper, those people on that little screen - that it became part of you and changed you a little bit into what they *said* you were. (Loud 1974, 154)

Benjamins befreiender Zerstreuung folgt Baudrillards unausweichliche Verschmelzung, der Versenkung des Kunstwerks im Publikum das Verschwinden der Unterscheidbarkeiten. Die inszenierte Transparenz, so scheint es, hat ihr Täuschungsmanöver zur wirkungsvollen Entfaltung gebracht. Doch bleibt die These der simulierten Räume, innerhalb derer Differenzen ausgelöscht, Geheimnisse verraten und Bilder verwechselt werden, zu eng den paradoxen Vorgaben von Gilbert verhaftet, die sich in den Prozessen der *sekundären* Weiterverarbeitung zunehmend entlarven und in der nachträglichen Umwertung vermeintlicher Tranparenzen durchschaut werden. Das Dokumentarische fordert die Überprüfung seiner Entstehung heraus. So behält die uneinheitliche, oberflächliche und voreilige Zerstreuung des Textes, seine Versenkung als Text *und* als soziale Praktik in der Rezeption eine politische Funktion. Im intrakulturellen Austausch der dialogischen Interaktion klärt sich ein soziales Gefüge über sich selbst auf. Die kurzen Verfallszeiten und das Prinzip der Auslöschung verhindern dabei eine tiefschürfende Analyse, doch liegt der Anspruch auch eher auf dem kommunikativen Anstoß, der in der Lebenswirklichkeit der Rezipienten seine Intensivierung erfahren kann. Es bleibt nicht nur die Verwunderung über einen exhibitionistischen Drang innerhalb der amerikanischen Kultur zurück, "a strange new willingness to share one's inner life, to perform on a stage before other concerned eyes" (Mead 1973, 22), sondern auch die Bewältigungsgeschichte einer Ehefrau, die sich vor dem Hintergrund anhaltender Frustrationen zur Trennung entschließt - eine lebensweltliche Banalität vielleicht, aber kein hyperreales Phänomen.

An American Family lädt in seiner langsamen, aber nicht undynamischen Entfaltung als professioneller *home movie* zur Versenkung und Auflösung des Textes in der Rezeptionserfahrung ein: "Watching the show, the mind drifts easily away from the Louds. What would the camera see in *my* house?" (Alexander 1973, 28). Die thematische Klammer umfaßt den kleinsten gemeinsamen gesellschaftlichen Nenner biographischer Prägung: "Almost everybody will want to measure themselves against the Louds. Their candy-box ideal of 'family' is something all Americans to some degree share" (Alexander 1973, 28). Das Regulativ des Vergleichs richtet sich auf individuelle Charakterstudien, interpersonale Umgangsformen und eine vermeintlich auszumachende Klassenzugehörigkeit. Jede Beobachtung vermischt projizierte Einsichten mit Urteilen über die Figuren, die durch den Zugriff auf filmunabhängig existierende, 'reale' Personen deren Empörung über vorurteilsbedingte falsche Repräsentationen provozieren:

> They [the Louds] have emerged as a kind of Rorschach test for amateur and professional sociologists, psychologists, writers, and critics, who have used the series as a jumping-off point to expound their views on what is wrong with the American family today, and have in the process revealed quite a bit more about themselves and their own hang-ups, backgrounds, values, and prejudices than they have about the Louds. (Carlin 1973b, 15/28)

Indem es identifikatorisch auf der Ebene des Wiedererkennens und des Einfühlens eingebunden ist, überspannt das Dokumentarische den dramatischen Gestus für das Publikum als Unausweichbarkeit der realitätsprüfenden Selbstbefragung, als didaktischen Rückverweis an ein existierendes gesellschaftliches Problemfeld, dessen intensivierte Betrachtung zum therapeutischen Akt werden kann:

> I felt despair and fascination watching the Loud family, and this could only have been caused by vibrations ricocheting down through my own experiences. The Louds are enough like me and mine to create havoc in my head, and I had to fight a constant strong desire to push away those Louds, dismiss them as unique, empty, shallow, unlike others, and yet on serious reflection, we can all learn from them, perhaps just enough to begin understanding that saddest of mysteries, the American family. (Roiphe 1973, 10)[43]

Vor dem Hintergrund einer nicht reflexiv gebrochenen, scheinbar widerstandslos erschlossenen Durchsichtigkeit eines Lebensausschnitts etabliert sich eine Wahrnehmungsweise sozialer Zusammenhänge, die Innen- und Außenwelten gleichsetzt und in zwei-dimensionalen Oberflächen erschöpfende Indizien für eine festschreibende Bewertung vermutet. Die Louds geraten dadurch zum Inbild der kommunikationsunfähigen, Konflikte vermeidenden, im Wohlstand jede Innerlichkeit preisgebenden Familie, hinter deren maskenhafter Versteinerung nichts mehr zu erhoffen ist: "The Louds wear chiseled masks of hide and seek. They have declared a moratorium on

---

[43] Friedman (1973, 59) vermerkt jedoch eine *Unmöglichkeit* der Identifikation: "[...] 'An American Family' fails to come off as either psychological investigation or societal critique. The Louds are too far removed from America's brutal contradictions for the viewer to find any generalizing power in their predicament. These characters simply have no depth, political or pathological. They say nothing, want nothing, and for the most part they do nothing of real consequence. They are attractive people with empty minds. Is it important that we come to know them intimately?"

rage and anger and they are agonizingly playing it cool" (Geller 1973, 50). "At school, at home, at work and at play, these nice-looking people act like affluent zombies. Their shopping carts overflow, but their minds are empty. The god of affluence serves them badly, and the family that buys together dies together before our eyes" (Alexander 1973, 28). "[...It] is quickly obvious that behind the cornucopia of material things and the commotion, language and feeling are impoverished, and the Loud home is a depressed area. When they sit around the dinner table in a happy family group, the Louds never quite fix their attention on any one thing. Their gazes and their minds skim along surfaces" (Grossman 1973, 55).

Die Serie bringt eine kulturpessimistische Angst der symptomatischen Kontaktlosigkeit und Unverbundenheit in gesellschaftlichen Kernzellen hervor, die das soziale Gefüge existentiell bedrohen und zu deren Behebung paradoxerweise die vollendete, exhibitionistische Entblößung dienen soll:[44] "Far from seeing the camera as their destroyer, the Louds came to regard it as an eerie sort of 'family friend'. It helped these seven stranded souls feel a little closer together" (Alexander 1973, 28).[45] Diese Erklärung soll nun auch das Unverständnis abmildern, das sich aus der grundsätzlichen Bereitschaft der Familie zur siebenmonatigen Nabelschau einstellt - dem ständig wiederholten *why did they do it?*;[46] einer Bereitschaft, die eine qualitativ neue Integration und Akzeptanz technischer Apparate in den Alltag ankündigt und dessen massenmedial anerkanntem Vorhandensein vorsteht. Die Serie stößt in ihrer Intensität insofern nicht nur einen veränderten Wahrnehmungsmodus sozialer Interaktion, sondern auch ein neues Verständnis der Einbettung jener technischen Geräte in lebensweltliche Kommunikationsformen an, die zwar das Ausmaß der Zerstörung von Innerlichkeit vergrößert deutlich machen, zusätzlich aber auch im Akt der Aufnahme und Verbreitung produktiv umformen. Doch bleibt diese Einschätzung in der Rezeption aufgrund der sich überlagernden und in ihrer Ablehnung additiv verstärkenden Kritik an der Familie und dem kulturellen Vakuum, das diese zu hinterlassen scheint, weitgehend verdeckt. Die Erwartungen, die das Dokumentarische als Konvention unterstützt, daß die repräsentierte Familie mit einer nichtfilmischen Referenz korrespondiert,[47] kehrt sich gegen die Louds, die für eine zeittypische kul-

---

[44] Parallel dazu sieht Harrington (1973, 19) die *encounter groups*: "A desperation about our inability to 'communicate' has obsessed Americans for the last several years, driving them into small encounter groups, weekend encounter groups for married couples, and large public encounter sessions held in auditoriums."

[45] Damit nimmt sie Maynards (1973) Idee auf, die diese in ihrem der Pressemappe beigefügten Artikel aufwirft: "The Louds themselves, evidently, hoped the camera might circumvent their ususal difficulties in communicating so that they could exchange, on film, revelations impossible in face-to-face encounters." Die starken Wiederholungen in den Rezeptionen erklären sich zum Teil aus den Vorgaben dieser Analyse, die auf die Kommunikationsarmut und andere Beobachtungen zur Trennung und zur Homosexualität von Lance eingeht.

[46] Vgl. Maynard (1973): "But perhaps nothing is more fascinatingly of this time and place than the Louds' willingness to be filmed. All those private humiliations and despairs photographed in living color. ... Why did they do it?"

turelle Selbstwahrnehmung stellvertretend bestraft werden: "The people who are sacrificed and devoured by the intellectual voyeurs of the world are the naive, the unsuspecting, the trusting, and unfortunately, the people who are desperately reaching out trying to fill a crying need" (Gardella 1973a, 35). Neben das allgemeine Bedauern über die Fragmentiertheit der *affluent middle-class*, die Reduziertheit auf Äußerlichkeiten und die Ereignislosigkeit eines sich über Waren und Konsumaktivitäten definierenden Lebens tritt eine Tendenz zur Charakterstudie, die den Louds eine Position in zirkulierenden populärmythischen Vorstellungen sozialisations- und geschlechterspezifischer Normalität zuweist. Roiphe (1973) legt in ihrer ausführlichen Reflexion ein Vergleichsraster nostalgischer Traditionalität frei, das der Film zu erschüttern scheint und irreversibel erweitert.[48] Die Trennung der Eltern, die Homosexualität von Lance und die Depravation des kulturellen und sozialen Lebens werden zum bedrohlichen Zentrum ihrer Kritik, die ein idealisiertes Früher in moralischer und kommunitärer Rigidität ansiedelt. "Is Lance the true American son?" (Roiphe 1973, 14) lautet ihre resignative Frage über den Mangel an 'traditioneller' Männlichkeit: "Lance Loud, the evil flower of the Loud family, dominates the drama - the devil always has the best lines" (Roiphe 1973, 12). Im Chelsea Hotel, in der "transvestite, perverse world of hustlers, drug addicts, pushers" (Roiphe 1973, 12), entfaltet sich ein Sumpf sado-masochistisch verirrter Abhängigkeiten, in dem Lance seine Flucht vor der Realität konventioneller Lebensführung auslebt, und der ihn seiner Geschlechtlichkeit beraubt, so daß er beim Besuch des väterlichen Büros nur in seiner *Verstellung* auffällig wird, "camping and queening about like a pathetic court jester, a Goyaesque emotional dwarf" (Roiphe 1973, 14). In Roiphes Erklärungszusammenhang führt Lance die narrativen Fäden des Familiendramas kausal zusammen, indem er die Selbstbeherrschung von Pat notwendig macht und Bill in die außerehelichen Beziehungen treibt:

> Why the infidelities? The camera doesn't tell us, but we can guess. Bill has reached his early 40's and his first son was not going to be a man; his sense of himself could have been badly shaken by that unacknowledged discovery. The disappointment may have driven him to prove himself with others. A man sees there's not much more to conquer - the creative, procreative part of his days are over. He looks in the mirror and sees the curve bending down. (Roiphe 1973, 19)

Das dramatische und dokumentarische Material der Serie wird in dieser Weise in das populärkulturell geprägte, normative und utopische Verständnis der amerikanischen

---

[47] Vgl. Harrington (1973, 19): "The tension is heightened by the realization that you are identifying, not with a fictitious character, but a flesh and blood person who is responding to personal problems of the kind you yourself may face."

[48] Eine oberflächlichere Charakterisierung faßt Nachman (1973, 68) zusammen: "Bill Loud is Willie Loman with a tan, so riddled with tragic flaws it's no contest; wife Pat is severe, brooding, almost asleep; Lance the most chatty, overflows with self-therapy; teenage boys Kevin and Grant seem smug and ruthlessly hip; daughters Michele and Delilah are indistinguishable song girls."

Familie übersetzt und kritisch gefiltert.[49] Roiphe (1973, 23) klammert Zweifel über die Angemessenheit der quasi-lebensweltlichen Beurteilung der Louds weitgehend aus und mißt der Repräsentation eine kulturübergreifende Relevanz bei, die ihre Faszination aus der "ability to symbolize the common dilemma", d. h. der Veranschaulichung eines grundsätzlichen Wertewandels bezieht:

> I think the Louds have escaped the small-town mores of an earlier America. They have been educated and led into a large vacuum, and like the rest of us are cast out without the structures of work and religion that used to shape the days. We have so much freedom we are now culturally Neanderthal. (Roiphe 1973, 23)

Diese kritische Grundtendenz durchzieht allgemein die Rezeption der Serie, deren zerstreute Kurzlebigkeit aber auch ein Festhalten an traditionellen Werten ins Bewußtsein rückt und die Kommunikationsarmut als Aufforderung umformuliert: "And so the silence of the Louds is also a scream, a scream that people matter, that they matter and we matter" (Alexander 1973, 28).

Neben den fiktionalisierenden Übersetzungen des Lebensstoffes der Louds beleuchtet die in der massenmedialen Öffentlichkeit stattfindende Debatte über die Aufnahmeverfahren, die Montage und den von der Familie geäußerten Vorwurf, es seien nur die negativen Aspekte ihrer Privatheit gezeigt worden (vgl. Ward 1973b, 22), den Charakter der Realitäts*konstruktion*.[50] Gilberts paradoxe Vorgaben zum repräsentativen Anspruch und Abbildungscharakter der Serie finden nun ihr verwirrtes Echo im Dreieck der betroffenen Familie, des rezipierenden Publikums und des Produzenten bzw. Aufnahmeteams. Sein trotziges Beharren auf einer Beschränkung der Debatte auf die filmische Darstellung kann das Machtverhältnis der Dokumentarfilmproduktion, das in der Wirklichkeitszugewandtheit liegt, nicht auflösen.[51] Während diese eine sich von fiktionalen Entwürfen abweichende Haltung des Publikums induziert und daraus eine expressive Kraft gewinnt, muß sich die Montage des Realitätseindrucks immer mit den Selbstwahrnehmungen der Betroffenen messen. Die Stereotypisierungen, die den Louds in der öffentlichen Debatte als symptomatisches Scheitern vorgehalten werden, müssen, so weit sie als vorurteilsbelastete, ein-

---

[49] Weitere Beispiele für Roiphes (1973) Charakterstudie veranschaulichen diese spezifische Form der wertkonservativen Kritik: "I imagine that if Grant had lived on the frontier of America 150 years ago and had been forced to accomplish daily survival tasks, he would indeed have been a hero - or at least a man; today he's still a child." (16) "Delilah, like the rest of the Louds, never grieved for the migrant workers, the lettuce pickers, the war dead; never thought of philosophy or poetry, was not obsessed by adolescent idealism, did not seem undone by dark moods in which she pondered the meaning of life and death." (17) "[...] Bill Loud seems exactly like so many men who have been a part of my Atlantic Coast life - men who, like Willy Loman, never really lick the system, can never be certain they are on top, who struggle everyday just to maintain what they have, who love their children and even their wives, and yet leave bruised and battered people in their wake. Most of all they are men who cannot rest and feel fulfilled, men who need alcohol and women to protect them from their thoughts." (20)

[50] Ein wichtiger Bezugspunkt dieser Debatte ist der Auftritt der Louds in der *Dick Cavett Show* (vgl. Gardella 1973a, Greeley 1973).

[51] Gilbert sagt zu Reilly (1973, 16): "Deal with what's on that screen. React to that."

seitige Festschreibung auf seiten der Familie empfunden werden, auf den Akt der Festschreibung rückbezogen werden. Eine Beschränkung der Debatte auf die filmische Repräsentation, wie sie dem Anliegen der Filmemacher entspricht, wird im Bereich des dokumentarfilmischen Wissens notwendigerweise um die Perspektive der Filmsubjekte auf den drehsituativen und festschreibenden Prozeß erweitert und (wenn möglich) mit konkurrierenden symbolischen Konstruktionen konfrontiert.[52] Das Mißtrauen der Zuschauer richtet sich aufgrund des außergewöhnlichen Umstands einer siebenmonatig ausgedehnten Langzeitstudie und Anwesenheit des Filmteams (tagsüber) im Haus der Familie auf den Einfluß der Kamera. Während Roiphes Einschätzungen nur unter der Prämisse entstehen können, "[that] despite the gauze created by the masks they choose to wear, despite the unnatural situation of cameramen and sound crew trailing around after them, the viewer finally knows these people, or feels he does" (Roiphe 1973, 12), schließen skeptische Reaktionen eine solche Gleichsetzung mit einer unmittelbar stattfindenden interpersonalen Kommunikation aus. Die Anwesenheit des Aufnahmeteams muß offensichtlich für eine Bewertung der Lebensform, die durch einen Prozeß der Vermittlung gefiltert wurde, mitreflektiert werden (vgl. Carlin 1973b, O'Connor 1973c). Deutet sich hierin die Dekonstruktion der inszenierten Transparenz an, so weitet sich die Kritik an einer naiven Realitätsvorspiegelung auch auf die dramatisierenden Muster der Serie aus. Einerseits erscheint die Ausgedehntheit der Szenen, das Versinken in alltäglicher Langeweile als bemerkenswert: "When two minutes of table talk would be plenty, the camera hangs around for ten" (Nachman 1973, 68).[53] Diese kann, auch wenn sie keiner erkennbaren narrativen Logik folgt, dabei eine aufschlußreiche Dimension beinhalten.[54] Andererseits unterliegt aber die übergreifende Entfaltung erzählerischer Details dem Charakter einer eigentümlichen Dialektik des exhibitionistischen Zeigens und gleichzeitigen Verbergens und Verschweigens, die sich in den sprunghaften und überraschenden Entwicklungen (insbesondere der Entscheidung von Pat Loud, sich von ihrem Mann zu trennen) als Manifestationen eines lebensweltlichen Prozesses ausweisen, der jenseits der Kamera in der Unsichtbarkeit stattgefunden haben muß.[55] Der scheinbar widerstandslose Durchblick auf einen familiären Lebensausschnitt befördert in diesem Sinn die Fiktion einer totalen Entblößung, einer rückhaltlosen Offenlegung intimster Details. Neben dem allgegenwärtigen Ka-

---

[52] Pat Loud veröffentlicht 1974 den autobiographischen Bericht *A Woman's Story*, der unten Erwähnung findet.

[53] In diesem Sinn bemerkt auch Carlin (1973a, 25): "[...] the filmmakers could have gotten across the idea that most of family life is rather tedious without having to hammer it home quite so much."

[54] Grossman (1973, 55) schreibt über das Schweigen in der vierten Episode: "[...] the guarded though affectionate familiarity between middle-aged daughter and aged mother, and the long, regretful silences over coffee, are unusually suggestive."

[55] Vgl. Grossman (1973, 56): "During the seven months that the Louds were involved in this project, and their marriage was dissolving, were there no outbursts of rage and bafflement, no quarrels and hopeless reconciliations?"

merabewußtsein verleugnet das nicht-reflexive Verfahren Gilberts die Möglichkeit des Versteckspiels und befördert statt dessen den Eindruck eines Zugangs, der in seiner repräsentierten Form eine Täuschung darstellt. Die scheinbare Offenheit und Durchlässigkeit des Films wird zur uneingelösten Pose, die Selbstentfaltung der Wirklichkeit zur unhaltbaren Prämisse. Das Mißverhältnis zwischen einem Film, der vorgibt, alles zu zeigen, und einer Geschichte, die nicht genügend Material zu ihrer plausiblen Erklärbarkeit liefert, macht sich letztlich am filmemacherischen Verfahren fest, das in der Verwirrung und Ablehnung, die es induziert, seinen verleugneten Untergrund auswirft:

> Has it [the rage between Pat and Bill Loud] been left behind for some reason in the other 288 hours of rushes? That is a possibility; but probably the right answer is that Pat and Bill arranged to do their shouting and weeping in those private moments, hours and places they were left with, in spite of the fact that a camera crew was in their house for up to eighteen hours a day. One almost feels that a censor had laid hands on a neutral, all-seeing, all-hearing, all-inclusive transcription of "real life." But the censorship here was not of this kind; quite naturally and predictably, as any person would, the Louds must have saved certain things for off-camera. The impossible wish of the viewer, who has become interested in, and sympathetic to, the Loud family is that a truly unprecedented, unimaginable invasion of privacy could have taken place, that the Louds could have been filmed and recorded twenty-four hours a day, for a half a year, with no time or place to hide from the live camera and microphone. (Grossman 1973, 56)

In der Weiterverarbeitung der Serie manifestiert sich demnach neben der Fähigkeit, den Inszenierungscharakter des Wirklichkeitsbildes zu entlarven, die Tendenz, ihre erkenntnisorientierte Prämisse der detailgetreuen, empirischen und für die Beteiligten unausweichlichen Erfassung fasziniert zu unterstützen und sich an der Allmacht des sehenden, dabei unangreifbaren Examinators zu ergötzen. Gleichermaßen destilliert und verdichtet sie eine kulturübergreifende Selbstwahrnehmung der pathologischen Kommunikation und allgemeinen Unverbundenheit, die sich, sobald sie als dramatisches Gerüst erkennbar wird, als Festschreibung verselbständigt und über die lebensweltlichen Referenzen stülpt. Eine Korrektur der repräsentierten Privatheit ist nur noch marginal möglich, da diese zu einem *Stoff* geworden ist, der sich entgegen anderweitiger Beteuerungen verfestigt und dessen Verankerung in einem realen Kontext zunehmend sekundär wird.

Die Geschichte *neben* den Bildern erzählt sich dabei in schriftlicher Form als Epilog einer aufgeregten, sich überschlagenden Debatte und fügt dem Stoff der Familie, die sieben Monate lang ihr Innerstes nach außen kehrte, Korrekturen und Erweiterungen zu.[56] Pat Loud nimmt die Rolle als *media freak*[57] an, füllt sie mit verschiedenen, ihrem Anliegen und ihrer Sichtweise entsprechenden symbolischen Strategien aus und

---

[56] Albert Brooks nimmt den Stoff in seinem Film *Real Life* (1978) auf und macht ihn zu einer Satire über Technologie, Häuslichkeit und mediale Repräsentation.

[57] Vgl. Francke (1974, 58). "They are all media freaks, the Louds, created by it, shattered by it, now capitalizing on it."

überführt die filmische Repräsentation in einen Bericht der Demütigungen und der Selbstbehauptung. Gilbert belegt mit seiner Schilderung des Produktionsprozesses die außergewöhnlichen Schwierigkeiten des Vorhabens und (implizit) die immanente Widersprüchlichkeit seiner Prämissen. Beide Seiten durchzieht ein Rechtfertigungsdruck gegen eine nicht mehr kontrollierbare, eindimensionale Verurteilung, die als unausweichliches Echo ihre Quelle zu überlagern droht: "Like Kafka's prisoner, I am frightened, confused and saddened by what I see. I find myself shrinking in defense not only from critics and detractors, but from friends, sympathizers and, finally, myself" (Loud 1973, 237). Der sensible Bereich alltagsweltlicher Normalität ist verletzbar, seine filmische Konstruktion und deren öffentliche Aufnahme unterliegen im dokumentarfilmischen Bereich einem Risiko, das uneinheitlich und nicht prognostizierbar ist. Gilbert rechtfertigt sich für seine Idee, deren Umsetzung und die montierte Endfassung. Pat Loud möchte nachweisen, daß sie weder gefühlskalt, hartherzig noch dumm und oberflächlich ist.[58] Die Konkurrenz der unterschiedlichen Realitätsversionen wird zum Geflecht der sich wandelnden Besetzungen des kulturellen Objekts *An American Family*, dessen Bedeutung als Primärtext zugunsten der weiterführenden Frage, "what has happened because a naive family with eroded values consented to such an undertaking and how people have reacted to it" (Gardella 1973a, 35), zurücktritt.

Die Schilderung der drehsituativen Bedingungen von Gilbert und die Sozialisationsgeschichte von Pat Loud ergänzen den Film in zweierlei Hinsicht: 1. der Film, dessen Anspruch es ist, ein wirklichkeitszugewandtes Protokoll zu sein, spart *wesentliche* Teile seiner Wirklichkeit - sowohl der Produziertheit, als auch der sozialen Ereignisse - aus; 2. hinter der auf Äußerlichkeiten reduzierten Oberfläche und der sich aus dem Ansatz ergebenden erzählerischen und analytischen Beschränkung auf Gesten und Sprache verbirgt sich eine familiäre Innenwelt, die um ein Vielfaches desillusionierender zu sein scheint, als es die Filmversion andeutet. Die Geschichte neben den Bildern erzählt vom Versteckspiel, von Innerlichkeiten und Zustandsbeschreibungen, von nicht einlösbaren Prämissen und von Unsicherheiten der Beobachter und Beobachteten, die der Film verschweigt. Gilberts Vorgabe, nicht wesentlich in das Leben der Familie einzugreifen, wird zur umöglichen Selbstbeschränkung, die in der regelmäßigen Durchbrechung ihre kuriose Dekonstruktion erfährt, im Film jedoch unberücksichtigt bleibt: Aufnahmen von Pat werden im Urlaub in Taos (Episode 5) erschwert, weil diese sich ausführlich mit der Produktionsassistentin Susan Lester über ihre familiären Probleme austauscht und eine Möglichkeit der Trennung erörtert; nachdem sich Bill und Pat getrennt haben, muß ein zweites Ka-

---

58 Ihre Schwierigkeiten, mit der Kamera umzugehen, tauchen an verschiedenen Stellen auf: "I know a lot of times I'd seem very cool when really I'm just a quivering mass of jelly inside. But that's part of growing up with the idea implanted in you: Do not think emotionally. Think intellectually." (Ward 1973b, 23) "Oh, that camera. That eye of half-truth. It scared me at first. I didn't know what to do with it. So I made like everything was all right, and when Lance and I were away from it, we talked. Sure we skittered around the real issues." (Loud 1974, 97)

merateam gefunden werden, was zu Spannungen zwischen Gilbert und Alan Raymond führt; als ein Essen von Pat und den Kindern nicht die gewünschte Lebhaftigkeit zeigt, gesellt sich Gilbert mit einigen Begleitern zur Restfamilie, bricht das Experiment jedoch nach kurzer Zeit ab (vgl. Gilbert 1982, 33-36).[59] Mit der Prämisse, daß nicht gezeigt werden kann, was nicht sein darf, d. h. daß die Repräsentation immer nur die Familie, aber nicht das Produktionsumfeld des Filmens umfassen soll, bleibt das Projekt einer Dynamik verhaftet, die in der späteren Rezeption auf die Familie als solche verschoben wird. Im Rahmen der interpersonalen (und medialen) Kommunikation bleibt Wesentliches ungesagt, so daß das Spiel des Zudeckens, Verschweigens und Ausblendens einen direkten Umgang verhindert. Dies geht so weit, daß Bills offensichtliche Seitensprünge ausgeklammert werden müssen, da sich sonst unmittelbar über die dritte Instanz des Aufnahmeteams ein familiärer Kurzschluß ergeben würde:

> In the days following Pat's departure for Taos and preceding Bill's departure for Hawaii with his girl friend, the question arose as to whether we would shoot them together having drinks at her house and dining at various restaurants in Santa Barbara. I made the decision not to. God knows I was tempted. But in the final analysis it seemed to me that doing so would put us in an impossible position with Pat and seriously endanger the completion of the series. From time to time Bill and Pat and the kids would ask to look at various pieces of film, and I didn't want to have to lie about what we had shot while she was away. (Gilbert 1982, 34)[60]

Die Drehsituation verdoppelt ein Verhältnis, das Interaktion mit einem ritualisierten Offenheitsversprechen bei einer gleichzeitigen Tabuisierung spezifischer, konfliktträchtiger Ausschnitte anbietet, und die spätere Montage zementiert dies in einer Doppelmoral der Sichtbarmachung. Der Durchblick auf Realität ist mit Einschränkungen versehen, die das Ausmaß der Verletztheit eindämmen und Erklärungen über den Bruch des Ehevertrages geschlechterspezifisch aufteilen: Pat offenbart sich ihrem Bruder und dessen Frau in einer ungeordnet-emotionalen Mitteilung (E 8), Bill verliest einen kontrolliert argumentierenden Brief als *voice-over* zu Bildern, die (den 'unmännlichen' weil homosexuellen) Lance auf dem Fahrrad zeigen (E 11). Die paternalistische Autorität des virilen Unternehmers bleibt ohne den Blick auf das Ereignis des für alle Beteiligten deutlich sichtbaren Seitensprungs intakt, das Ausmaß der Frustrationen und der Doppelbödigkeit werden abgeschwächt. Pat Loud liefert in ihrer Selbstbeschreibung jene Dimensionen nach, die dem Film in ihrer Abwesenheit den Simulationscharakter der sanktionierten Oberflächlichkeit geben. Was sich als

---

[59] Vgl. Gilbert (1982, 36): "Suddenly the phone rang; it was Alan complaining that Thanksgiving dinner at the house was turning into a disaster. It was the first major holiday without Bill, and although nobody was actually saying as much, it was clear, according to Alan, that he was sorely missed. There was nothing to film; everyone was sitting around looking gloomy."

[60] Dieses Spiel bestätigt Pat Loud: "There were times when I knew that they had been with Bill and had been filming a lot of stuff that I would have found fascinating to hear about. But I did not want to embarrass them by asking them because then they would have been put on the spot. They couldn't have told me. So we always skirted things like that." (Ward 1973b, 21)

cultural force von Gilberts Ausgangsfrage andeutet, ist offensichtlich das Zusammenbrechen eines starren geschlechterspezifischen Rollenverständnisses, das in den Vorstellungen einer traditionell sozialisierten (Haus-)Frau durchscheint. Insofern bringt das Projekt von Gilbert mit all seinen eigentümlichen und naiven Abbildungsidealen und Selbstverleugnungen im drehsituativen Prozeß eine Wirklichkeit zum Vorschein, die einen gesellschaftlichen Zustand verdichtet und in dieser Form auch in die Rezeption eingehen läßt. Das Experiment bleibt einmalig, es markiert eine Grenzerfahrung technischer Invasion in lebensweltliche Bereiche durch professionelle Instanzen. Es begründet eine Dynamik massenmedial gefilterter Identitätsbildung, die das Dokumentarische als unweigerlich auf Selbstbilder der Filmsubjekte rückwirkendes Prinzip etabliert und mit den dramatisierten Rollenvorgaben konstruierter Wirklichkeit vermischt; ein Prinzip, das in diesem Fall jedoch dem heteronomen Zugriff eine autonomiebestrebte und unberechenbare Selbstbehauptung entgegensetzt.

6.3.3 Spuren der Lesekompetenz

Der rezeptionsanalytisch ausgerichtete Versuch einer Rekonstruktion von Leseformen und Deutungsansätzen von *An American Family* zum Verständnis eines kulturellen *Umgangs* mit dokumentarfilmischen 'Texten' hat neben der Heterogenität des Materials auch die Unabschließbarkeit des diskursiven Austauschs über die Serie in den Vordergrund gerückt. Es kann daher nicht das Ziel einer solchen Rekonstruktion sein, einen ursprünglichen Sinn der Filme oder der Weiterverarbeitungen aufspüren zu wollen, sondern ihr dynamischer Charakter legt einen historisch spezifischen *Möglichkeitskatalog* von Lesarten und Lesestrategien frei, der die Bedingtheit des dokumentarischen Kontraktes im jeweiligen Zeitraum und für das konkrete kulturelle Objekt erörtern läßt, aber in seiner Verallgemeinerbarkeit spekulativ bleibt. Nur siebzehn Jahre später hat sich die fernsehmediale und gesellschaftliche Situation derart verändert, daß die Ausstellung der Loudschen Lebenswelt einerseits nostalgisch als besonders intensive und suggestive Dramatisierung bezeichnet, andererseits im Vergleich zur Allgegenwärtigkeit der Selbstentblößung (in den neunziger Jahren) als *authentische* 'Veröffentlichung' angesehen wird.

> "An American Family" drew alarms, screeds, praise and derision. The most derisive were the hippest, who had come of age with free sex and Woodstock, convinced that what had become of the Louds would never become of them. But everyone watched, despite claiming boredom, squeamishness or revulsion, because there was some of everyone in these people. Painful moments when feelings could find no words. Cavernous silences, with no laugh tracks to fill them. The people on the screen struggled clumsily to find their tongues with the ones they loved, or for the moment hated, just as the rest of us do. But they did it all in public. Yes, the Louds were startling in 1973. But will they seem so to a new generation of viewers grown accustomed to

seeing the most intimate thoughts and actions played out on TV? ("Living with the Louds, Redux". *New York Times* (December 31, 1990): 22)

Die Kritik an einer scheinbar oberflächlichen, zur interpersonalen Kommunikation unfähigen und sich der exhibitionistischen Nabelschau preisgebenden Familie aus Santa Barbara ist einer melancholischen Lesart gewichen, die das kulturelle Objekt bereits zu einem medialen 'Urtext' authentischer Selbstdarstellung hat werden lassen. Für die Explorationsmodelle des Privaten in den sechziger und siebziger Jahren und den Möglichkeitskatalog, der sich aus ihrer Weiterverarbeitung konstruieren läßt, ist es aufschlußreich, daß ein 'Massenpublikum' in der Konfrontation mit einem an fiktionale Konventionen angelehnten und rigide an einem ungebrochenen Verhältnis des Beobachtens festhaltenden Familienporträt vielfältige Spuren der Lesekompetenz hinterläßt. In der dialogischen Auseinandersetzung über die Serie werden 1. vom Publikum Aspekte thematisiert, die der Film auszugrenzen und zu unterdrücken sucht: Fragen über das Eindringen der Apparate in Privatsphären, Ambivalenzen dieser symbolischen 'Penetration' und die ungeklärten Konsequenzen voyeuristischer Aktivitäten *realer* Instanzen (des Filmteams); 2. ist es dem Publikum auch trotz eines den Agenturstatus tendenziell verschleiernden Filmstils (des Direct Cinema) möglich, die Serie nicht mit einem Spielfilm über eine amerikanische Familie zu verwechseln und Annahmen zu einer protokollierenden Instanz zu machen. Die Erzählform des Direct Cinema ist insofern nicht mit dem fiktionalen Erzählen gleichzusetzen, sondern sie etabliert ein filmisches Selbst, dessen Status problematisiert wird. Gleichwohl zeigt sich, daß die Welterschließung und -konstruktion nicht als abstrakte und von eigenen Lebenswelten abgetrennte Inszenierung angesetzt wird, so daß 3. das Publikum sich auf die 'Geschichte' der Louds identifikatorisch und empathisch, d. h. mit emotionalem Engagement einlassen kann und sich zu der Familie in Beziehung setzt. Dabei führt der dokumentarische Kontrakt 4. zu spezifischen normativen Beurteilungs- und Begutachtungsformen, die das Verhalten und den symptomatischen Gehalt der Problemgeschichte stellvertretend sanktionieren. Schließlich ließe sich gegen Baudrillards textorientierte Lesart der Serie einwenden, daß sich aufgrund der öffentlichen Auseinandersetzungen 5. das Leben nicht in der fernsehmedialen Simulation auflöst, auch wenn es zu einem *Stoff* wird, der tendenziell die Lebenswelt überlagert und nachhaltig umstrukturiert.

Diese publikumsbezogenen Merkmale der reflexiven Kritik, der Problematisierung erzählender Agenturen, der Empathie, sanktionierenden Normativität und möglichen Realitätsprüfung stellen sich als Umsetzungen der spezifischen Angebote des beobachtenden und interaktiven Dokumentarfilms dar. Sie unterstreichen, daß sich die Realitätseffekte des Filmischen nicht ohne die Komplizenschaft der Zuschauer herstellen lassen, daß diese nicht nur die Signale als solche erkennen und durchschauen, sondern auch nur aufgrund ihres gewollten und gesuchten Zutuns durch ein vermeintliches Simulakrum getäuscht werden können. Die unterschiedlichen Anspracheformen und Versprechen des fiktionalen 'Als-Ob' oder des dokumentarischen 'So-

Ist-Es' bleiben der Täuschungswilligkeit des Publikums ausgesetzt, das sich an den ambivalenten und spielerischen Qualitäten der Texte beteiligen und ergötzen möchte, an den imaginären Szenarien der Erotik, Macht oder der Ordnung.

> The spectacle is always a game, requiring the spectators' participation not as 'passive', 'alienated' consumers, but as players, accomplices, masters of the game even if they are also what is at stake. It is necessary to suppose spectators to be total imbeciles, completely alienated social beings, in order to believe that they are thoroughly deceived and deluded by simulacra. (Comolli 1980b, 140)

Die Auseinandersetzung der Zuschauer mit *An American Family* zeigt neben einem Möglichkeitskatalog der Lesarten auch eine Spezifik der Komplizenschaft an, ein Bedürfnis nach empathischer Zuwendung oder eine auf Projektionsprozessen beruhende Verdrängung des gescheiterten Lebensentwurfs. Daneben läßt die Fähigkeit der Dekonstruktion intratextueller Vorgeblichkeiten für jene Filme, die sich bewußter einer reflexiven Strategie bedienen, die Annahme einer noch kritischeren, auf die Problematik der dokumentarfilmischen Drehsituation eingehenden Rezeption zu. Die Untersuchung der gesellschaftlichen Weiterverarbeitung verdeutlicht die Heterogenität der Kompetenzen und die Vielschichtigkeit der kommunikativen Interaktion; ihre Rekonstruktion bleibt dabei unabgeschlossen und ist ihrerseits nur eine spezifische Lesart der Lesarten. Die Rezeptionsanalyse von *An American Family* bestätigt jedoch, daß der performative Modus ein befreiendes und ambivalentes Spiel der Vermischung, der empathischen Anteilnahme oder der bestrafenden Normativität, des verwirrten Oszillierens zwischen allgemeingültiger Analyse und überzogener Kritik vorgeben kann und das Publikum zum Auffüllen der Lücken oder zur Perspektivierung der textuellen Exzesse einlädt.

6.3.4 Nachtrag zur psychoanalytischen Dimension der Rezeption

Um das Spektrum der gesellschaftlichen Weiterverarbeitung und die theoretischen Schwierigkeiten ihrer adäquaten Rekonstruktion anzuzeigen, erscheint es angebracht, neben dem Herausstellen eines Möglichkeitskataloges von Lesarten die These aus 6.1 aufzugreifen, eine Analyse der Rezeptionsformen sollte sich nicht primär psychoanalytischer Subjektkonzeptionen bedienen. Denn für die kulturwissenschaftlichen Auseinandersetzungen mit den unterschiedlichen Lesarten von *An American Family* ist es von zentraler Bedeutung, auf welche Weise die Publikum-Text-Interaktion im Hinblick auf ihre kognitiv-bewußten und unbewußten Anteile konzeptualisiert wird. Wie von Staiger (1992, 24-32) ausgeführt, unterliegt die Rezeptionstheorie im Bereich der Literatur und des Films in methodischer Hinsicht der Gefahr einer Simplifizierung, die sich vor allem auf drei Konzepte des 'Publikums' bezieht: 1. als Publikum, das Kohärenz herzustellen scheint, wird unterstellt, daß die verschiedenen Textmerkmale zu einer sinnstiftenden Einheit, einem erkennbaren, exemplarischen oder repräsentativen Sinn des Textes zusammengezogen werden und eine

Homologie zwischen Textstruktur und Dekodierungsleistung postuliert werden kann; 2. als idealtypisch konzipiertes Publikum werden schichten- und geschlechterspezifische Heterogenitäten eingeebnet und unter das normative Bewertungsraster desjenigen subsumiert, der die Rezeption rekonstruiert; 3. als Publikum, das kompetent rezipieren soll, werden Dekodierungsformen hierarchisiert und Freiheitsgrade privilegiert, die es den Zuschauern ermöglichen sollen, Textangebote umzuschreiben, bzw. subversiv zu dekonstruieren. In der Tat besteht auch für Morley (1992) ein Problem der Zuschauerforschung darin, daß sich die Determiniertheit von Textstrukturen in einer 'semiotischen Demokratie postmoderner Pluralität' aufzulösen scheint, die das polysemantische Potential der Texte und die aktive Umschreibungsleistung der Zuschauer feiert und die Vorstrukturiertheit massenmedialer Kommunikation durch eine Romantisierung der Leserfunktion überdeckt. Dabei werde nicht nur die Wertschätzung von *audience pleasure*, sondern auch die Möglichkeit oppositärer Leseformen in einer Weise hervorgehoben, die von den ökonomischen, politischen und ideologischen Beschränkungen abzulenken imstande sei. Wichtig erscheint nach Morley (1992, 337-343) zweierlei: zum einen darf der Unterschied zwischen einer textorientierten Macht der Dekonstruktion und einer kontextuellen Macht der Textpräsentation und -konstruktion nicht verwischt werden, zum anderen muß die Qualität des Sozialen als Ort der Ab- und Einschließung (*closure*), d. h. als Raum, innerhalb dessen der Zugang zu kulturellen Kodes reguliert wird, die für das Lesen der Texte aktivierbar sind, zum Teil der Analyse werden.

Für die Verbindung psychoanalytischer und wahrnehmungspsychologischer Annahmen ist dabei die Frage von zentralem Interesse, ob die Prozesse des Wahrnehmens, des Verstehens und der Interpretation prinzipiell als voneinander trennbar oder als miteinander verbunden impliziert werden. Staiger (1992, 21) formuliert dazu, "a reader interpreting any work of literature or film will be drawing upon interpretive frames historically available to him or her, and these frames will be influential even in the act of perception or the process of comprehension and evaluation." Das konstruktivistische Einfügen des Wahrgenommenen in bestimmte Schemata und das Interpretieren sind demnach Aktivitäten, die in einer Dialektik bewußter und unbewußter Prozesse vor sich gehen und durch psychoanalytisch gefaßte Größen der Abwehr, Verschiebung, Verdrängung oder Wunscherfüllung thematisiert werden können. *Wie* dies genau geschehen soll, ist jedoch keineswegs geklärt. Die Analyse in 6.3 ist implizit von der Annahme durchzogen, daß viele der vorgenommenen Reaktionen bezüglich der Loud-Familie als klassische Projektion, d. h. als eine 'Nachaußenverlagerung' unbewußter negativer Selbstwahrnehmungen und eine stellvertretend vorgenommene (Selbst-)Bestrafung zu verstehen sind. Doch scheint es aufgrund der Heterogenität des Materials angebrachter, sich zunächst auf einen Möglichkeitskatalog von Lesarten zu beschränken und vermeintliche Pathologien der Wahrnehmung nicht voreilig auf die *kollektive* Wahrnchmung zu beziehen. Dies würde mit dem umgekehrten, in der psychoanalytischen Filmanalyse anzutreffenden und ausführlich von Rodowick (1991, 129-140) analysierten Vorgang korrespondieren, daß Kategorien, die sich auf die psychische Disposition von Individuen beziehen, totalisierend und simplifizierend auf Textsysteme und darüber hinaus auf jene Zuschauer ausgeweitet werden, die mit diesen Systemen in Kontakt kommen. Rodowick betont hingegen die Notwendigkeit, Differenzierungen und Ambivalenzen der psychologischen Arbeit adäquater zu berücksichtigen, d. h. weder die Textstruktur mit ihrer Rezeption gleichzusetzen oder die Zuschauer als eindeutig 'männliche' oder 'weibliche' zu verstehen, noch voreilig auf die Kollektivität von psychischer Ökonomie und Repräsentation zu spekulieren. Die Verbindung unbewußter und bewußter Prozesse der Sinnkonstitution oder der Deutung entzieht sich demnach nicht nur einer totalisierenden Annahme über Identitäten, psychische Dispositionen und Identifikationsmuster, sondern auch der Eindeutigkeit ideologischer und diskursiver Interpellationen oder unterschiedlicher Leseformen (vgl. Morley 1980, 158/159). Die Rekonstruktion der gesellschaftlichen Weiterverarbeitung entgeht nicht der Gefahr, durch das Postulat eines idealen, kompetenten und Kohärenz herstellenden Publikums die Konturen der Rezeptionsvorgänge unzulässig zu homogenisieren. Es erscheint daher notwendig, auf die Dynamik der Publikum-Text-Interaktion mit ihren bewußten *und* unbewußten Anteilen ausführlicher einzugehen. Die folgenden Ausführungen haben jedoch einen vorläufigen Charakter, der einer empirischen Überprüfung bedürfte. Sie sollen als Nachtrag zu den Schwierigkeiten der rezeptionstheoretischen Arbeit verstanden werden.

Ein erster Ansatzpunkt liegt in jenen Schriften Freuds, die seine individualpsychologischen Konzepte mit gesellschaftstheoretischen verbinden. Auch wenn sowohl die geschlechtsspezifischen als auch die onto- und phylogenetischen Prämissen dieser Arbeiten problematisch sind (vgl. Rodowick 1991), lassen sie doch eine Relationierung individueller und gruppen- bzw. massenbezogener Vorgänge zu, die für die Rezeptionskontexte des Films und des Fernsehens aufschlußreich sein können. Bereits das Modell eines psychischen 'Apparates' im Rahmen von Freuds (1982b, 488-588) Abhandlung zur Traumdeutung deutet die subtilen und diffizilen Austauschprozesse zwischen den Bereichen des Bewußten, Vor- und Unbewußten an, die sich auch in den Auseinandersetzungen mit dem kulturellen Objekt 'Film' niederschlagen. In einer Analogie vergleicht Freud (1975b) den seelischen Apparat mit einem 'Wunderblock', einer Tafel aus Wachsmasse, über der ein Wachspapier und ein Zelluloidblatt liegen. Wenn ein spitzer Gegenstand über das Blatt bewegt wird, zeichnet sich das Geschriebene auf dem Wachspapier ab; sobald dieses von der darunter liegenden Masse abgehoben wird, löst sich die Schrift auf, bleibt jedoch in das Wachs (rekonstruierbar) eingeritzt. Während er das Zelluloidblatt als Reizschutz für das Wachspapier bezeichnet und dem nichts festhalten könnenden Wahrnehmungssystem des Bewußtseins gleichsetzt, entspricht die Wachsmasse dem Unbewußten und dem Gedächtnis. Das Sichtbarwerden der Schrift auf dem Wachspapier und das Verschwinden beim Abheben von der unteren Schicht repräsentiert für Freud das Aufleuchten und Vergehen des Bewußtseins im Moment der Wahrnehmung. Das Grundproblem der Erinnerung, einerseits Dauerspuren hinterlassen zu können, andererseits aber eine Aufnahmefläche nicht zu überfrachten und mit einer Löschmöglichkeit zu versehen, klärt sich im Bereich des 'Wunderblocks' und des seelischen Apparates durch die Verteilung der unterschiedlichen Wahrnehmungs- und Gedächtnisleistungen auf zwei miteinander verbundene Systeme. Dieses Modell kann für rezeptionstheoretische Analysen nur durch die Ergänzungen interessant werden, die sich durch Interaktionen des individuellen 'Apparates' mit anderen 'Erinnerungssystemen' ergeben, d. h. durch die Frage, wie sich die individuellen Leistungen im interpersonalen Dialog entwickeln und zu einer gruppenspezifischen Form herausbilden.

Im Zusammenhang seiner massenpsychologischen Arbeit untersucht Freud (1982a), wodurch die unterschiedlichen Manifestationen von 'Massen', seien sie spontan und kurzlebig oder dauerhaft institutionalisiert, in ihrer Struktur zusammengehalten werden, und wie sich die psychologischen Verbindungen der Massenmitglieder herstellen. Die Faszination dieses Phänomens liegt offensichtlich - vor allem im historischen Kontext der zwanziger und dreißiger Jahre - in den vielfältigen Beziehungen, die zwischen 'Führern' und Gefolgschaft entstehen, und in den Persönlichkeitstransformationen, die das Individuum in der Masse 'aufgehen' lassen. Freud lehnt sich an die Analyse von Le Bon an, der einen Schwund der bewußten Persönlichkeit konstatiert - die Vorherrschaft unbewußter Orientierungen und Gefühle, die Möglichkeit der Suggestion und Ansteckung, die Tendenz zur unverzüglichen Verwirklichung des Gewünschten. Die (kurzfristig sich bildende) Masse erscheint impulsiv, wandelbar, reizbar, leichtgläubig und unberechenbar; sie zeichnet sich durch eine kollektive Hemmung der intellektuellen Leistung bei gleichzeitiger Steigerung der Affektivität oder Begeisterung aus (vgl. Freud 1982a, 67-76). Sie ist damit jenes auch bei Lippmann, Dewey oder Grierson auftauchende amorphe Phänomen der Moderne, das nun nicht mehr nur ein politisches oder soziales, sondern vor allem ein psychologisches Problem darstellt. Freuds entscheidende, die Bereiche des Individuellen und Kollektiven zusammenführende Einsicht ist die Annahme libidinöser Bindungen, die zwischen den Massenmitgliedern aufgrund der Ausrichtung auf einen Fluchtpunkt der Masse (eine Idee, eine Person) bestehen und eine Parallelisierung individueller Dispositionen erwirken. Die gegenseitige 'Induktion', die Ausschaltung des Gewissens, die Aufhebung der Hemmungen, d. h. die kollektive Regression zur ungehinderten Steigerung der emotionalen Potentiale beruhen auf einer Verteilung der Triebenergien, die aus dem Bereich der Geschlechts-, Selbst- und Elternliebe stammen, sich in der Masse jedoch als zielgehemmte und damit von primären Merkmalen der Genitalorganisation unabhängige ausbreiten (vgl. Freud 1982a, 77-87). Was sich in dauerhaften Massen (d. h. eigentlich in Institutionen) an spezifischen Eigenschaften der Selbst- und Fremdwahrnehmung und der libidinösen Besetzungen zeigt, gilt auch für die kurzlebigen und bezieht sich auf Fragen der Identifizierung, Idealisierung, hypnotischen Suggestion und der Abneigung gegen das Fremde, d. h. vorrangig auf die vorherrschenden Modi der Objektbeziehungen. Während bei der Identifizierung (im Kontext des 'Ödipuskomplexes' z. B. des Kindes mit dem gleichgeschlechtlichen Elternteil) Eigenschaften des Objekts introjiziert, aufgenommen werden, sich das Ich um diese 'bereichert', macht die Analyse der Hypnose, die eine verliebte und uneingeschränkte Hingabe an das Objekt ist (ohne jedoch sexuelle Befriedigung anzustreben), eine Präzisierung des Freudschen Strukturmodells nötig. Das Ich wird um die primär narzißtische, ichlibidinösen Bedürfnissen entstammende Größe des Ichideals ergänzt, das sowohl die Phantasien des primären Narzißmus aufnimmt als auch die durch die Außenwelt vorgegebenen Vorstellungen idealtypischer Perfektion und Größe. Es gerät damit in eine enge Verbindung zur Über-Ich-Instanz, mit der es jedoch im Kontext der massenpsychologischen Arbeiten nicht identisch ist (vgl. Laplanche/Pontalis 1986, 202-205). Vielmehr steht das Ichideal als im Ich abgespaltener Teil in einer dialektischen Beziehung zwischen narzißtischen Bedürfnissen und sozialen Forderungen. Freud sieht die Idealisierungsprozesse im Zustand der Verliebtheit, bei dem das Objekt behandelt wird wie das Ich oder durch Überhöhung und Kritiklosigkeit narzißtische Defizite ausgleichen kann, indem es dem Ideal zu entsprechen scheint. Das Objekt wird dann wegen der Vollkommenheit geliebt, "die man fürs eigene Ich angestrebt hat und die man sich nun auf diesem Umweg zur Befriedigung seines Narzißmus verschaffen möchte" (Freud 1982a, 105). Im Gegensatz zur Identifizierung, bei der das Ich Aspekte des Objekts verschlingt und sich aneignet, setzt sich in der verliebten (teils hypnotischen) Hingabe (an eine Idee, einen 'Führer') das Objekt unter Ausschaltung des Gewissens und anderer Verfahren der Realitätsprüfung an die Stelle des Ichideals. Während das Objekt im ersten Fall verändert und aufgegeben wird, bleibt es im zweiten im Kontext einer *Überbesetzung* des Ichs erhalten.

Freud sieht die Kontaktstellen zwischen den Individuen und der Masse demnach in einem Prozeß, bei dem sich *narzißtische und soziale Idealisierungen* in einer spezifischen Weise ergänzen und gleichförmig ausrichten, so daß schließlich die libidinösen Energien in einer Weise gebündelt werden, daß die kohäsiven Kräfte in den Relationen der Massenmatrix in Richtung ihres Fluchtpunktes liegen. Eine 'primäre' Masse erscheint insofern als eine "Anzahl von Individuen, die ein und dasselbe Objekt an die Stelle ihres Ichideals gesetzt und sich infolgedessen in ihrem Ich miteinander identifiziert haben" (Freud 1982a, 108). Freud leitet diese strukturellen Bedingungen der libidinösen Massenbindungen einerseits von einem phylogenetischen Herdentrieb ab, der die Neigung der Lebewesen, sich zu umfassenderen Einheiten zusammenzuschließen umfassen soll, andererseits sieht er im Phänomen der Masse ein Wiederaufleben der 'Urhorde', die er für den Ursprung der Entwicklungsgeschichte der Menschheit postuliert. Der Hypnotiseur scheint durch die Macht des Blicks ein Stück der archaischen Erbschaft des Individuums zu aktivieren, das - wie im Verhältnis zum Urvater - eine passiv-masochistische Einstellung, eine Bereitschaft zum Überwältigtwerden durch den 'Führer' auslöst. Die Fragwürdigkeit dieser anthropologischen Annahmen ist von Rodowick primär bezüglich ihrer substantialisierenden Verteilung geschlechterspezifischer Merkmale kritisiert worden, die nicht nur eine sexuelle Rollenverteilung, sondern auch eine 'männliche' und 'weibliche' Logik der Triebdynamik begründen: "Freud's (ontogenetic) history of the subject is regulated by a teleological unfolding within an eternal and universal schema foreordained by a phylogenetic prehistory where the place of women is unquestionably foreclosed" (Rodowick 1991, 60). Gleichwohl scheint es möglich zu sein, die Dynamik der libidinösen Beziehungen innerhalb der Gruppen und Massen als Modell anzusetzen, ohne notwendigerweise die Ursprungsvorstellungen zum Massenphänomen zu übernehmen. Darüber hinaus stehen in diesem Zusammenhang zunächst die Überlegungen zur Organisation der Objektbeziehungen (ihre Qualität als introjizierende Identifikation oder als Überbesetzung des Ichideals) und zur Dynamik zwischen Über-Ich, Ichideal und Ich im Vordergrund, die aufgrund der zielgehemmten Qualität der Relationen von primären Geschlechtsmerkmalen absehen.

Für die klärungsbedürftige Frage nach dem Verhältnis zwischen bewußten und unbewußten Prozessen der Rezeption und nach einer adäquaten Berücksichtigung bei der Rekonstruktion von Weiterverarbeitungsszenarien kann Freuds Modell der libidinösen Massenbindungen insofern als Anregung dienen. In ihm überschneidet sich dreierlei: 1. die Konzeption des 'psychischen Apparates', der die Systeme der *Wahrnehmung* (des Bewußten) und des *Unbewußten* (der bildlichen Erinnerung, der ungeordneten Triebe) in der Topographie des Ichs vermittelt und koordiniert; 2. die Vorstellung einer libidinösen, auf Ich- und Objektlibido beruhenden *sozialen Relationierung* und Verbindung; 3. die Ausrichtung dieser Gruppe auf ein *äußeres Objekt*, das die Idealisierungen zusammenzieht (repräsentiert) und die Kohäsionskraft der Gruppe hervorbringt. Wenn an die Stelle des äußeren Objekts nicht ein 'Führer' oder eine abstrakte Idee (wie bei Kirche oder Heer), sondern der kulturelle Bereich imaginärer Szenarien gesetzt wird, vereinigt das Modell für die Film- und Fernsehrezeption die Elemente der individualpsychologischen Überlagerung bewußter und unbewußter Prozesse, der interpersonalen Kommunikation und des kulturellen 'Textes', dessen idealtypische Qualität die Phänomene des Begehrens, der hypnotischen Versunkenheit und der affektiven Teilhabe umschließt. Das kulturelle Objekt macht dann immer eine zweifache Partizipation nötig: einerseits in Richtung auf sein *narzißtisches Gratifikationspotential*, andererseits auf den *dialogischen Austausch* mit den anderen Massenmitgliedern über seinen Status als Objekt und die daraus folgende intragruppale Beziehungsdefinition. Wichtiger als das Ziehen einer genauen Trennlinie zwischen bewußten und unbewußten Prozessen erscheint der Versuch, zwischen jenen sich dynamisch verhaltenden Ebenen zu unterscheiden, die auf kollektiven oder individuellen Zuschreibungen beruhen, d. h. zu fragen, wie sich kollektive Idealisierungen zu den narzißtischen Bedürfnissen der einzelnen Zuschauer verhalten. Denn auch hier lassen sich zunächst nur die vielfältig sich überkreuzenden

Diskurse ausmachen, die weder eindimensional ideologisch positionieren noch eindeutige soziale oder geschlechterspezifische Identitäten produzieren: "Jeder Einzelne ist ein Bestandteil von vielen Massen, durch Identifizierung vielseitig gebunden und hat sein Ichideal nach den verschiedensten Vorbildern aufgebaut" (Freud 1982a, 120). Dies gilt auch für die mannigfaltigen Rezeptionskontexte, in denen sich die Zuschauer bewegen, und auf die sie jeweils situationsgebunden reagieren. Auch für die Dialektik der bewußten und unbewußten Anteile der Rezeption trifft zu, was oben als grundsätzliches methodisches Problem bezeichnet wurde; daß sie aufgrund einer potentiellen *Ungreifbarkeit* der kontextuellen Bedingungen des Rezeptionsaktes (seiner Grenzen und Relationierbarkeit) unter Umständen nur sehr vergröbert in den Blick geraten kann.

Schlußbemerkungen zu Teil II

This is the time of miniaturization, telecommand and the microprocession of time, bodies, pleasures. There is no longer any ideal principle for these things at a higher level, on a human scale. What remains are only concentrated effects, miniaturized and immediately available. (Baudrillard 1983, 129)

Der beobachtend-interaktive Dokumentarfilm in den sechziger und siebziger Jahren nimmt teil an der Mikroskopisierung des Blicks auf Lebenswelten, Innenräume, Körper und intime Zonen, die das Private zur allgegenwärtigen Präsenz macht und das Persönliche in die kollektive Begutachtung überführt. Er etabliert die Explorationen als Suche nach dem authentischen Selbst im Geheimen und Verborgenen; was versteckt ist, muß sichtbar werden, was ungesagt bleibt, belastet mitunter das Gewissen. Es wird gezeigt, was hinter den Oberflächen der öffentlichen Maske zu entdecken ist, und simuliert, was zu sehen sein sollte; es wird erzählt, was als 'unrein' erscheint, und wie das Subjekt eine Läuterung sucht. In der öffentlichen Sphäre gerät die Exploration des Privaten zum Ritual der (Selbst-)Befragung und zum konstitutiven Akt, der einer Identität der Beobachteten und Befragten zur individuellen Gestalt verhilft, die als Konversionserzählung einen kollektiven Charakter annimmt und so das Individuelle wieder aufzulösen und in die Gruppe übergehen zu lassen beginnt. Dabei schreibt sich das *filmische* Selbst in die stilistischen Wahrnehmungs- und Interaktionskodes ein, während das *psychologische* im Ritual seiner Selbstbefragung und -beobachtung eine Gestalt annimmt; und die Parallelität der Konstitutionsakte treibt auch ihr stummes Gegenstück hervor: die entmenschlichte Aufzeichnung der Maschine und die Ungreifbarkeit der Person. Das 'Verpersönlichen' des filmischen und psychologischen Selbst bleibt in den Techniken seiner Spiegelbilder verhaftet.

Diese Spiegelbilder sind allgegenwärtige Metaphern der Reflexivität, die nicht nur den Blick auf das eigene Gesicht oder den Körper lenken, sondern die auch dessen Erweiterung um Technologien, dessen Übersetzbarkeit in einen filmischen Kode und sein Eindringen in tabuisierte Räume umkreisen. Die Spiegel sind Zeichen eines Nachdenkens über Prozesse der Repräsentation und deren Zulässigkeit; als Metaphern bleiben sie gleichwohl in die Unabgeschlossenheit der Reflexion eingebunden, die sich nicht auf ein präsentisches Erfahren überschreiten läßt. Der Spiegelblick wird zum autobiographischen Initiationsritus, der das Spaltungsparadox - die Unmöglichkeit einer gleichzeitigen Verpersönlichung des filmischen Sehens und einer Selbstbetrachtung durch das filmische Selbst - überwinden soll, der jedoch das Moment der Reflexivität nur fragmenthaft aufscheinen lassen und kurzzeitig einlösen kann. Jeder Selbstbefragungsgestus hat eine höhere Ebene der Reflexion - das filmische Selbst stößt an die Unüberschreitbarkeit seiner Konstitutionstechnologien. Als Zeichen unterliegen die Spiegel dennoch jener teleskopischen Bewegung, die das Private in die Öffentlichkeit umlenkt und ausstreut; sie werden als Flächen angesetzt, in denen eine soziale und psychologische Realität gebrochen wird, als Erinnerungen an drehsituative Konstellationen oder an Kreuzungspunkte zwischen Imaginärem und Selbst, als narzißtische Inszenierungen oder als Abdrücke, die den Blick vom Privaten auf die Gewalt des Staates und die gesellschaftlichen Definitionskriterien des öffentlichen und privaten Raums lenken.

Die Nähe und Unmittelbarkeit des Direct Cinema verlegt und integriert die technologischen Apparate in den Alltag. Dort fungieren sie gleichermaßen als Machtrelais der öffentlichen Gewalt, die sehen will, und als Selbstbemächtigungsinstrumente einer beschädigten Innerlichkeit. Sie strukturieren Rituale der Versammlung und Ansprache, die sich autobiographisch auf das heilungsbedürftige Individuum oder kompensatorisch auf die fragmentierte Gruppe ausrichten. Die drehsituative Anwesenheit der Instrumente erweitert sich zur Integration ihrer Präsenz, die inszenierte Transparenz zur performativen Interaktion. Das Direct Cinema verliert durch reflexive und interaktive Elemente sein idealtypisches Fundament einer puristischen Aufzeichnung: Die autobiographischen Erweiterungen rücken die Kategorie des Selbst und seine gruppalen Bezüge in den Mittelpunkt, die feministischen richten sich an Fragen der Geschlechterspezifik aus, die fingierten Entwürfe umkreisen die Problematik der dokumentarfilmischen Repräsentation, und die systemkritischen experimentellen Explorationen etablieren neben der Hinwendung zum Privaten die appellative Verhandlung seiner gesellschaftspolitischen Brisanz. Dabei durchzieht die Macht der filmischen Repräsentation jene Szenarien der Privatheit und Intimität, die im Kontext des dokumentarischen Kontraktes in ein triadisches Verhältnis zwischen den Explorationsinstanzen, den Filmsubjekten und dem Publikum rückübersetzt werden. In Protokoll, Selbst-, Systemanalyse und Selbstinszenierung werden nicht nur Innenräume, Zonen des Verborgenen und Geheimen, Modelle des authentischen Selbst und interpersonale Konstellationen veranschaulicht, sondern auch Beobachtungs- und Befragungsrelationen, die den defensiven Charakter des Privaten in einer Ordnung des triadischen Verhältnisses auflösen. Das Private im Öffentlichen ist insofern eine Kategorie, deren Konstitution das Zugriffsrecht einer öffentlichen Gewalt und die Selbstbehauptung der privaten Subjekte unausweichlich ausformuliert und der kollektiven Selbstverständigung zur Diskussion stellt. Die Macht des Films ist die der Öffentlichkeit; sie zerteilt, durchleuchtet, belauscht und strukturiert.

Die Ausgestaltung des Privaten im Öffentlichen markiert zugleich die Auflösung des Privaten als Raum der Abgeschiedenheit. Das triadische Verhältnis des Kommunikationsprozesses ist dann - und so ist Baudrillards 'microprocession of time, bodies, pleasures' zu verstehen - im Zustand der Verschmelzung untrennbar in sich zusammengefallen. Die Explorationsinstanzen sind in die privaten Lebenswelten der Filmsubjekte eingetaucht und vermitteln dort das Publikum mit sich selbst. Die Nähe bedrängt als Obszönität der Transparenz, als Angriff der stereotypisierten Lebenswelt auf jene schizophrenen Zuschauer, die sich der Direktheit und Allgegenwärtigkeit der fernsehmedialen Kommunikation nicht entziehen können. Das Sichtbare ist zu nah, zu unmittelbar, zu widerstandslos, als daß es noch der 'Ordnung des Realen' angehören könnte. Für die dokumentarfilmischen Explorationen und Konstruktionen des Privaten erweitert sich das triadische Verhältnis jedoch in beide Richtungen, die jenseits der Verschmelzung liegen und mit den Akten der Entblößung und der Präsentation spielen. Die 'postmoderne Implosion' weicht zum einen einer Verdinglichung des Privaten durch externe Agenturen, zum anderen einer Selbstbehauptung des Subjekts, wie sehr es sich auch immer in den Bedingtheiten seiner 'Technologien des Selbst' verfangen muß. Die Relationen zwischen den Explorationsinstanzen, dem Publikum und den Filmsubjekten bleiben heterogen und umfassen mindestens fünf Ausrichtungen, die das Private als gesellschaftlichen Raum einrichten und dabei auch politisch konnotieren: die Überwachung, die Begutachtung, die Verschmelzung, die Selbstmitteilung und die Verstellung.

Die *Überwachung* etabliert eine öffentliche Gewalt, die den Zugriff auf das Private vornimmt, sich Zugang und Eintritt verschafft und das Verborgene ausleuchtet. Das filmische Selbst ist entpersönlicht, abgelöst von jenen Merkmalen, die das Kameraauge und seine Instrumentenbasis mit einer Qualität der individuellen Zeugenschaft auszeichnen sollen, reduziert auf eine Methode der Datensammlung. Was im Geheimen ruht, provoziert den Übergriff der staatlichen und professionellen Expertensysteme, die stellvertretend in den Explorationsinstanzen auftauchen. Das Selbst wird im Netz jener Geheimnisse und Geständnisse produziert, die ihm entzogen werden können. Die *Begutachtung* konstituiert das Publikum als Teil jener Masse, die als 'zerstreuter Examinator' Urteile über die privaten Szenarien fällt. Als imaginärer Fluchtpunkt der diskursiven Verhandlung ragt die normative Kraft eines idealtypischen Familienmodells hervor, das die Neuansichten interpersonaler Konventionen mit populärkulturellen Wunschphantasien einer glücklichen und harmonischen Normalität vermittelt. Das Examinieren gerät zum statistischen Denken, die Exploration zum protokollierenden Akt lebensweltlicher Abweichungen und Besonderheiten. Die Filmsubjekte bleiben im triadischen Verhältnis des dokumentarischen Kontraktes in der Defensive des Privaten lokalisiert, das sich gegen den überwachenden oder begutachtenden Zugriff zur Wehr setzt. Die *Verschmelzung* löst die entmenschlichte Aufzeichnungsmaschine oder die Überlagerung von Publikum und Explorationsinstanz im Zusammenfallen der Agenturen und im Zusammenbrechen der abgrenzenden Markierungen auf. Das Intime und Private breitet sich als allgegenwärtige Präsenz aus, während die gesellschaftlichen und politischen Dimensionen kontrahiert werden. Die Implosion des Öffentlichen und Privaten in einem diffusen Kommunikationskreislauf verlagert das panoptische Verhältnis der Beobachtung und Befragung in die Binnenstruktur der drehsituativen Interaktion und des Selbstgesprächs der Zuschauer. Die Macht der filmischen Repräsentation entfaltet ihre Wirksamkeit nicht mehr in der aggressiven Sichtbarmachung, sondern in der Normalität und Akzeptanz ihrer Integration in den Alltag.

Im Gegensatz zu den protokollierenden Explorationen, die mit der Überwachung, der Begutachtung und der Verschmelzung das Private als Zielgebiet oder als Interaktionsfeld etablieren, richtet sich die *Selbstmitteilung* an dialektischen Prozessen einer individuellen und gruppalen Identitätsbestimmung aus. Der Entblößung durch externe Agenturen stellt sich die Zuschauerzugewandtheit der privaten Subjekte entgegen. Die Technologien werden für neue Kommunikationsformen umfunktioniert, die das Sichzeigen und Sichmitteilen an die Akte der Bewältigung, Versöhnung und Selbsterfahrung binden und die kontrollierte Entblößung als tendenzielle Selbstbemächtigung ausweisen. Die Preisgabe der geheimen und unsichtbaren Räume erhebt damit das Private zum privilegierten Ort authentischer Subjektivität, dessen Autonomie bewahrt bleibt; die Selbstmitteilung schränkt den Vermachtungsgrad der Veröffentlichung durch ein publikumsorientiertes Spiel mit Konventionen der Entblößung ein. Das autobiographische Selbst erscheint zunächst als ein individuelles, das erst als Konversionserzählung in die Allgemeinheit einrückt. Insofern oszillieren die Prozesse der Befragung und Sichtbarmachung in der Spannung zwischen filmischen, psychologischen und gesellschaftlichen Anteilen des Selbst. Das erzählerische Habhaftwerden der individuellen Gestalt korrespondiert mit ihrer Auflösung im maschinellen Fundament des Films; die technologisch gestützte Interaktion mit der isolierten und prothesenhaften Ersatzfunktion der Apparate; das Präsentische der Selbstbetrachtung mit der zeit- und ortlosen Indifferenz ihrer Rezeption; die Krisenbewältigung individueller Traumata mit der narzißtischen Leere einer atomisierten Selbstbezüglichkeit. Die Explorationen reichen auch in jenen Bereich hinein, der den Verlust einer authentischen Privatheit auf die Allgegenwärtigkeit des Rollenspiels zurückführt und mit der *Verstellung* der Filmsubjekte bereithält. Das Private und das Öffentliche vermischen sich durch die Unentscheidbarkeit der Authentizitätsgrade, die den Inszenierungscharakter aus dem Kontext der öffentlichen Masken herauslösen könnten, so daß die Simulation der dokumentarischen Kodes die Kritik an der Geltungskraft einer realistischen Welterschließung oder die unhintergehbare Konventionalität der authentischen Selbstdarstellung unterstreicht. Die Verstellung impliziert im schlimmsten Fall die Auflösung des Selbst in der Konvention, im besten dessen Behauptung jenseits der Repräsentation. In den dokumentarfilmischen Explorationen der sechziger und siebziger Jahre werden diese Konstellationen gegenläufig und widersprüchlich eingerichtet: Der protokollierenden Überwachung und Begutachtung steht die selektive Selbstmitteilung gegenüber, während die Verschmelzung und die Verstellung im Zuge einer exzessiven Transparenz und Unmittelbarkeit die Agenturen zusammenfallen oder in ihrer 'wirklichen' Gestalt unbestimmbar werden lassen. Die text- und rezeptionstheoretisch ausgerichtete Analyse der unterschiedlichen Explorationsstrategien, mit denen das Private im Rahmen des amerikanischen Dokumentarfilms konstituiert wurde, hat neben der Möglichkeit, die Strukturmerkmale des beobachtend-interaktiven Repräsentationsmodus weiter auszudifferenzieren und divergierende Lese- und Appropriationsformen der Textangebote zu bestimmen, zwei problematische Implikationen des analytischen Rahmens deutlich gemacht: zum einen die implizierte Repräsentativität der Explorationstypologie, zum anderen die potentielle Ortlosigkeit der Rezeptionskontexte. Während der exemplarische Charakter, der einzelnen Filmanalysen beigemessen wird, dazu führen kann, daß aus einer beschränkten Anzahl kultureller Objekte mitunter unzulässige Verallgemeinerungen extrapoliert werden, provoziert die entgrenzte Qualität massenmedialer Diskurse - ihre potentielle Unabgeschlossenheit und manifeste Unübersichtlichkeit - die Eindämmung der heterogenen Weiterverarbeitungen. Die Lesart der Lesarten unterliegt tendenziell einem Telos der Erklärbarkeit, das die Komplexität einschränken kann. Da trotz dieser Schwierigkeiten ein Zusammenhang zwischen demokratisierenden und vermachtenden Prozessen der Filmarbeit, der filmischen Repräsentation und der kulturellen Selbstverständigung postuliert wird, erscheint es sinnvoll, den kategorialen Rahmen dieser Entwicklungstendenzen weiter zu fassen und in den Kontext kulturtheoretischer Überlegungen zu stellen. Für den folgenden dritten Teil steht daher die Frage im Vordergrund, *wodurch eine demokratische Kultur gekennzeichnet ist*. Da es keineswegs klar erscheint, welchen Ebenen des kulturellen Spektrums sich die theoretische Arbeit diesbezüglich zuwenden sollte - auch für die Macht der filmischen Repräsentation werden mit der Verfügungsgewalt über die technischen Apparate, der Ordnung des Textes, der Partizipation an öffentlichen Diskursen und dem Gebrauch des Wissens ganz unterschiedliche strategische Felder etabliert -, und welche Analogien dabei zum Kontext *politischer* Demokratisierungsvorstellungen bestehen, soll das Folgende zunächst am Rahmen der politischen Theorie ausgerichtet und in weiteren Schritten auf Prozesse und Phänomene der Massenkommunikation und der Populärkultur bezogen werden. Der Dokumentarfilm bleibt dabei jedoch ein analytischer Fluchtpunkt, an dem sich Tendenzen des emanzipatorischen Ausdrucks und des heteronomen Zugriffs einer Techno-Kultur exemplarisch aufzeigen lassen, an dem darüber hinaus aber auch eine grundsätzliche Schwierigkeit der kulturwissenschaftlichen Arbeit deutlich wird. Denn zwischen kulturübergreifenden Annahmen zu dieser Dynamik und der Vielschichtigkeit der in Frage stehenden Prozesse auf der Mikroebene - d. h. zwischen Demokratisierungs- oder Vermachtungspotentialen und historischen Entwicklungen des Dokumentarfilms - können Korrelationen oftmals nur modellhaft und schematisch hergestellt werden.

Teil III: Modelle kultureller Demokratisierungs- und Vermachtungsprozesse

7. Bedingungen, Merkmale und Grenzen einer demokratischen Medienkultur

Im bisherigen Verlauf der Arbeit ist an verschiedenen Stellen das Verhältnis des Dokumentarfilms zu Demokratisierungs- oder Vermachtungsprozessen erörtert worden; etwa in den Vorstellungen zur historischen Entwicklungslogik des Genres, in den Öffentlichkeitskonzeptionen, die den Funktionsbestimmungen des Filmemachens zugrundeliegen, in den Analogien der filmischen Praktik zu Foucaults Modellen des Panoptismus bzw. der Normierung oder in den rezeptionsorientierten Überlegungen zum Umgang der Zuschauer mit den Textangeboten. Diese Analysen sollen nun von der Mikroebene einzelner Filmstrukturen, Rezeptionsformen oder Explorationskategorien abgelöst und auf jene allgemeineren Ebenen bezogen werden, die das Genre des Dokumentarfilms mit anderen kulturellen Texten und mit unterschiedlichen Funktionsbestimmungen öffentlicher Kommunikationsprozesse zusammenführen. Dabei müssen für die Fragen nach einer demokratischen Kultur drei Grundanliegen Beachtung finden: die Anschlußfähigkeit text- und rezeptionstheoretischer Annahmen an kommunikations- und gesellschaftstheoretische, die Identifikation der Merkmale, die für das 'Demokratische' der Partizipation an politischer Öffentlichkeit, des Umgangs mit Technologien und der Qualität des ästhetischen Textes postuliert werden, und schließlich die Repräsentativität des gewählten Genres. Es muß also einerseits ein theoretisches Modell verhandelt werden, das die Konzeptionen einer politischen Demokratie mit denen einer kulturellen zusammenführt, andererseits die Frage, welche Merkmale des kulturellen Materials eine Demokratisierungsfunktion besitzen, und schließlich stehen die Auswahlkriterien jener kulturellen Objekte zur Diskussion, die einen Rückschluß auf den Grad der Demokratisierung ermöglichen sollen. Auch wenn einige dieser Aspekte bereits ansatzweise thematisiert worden sind, können die folgenden Ausführungen weder als 'große Synthese' noch als umfassender Entwurf einer Theorie der demokratischen Kultur verstanden werden; dazu erscheinen die in Frage stehenden Prozesse als zu uneinheitlich und komplex. Sie stellen statt dessen den Versuch dar, für eine Verbindung demokratietheoretischer Modelle mit unterschiedlichen Formen öffentlicher Kommunikation Ansatzpunkte aufzuzeigen und diese auf den Dokumentarfilm auszurichten.

Die Auseinandersetzung mit Konzepten einer demokratischen Kultur stellt jenes Verhältnis, das als Ambivalenz der filmischen Repräsentation bezeichnet worden ist, in einen kulturtheoretischen Zusammenhang. Die Ambivalenz, die sich zunächst auf Referenz-, Wahrheits- und Geltungsansprüche der filmischen Repräsentation, d. h. auf deren Status bezogen hat, weitet sich auch auf ihre Funktionsbestimmung aus, die sich in einer Dialektik der emanzipatorischen Fürsprache und einer stereotypisierenden Vereinheitlichung von Lebenswelten bewegt. Für beide Bereiche wird die Frage bedeutsam, in welchem Verhältnis politische und kulturelle Öffentlichkeiten zueinander stehen. Kann dieses Verhältnis für den Dokumentarfilm als Überschneidung bezeichnet werden - das Genre hat seinen Wirklichkeitsbezug und seine Inhalte, etwa im Hinblick auf Ideen des kollektiven Handelns in den dreißiger Jahren oder die Interdependenz von Politik und Medien in den sechziger Jahren, überwiegend mit einer politischen Selbstverständigung kurzgeschlossen -, so wird für die kommunikationstheoretische Erörterung der kulturellen Selbstverständigung eine Ausweitung des konzeptuellen Rahmens notwendig.

Zunächst soll in demokratietheoretischer Hinsicht die Orientierung an Überlegungen erfolgen, die von Habermas, Bobbio und Williams in unterschiedlicher Komplexität, aber mit drei gemeinsamen Elementen entwickelt worden sind. Sie postulieren als Vorbedingung einer demokratischen (politischen) Kultur sowohl einen Bereich der ungehinderten Rede als auch eine dialogische und gewaltfreie Verständigungsmöglichkeit über divergierende Geltungsansprüche, die durch die Kraft einer kommunikativen Vernunft ausgetragen werden können, und schließlich eine potentiell gegebene kritische Interventionsmöglichkeit in der Öffentlichkeit. Diese Vorbedingungen stellen einen Bezug zu den medienanalytischen Arbeiten von Williams im engeren Sinn her, der ein demokratisches Kommunikationssystem - in Abgrenzung von den kulturhistorisch vorherrschenden autoritären und paternalistischen Systemen - an die Prämisse knüpft, daß das Sagbare gegen autoritäre Tendenzen nicht ausgegrenzt, gegen paternalistische Definitionen nicht von einer Minderheit vorgegeben und gegen eine Übermacht des Kommerziellen nicht auf seine profitable Verwertbarkeit reduziert werden kann. Diese Konzeption kommunikativer Prozesse führt schließlich zu einer These, die Analogien zur Analyse des 'guten Lebens' bei Wellmer aufweist: daß ein Fluchtpunkt demokratischer Kommunikation nicht eine vorgängige Definition der richtigen und guten Inhalte sein, sondern daß der Umgang mit Lebensentwürfen und kulturellen Texten seine normative Kraft nur aus dem demokratischen Dialog selbst gewinnen kann. Die demokratische Kultur wird an ein Modell der prozeduralen Demokratisierung gebunden, bei der die Rahmenbedingungen für kommunikative Prozesse einer umfassenden Partizipation und Kontrolle zugänglich gemacht werden sollen, ohne deren Inhalte vorzubestimmen.

Im Kontext dieses Modells ist der Dokumentarfilm mit einer überwiegenden Funktionsbestimmung an emanzipatorischen oder kritischen Interventionen orientiert. Da sich jedoch unmittelbar problematische alternative Besetzungen aufzeigen lassen, da im Bereich der Kriegspropaganda, im belehrenden oder kommerziellen Einsatz die Filme auf den Einfluß technokratischer oder paternalistischer Kommunikationsformen verweisen, schält sich ein konkurrierendes Kommunikationsverhältnis heraus, das der skizzierten Konzeption des demokratischen Systems zuwiderlaufen und dessen Ausweitung beschränken kann. Insofern bestimmt sich die Relevanz des Modells anhand von massenmedialen und kulturhistorischen Prozessen, denen es entgegensteht; es wendet sich zum einen gegen elitäre Kunstdefinitionen, die die Merkmale der 'guten Kunst' vorschreiben wollen und damit sowohl eine Annahme zur Kompetenz als auch zu den 'adäquaten' Bedürfnissen des Publikums voraussetzen; es wendet sich zum anderen aber auch gegen den Ausschluß des Kritischen und Experimentellen der Kunst, da eine Gleichheit im Politischen nicht mit einer Homogenisierung der Differenz im Kulturellen gleichgesetzt werden kann. Es widmet sich demnach einem grundsätzlichen Problem demokratischer Kulturen, die eine Hierarchisierung des Publikums aufgrund der Statusbestimmung über Kunstkonsum und -wertschätzung auszuschließen bestrebt sind, die sich jedoch gleichermaßen gegen eine Nivellierung kultureller Texte wenden und eine ästhetische Wertschätzung jenseits der Statusbestimmung postulieren müssen. Dabei wird ein problematisches Verhältnis demokratischer Kulturen deutlich: Die Differenz im Kulturellen reproduziert mitunter eine Ungleichheit des kulturellen Kapitals und damit eine Schichtenstruktur, die sich mit anderen (finanziellen, bildungsabhängigen, statusbedingten oder geschlechterspezifischen) Differenzkriterien zur asymmetrischen Machtballung verbinden kann. Darüber hinaus ist das kulturelle Spektrum der liberalen Gesellschaft - wie für Wellmers 'demokratische Sittlichkeit', die eine prozedurale Form des Umgangs mit Konflikten anzeigen soll - fragmentiert, so daß der Antagonismus zwischen Individuum und Gesellschaft die Ansprüche an solidarisches und verantwortliches Handeln, die der demokratische Diskurs zu etablieren bemüht ist, mit ihren potentiell asozialen und egoistischen Gegenstücken konfrontiert. Einiges der 'schlechten Kunst' und der 'asozialen Selbstentfaltung' hat seinen Ursprung allerdings nicht in einer inhärenten Unvernunft der Masse, sondern in gesellschaftlichen Verhältnissen, die bestimmte Bedürfnisse reaktiv überhaupt erst funktional und damit auch ökonomisch verwertbar machen.

Die mögliche Idealisierung einer kommunikativen Vernunft, die sich in der Alltagspraxis manifestieren soll, ruft für das zu entwickelnde Modell einer demokratischen Kultur jedoch unweigerlich die Problematik zwischen einem normativen Anspruch und der Praxis auf. Es ist für den Ansatz von Williams z. B. fraglich, ob der von ihm postulierte solidarische Unterboden noch eine gesellschaftsbildende Kraft besitzt, und ob nicht ein idealisiertes Bild der vernünftigen *community* zugrundeliegt. Das Modell einer demokratischen Kultur, das sich einer Übermacht der autoritären, paternalistischen und kommerziellen Kommunikationsformen entgegenstellt, impliziert insofern mit den Vorstellungen eines demokratischen Diskurses über kulturelle Texte und einer strukturellen Demokratisierung Prämissen, die in ihrer kulturhistorischen Genealogie nicht unumstritten sind. So muß es letztlich der weiteren Forschung über die Möglichkeiten einer demokratischen Kultur vorbehalten bleiben zu erörtern, ob ein 'vernünftiger Dialog' über kulturelle Texte möglich ist, d. h. ob die Kriterien der Toleranz, Gewaltfreiheit oder der Akzeptanz von Dissensen sich adäquat umsetzen lassen und jenem Kampf um Status, Einfluß oder kulturelles Kapital wirkungsvoll entgegenstehen; ob ein Qualitätsbegriff seine Legitimation aus dem demokratischen Diskurs gewinnen kann; und ob nicht die strukturellen und technologischen Bedingungen massenmedialer Prozesse einer immanenten Entwicklungslogik folgen, die eine externe Demokratisierung - im Sinn einer ausgeweiteten Partizipation und Kontrolle - weitgehend ausschließt. Was bei Wellmer nur über eine anfängliche 'Fiktion' gelingt - daß die demokratischen von sozialen Grundrechten abkoppelbar seien -, läßt sich auch auf die folgenden Ausführungen beziehen. Diese sind zunächst an einer Begriffsklärung und an einer modellhaften Skizzierung demokratischer Kulturen interessiert und versuchen erst in der Konkurrenz mit anderen Modellen, die aus unterschiedlichen Gründen von demokratischen Annahmen absehen, auf die Schwierigkeiten der Praxis einzugehen.

7.1 Zur Typologie der Kommunikationssysteme bei Williams

Die Ausführungen zur Debatte zwischen Lippmann und Dewey in den zwanziger Jahren (vgl. Kapitel 3) haben gezeigt, daß die technologische und institutionelle Umgestaltung des öffentlichen Lebens durch Massenmedien das demokratietheoretische Modell einer möglichst umfassenden Partizipation des 'Volkes' einer grundsätzlichen Revision unterzieht. Während Lippmann das technokratische Primat einer nur noch Partei ergreifenden Öffentlichkeit formuliert, versucht Dewey die konstitutive Bedeutung der Öffentlichkeit durch eine Multiplikation der symbolisch vermittelten Interaktion zu erhalten. Auch wenn sich die kommunikationstheoretischen Arbeiten etwa der 'administrativen' oder 'kritischen' Forschung zunächst noch auf die Bemessung bzw. Bewertung der möglichen Effekte von Massenmedien beziehen, schält sich immer deutlicher die zentrale Funktion der Kommunikationsprozesse für die Aufrechterhaltung oder Durchsetzung politischer Imperative heraus, die nicht mehr als sekundäre, abgeleitete Phänomene verstanden werden können, sondern neben den traditionellen Kategorien der Produktionsverhältnisse oder des Eigentums eine gleichwertige Bedeutung erhalten. Williams (1973, 18) formuliert z. B. in den sechziger Jahren als Prämisse seiner Arbeit: "The emphasis on communications asserts, as a matter of experience, that men and societies are not confined to relationships of power, property, and production. Their relationships in describing, learning, persuading, and exchanging experiences are seen as equally fundamental." Auch bei Habermas, der sich zu diesem Zeitpunkt mit dem 'Strukturwandel der Öffentlichkeit' in seiner kulturellen und politischen Dimension auseinandersetzt, wird Kommunikation zu einem Schlüsselbegriff, den er später als schillernde Verbindung handlungs- und systemtheoretischer Ansätze in das Zentrum einer Theorie des 'kommunikativen Handelns' stellt. Während es hierbei zum Teil um eine dialogische, konsensuelle Vermittlung im Bereich der *symbolischen* Reproduktion geht, stellt sich Kommunikation in anderen Modellen als sozialer und repressiver Kampf innerhalb eines zu bändigenden Diskurses (Foucault), als systemfunktionale Information (Ellul) oder als Simulation und Täuschung (Baudrillard) dar. Diesen unterschiedlichen Konzeptionen und Prämissen kommunikativer Prozesse, auf die noch einzugehen sein wird, soll - vor dem Hintergrund einer auf den Dokumentarfilm ausgerichteten Erörterung - zunächst eine Unterscheidung von Williams (1973) vorangestellt werden, die sich auf verschiedene Kommunikationsformen und -systeme bezieht. Auch wenn sie nur rudimentär ausgearbeitet ist und einer gewissen Schematisierung unterliegt, bietet sie die Möglichkeit, die kommunikativen Prozesse auf die bereits erörterten Formen der Publikumsansprache und das damit implizierte Publikum zu fokussieren und eine erste Bestimmung des demokratischen Text-Publikum-Verhältnisses vorzunehmen.

Für Williams (1973, 33) steht die historische Entwicklung und Ausweitung von Kommunikationsprozessen in den Massenmedien des 20. Jahrhunderts unter einer parallelen Logik; zum einen interagiert sie mit einer Demokratisierung und individualisierenden Ausdifferenzierung der Gesellschaften, zum anderen hat die Ausweitung der Öffentlichkeit vor dem Hintergrund einer sich reduzierenden Zahl der Eigentümer und einer dadurch schwindenden Kontrolle über die Mittel ihrer Verbreitung stattgefunden. Er markiert dabei zwei Ebenen der Kommunikation, die weniger eine topographische Beziehung (Kommunikation zwischen zwei Orten) als eine interpersonale (als Vermittlung von spezifischen 'Botschaften') umfassen: die *strukturelle* Ebene von Institutionen, Technologien und Textformen (die Kommunikationsstruktur) und die *prozessuale* Ebene des Austauschs mit Hilfe dieser Mittel (die Kommunikation im eigentlichen Sinn). "[...] I mean by communications the institutions and forms in which ideas, information, and attitudes are transmitted and received. I mean by communication the process of transmission and reception" (Williams 1973, 17). Die Relationen der Technologien, Netzwerke, Apparate und Institutionen werden insofern von jenen interpersonalen Relationen abgetrennt, die in den Metaphern des Austauschs, der Übertragung, Vermittlung oder Verständigung im Bereich der 'symbolischen Reproduktion' impliziert sind. Durch die Orientierung der Kommunikation an 'Ideen, Informationen und Einstellungen bzw. Haltungen' bekommt sie eine kreative, eine praktische und eine normative Dimension, die mit unterschiedlichen (Macht-)Positionen der Teilnehmer in spezifischen Kommunikationssystemen in ihrer Verhandlung institutionalisiert werden. Die Elemente massenmedialer Kommunikation bei Williams lassen sich (mit einigen Erweiterungen aufgrund der innerhalb dieser Arbeit vorgenommenen Analysen und ausschließlich zur Verdeutlichung seiner methodischen Prämissen) folgendermaßen darstellen:

                Öffentlichkeit (Vermittlungsebene)

              Weiterverarbeiten

Institutionen	Produzieren	Entziffern	Rezeptionsformen
(Produktion und			(Dekodierungsformen
Verwaltung von	Wahrnehmen		mit sozialen und
Informationen)			individuellen 'Filtern')
	Technologien	Textstrukturen	
	(Apparate, Kanäle)	(syntaktische und	
		semantische Elemente, Genres,	
		Appellstrukturen)	

Der äußere Kreis erfaßt als Strukturelemente Institutionen und Technologien, die in ökonomischen und administrativen Kontexten die Produktion, Verwaltung, Verteilung und Definition von Informationen organisieren und diese durch Materialien, Apparate und Kanäle entstehen lassen. Die Textstrukturen und Rezeptionsformen beziehen sich auf jene Merkmale, die in texttheoretischen Modellen (etwa Nichols' Repräsentationsmodi) und rezeptionstheoretischen Annahmen zur 'Leseform' und den identifizierbaren individuellen oder sozialen 'Filtern' als determinierende Größen angesetzt werden. Die 'Öffentlichkeit' soll schließlich als eine Vermittlungsebene gelten, die die unterschiedlichen institutionellen, technologischen und textbezogenen Strukturen zusammenführt und den Prozeß der Kommunikation ermöglicht. Dieser Prozeß ist im inneren Kreis durch die *Aktivitäten* der Übertragung und Rezeption, d. h. durch das kontinuierliche Produzieren, Wahrnehmen, Entziffern und Weiterverarbeiten repräsentiert.

Williams (1973, 100/101) versucht im Bereich der kreativen Dimension der Kommunikation und der kulturkritischen Evaluation von 'Massenkultur', auf die historischen Wechselwirkungen zwischen den Formen der 'hohen' und 'niederen' Kultur abzuheben und die Klassifikationen der 'vulgären Masse' und 'gebildeten Minderheit' zu hinterfragen (was in 7.3 aufgegriffen wird). Für den vorliegenden Kontext ist zunächst seine Auseinandersetzung mit dem potentiellen demokratischen Charakter der Kommunikationssysteme, innerhalb derer das Zusammenspiel der Ideen, Einstellungen und Informationen stattfinden soll, wichtiger. Dieses Zusammenspiel läßt sich für ihn in vier Grundtypen systematisieren, die 1. eine spezifische Relation von produzierenden, rezipierenden und textuellen Strukturen angeben, 2. in einer rudimentären historischen Abfolge zu stehen scheinen und 3. auf einem Kontinuum zwischen kontrollierter und freier Kommunikation das Demokratische mit einer Logik der 'Befreiung' notwendig verknüpfen. Williams (1973, 116-124) bezeichnet die Typen als autoritäres, paternalistisches, kommerzielles und demokratisches System. Im *autoritären* System soll Kommunikation instrumentalisiert werden, um im Sinn einer machthabenden Minderheit Befehle an die Regierten auszusenden und sie durch begleitende Ideologien zu legitimieren. Das Publikum wird als passiver Befehlsempfänger konzipiert, dem kein Widerspruch möglich ist, und Kommunikation hat primär die Funktion der Verwaltung und Machterhaltung. Das *paternalistische* System stellt sich als eine Abwandlung des autoritären dar, als System 'mit einem Gewissen'. Die Machterhaltung einer Minderheit, die über das Monopol der Kommunikationstechnologien verfügen kann, wird durch die Annahme einer Anleitungspflicht ergänzt, die der Elite den Schutz und die Weiterbildung der Mehrheit auferlegt. Während in einem autoritären System der grundsätzliche Machtanspruch der Minderheit für diese als unproblematisch erscheint, wird er im paternalistischen durch ein normatives Wertesystem legitimiert, das auf die Gesamtgesellschaft ausgedehnt werden soll. Das Publikum erscheint als weiterzubildende 'Masse', deren Widerspruchspotential durch die herrschende Minderheit in variablen Grenzen gehalten und mit dem eigenen Anleitungsanspruch koordiniert wird. Im *kommerziellen* System erfolgt die Kommunikation nicht aufgrund eines Verwaltungsanspruchs oder einer Anleitungspflicht, sondern aufgrund der normativen Prämisse, daß das Angebot und der Verkauf bzw. die Nachfrage und der Konsum von jeglicher Information ein Grundrecht darstellt, das die Freiheit der Kommunikation garantieren soll. Dieses Marktmodell profitabler Texte hat problematische Grenzen in einer Vernachlässigung der Texte, die keinen großen Absatz versprechen, deren Produktion vergleichsweise langsam Erträge erbringt oder deren Produktion einen derart hohen Kapitalbedarf erfordert, daß die ursprüngliche Konkurrenzsituation der Anbieter - die nun zu übergreifenden Gruppen aggregiert sind - nicht mehr umgesetzt werden kann. Dann entsteht im Sinn eines 'kommerziellen Paternalismus' eine Reduzierung des Sagbaren auf die Profitabilität der Kommunikation. Das bei Williams als utopisch verstandene *demokratische* System hat als Ideal einen Bereich der ungehinderten Rede, in dem der freie Austausch der Kommunikationsteilnehmer stattfinden kann. Diese sind in einen Kreislauf von Produktion und Rezeption eingebunden, der sich an den ursprünglichen Gehalt des kommerziellen Marktmodells - die Autonomie von Angebot und Nachfrage - anlehnt, dabei aber die kontrollierenden Aspekte des autoritären, paternalistischen und kommerziellen Systems ausschließt: die Beschränkung und Ausgrenzung des Sagbaren, die präskriptive (paternalistische) Definition des Zu-Sagenden und die ausschließlich ökonomische Verwertbarkeit des Gesagten. Das Fundament einer demokratischen Kultur ruht für Williams (1973, 120) auf dem Grundrecht, an dialogischen Kommunikationsprozessen (des Produzierens und Rezipierens) teilnehmen zu können:

> There are two related considerations: the right to transmit and the right to receive. It must be the basis of any democratic culture, first, that these are basic rights; second, that they can never be tampered with by minorities; third, that if they are ever in any way limited, by some majority decision of the society, this can happen only after open and adequate public discussion, to which all are free to contribute and which will remain open to challenge and review.

Diese Typologie soll, wie bereits angedeutet, einen ersten theoretischen Rahmen formulieren, innerhalb dessen die Entwicklung massenmedialer Kommunikationsprozesse anschlußfähig an die bisher behandelten Ebenen des Dokumentarfilms erscheint. Inwiefern die Annahmen eines 'herrschaftsfreien Diskurses' oder die idealtypische Teleologie einer Befreiungslogik als kommunikationstheoretische Prämissen adäquat sind, soll daher im weiteren Verlauf - in der Auseinandersetzung mit poststrukturalistischen und postmodernen Konzeptionen - vertieft werden. Auch für Williams (1973, 122/123) drängt sich unmittelbar die problematische Vision einer demokratischen Kultur auf, die per Mehrheitsentscheidung gegen ästhetische Experimente und Innovationen stimmt. Neben dem Plädoyer für eine Orientierung der demokratischen (Medien-)Institutionen am *public service* lassen sich anhand der skizzierten Typologie auch einige Parallelen zu den Repräsentationsmodi, Produktionsformen und Zuschauerkonzeptionen des Dokumentarfilms ziehen. Im Rahmen der von Barsam, Barnouw oder Nichols vorgenommenen Analysen zur Entwicklungslogik des Genres etwa ließe sich eine dreigeteilte - auf Homologien der Textstrukturen und der institutionellen Produktionskontexte abhebende - Analogie herstellen: das autoritäre System, das die Zuschauer zu passiven Befehlsempfängern macht, entspräche dabei den Konzeptionen des Propaganda-Films, der vor allem in Kriegszeiten zur Mobilisierung der Bevölkerung herangezogen wird, die Filmemacher zu Kämpfern und Anpreisern macht und den realistischen expositorischen Text durch direkte Anspracheformen hermetisch abschließt. Das paternalistische System mit einem bildungsbedürftigen Publikum würde hingegen die Definition der 'klassischen' Griersonschen Vorstellung zur sozialplanerischen, didaktischen Aufgabe des Films darstellen, der sich über die direkte Ansprache und zum Zweck der im Rahmen der Führungselite beschlossenen Erziehung an das Publikum wendet. Schließlich ließe sich das kommerzielle System mit einem vermeintlich autonomen Markt der Meinungsbildung an die Konzeptionen des 'nur beobachtenden' Films knüpfen, dessen 'Durchblick' auf soziale Wirklichkeit die Deutung und Sinnkonstitution in den Bereich des Publikums zu verschieben bestrebt ist. Das 'unverfälschte' Material soll, wie es in der Analyse von Allen/Gomery (1985) für das frühe Direct Cinema deutlich wurde, nur noch angeboten und nicht durch eine vereindeutigende Lenkung in seinen mannigfaltigen Appropriationen behindert werden. Die historische Entwicklung des Dokumentarfilms ließe sich als Durchlauf der drei Systeme konzipieren, die neben der frühen Kriegspropaganda des Spanisch-Amerikanischen-Krieges bzw. des ersten Weltkrieges, den sozialplanerischen Bemühungen der britischen Schule und der amerikanischen *New-Deal*-Filme in den zwanziger und dreißiger Jahren auch das kommerzielle Fundament des amerikanischen Direct Cinema in den fünfziger Jahren erfassen würden. Doch wie bei der Nicholsschen Entwicklungshypothese zu den Repräsentationsmodi erscheint diese Analogisierung als eine simplifizierende Schematisierung, die synchrone Prozesse überdeckt und die gegenläufigen Entwicklungstendenzen des amerikanischen Dokumentarfilms unzulässig homogenisiert. Auch wenn zwischen dem autoritären, paternalistischen und kommerziellen System eine Entwicklungslinie zu bestehen scheint, sollte deren heuristischer Wert nicht überstrapaziert werden. Vielmehr handelt es sich um Funktionsbestimmungen (der Zuschauer-Text-Interaktion und der Kommunikationsteilnehmer), die eine rudimentäre Unterscheidung jener Grundtypen erlaubt, die sich in demokratietheoretischen Modellen massenmedialer Kommunikation abzeichnen. Der Überblick von Williams muß mit seinen normativen Implikationen für einen Demokratiebegriff insofern einerseits auf die Angemessenheit einer idealtypischen Definition des demokratischen Systems befragt werden und andererseits auf die historischen Bedingungen seiner Umsetzbarkeit, d. h. auf die realisierbare Möglichkeit eines Raums der ungehinderten Rede, in dem das Sagbare nicht beschränkt, das Zu-Sagende nicht präskriptiv definiert und das Gesagte nicht auf seine Profitabilität reduziert wird.

7.2 Funktionsbestimmungen der 'freien Rede' und der politischen Öffentlichkeit

Die Utopie eines demokratischen Kommunikationssystems bei Williams verbindet im Postulat einer ungehinderten Rede und einer möglichst freien Definition der Redeinhalte einen politischen und einen kulturellen Aspekt, der sich auf unterschiedliche Ebenen der Begriffsdefinition des Demokratischen stützt. Auf der einen Seite geht es ihm um jene liberalen und sozialistischen Traditionen, die die 'Volkssouveränität' und das Wahlrecht an die Möglichkeit der Rede- und Versammlungsfreiheit binden, auf der anderen um die Vorstellung einer demokratischen Zivilgesellschaft, in der soziale Umgangsformen mit einem Gleichheitsgrundsatz untermauert sind, der sich den Klassengegensätzen entgegenstellt - und der bei ihm am biographischen Fluchtpunkt einer solidarischen Arbeiterkultur orientiert ist.[1] Während Williams die theoretischen Kontexte des demokratischen Kommunikationssystems nicht weiter ausführt, findet sich bei Bobbio und Habermas eine Ausformulierung dieser klärungsbedürftigen Interdependenzen. Für letzteren verweist die 'politische Öffentlichkeit' als Grundbegriff einer normativen Demokratietheorie auf Kommunikationsbedingungen, "unter denen eine diskursive Meinungs- und Willensbildung eines Publikums von Staatsbürgern zustande kommen kann" (Habermas 1990, 38); und Bobbio versteht die Rede- und Versammlungsfreiheit in einem ähnlichen Sinn als dritte Stufe eines für die Bestimmung der Demokratie konstitutiven Katalogs. In seiner demokratietheoretischen Minimaldefinition geht Bobbio (1988a) von einem Regelwerk aus, das die *Teilnehmer* an kollektiven Entscheidungen und deren *Verfahren* festlegt. Während das Recht auf die direkte oder indirekte Teilnahme an den kollektiven Entscheidungen einer möglichst hohen Anzahl der Gruppenmitglieder zukommen soll und die Mehrheitsregel die Entscheidungen als kollektiv verbindliche ausweist, kann ein demokratischer Meinungsbildungsprozeß nur dann greifen, wenn eine Auswahlmöglichkeit zwischen realen Alternativen besteht. Die Meinungs-, Ausdrucks-, Versammlungs- und Vereinigungsfreiheit bilden damit für Bobbio (1988a) die liberalen Grundrechte, die als zwingend notwendige 'Vorab-Regeln' eine Umsetzung der Demokratie ermöglichen.

Gleichermaßen bewegt sich sein Modell in den scheinbar allgegenwärtigen - etwa im Zusammenhang der Öffentlichkeitsdebatte zwischen Dewey und Lippmann bereits ausgeführten - Spannungsfeldern einer idealtypischen Ausformulierung des Demokratischen und einer sich an den realen Gegebenheiten und gesellschaftlichen Entwicklungen reibenden Aushöhlung dieser Prinzipien. In sechs Bereichen führt er den Kontrast zwischen dem demokratischen Ideal und der sozialen Wirklichkeit aus, die grundsätzlich in dreierlei Hinsicht in eine problematische Dynamik eingebunden ist:

---

[1] Vgl. hierzu auch Williams (1990b, 93-98). Die sozialistischen und liberalen Traditionen versteht er in den Annahmen zur direkten oder repräsentativen Teilhabe des 'Volkes' als gegenläufige.

1. sie wird durch ein Anwachsen des bürokratischen Apparates gekennzeichnet, wobei dieser mit dem sozialstaatlichen Versorgungsgebot der sozial Benachteiligten (d. h. einer *Ausweitung* der demokratischen Rechte auf Bildung, Altersvorsorge etc. oder - wie er es nennt - einer demokratischen Nachfrage von unten) eng zusammenhängt und mit dessen Umsetzung parallel läuft; 2. sie pendelt zwischen einer intensivierten Nachfrage von Leistungen und Ansprüchen bei einer schwerfälligen und langsamen Befriedigung auf demokratischem, verfahrensgesteuertem Weg, so daß die Geschwindigkeit der legitimen Forderungen sich an der erschwerten Umsetzung reibt, während sich dieses Verhältnis in autokratischen Systemen durch hierarchische Entscheidungsstrukturen und die Möglichkeit der Bedürfnislenkung tendenziell umgekehrt; 3. sie überzieht das demokratische politische System mit einem diesem zuwiderlaufenden technokratischen Expertensystem, das aufgrund der wachsenden technischen Kompetenzen zu einem Ausschluß der Gesellschaftsmitglieder führen muß, da nur jene zu Entscheidungen fähig sind, die das spezialisierte Wissen dazu besitzen (vgl. Bobbio 1988a, 27-30).

Diese beobachtbare *Verselbständigung* der technokratischen, ökonomischen und bürokratischen Bereiche - die Lippmann bereits in den zwanziger Jahren einen weitgehenden Ausschluß der Öffentlichkeit aus den gesellschaftlichen Sachproblemen postulieren ließ - unterminiert die demokratischen Grundregeln einer Entscheidungsmacht für möglichst viele Gruppenmitglieder, die kollektive Gültigkeit der Mehrheitsregel und die öffentlich verhandelte Auswahlmöglichkeit zwischen Alternativen. Während das demokratische Ideal an die Autonomie des Individuums gebunden ist, zeichnet sich die industrialisierte Massengesellschaft für Bobbio durch die Herrschaft der Gruppen aus. Die gegen organizistische Modelle gewendete Konzeption eines Individuums, das in den Vertragstheorien des 17. und 18. Jahrhunderts Grundrechte durch die Einigung (mit anderen Individuen) auf eine gemeinsame Gewalt garantiert, in der ökonomischen Theorie als *homo oeconomicus* auftritt und sich in der utilitaristischen Philosophie durch eine Anbindung ethischer Grundsätze an individuelle Zustände auszeichnet, postuliert den demokratischen Staat als ein Gebilde, in dem es keine intermediären Instanzen geben soll. Doch während das Volk nach Bobbio als ideale Einheit nicht mehr existiert, hat sich die Gesellschaft in Gruppen und Interessenverbände aufgegliedert, die miteinander konkurrieren und ein polyzentrisches System installiert haben. Dadurch löst sich das Ideal einer repräsentativen Demokratie, die durch das Verbot des imperativen Mandats, d. h. die Autonomie der politischen Repräsentation gekennzeichnet ist, in einer neokorporatistischen, durch die Repräsentation der Interessengruppen bestimmten Gesellschaft auf. Für Bobbio bleibt diese auch noch im Sinn einer Elitentheorie an eine oligarchische (asymmetrische) Machtverteilung gebunden, die durch die Freiheit und Autonomie der Individuen eines demokratischen Staates eigentlich zu egalisieren gewesen wäre. Während damit eine Hierarchisierung der Macht zwischen einer regierenden Minderheit und einer regierten Mehrheit zementiert wird, bleibt das demokratische Ideal einer Ausweitung der Partizipations- und Entscheidungsmöglichkeiten auch in horizontaler Richtung unverwirklicht, solange in fortgeschrittenen Industriegesellschaften "die beiden großen Blöcke einer Macht von oben, das Unternehmen und der Verwaltungsapparat, noch nicht vom Prozeß der Demokratisierung ergriffen wurden [...]" (Bobbio 1988a, 20). Schließlich bleibt für Bobbio das Ideal dann uneingelöst, wenn die Erziehung zum demokratischen Bürger an die Stelle der aktiven Partizipation die Umwertung der Meinungsstimmen auf Tauschstimmen setzt, und wenn anstatt einer intendierten transparenten öffentlichen Regierung eine unsichtbare Macht die Entscheidungsfindung zu kontrollieren imstande ist, d. h. wenn sich die öffentliche, dabei technologisch gestützte Kontrolle der Regierenden gegen die Regierten wendet. Diese Frage nach den Konstitutionsbedingungen der 'politischen Öffentlichkeit' und ihrer Verwaltung - bei Bobbio letztlich auf die klassische Überlegung, wer die Kontrolleure kontrolliere, zurückgeführt - erscheint als Schlüsselbegriff einer demokratietheoretischen Formulierung des Kommunikationssystems. Während die Zerreibung des demokratischen Ideals durch die Herrschaft der Gruppen (nicht der Individuen), die Repräsentation von Interessen und die Neubesetzung der demokratischen (Wahl-)Rechte eventuell als unvermeidliche Anpassungen innerhalb einer Massengesellschaft konzipiert werden könnten, wird durch den Fortbestand der Oligarchien, die Begrenzung des demokratischen Raums (seine fehlende Ausdehnung auf Ökonomie und Bürokratie) und das Wirken einer der öffentlichen Kontrolle entzogenen 'unsichtbaren' Macht jenes technokratische System etabliert, das demokratische Partizipationsgedanken zur Teilnahme der Beteiligten an Entscheidungen und Vorstellungen zum Verfahren einer demokratischen Entscheidungsfindung nicht mehr realisierbar macht. Insofern ist der utopische Charakter des demokratischen Systems, das Williams vorschlägt, durch die von Bobbio ausgeführten Beschränkungen, die das demokratische Ideal erfahren hat, gerechtfertigt, da sich im Bereich der Massenkommunikation die autoritäre Ausgrenzung und die oligarchisch-paternalistische Lenkung als unvermindert wirksame Machtmechanismen etabliert haben.

Bobbio (1988a, 31) geht dabei davon aus, daß die grundlegenden Freiheitsrechte, die Konkurrenz von Parteien, die periodischen Wahlen und die Mehrheitsentscheidungen, die "als Ergebnis einer freien Diskussion zwischen den Beteiligten oder den Parteien einer Regierungskoalition" getroffen werden, eine uneingeschränkte Gültigkeit haben. Im Gegensatz dazu deutet sich bei Habermas (1990, 11-50) tendenziell eine Verabschiedung der Möglichkeit einer internen Demokratisierung jener systemtheoretisch konzipierten ökonomischen und bürokratischen Bereiche an, die den lebensweltlichen Erfahrungs- und Handlungsfeldern entgegenstehen. Im Rahmen seiner kritischen Gesellschaftstheorie, die sich zur Fundierung eines Vernunftbegriffs nicht mehr in der ideologiekritischen Tradition an die Ideale des bürgerlichen Humanismus, sondern an die kommunikative Alltagspraxis anzulehnen versucht, formuliert er als Ziel eine demokratische 'Eindämmung' der "kolonialisierenden *Übergriffe* der Systemimperative auf lebensweltliche Bereiche" (Habermas 1990, 36). Bleibt für

Williams und Bobbio die 'freie und ungehinderte Rede' vor allem an die strukturbildenden Merkmale der technologischen Rahmenbedingungen, des kontrollierten Zugangs (oder Ausschlusses) und die textuellen Anspracheformen gebunden, so formuliert Habermas (1990, 39) mit seiner sich in der politischen Öffentlichkeit entfaltenden 'Produktivkraft' Kommunikation eine den Diskurs als solchen durchwirkende Kategorie, die das Postulat einer rationalen und vernünftigen Meinungsbildung als normatives Fundament zur Diskussion stellt. Diese Kategorie muß sich nicht nur gegen die liberalistischen Modelle des im Sinne eines strategischen Kampfes gedachten Diskurses behaupten, sondern auch gegen die systemtheoretischen Entwürfe, die eine demokratisierende Vermittlung zwischen Steuerungsinformationen und lebensweltlicher Meinungsbildung von vornherein ausschließen. In diesem Vermittlungselement der 'kritischen Publizität' liegt demnach der Angelpunkt eines Grades der Demokratisierung oder Vermachtung öffentlicher Kommunikation:

> Der Grad der Vermachtung sollte sich daran bemessen, wie weit die informellen, nicht-öffentlichen Meinungen, also jene kulturellen Selbstverständlichkeiten, die den lebensweltlichen Kontext und den Boden der öffentlichen Kommunikation bilden, mit dem Kreislauf der formellen, über Massenmedien hergestellten quasi-öffentlichen Meinungen, auf die Ökonomie und Staat als auf Ereignisse der Systemumwelt einzuwirken versuchen, kurzgeschlossen oder in welchem Maße beide Bereiche durch kritische Publizität vermittelt werden. (Habermas 1990, 32)

Die allgemeine Entwicklungsdynamik dieser Vermittlung bleibt bei Habermas (1990, 49) jedoch, trotz der schematischen und auf Kolonialisierungsverhältnisse abhebenden Gegenüberstellung von solidarischen Lebenswelten und selbstregulierten Systemen, vielschichtig; für ihn ist das demokratische Potential der elektronischen Massenkommunikation 'ambivalent'. Trotzdem ist die divergierende Begriffsbestimmung der politischen Öffentlichkeit oder eines Bereichs der *ungehinderten, freien Rede* und der *dialogischen Aushandlung* von Geltungsansprüchen das Bindeglied zwischen demokratie- und kommunikationstheoretischen Entwürfen, an dem die Funktionsbestimmungen des Dokumentarfilms - seiner Institutionen, Textsorten, Anspracheformen und 'ästhetischen' Qualitäten - mit den übergreifenden Strukturen der Kommunikationssysteme verknüpft werden können. Die Forderung eines 'Demokratischer-Werdens' massenmedialer Kommunikation, die nicht nur den Wandlungen des realistischen Impulses (bei Barsam und Barnouw), sondern auch den Repräsentationskategorien von Nichols zu unterliegen scheint, läßt sich an diesem Punkt zum einen auf jene äußeren, strukturellen Merkmale der Kommunikationsbedingungen beziehen, die etwa in Bobbios Vorstellungen zu horizontalen oder vertikalen (egalitären, ausgeweiteten bzw. oligarchischen, exkludierenden) Verhältnissen der Teilnehmer angedeutet werden, zum anderen auf die prozessualen Formen des Kommunizierens, die als propagandistische Überzeugung, rational-vernünftiger Dialog, paternalistische Kontrolle oder autoritäre Steuerung die inneren Verhältnisse des Diskurses bestimmen.

Die Sphäre einer freien Rede hat bei Habermas, Bobbio und Williams für die Umsetzung des demokratischen Anspruchs einen idealtypischen und normativen Charakter, doch bereits die Auseinandersetzung zwischen Dewey und Lippmann und die Kontrastierung von demokratischem Ideal und technokratischer Wirklichkeit hat auf die vielfältigen Einschränkungen verwiesen, die diese Sphäre in anderen Modellen kennzeichnet. Auch der Barnouwsche Rollenkatalog über die unterschiedlichen Bestimmungen der Dokumentaristen als Forscher, Historiker, Journalisten, Beobachter, Propagandisten etc. hat veranschaulicht, daß die philosophisch und journalistisch zu verstehende Aufklärungsfunktion der Filme immer in Konkurrenz mit anderen, manipulativen oder ausschließenden Kommunikationsformen gestanden hat. Insofern muß das Ideal einer herrschaftsfreien, nicht durch Einzelinteressen unterminierten und ungehinderten Rede im Zusammenspiel mit diesen konkurrierenden Formen bestimmt werden. Bei Lippmann dominieren die Einzelinteressen, die im Sinn einer Expertokratie nur koordiniert werden können; für Dewey hat die Öffentlichkeit neben der politischen vor allem eine soziale, gemeinschaftskonstituierende Funktion, die im Rahmen der symbolischen Kommunikation gleichermaßen berücksichtigt werden soll. In den technokratischen Entwürfen einer propagandistischen Kontrolle wird die öffentliche Rede dagegen zur Systemsteuerung instrumentalisiert, und in Foucaults Normierungs- und Überwachungsmodell manifestiert sich der Einfluß einer unsichtbaren Macht, die auf die Gesellschaftmitglieder als ein zu verwaltendes Kollektiv zugreift, ohne sich zu erkennen zu geben. Die filmische Informationsgewinnung wird zu einem Extraktionsverfahren, das die Kontrolle über die Regierten erhöhen kann und Bobbios Postulat einer sichtbaren Regierung grundsätzlich zuwiderläuft.

Diese *konkurrierenden Besetzungen* des öffentlichen Diskurses verhindern oder erweitern in unterschiedlicher Form den demokratietheoretischen Fluchtpunkt einer 'freien Rede': die Propaganda setzt ein technokratisches Modell der Steuerung um; der strategische Kampf der Interessengruppen schließt die mehrheitliche Beteiligung an der Entscheidungsfindung aus; die Überwachung verhindert die Kontrolle der Macht; das Kommunikationsritual reproduziert neben dem politischen Zusammenhalt auch die zum Teil repressiven Wertesysteme der Gemeinschaft(en). Während Williams für die Umsetzung seines demokratischen Systems in der Abgrenzung von den vorherrschenden autoritären, paternalistischen und kommerziellen Merkmalen noch eine Orientierung am *public service*-Modell vorschwebte, lassen drei (von Bobbio und Williams vorgestellte) Entwicklungen die Umsetzung des demokratischen Kommunikations-Ideals als immer problematischer erscheinen: die Ausweitung der Technokratie durch eine zunehmende Spezialisierung der Expertensysteme, die sich ausweitenden Möglichkeiten einer kontrollierenden 'unsichtbaren Macht' durch die Verfeinerung und Innovationsdynamik technologischer Apparate und die zunehmende oligarchische Kontrolle über die kommunikationstechnologischen Fundamente der elektronischen Öffentlichkeiten. Ob durch diese Tendenzen ein unrealistisches (weil uneinholbares) Ideal aufgegeben werden muß (wie von Lippmann in den zwanziger Jahren gefordert), oder ob es in einem postmodernen Technologiekontext anpassungsfähig erscheint, soll vorerst dahingestellt bleiben. Zunächst gilt es, die konkurrierenden Modelle einer gewünschten oder tatsächlichen öffentlichen Rede herauszuarbeiten. Dabei wird es auch um die Frage gehen, ob sich ein Raum der 'freien Rede' verwirklichen lassen kann, bzw. welche gesellschaftlichen Prozesse in unterschiedlichen Kommunikationsmodellen seiner Umsetzung entgegenstehen.

7.2.1 Vorstellungen zur Propaganda in einem technokratischen Kommunikationssystem

Das autoritäre System bei Williams postuliert eine Minderheit, die mit einer monopolähnlichen Stellung innerhalb der Gesellschaft über die Kommunikationsmittel verfügen kann und den Einsatz zur Aufrechthaltung ihrer Macht instrumentalisiert. Die 'Botschaften' werden zu Befehlen und die Zuschauer zu Empfängern, die über keine Möglichkeit des Widerspruchs verfügen. Die Definition und Begrenzung des Bereichs der öffentlichen Rede durch die Machthaber korrespondiert mit einer zweckrationalen Ausrichtung des Gesagten. Auch wenn in dieser Konzeption die polysemantischen Dimensionen textueller Systeme unberücksichtigt bleiben und die Kontrollpotentiale als zu lineare Einflußketten verstanden werden, wird ein System der *Manipulation durch die sichtbare Macht* formuliert, das auch der Besetzung des Dokumentarfilms als propagandistischer Waffe unterliegt, und das für technokratische, von komplexen Steuerungsmechanismen abhängige Gesellschaften als unvermeidliches Integrationsinstrument verstanden wird. Die freie Rede erscheint in dieser Perspektive als naive Prämisse, die nicht nur an den technologischen Vermittlungsschritten industrialisierter Öffentlichkeiten, sondern auch an den irrationalen und desinteressierten Tendenzen der 'Massen' abprallt. Das demokratische Ideal kann sich insofern nicht umsetzen lassen, da es weder die erreichte Systemkomplexität adäquat erfaßt, noch über eine angemessene anthropologische Basis verfügt. In den elitentheoretisch untermauerten Propaganda-Konzeptionen ist der rational abwägende, vernünftig auswählende und tolerant diskutierende Mensch eine Fiktion.

Auf die Lippmannsche Expertokratie ist in Kapitel 3 bereits eingegangen worden. Für ihn kann sich die Volkssouveränität nicht verwirklichen, da die Öffentlichkeit weder informiert ist oder ein kontinuierliches Interesse zeigt, noch sich durch eine autonome oder politikfähige Intervention auszeichnet. Sie wird daher nur für die Parteinahme in Krisenzeiten benötigt, wenn die Verständigung der Eliten kein umsetzbares Resultat erbracht hat und eine Aufrechthaltung des grundsätzlichen demokratischen Regelwerks im Umweg über die *outsiders* nötig wird. Damit spaltet sich das Wesen der Funktionsbestimmung einer Partizipationsmöglichkeit der Gesellschaftsmitglieder in eine substanzbezogene (der Experten) und eine regelbezogene (der Öffentlichkeit) auf, die das demokratische Ganze von einer übergeordneten Kategorie (Nation, Gemeinschaft oder Gesellschaft) ablöst und eine Beschränkung des Partizipationsideals durch die Systemkomplexität rechtfertigt (vgl. Lippmann 1925, 150-156). Für Lippmann muß die in seinen Augen notwendige Korrektur der Demokratietheorie durch eine deutliche Markierung der Partizipations*grenzen* und durch eine Differenzierung der unterschiedlichen Funktionsbestimmungen erfolgen. Während sein Entwurf an der Umstellung einer Definition der Aufgabe und des Gehalts der öffentlichen Meinung arbeitet und dabei gerade kein Rückgriff auf übergeordnete Einheiten vorgenommen werden soll, zeigt sich in den Auseinandersetzungen mit massenmedialer Propaganda, daß diese zwar den technokratischen Steuerungsgedanken aufgreift, gleichermaßen aber an einer vereinigenden und integrativen Tendenz festhält und diese zu einem zentralen Anliegen hat. Für eine Analyse dieser Konzeption soll auf die Arbeit von Ellul (1973) zurückgegriffen werden. Sein Ansatz, den er in den sechziger Jahren im Anschluß an die Erfahrungen des zweiten Weltkrieges, die Ausweitung der Massenmedien in den fünfziger und sechziger Jahren und die Auswirkungen des Kalten Krieges (z. B. den McCarthyismus) formuliert, greift struktur-funktionalistische Konzepte einer technologischen Gesellschaft und mythentheoretische einer steuerbaren Masse auf. Er führt dabei zu einer ambivalenten Einschätzung der Propaganda, die einerseits in ihren integrativen und strategischen Operationen eine notwendige Organisationshilfe darstellen soll und jedem industrialisierten System inhärent ist, andererseits aufgrund ihrer manipulatorischen Tendenzen und ihrer letztlich antidemokratischen Basis eine Entwicklung der Gesellschaft zu einer totalitären befördert.

Für Ellul stellt sich Propaganda als ein Zusammenspiel aus psychologischer Beeinflussung (Umerziehung, 'Gehirnwäsche', psychologischer Kriegsführung) und zielgerichteter Organisation von Handlungen dar, das als administrative Technik eine Integration der Individuen in einen technologisch determinierten Gesamtzusammenhang ermöglichen soll: "Propaganda is a set of methods employed by an organized group that wants to bring about the active or passive participation in its actions of a mass of individuals, psychologically unified through psychological manipulations and incorporated in an organization" (Ellul 1973, 61).[2] Auch wenn dabei behavioristische Einflußhypothesen in ihrer Wirksamkeit zu umfassend vorausgesetzt werden, läßt sich etwa für dokumentarfilmische Propagandaanstrengungen in Kriegszeiten das Mobilisierungsbemühen der eigenen soldatischen und zivilen 'Körper' und die stereotype textuelle Narrativisierung des 'Feindes' herausarbeiten (vgl. Decker 1993). Es zeigt sich etwa für den Zweiten Weltkrieg die von Ellul ausgeführte Zusammenarbeit unterschiedlicher akademischer Disziplinen und administrativer Bereiche zur effektvollen Gestaltung der Propaganda, bei der nicht nur die Bedürfnislage der

---

[2] Spätere Definitionen von Propaganda, etwa bei Qualter (1985, 124), weichen davon nicht wesentlich ab: "The deliberate attempt by the few to influence the attitudes and behaviour of the many by the manipulation of symbolic communication."

Bevölkerung, sondern auch die Effektivität der 'Botschaften' gemessen werden muß, um jene Ansatzpunkte aufzudecken, an denen die Integrationsbemühungen am erfolgreichsten erscheinen. Propaganda als technisches Steuerungsinstrument gesellschaftlicher Entwicklungen wird in einen Konstitutionszusammenhang von administrativen, wissenschaftlichen, technologischen und ideologischen Strukturen eingebunden, innerhalb dessen sich unterschiedliche Formen aufgrund divergierender Bedürfnisse herausbilden.

Für Ellul (1973, 62-90) teilt sich dieses Spektrum in den Bereich der strategischen oder taktischen politischen Propaganda (von Regierungen oder Parteien), der integrativen und vereinigenden Propaganda und der agitierenden, sich explosiv gegen einen Gegner richtenden Propaganda. Die konformitätsfördernde Anpassung der Gesellschaftsmitglieder soll sie zu funktionalen Fragmenten des Ganzen machen, und sie richtet sich in einer jeweils kontextabhängigen Mischung aus rationalen, irrationalen, emotionalisierenden oder sachbezogenen Merkmalen an alle gesellschaftlichen Gruppen. Das propagandistische Steuerungsmodell öffentlicher Kommunikation postuliert dabei auf seiten des Staates die Notwendigkeit, dem Partizipationsanspruch der Massen rudimentär, dabei jedoch nur vordergründig zu entsprechen. Für Ellul kann es der öffentlichen Meinung nicht gelingen, einen wesentlichen Einfluß auf den verselbständigten technokratischen Apparat zu üben, da einerseits - im Anschluß an Lippmanns Einschätzung - die Sachfragen zu komplex und unüberschaubar sind, ihre Behandlung aber nach einer zügigen Entscheidung verlangt, da sich andererseits die Öffentlichkeit zu uninformiert und irrational darstellt. Die Propaganda-Techniken können demgemäß eine politische Partizipation nur simulieren, um die Gesellschaftsmitglieder über die Illusion der Mitsprache in ein Gemeinwesen zu integrieren, dessen Steuerung unabhängig davon vorgenommen wird. Der Manipulationsvorwurf an das technokratische Regime einer sichtbaren Regierung bezieht sich insofern auf das Mißverhältnis zwischen einer Simulation politischer Partizipation und einer der demokratischen Kontrolle entzogenen administrativen Systemsteuerung.

Diese Dynamik unterliegt auch der Habermasschen Analyse einer 'refeudalisierten Öffentlichkeit', die durch die Konzentration auf die propagandistischen Werte der Aura und Autorität und die Überlagerung der kritischen Öffentlichkeit durch die manipulative (auf Konsumentenansprache ausgerichtete) die öffentliche Meinung als relevante Größe aus dem gesellschaftlichen Leben verdrängt.[3] Während Habermas an einem demokratietheoretisch ausgerichteten Öffentlichkeitsbegriff festhält, rückt in Elluls Propagandamodell die Integrationskraft in einen ideologischen Gesamtzusammenhang in den Vordergrund, der die technokratischen Steuerungsprozesse

---

[3] Vgl. Habermas (1990, 344): "Die staatsrechtliche und politikwissenschaftliche Analyse der Verfassungsnormen im Verhältnis zur Verfassungsrealität sozialstaatlicher Massendemokratien muß an der institutionalisierten Fiktion der öffentlichen Meinung festhalten, ohne sie doch unmittelbar im Verhalten des Staatsbürgerpublikums noch als eine reale Größe identifizieren zu können."

überdeckt und in ihren Konsequenzen abmildert.[4] Damit kann sich das politische Ideal der demokratischen Partizipation zum einen aufgrund der Systemkomplexität, die übergreifende Koordinierungs- und Organisationsmaßnahmen notwendig macht und auch die Konstitution der öffentlichen Meinung in diese einbindet, nicht verwirklichen, zum anderen, weil sich die anthropologische Basis einer rationalen Dialogfähigkeit in der Enwicklungsdynamik propagandistischer Prozesse aufzulösen droht. Was bereits bei de Tocqueville (1985) als problematische Dynamik einer Verinnerlichung des Gruppendrucks durch die subtile Unterwerfung des Individuums unter einen allgemeingültigen Konsens herausgearbeitet wird, dehnt sich bei Ellul (1973, 223) im Kontext massenmedialer Hysterien auf die grundsätzliche Demokratiefähigkeit aus: "The notion of rational man, capable of thinking and living according to reason, of controlling his passions and living according to scientific patterns, of choosing freely between good and evil - all this seems opposed to the secret influences, the mobilizations of myths, the swift appeals to the irrational, so characteristic of propaganda."

Das technokratische Propagandamodell einer notwendigen Systemsteuerung schließt ein demokratisches System demnach durch vier Faktoren aus: 1. die Komplexität der zu verhandelnden Fragen macht notwendigerweise eine über den Expertenkreis hinausgehende Partizipation unmöglich; 2. die Führungseliten greifen zwar die Vorstellung eines rationalen Bürgers auf, verhindern aber aus Machterhaltungsgründen deren wirksame Umsetzung;[5] 3. die Massenbasis und die technologische Verbreitung der öffentlichen Meinung(en) führt zu unvermeidlichen Stereotypisierungs- und Pauschalisierungstendenzen, die sich von Sachproblemen im engeren Sinn entfernen; 4. die Mehrheit der Bevölkerung wird nicht nur als uninformiert und inkompetent, sondern auch als irrational, impulsiv und beeinflußbar konzipiert. Das autoritäre System bei Williams, das vor allem auf die Aspekte der oligarchischen Kontrolle und die letztgenannte Negativkonzeption des Publikums abhebt, wird durch die Berücksichtigung der Systemkomplexität und der Übersetzungs- bzw. Konstitutionsbedingungen öffentlicher Meinungen zum technokratischen System erweiterbar. Offensichtlich lassen sich im Zuge einer fortschreitenden Industrialisierung die Konsequenzen, die sich aus diesem erweiterten Modell für die Umsetzbarkeit des demokratischen Ideals

---

[4] Auch für die sich an Luhmanns Systemtheorie anlehnende Untersuchung von Klier (1990) wird die Öffentlichkeit zur integrativen und legitimierenden Größe, die eine Abkoppelung des politischen Betriebes von demokratischer Partizipation überdeckt.

[5] Vgl. Qualter (1985, 15): "There is absolutely no evidence from the behaviour of partisan political leaders that they really desire an informed, rational, unbiased electorate, or that media controllers regard political education as an appropriate subject for prime-time television. The whole of modern electoral practice concentrates not on informing the electorate but on creating favourable images."

ergeben, nicht mehr nur durch eine Affirmation des 'Befreiungspostulats' auflösen, wie es sich bei Williams andeutet.[6]

Aus der Ambivalenz bei Ellul, die er dem Propaganda-Apparat zuschreibt - für die administrative Organisierbarkeit einer Massendemokratie erscheint er als unverzichtbar, als sich verselbständigende Technik ist er jedoch tendenziell unkontrollierbar -, leitet sich auch ein ambivalentes Verhältnis zwischen Prozessen der Propaganda und der Demokratie ab. Die Propagandatechnik wird für ihn weder durch ihre Anwendung *für* demokratische Zwecke noch ihre Anwendung *durch* eine Demokratie zu einem demokratischen Instrument, sondern sie befördert den grundsätzlichen Konflikt zwischen einer Verfügungsmacht der Techniker über den organisatorischen Apparat und einem Ausschluß seiner mehrheitlichen Verwaltung. Während damit eine oligarchische Machtasymmetrie etabliert wird, bleibt auch - wie es sich für dokumentarfilmische Kriegspropaganda zeigen läßt - der Status der Propagandatechnik im Kontext externer und interner Steuerungsprozesse nicht ohne Konsequenzen für das demokratische Selbstverständnis. Denn während sie sich im Krieg exkludierend und simplifizierend gegen einen äußeren Feind richtet, kehren sich die gleichen dichotomisierenden Mechanismen und Ansprachefomen im internen Bereich gegen den 'Volkssouverän'. Daraus leitet Ellul (1973, 241) ab, daß es eine Propaganda der Demokratie, aber keine demokratische Propaganda geben kann: "Ultimately, even if one tries to maintain confidence and communion between the government and the governed, all propaganda ends up as a means by which the prevailing powers manipulate the masses."

Auch wenn sich, wie im autoritären System von Williams, die Bewertung der Manipulations- und Steuerungsmöglichkeiten stark an behavioristische Reiz-Reaktions-Schemata anlehnt, zeichnet sich innerhalb des technokratischen Kontextes eine Umwertung der Toleranz-, Respekt- und Freiheitskriterien ab, die den Bereich der 'freien Rede' abstützen müssen. Sobald sich die wirksame Steuerung der Massen durch Propagandatechniken nach außen (in der Auseinandersetzung mit totalitären Regimes) ermöglichen läßt, löst sich für Ellul (1973, 249) auch nach innen die Idee des Demokratischen im Mythos und die Auseinandersetzung darüber im defensiven Ausschluß der Andersdenkenden auf: "Once democracy becomes the object of propaganda, it also becomes as totalitarian, authoritarian, and exclusive as dictatorship."

Trotz einer ambivalenten Einschätzung der Propaganda als notwendiger technischer Organisationshilfe oder als Manipulationsform steht sie aufgrund ihrer inhärenten Simplifizierungs- und Subsumierungstendenz letztlich einer demokratischen Kultur entgegen; sie unterminiert, was in der freien Rede als Wahlmöglichkeit, Differenzierungsvermögen, Respekt für Minderheiten, Reflexivität über die eigene Position, Abwesenheit von dogmatischen Grundsätzen und Verstehenwollen vorhanden sein

---

[6] Vgl. Williams (1973, 116) zur Unterscheidung zwischen der Kontrolliertheit und Freiheit eines Kommunikationssystems: "In a democracy there can be no argument on this point: the system must be free or there is no democracy."

muß. Damit stellen sich für Ellul in den sechziger Jahren die industrialisierten Gesellschaften als technokratische und oligarchische dar, die zu spezifischen Integrationsritualen und Anpassungsleistungen der Gesellschaftsmitglieder fähig sind, aber sich von einer Umsetzung der politischen und kulturellen demokratischen Ideale zu entfernen scheinen. Statt dessen gleichen sie sich an totalitäre Systeme an, die das 'autonome Volk' den Anpassungsdruck internalisieren lassen:

> With the help of propaganda, one can disseminate democratic ideas as a *credo* and within the framework of a myth. With propaganda one can lead citizens to the voting booth, where they seemingly elect their representatives. But if democracy corresponds to a certain type of human being, to a certain individual behavior, then propaganda destroys the point of departure of the life of a democracy, destroys its very foundations. It creates a man who is suited to a totalitarian society, who is not at ease except when integrated in the mass, who rejects critical judgments, choices and differentiations because he clings to clear certainties. He is a man assimilated into uniform groups and wants it that way. (Ellul 1973, 255/256)[7]

Elluls Fazit ist von einer zeittypischen Negativwahrnehmung integrativer gesellschaftlicher Tendenzen begleitet, aber weder die in seinem Propagandamodell aufgenommene Systemkomplexität noch die Bedeutung der technologischen Konstitutionsbedingungen öffentlicher Rede oder die Dominanz der Expertokratie lassen sich dadurch entkräften. Wie von Qualter (1985, 198-201) ausgeführt, konsolidiert sich in einem auf schnellen Technologieschüben beruhenden Kommunikationssystem eine Allianz aus ökonomischen, militärischen und politischen Interessen, die ein vertikales Machtverhältnis zu ihren Gunsten etablieren kann, und die die Funktionsbestimmung dieses Systems zur Erhaltung eines erreichten Stands vornimmt.[8] Diese Dynamik hat sich angesichts der Innovationen im Bereich der elektronischen Datenverarbeitung offensichtlich in einem Maß verschärft, daß die Techniken der Generierung, Aufbewahrung und Verwaltung von computergestützten Informationen von zentraler ökonomischer, administrativer und militärischer Bedeutung sind.[9] Während

---

[7] Die phallozentrische Basis dieser Beobachtungen, die sich auch in den Arbeiten von Williams oder Habermas ansatzweise findet und Akteure immer als 'männlich' versteht ist symptomatisch. Im vorliegenden Kontext werden Handelnde auf beide Geschlechter bezogen. Die theoriebildende Kraft des Geschlechterspezifischen wird in der Kritik von Fraser (1990) an Habermas aufgegriffen.

[8] Vgl. dazu auch Qualter (1985, 7): "Democratic majoritarian ideology assumed the power of the largest number - something which was to be welcomed or feared. Realists in time learned the truth that in any stratified society, which means any society at all, the power of any stratum tends to be in inverse ratio to its numbers."

[9] Vgl. Smith (1973, 38), der bereits in den siebziger Jahren prognostizierte: "The emergence of centralized computer networks interconnected by satellite offers a cash-less, check-less society in which information and access to it become the imperatives of power and control." Er bezieht sich dabei auf ein Computernetz, das in den sechziger Jahren durch das Pentagon eingerichtet wird, um den Austausch militärischer Informationen weltweit zu verknüpfen. Außer den kommerziellen Benutzern widmet er sich primär den militärischen und administrativen der Verbrechensbekämpfung und -überwachung. Diese Anfänge der Vernetzung haben sich mittlerweile zu einem profitablen Bereich der 'virtuellen' *communities* ausgeweitet, über den sich die zukünftige elektronische Kommunikation, die alle Lebensbereiche umfassen soll, abwickelt. Zur Vorherr-

demokratische Partizipationsideale hier noch eine Bewahrung institutionalisierter öffentlicher Sphären vorsehen müßten, scheinen sich diese aufgrund der technologischen Eigendynamik aufzulösen: "It will be an almost exclusively privatized social landscape. The public and the public's interest, if not entirely excluded from consideration, will at best be given marginal attention. In fact, what was once the public sector is on the way to extinction" (Schiller 1993, 64). Das Propagandamodell bei Ellul, dessen Verschmelzung autoritärer und kommerzieller Elemente ein technokratisches System repräsentiert, stellt sich dem idealtypischen demokratischen insofern als Modell einer Manipulation der sichtbaren Macht entgegen. Es verbindet Annahmen zur psychologischen Beeinflußbarkeit, Irrationalität und Inkompetenz der 'Massen' mit der Prämisse einer nur von Experten zu leistenden Systemsteuerung, deren Ausschlußpotential durch die Simulation einer möglichen und gewünschten demokratischen Partizipation abgemildert wird. Das systemtheoretische Fundament dieses Modells leitet die Unmöglichkeit eines demokratischen Kommunikationsprozesses nicht primär von der unwahrscheinlichen 'freien Rede', sondern von der Komplexität der Kommunikationsstrukturen und der dahinter sich andeutenden gesellschaftlichen Strukturen ab. Die Eigendynamik und tendenzielle Verselbständigung technologischer, industrieller und militärischer Entwicklungsprozesse läßt im technokratischen Kommunikationsmodell letztlich die demokratische Verteilung der Entscheidungsmacht und die Verständigung über adäquate Verfahren und inhaltliche Alternativen zu Faktoren werden, die für die Systementwicklung keine prägende Relevanz mehr besitzen.

7.2.2 Aufklärungsprozesse (in) der politischen Öffentlichkeit

Das technokratische System, das Elluls Propagandakonzeption zugrundeliegt, läßt sich durch das Primat technologischer und ökonomischer Imperative und den Ausschluß der Bevölkerungsmehrheit als Mischform autoritärer und kommerzieller Elemente der Typologie von Williams charakterisieren. Es negiert nicht nur die Prämissen des demokratischen, sondern auch des paternalistischen Systems, das neben dem Machterhalt der Regierenden auch eine Anleitungs- und Weiterbildungspflicht impliziert. Während die Konzeption einer auf dialogischer Verständigung und freier Rede beruhenden demokratischen Vermittlung divergierender Ansprüche und Interessen insofern von seiten einer in der sozialen Wirklichkeit fortschreitenden Industrialisierung und technologischen Steuerung unterminiert zu werden scheint, ist der in der Tradition der Aufklärung stehende demokratische Universalismus - auf dem letztlich die emanzipatorische Funktion des Dokumentarfilms beruht - auch durch das Aufkommen postmoderner Theorieentwürfe einer Kritik ausgesetzt. Neben die techno-

---

schaft kommerzieller Interessen bei dieser Entwicklung vgl. Bogart (1993), Schiller (1993), Cooke/Lehrer (1993).

kratische Logik der Systemtheorie tritt der radikale Skeptizismus einer sich von universellen, letztgültigen Geltungsansprüchen verabschiedenden kultur- und gesellschaftstheoretischen Umorientierung. Diese überaus vielschichtige Debatte kann hier nur sehr selektiv auf die eigentümliche Position des Dokumentarfilms innerhalb eines Kontextes postmoderner Ästhetiken und auf jene impliziten Annahmen befragt werden, die die Bedingungen für eine demokratische Partizipation an politischer Öffentlichkeit und einen demokratischen Umgang mit Technologien ausmachen sollen. Zu diesem Zweck wird zunächst auf die kulturtheoretischen Dimensionen der Postmoderne-Debatte (1), dann auf ihre gesellschafts- und metatheoretischen Aspekte (2) und schließlich auf die Institutionalisierungsformen der Öffentlichkeit (3) eingegangen.

1) Der Vergleich unterschiedlicher Entwicklungsmodelle des Dokumentarfilms in Kapitel 2 hat gezeigt, daß das Genre in seiner formativen Phase der zwanziger Jahre zur Umsetzung der sozialplanerischen und empiristischen ('Bilder der Welt sammelnden') Tendenzen den Realismus des 19. Jahrhunderts aufgreift und weiterführt. Es entsteht in der Blütezeit modernistischer Experimente (in der Literatur, Malerei etc.) - im Sinne eines *gegenläufigen* Impulses - als eine filmische Form, die nicht nur eine abbildungsgetreue Darstellung und Vermittlung von Welt, sondern auch den Einsatz des Films als soziales Instrument verspricht. Seine Zeichenqualität und sein apparategestütztes, quasi-objektivistisches Verhältnis zum Dargestellten statten es mit einer Autorität der Verifikation aus, die seine Integration in einen administrativen, der Verwaltung einer Massengesellschaft dienenden Zusammenhang als naheliegend erscheinen läßt. Während der Dokumentarfilm in Kriegszeiten oder für kommerzielle Zwecke als Überzeugungsrede verstanden wird, als zielgerichtete und organisierte Propaganda, bleibt er in seinen journalistischen, investigativen, berichtenden oder das Gesehene 'festhaltenden' Varianten einem Ideal verpflichtet, das im Aufdecken eines gesellschaftlichen Krisenherdes einen aufklärerischen Akt sieht oder durch die Parteinahme für benachteiligte, ausgegrenzte oder unterdrückte Gruppen einen emanzipatorischen Anspruch geltend macht. Der Dokumentarfilm pendelt in seinen Funktionsbestimmungen zwar zum Teil zwischen einer instrumentellen Steuerung (Propaganda), quasi-wissenschaftlichen Beobachtung, Kommerzialisierung des Politischen oder einer Ästhetisierung der sozialen Realität, aber er hat einen normativen Kern in der Verbindung von aufklärerischen, informierenden und emanzipatorischen Ansprüchen. Er bleibt in seinem Selbstverständnis insofern eng mit einem (tendenziell paternalistischen) Gedanken der Demokratisierung durch Veröffentlichung, Weiterbildung und Parteinahme verknüpft. Dieses Fundament der 'dokumentarischen Idee' durchzieht nicht nur die behutsame Annäherung Flahertys an 'fremde Völker' oder die didaktischen Versuche Griersonscher 'Volkserziehung', sondern auch die Berichte der Direct Cinema-Filmemacher aus den inneramerikanischen 'Kriegsschauplätzen', die autobiographischen Selbstanalysen, die feministische Bewußtseinsbildung, die ideologiekritischen Filme oder die Ausein-

andersetzung mit Wahrheitsfindungsprozessen des intertextuellen Films. Die unterschiedlichen Mischformen expositorischer, beobachtend-interaktiver oder intertextueller Modi bleiben an der Prämisse ausgerichtet, im Sinn einer realistischen Repräsentation, d. h. einer Repräsentation, die aufgrund textueller Verfahren eine Aussage über soziale Wirklichkeit, über Modelle dieser Wirklichkeit oder über Verfahren der Modellbildung machen kann, eine dialogische Interaktion der Zuschauer zu befördern. Dadurch läßt sich einerseits eine enge Parallele zwischen dokumentarfilmischen Aktivitäten und demokratischen Emanzipationsbestrebungen ziehen, andererseits wird durch die Hinterfragung einer übergreifenden Vermittlung im Kontext einer postmodernen Kritik an Repräsentationsverfahren das Genre als solches hinterfragt. Der Dokumentarfilm nimmt innerhalb der postmodernen Ästhetik die paradoxe Position eines sich selbst auflösenden und mit der geläuterten Darstellung relativer Wahrheitsansprüche sich partiell wiederbelebenden Filmstils ein.

Das Paradoxe an dieser Position hängt jedoch primär von der gewählten Perspektive ab, die mit dem 'Postmodernen' verbunden ist. Einige Autoren nehmen eine rudimentäre Periodisierung der Kunstproduktion von vormodernen, modernen und postmodernen Werken vor, die sich von einer ungebrochenen Repräsentationskraft über ein experimentelles Aufbrechen zur oberflächlichen Selbstreferentialität entwickelt haben sollen (vgl. Gitlin 1989, Holland 1983). Unabhängig von der Tauglichkeit dieser Aufteilung für literarische Texte ist es offensichtlich, daß sowohl der fiktionale als auch der dokumentarische Film damit in ihrer Entwicklungsdynamik nicht zu erfassen sind, da diese sich für letzteren wesentlich direkter an institutionellen, technologischen und nicht zuletzt gesellschaftlichen Innovationen oder Zugriffen ausrichtet. Auch der normative Entwurf einer postmodernen Kunst oder einer Kunst der Postmoderne, wie er von Lyotard (1990) vorgelegt wird, beläßt die filmische Ästhetik in einer Zwischenstellung. Die Absage an ein realistisches Repräsentationsideal richtet sich bei ihm gerade *gegen* den Bereich des industriellen Films, dem Lyotard (1990, 37) ein überlegenes Potential zuschreibt, "den Referenten zu stabilisieren, das heißt ihn so auszurichten, daß er als wiedererkennbarer Sinn erscheint", und der sich durch die Vervielfältigung der Wirklichkeitseffekte und 'Phantasmen des Realismus' bereits auf die Seite der Techno-Wissenschaft geschlagen zu haben scheint. Die postmoderne Kunst soll sich demgegenüber dieser Vervielfältigung verweigern und sich an einer sichtbaren Darstellung abarbeiten, die auf ein Nicht-Darstellbares nur anzuspielen vermag und damit das unüberbrückbare Übersetzungsdefizit zwischen denkbarer Begrifflichkeit und Darstellbarkeit nicht versöhnend überdeckt. Die Negation der Repräsentation wird zu einer Absage an ein kommunikatives Verhältnis, das sich durch identifizierbare Teilnehmer, den Bezug auf einen Referenten (soziale Wirklichkeit), die Kategorie des Sinns und einen kommunikativen Konsens auszeichnet. Die Funktionsbestimmung der Kunst lehnt sich dabei in Lyotards Energetik an die Gleichzeitigkeit einer Lust-Unlust-Empfindung an, die auf die Differenz von

Wirklichkeit und Begriff abhebt, und bei der die Lust, "daß die Vernunft jegliche Darstellung übersteigt", und der Schmerz, "daß Einbildungskraft und Sinnlichkeit dem Begriff nicht zu entsprechen vermögen" (Lyotard 1990, 47), die beständige Erinnerung an ein Undarstellbares bereithalten.[10]
Diese Bestimmung postmoderner Kunst, deren metatheoretische Implikationen im Kontext von Lyotards Gesellschaftstheorie zu aporetischen Vermittlungsdefiziten führen (siehe unten), grenzt offensichtlich den Dokumentarfilm als realistisches Genre notwendig aus. Doch während diesem Ideal am ehesten noch experimentelle Filme entsprechen könnten, erweist sich auch der dokumentarfilmische Realismus als ein flexibles und erkenntniskritisches Feld, das eine eindimensionale Versöhnung zwischen Darstellungs- und Begriffsrelationen nur in einer eng gefaßten Abbildtheorie behaupten kann. Insofern können die Auseinandersetzungen mit einer postmodernen Ästhetik des Dokumentarfilms weder auf pauschalisierende Periodisierungskonzepte noch auf die Absage an Repräsentationsansprüche zurückgreifen. Vielmehr deutet sich in der Zunahme intertextueller und parodistischer Formen seit den sechziger Jahren eine Entwicklung an, die das Primat der Reflexivität, das sich auf die Prozesse des Repräsentierens, des Bildermachens über andere und des dialogischen Angebots an die Zuschauer bezieht, nicht nur auf intrafilmische Markierungen bezieht, sondern auf die Ausweitung einer Verklammerung des dokumentarischen Stils mit anderen formal-ästhetischen Formen bis hin zur vollständigen Imitation. Wie in 5.4 ausgeführt, läßt sich die fingierte Selbstanalyse, die maskenhafte Selbstinszenierung in *David Holzman's Diary* oder *Daughter Rite* nicht mehr ohne weiteres unter der Klammer der 'Versöhnung' zwischen Begriff und Wirklichkeit subsumieren, sondern sie verhandelt im Sinn eines reflektierten Realismus das Repräsentationsfundament, auf das sich der Kommunikationsakt stützt.
Die postmoderne Ästhetik des Dokumentarfilms - vielleicht mit Williams (1993) und Arthur (1993a) als Mischung einer Kritik an universellen Wahrheitsansprüchen und eines intertextuellen Spiels mit zitierfähigen Stilelementen, aber auch als kreative Wiederbelebung expressiver Verfahren zu verstehen - bleibt damit in das realistische Projekt eingebunden, und eine Hinterfragung dieses Projekts ergibt sich nicht aus einer normativen avantgardistischen Ästhetik, sondern aus einem Wandel der gesellschaftlichen Rahmenbedingungen, die das dominierende Kommunikationssystem prägen und umformen. Diese Umformung, die sich tendenziell in der Verschiebung des analytischen zum performativen Modus des Dokumentarfilms andeutet, läßt sich in der Typologie von Williams (dabei stark simplifizierend) als Übergang des paternalistischen zum kommerziellen System beschreiben. Sie macht in der Postmoderne-Konzeption von Jameson (1984) die besondere Rolle der sechziger Jahre deutlich, da sich in dieser Periode mit der Medienexpansion, dem militärischen Apparat in Vietnam und der konsolidierten Konsumgesellschaft ein postindustrieller Zustand eta-

---

10 Vgl. zu dieser Konzeption Wellmer (1985, 60/61), der auf die Parallelen zu Adornos Kunstverständnis eingeht.

bliert, der die soziale Wirklichkeit mit einer technokratischen Logik überzieht und auch die Theoriebildung im Bereich der Kybernetik, System- oder Informationstheorie an diesen Zustand sich anpassen läßt. Für den Dokumentarfilm bildet sich nach den expositorischen Appellen der New-Deal-Ära, des Zweiten Weltkrieges und des Kalten Krieges mit dem beobachtend-interaktiven Ansatz ein Modus heraus, dessen Appellstruktur das direkte Ansprechen einer imaginären ('Volks'-)Einheit entweder - im Sinn eines neuen technischen Purismus - zugunsten des 'reinen, maschinellen Beobachtens' oder im Kontext der kulturellen 'Befreiung' zugunsten der interaktionistischen Performanz aufgibt (vgl. Arthur 1993a). Neben die paternalistische Sorge um die Bevölkerungsmehrheit tritt zunehmend der kommerzielle Markt, dessen Selektionskriterien die Attraktivität und die Profitabilität des Gesagten sind.

Für Jameson (1984), der den Postmoderne-Begriff ebenfalls als Periodisierungskonzept formuliert, verbinden sich in den sechziger Jahren die gesellschaftlichen Auswirkungen der technologischen Revolutionen (die er im Anschluß an Mandel vor allem auf den Gebieten der Computertechnologie, Energie und Landwirtschaft sieht) mit einer Aushöhlung und Herausforderung der ästhetischen Potentiale, die den Gehalt der Moderne auszuzeichnen schienen. Der postmoderne Mensch bewegt sich in einer Kultur der Simulakra und Pastiche, in der ironische Selbstreferentialität eine ahistorische Nostalgiekunst erzeugt, die nur an Oberflächen kratzt und sich an Bildern berauscht. Im Zustand der Schizophrenie wird das den Relationierungsverfahren enthobene Subjekt zum frei-flottierenden Zeichen, während es in der poststrukturalistischen Theorie als zu berücksichtigende Kategorie vollständig abgeschafft zu werden droht. Für Jameson (1983; 1984) wird jener bedeutungstragende Untergrund, auf den nicht nur der Realismus (als zu enthüllendes Wesen), sondern auch die Parodie (als implizite Norm, die eine Abweichung zur Kritik werden läßt) angewiesen ist, in der postmodernen Periode ausgehöhlt, und schließlich kann die Kunstproduktion, die sich in der Hoch-Moderne *gegen* eine bestehende Gesellschaftsordnung zu richten schien, nur noch als allegorische Verkörperung derselben, d. h. als Umsetzung der spät-kapitalistischen Logik verstanden werden: "There is some agreement that the older modernism functioned against its society in ways which are variously described as critical, negative, contestatory, subversive, oppositional and the like. Can anything of the sort be affirmed about postmodernism and its social moment?" (Jameson 1983, 125). Mit Jameson kann insofern von der Konsolidierung eines postindustriellen Systems ausgegangen werden, die Harvey (1989) als Transformation Fordistischer Modernität in postmoderne Flexibilität bezeichnet,[11] und die

---

[11] Vgl. Harvey (1989, 339), dessen zentrales Argument sich auf die Umwertung jener ökonomischen Prinzipien der Geldwertstabilität, Kontrolle des Arbeitsmarktes, Intervention des Wohlfahrtsstaates, Keynesianische Marktsteuerung bezieht, die sich im Zuge einer postmodernen Flexibilisierung von starren Fixierungen lösen: "Postmodernist flexibility, on the other hand, is dominated by fiction, fantasy, the immaterial (particularly of money), fictitious capital, images, ephemerality, change, and flexibility in production techniques, labour markets and consumption niches; yet it also embodies strong commitments to Being and place, a penchant for charismatic politics, concerns for ontology, and the stable institutions favoured by neo-conservatism. Ha-

durch die Ausdehnung der Steuerungsmechanismen des Systems auf lebensweltliche Bereiche den Status ästhetischer Texte umdefiniert (vgl. Habermas 1983). Doch greift im Kontext seines schematischen Periodisierungsmodells die Homologie zwischen ökonomischen und textuellen Strukturen ebenso wie die Funktionsbestimmung der unausweichlichen künstlerischen Affirmation zu kurz. Während sich etwa die Vermischung von Elementen der 'hohen und niederen' Kultur nicht erst mit einer massenmedialen Kommunikation einstellt,[12] kann zumindest für die reflektierteren Formen des dokumentarfilmischen Realismus sowohl ein innovatives als auch ein kritisches Potential postuliert werden, das in der gesellschaftlichen Weiterverarbeitung zur Entfaltung kommt. Die Abgrenzung von einer kulturellen Moderne läßt demnach nicht unweigerlich das Kunstwerk in einer kapitalistischen Logik aufgehen, sondern sie ermöglicht auch eine ästhetische Avantgarde der Postmoderne, die "mit der provokativen Rechtfertigung des ästhetischen Genießens, der subversiven Komik, der naiven Hinnahme, aber auch der kritischen Funktion des Fiktiven, und bei alledem mit einer grandiosen Verschmelzung von Hoch- und Massenkultur" (Jauß 1988, 224) einsetzt. Während die Ausweitung postindustrieller Organisationsformen und die Konsolidierung eines technokratischen Apparates die Bedingungen einer demokratischen Kommunikation fundamental affizieren, erscheint es notwendig, die innovativen Potentiale einer postmodernen Ästhetik nicht mit den neokonservativen oder relativistischen Tendenzen eines Paradigmenwechsels zu vermischen, der sich in gesellschafts- und metatheoretischen Annahmen mit den Partizipationsmöglichkeiten in politischen Öffentlichkeiten auseinandersetzt (vgl. Jauß 1988). Diesem Aspekt der Postmoderne-Debatte widmet sich daher der nächste Abschnitt.

2) Ein zentrales Problem bei der Auseinandersetzung mit dem Demokratisierungspotential des Dokumentarfilms, das sich aus dem Aufklärungspostulat ableitet, ist nicht nur ein universalistischer Anspruch, der sich damit verbindet, sondern auch das ambivalente Verhältnis einer emanzipatorischen Aufdeckung, die gleichermaßen einen disziplinierenden Zugriff vorbereitet. Während einerseits durch den Ausschluß bereits produzierter Filme auf politisch oder ethisch definierte Diskursgrenzen verwiesen wird, oder sich durch die Konzentration auf gesellschaftliche Krisen ein Appell des 'schlechten Gewissens' manifestiert, werden im Zuge einer symbolischen Festschreibung Methoden und Agenturen der Wissensproduktion herausgebildet, deren Kontrolle sich vom Einfluß der Betroffenen ablösen und letztlich gegen sie wen-

---

bermas's judgement that the value placed on the transitory and the ephemeral 'discloses a longing for an undefiled, immaculate and stable present' is everywhere in evidence. It seems as if postmodernist flexibility merely reverses the dominant order to be found in Fordist modernity."

[12] Vgl. Jauß (1988, 222): "Blickt man auf die ältere Kunst vor der Schwelle der ästhetischen Autonomie [d. h. vor 1750] zurück, so läßt sich ständig und vielfach belegen, daß die Zeugnisse, die von ästhetischer Erfahrung sprechen, ganz selbstverständlich hohe und niedere, elitäre und populäre Funktionen der Kunst: Verstehen und Genießen, Erkenntnis und Unterhaltung, das Tragische und das Komische, das Erhabene und das Groteske, eingeschlossen und nicht selten zusammengeschlossen haben."

den kann (vgl. Minh-ha 1993). Eine solche Instrumentalisierung emanzipatorischer Grundsätze wird, sobald sie sich in einer analogen Bewegung in der Alltagspraxis *wissenschaftlicher* Arbeit etabliert hat, im Kontext der Postmoderne-Debatte einer Kritik unterzogen, die nicht nur den Abschied von 'großen Denktraditionen' der Befreiung oder des Positivismus verkündet, sondern auch die Krise der Repräsentationssysteme, die Wissenschafts- und Vernunftkritik und den Widerstand der Theorie in den Vordergrund rückt.[13] Für Wellmer (1985, 57) bleibt dieser kritische Gestus, sobald er sich einer Ausformulierung demokratischer Interventionsmöglichkeiten entzieht, in einer zynischen oder irrationalen Tendenz verhaftet, die das kulturelle Projekt der Moderne aufkündigt, während sich die technologische Entwicklung unwidersprochen ausbreitet. Er kann aber auch im Aufzeigen jener problematischen Doppelbewegungen der Aufklärung eine Möglichkeit darstellen, die 'Selbstüberschreitung' der Moderne in eine Richtung vorzunehmen, die an der Prämisse der Demokratisierung festhält, deren Grundlage aber zunächst einmal herauszuarbeiten versucht.

Die Annahme eines autonomen, vernunftbegabten und kooperativen Subjekts wird dabei nach Wellmer (1985) durch das Ineinandergreifen psychologischer, soziologischer und sprachphilosophischer Überlegungen fragwürdig. In psychologischer Hinsicht wird mit dem triebgesteuerten, in unterschiedliche Kräfte zerfallenden Freudschen Subjekt nicht nur dessen Autonomie, sondern auch die Maskerade einer selbstbestimmten Vernunft zerstört, die sich in einem beständigen Kampf innerer Kräfte (der Macht, der Lust, des Begehrens) auflöst und damit die Möglichkeit einer unverzerrten Selbstwahrnehmung auszuschließen droht. Die Konzeption einer eigenständigen Sinnkonstitution zerfällt demgegenüber durch die sprachphilosophische Kritik an der Vorstellung, das Subjekt sei durch seine Autorenschaft der Ursprung sprachlich konstituierten Sinns. Statt dessen deutet sich ein Verhältnis an, das das Verweisungs- und Bezeichnungssystem sprachlicher Regeln, die sich durch die Praxis ihrer Anwendung und nicht durch eine Verbindung autonomer Einheiten auszeichnen, bereits voraussetzen muß, und das die 'ursprüngliche' Qualität der Subjektivität in einem unhintergehbaren, bereits vorhandenen sprachlichen Bedeutungssystem auflöst. Schließlich formuliert sich in der Kritik an der instrumentellen Vernunft jene Perspektive auf die mit der Industrialisierung und Modernisierung einhergehenden 'Verdinglichungstendenzen', die auch der Logik des technokratischen Kommunikationssystems zugrundeliegen, dort aber als unvermeidliche Reibungsverluste eines komplexen, steuerungsbedürftigen Systemzusammenhangs legitimiert

---

[13] Vgl. Denzin (1991, 26/27), dessen Versuch, die postmoderne Sozialtheorie auf das Kino anzuwenden, zwar eine Reihe von programmatischen Erklärungen formuliert, was eine neue Theoriedebatte zu leisten hätte, jedoch weder in filmwissenschaftlicher noch in gesellschaftstheoretischer Hinsicht aufschlußreiche Umsetzungen dafür liefert. Wie es sich auch bei Harvey (1989, 308-323) tendenziell andeutet, werden die Filme *symptomatisch* gelesen, d. h. die Texte werden privilegiert, weil sie besonders typisch für eine inhaltliche Ausgestaltung postmoderner Themen zu sein scheinen.

werden können. Für Wellmer wird damit die psychologische Kritik radikalisiert und auf die methodischen Grundlagen der wissenschaftlichen Erschließung der Gesellschaft ausgeweitet. Die identitätslogische Begriffsdefinition von Subjekten und Objekten des Wissens gerät zu einer Vereinheitlichung, die kontrollierende Zugriffe erlaubt: "Das Korrelat des einheitlichen Selbst ist eine objektivierende und systembildende ('totalisierende') Vernunft, die somit als Medium von Herrschaft gedacht ist: einer Herrschaft über die außermenschliche, die gesellschaftliche und die innermenschliche Natur" (Wellmer 1985, 73). Diese nach innen und nach außen gerichtete Herrschaft, die in der Arbeit von Horkheimer und Adorno noch mit den Mitteln einer radikalisierten, reflexiven Aufklärung zumindest angezeigt werden soll, nistet sich in der poststrukturalistischen Kritik auch in jenen Denkbewegungen ein, die an einem Befreiungsbegriff festzuhalten versuchen: "Die 'Aufklärung', welche die Freiheiten entdeckt hat, hat auch die Disziplinen erfunden" (Foucault 1976, 285). In einem parallel laufenden Prozeß wird so aus dem politischen Projekt einer mehrheitlichen Beteiligung autonomer Subjekte an Verständigungsformen über demokratische Verfahren und über die Gestaltung der Gesellschaft eine effiziente, disziplinierende und kontrollierend-beschränkende Herrschaft wissenschaftlicher und administrativer Systeme, während das kulturelle Projekt sich an kapitalistische Imperative anschmiegt oder durch affirmative (realistische) Repräsentationsverfahren zur Stützung der instrumentellen Vernunft beiträgt.[14] Da die *Einheit* des künstlerischen Werks oder des rationalen bürgerlichen Subjekts mit einer Dialektik der Ausgrenzung, Verdrängung und Unterdrückung einhergeht, bleibt für Wellmer (1985, 104) die Konzeption einer *emanzipatorischen* modernen Kunst nur denkbar, wenn sie einen neuen Typus der Synthese voraussetzt, "bei dem das Diffuse, Nicht-Integrierte, das Sinnlose und Abgespaltene eingeholt würde in einen Raum gewaltloser Kommunikation - in den entgrenzten Formen der Kunst ebenso wie in den offenen Strukturen eines nicht mehr starren Individuations- und Vergesellschaftungstypus." Die 'freie Rede' und das Postulat eines Einholens in ihren diskursiven Raum bleibt damit Grundlage des Versuchs, an emanzipatorischen Idealen festzuhalten.

Im Gegensatz dazu versucht Lyotard (1993, 14), eine 'Skepsis gegenüber den Metaerzählungen' der Aufklärung zu untermauern und im Zeitalter der *Informationsmacht* Anzeichen für einen grundlegenden Paradigmenwechsel freizulegen. Dabei grenzt er sich von den systemtheoretischen Performativitäts-Kriterien ebenso ab wie von den universalistischen Idealen eines allgemeingültigen kommunikativen Konsenses. In einem ersten Schritt gelingt es ihm, die fundamentalen Umwälzungen, die aufgrund der technologischen Entwicklungen nicht nur die übergeordneten Kommunikationsstrukturen, sondern auch die Verständigungsprozesse und die gesellschaftlichen Machtverhältnisse ihrer Determination erfassen, in einer Tragweite zu bestimmen, die den prognostischen Arbeiten der sechziger Jahre (z. B. der in 7.1 vorge-

---

[14] Vgl. Wellmer (1985, 101), der sich vor allem auf die ästhetischen Konzeptionen von Adorno und Lyotard bezieht.

stellten Typologie von Williams) noch weitgehend fehlt. Was sich zunehmend als ein Verteilungskampf zwischen multi-nationalen Konzernen darstellt, die eng mit administrativen oder militärischen Systemen verwoben sind, wird bei Lyotard (1993, 26) zunächst noch abstrakt verhandelt. Das Wissen in einer 'informatisierten' Gesellschaft löst sich als Ware von Bildungskriterien ab und übernimmt anstelle des Kampfes um Territorien oder Ressourcen die zentrale Machterhaltungsfunktion politischer und militärischer Gruppen. Die *Definition des Wissens* und der *Gegenstände*, auf das es sich beziehen soll, werden neben seiner Produktion, Verwaltung und Verteilung zu den Schaltstellen der Macht industrialisierter Gesellschaften, deren kommunikationstheoretische Erörterung für die Frage nach einer (politischen und kulturellen) Demokratisierungsmöglichkeit - unabhängig davon, ob diese Erörterung als modern, postmodern oder kritisch bezeichnet wird - zum zentralen Bezugspunkt wird. Offensichtlich überkreuzen sich an diesem Relais der Informationsmacht nicht nur die Befürchtungen einer antidemokratischen, sich verselbständigenden Elite der Experten und Techniker (die im Sinne des technokratischen Systems nur noch propagandistisch steuern) oder einer beständig anwachsenden asymmetrischen Verteilung der Verfügungspotentiale über die technologische und institutionelle Verwaltung des Wissens, sondern auch die Annahmen, daß die (technokratischen) Systemimperative sich widerstandslos auf die Lebenswelten ausbreiten können,[15] oder daß durch den Spezialisierungsgrad (der Kommunikationsstrukturen) auch die prozessuale Qualität der Verständigung eine qualitative Veränderung durchläuft, die einen epochalen Schwellenpunkt markiert.

Auf den (meta)theoretischen Umgang mit diesem Schwellenphänomen bezieht sich Lyotards (1993, 45-62) Untersuchung des 'postmodernen' Wissens, über dessen Verwaltung und Definition es in seiner Darstellung einen an Emanzipationsvorstellungen festhaltenden kritischen, einen sich dem Effizienzkriterium angleichenden affirmativen und einen sich auf die Heteromorphie der Sprachspiele berufenden postmodernen Diskurs gibt. Letzterer hat ein spieltheoretisches Fundament, das sprachliche Spielzüge als regelgeleitete Aussagen versteht und deren Legitimation aus den Vertragsbedingungen zwischen den 'Spielern' ableitet, das gleichzeitig eine Hierarchisierung des sich darin manifestierenden (narrativen oder wissenschaftlichen) Wissens ausschließt und den Spielern eine von Systemimperativen letztlich unkontrollierbare Autonomie zuspricht. Lyotard (1993, 112-122) wendet sich damit einerseits gegen die vereinheitlichenden Tendenzen der 'Metaerzählungen' einer Befreiungs- und Emanzipationsbewegung der Menschheit, die durch die Unmöglichkeit eines übergreifenden Diskurses an Glaubwürdigkeit verloren haben sollen, zum anderen

---

[15] Vgl. Habermas (1985, 394): "Die *unvermittelte* Umsetzung spezialisierten Wissens in die privaten und öffentlichen Sphären des Alltags kann nach der einen Seite die Autonomie und den Eigensinn der Wissenssysteme in Gefahr bringen, und nach der anderen Seite die Integrität der lebensweltlichen Kontexte verletzen. Ein auf nur einen Geltungsanspruch spezialisiertes Wissen, das kontextunspezifisch auf die ganze Breite des Geltungsspektrums der Alltagspraxis aufprallt, bringt die kommunikative Infrastruktur der Lebenswelt aus dem Gleichgewicht."

gegen jene Legitimitätsformen, die das Verhältnis von Performativität, Verfizierung und Beurteilung zu einem sich selbst perpetuierenden Regelkreis gemacht haben, dessen Informationsmacht sich mit der Produktion, Speicherung und Operationalisierung von Wissen beständig ausweitet. Der qualitative Sprung einer informatisierten Gesellschaft, mit dem eine Kommunikationstheorie als Ausgangsbedingung umzugehen hat, wird für Lyotard weder durch die Hierarchisierung einer spezifischen Erzählung (der Emanzipation oder Befreiung) noch durch die Anpassung an die Systemfunktionalitätsbedingungen verhandelbar, sondern zum einen durch die Kontrastierung der Heterogenität der Sprachspiele mit den mannigfaltigen (und vom 'System' in dieser Vielheit gewünschten) Positionen, die die Sprecher einnehmen können, und zum anderen durch das Postulat eines freien Zugangs zu Informationen.[16] Während die Spieler als Knoten eines Kommunikationskreislaufs erscheinen, innerhalb dessen sie sich auf Aussage-Kreuzungen befinden und permanent 'verschoben' werden, postuliert Lyotard (1993, 152) für die postmoderne Welt des Wissens ein Spiel der vollständigen Information, in dem die Daten allen zugänglich sein sollen und ihre Verwendung nicht einer auf Emanzipation abhebenden Elite, sondern der spiel-pragmatischen Anwendung dient: "Bei gleicher Kompetenz hängt der Zuwachs an Performativität - in der Produktion des Wissens und nicht mehr in seinem Erwerb - also letztlich von dieser 'Phantasie' (*imagination*') ab, die entweder erlaubt, einen neuen Spielzug durchzuführen, oder die Regeln des Spiels zu verändern." Die Enthierarchisierung der (wissenschaftlichen oder narrativen) Sprachspiele scheint demnach mit der Ablehnung einer paternalistischen Fürsorge einherzugehen, um die, nur aufgrund eines sich in der kommunikativen Pragmatik einstellenden Regelwerks verbundenen, Gesellschaftsmitglieder in eine ideale Position der Partizipation versetzen zu können. Lyotard wendet sich gegen einen totalisierenden Konsens, dem er das Postulat einer 'Praxis der Gerechtigkeit' entgegenhält, die sich nur an lokalen und potentiell auflösbaren Übereinkünften orientiert.[17] Die 'Informatisierung'

---

[16] Vgl. Lyotard (1993, 188): "Die soziale Pragmatik besitzt nicht die 'Einfachheit' der wissenschaftlichen; sie ist ein aus dem Ineinandergreifen von Netzen heteromorpher Aussageklassen (denotativer, präskriptiver, performativer, technischer, evaluierender usw.) bestehendes Ungetüm. Es gibt keinen Grund anzunehmen, man könne Metapräskriptionen bestimmen, die all diesen Sprachspielen gemein wären, und daß ein revidierbarer Konsens, wie der, der zu einem bestimmten Zeitpunkt in der Gemeinde der Wissenschaftler herrscht, die Menge der Metapräskriptionen umfassen könnte, die die Menge der in einer Gemeinschaft zirkulierenden Aussagen regelt. Vielmehr ist der heutige Verfall der Legitimationserzählung, gleich ob traditionell oder 'modern' (Emanzipation der Menschheit oder das Werden der Idee), gerade mit der Aufgabe dieser Überzeugung verbunden. Ebenso ist es der Verlust dieser Überzeugungen, den die Ideologie des 'Systems' zugleich durch ihre totalisierende Prätention ersetzt und durch den Zynismus ihres Performativitätskriteriums zum Ausdruck bringt."

[17] Vgl. Lyotard (1993, 190/191): "Man muß also zu einer Idee und einer Praxis der Gerechtigkeit gelangen, die nicht an jene des Konsens gebunden ist. Das Erkennen der Heteromorphie der Sprachspiele ist ein erster Schritt in diese Richtung. Es impliziert offenkundig den Verzicht auf den Terror, der ihre Isomorphie annimmt und zu realisieren trachtet. Der zweite ist das Prinzip, daß, wenn es einen Konsens über die Regeln gibt, die jedes Spiel und die darin gemachten 'Spielzüge' definieren, so *muß* dieser Konsens lokal sein, das heißt von gegenwärtigen Mitspielern erreicht und Gegenstand eventueller Auslösung sein. Man orientiert sich also an Vielfalten end-

der Gesellschaft kann dabei eine vermachtende oder eine das Spiel ermöglichende Richtung einschlagen:

> Sie kann das "erträumte" Kontroll- und Regulierungsinstrument des Systems des Marktes werden, bis zum Wissen selbst erweitert werden und ausschließlich dem Prinzip der Performativität gehorchen. Sie bringt dann unvermeidlich den Terror mit sich. Sie kann auch den über die Metapräskriptionen diskutierenden Gruppen dienen, indem sie ihnen die Informationen gibt, die ihnen meistens fehlen, um in Kenntnis der Sachlage zu entscheiden. Die Linie, die man verfolgen muß, um sie in diesem letzteren Sinn umzulenken, ist im Prinzip sehr einfach: Die Öffentlichkeit müßte freien Zugang zu den Speichern und Datenbanken erhalten. Die Sprachspiele werden dann im betrachteten Moment Spiele mit vollständiger Information sein. (Lyotard 1993, 192/193)

Während auch das idealtypische demokratische (Kommunikations-)System bei Williams auf die paternalistischen und autoritären Tendenzen eines durch Eliten definierten und hierarchisierten Sprachraums verzichten möchte, erscheint Lyotards Forderung nach einer Öffnung der Datenbanken angesichts seines zuvor analysierten Zustands der Informationsmacht als eine Option, die die 'Demokratisierung' der Kommunikation zwar an die Aufweichung der hierarchisierten Sprachspiele knüpft, aber keinen Aufschluß über jene Instanzen liefert, die über die Verwaltung des Wissens verfügen. Die Kontrolle der Spieler und ihrer Setzungsmacht von Spielregeln bleibt (neben der Frage, wodurch Lyotards Sprachspiel seine allgemeine Gültigkeit erhält) ebenso unberücksichtigt wie die Frage, was im einzelnen unter einer 'postmodernen Gerechtigkeit' zu verstehen ist. Was hier als idealtypische Annahme auf die strukturellen Voraussetzungen des Kommunikationsaktes (den freien Zugang zur vollständigen Information) bezogen und in seiner problematischen Umsetzbarkeit nicht weiter verfolgt wird, erscheint demnach als eigentlich zu verhandelndes zentrales Anliegen,

> um das sich die Freiheitskämpfe der unterdrückten Völker, die Emanzipationsbewegungen unterdrückter Minoritäten, der Kampf für eine demokratische Psychiatrie, ja letztlich alle Konflikte und Krisen der industriellen Gesellschaften heute drehen, *ohne daß irgendjemand* sagen könnte, wie und in welcher Form sich die Idee einer allgemeinen, individuellen und kollektiven Selbstbestimmung der Individuen, Gruppen und Völker verwirklichen ließe. (Wellmer 1985, 106)

Während Lyotard den Funktionswandel der Informationsmacht ähnlich wie Jameson in seinen vielschichtigen Auswirkungen darzustellen vermag und auf die pragmatische Grundlage der sich im lebensweltlichen Dialog legitimierenden Sprachspiele abhebt, bleibt seine Vision einer postmodernen Verwendung des Wissens unscharf. Zum einen erscheint die Ablehnung einer konsensorientierten Kommunikation nur durch das artifizielle Konstrukt einer (von Habermas vermeintlich angestrebten) Diktatur des Konsenses haltbar, zum anderen bleiben jene Entwürfe unklar, die dem Effizienzkriterium der Performativität entgegenstehen wollen. Wie die Verhinderung

---

licher Metaargumentationen, wir wollen sagen: Argumentationen, die Metapräskriptionen zum Gegenstand haben und raum-zeitlich begrenzt sind."

eines Machtzuwachses der Experten und Techniker durch die changierenden Positionen der Sprach-Spieler oder eine Verfügbarkeit der Informationen durch die Öffnung der Speicher auszusehen hätte, bleibt ebenso unaufgelöst wie die Frage, wodurch die Partizipation der Spieler in einem Raum der 'vollständigen Information' eine gesellschaftsübergreifende Relevanz erhalten soll. Die Absage an den Terror des Konsenses oder der Effizienz erscheint ohne eine Berücksichtigung gemeinschaftsbindender Kriterien eigentümlich unbestimmt.

Bei der Umsetzung eines demokratisierenden Einsatzes des Dokumentarfilms etwa ergeben sich aus der allgegenwärtigen 'Informatisierung' der Gesellschaft einige Konsequenzen, für die es zunächst auch keine 'postmodernen' Antworten zu geben scheint. Im Bereich der technologischen Entwicklung z. B., die mit der Digitalisierung der Bilder und Töne das Genre auf eine neue Repräsentationsbasis stellt, deutet sich ein grundsätzlicher Wandel des (indexikalischen, dabei für die *rhetorische* Kraft des dokumentarischen Effektes mitbestimmenden) Status des Materials an. Während das Indexikalische das Dokumentarische nicht definieren kann, aber eine Verbindung mit lebensweltlichen Referenzen als Versprechen für die Zuschauer bereithält, geht durch eine veränderte Repräsentationsbasis die Legitimation des Genres tendenziell verloren. Dies mag für die 'Eindeutigkeit' einer stereotypisierenden Verhandlung 'fremder Völker' wünschenswert sein, es unterminiert jedoch auch die audiovisuelle Beweisführung über historische Ereignisse (etwa die Konzentrationslager der nationalsozialistischen Diktatur), deren Status einem nicht mehr nachzuvollziehenden technischen Eingriff unterliegen mag. Es fragt sich demnach, wie der Beweisstatus der Bilder und Töne im Zeitalter der computergenerierten Realitätseindrücke erhalten bleiben soll. Darüber hinaus ist unklar, wie ein Emanzipationsanspruch weiterbestehen kann, ohne daß ein autonomes Subjekt (mit einer zumindest rudimentär bestimmbaren Identität) vorausgesetzt würde, wobei diese Festlegung immer in eine Dynamik des potentiell möglichen, repressiven Zugriffs auf die Gruppen und Individuen eingebunden bleibt. Schließlich ist zu klären, wie ein gesellschaftsübergreifendes Vermittlungspostulat denkbar erscheint, ohne daß ein impliziter Universalitätsanspruch erhoben wird, d. h. wie eine strategische (diskursive) Intervention ihre gemeinschaftsbindende Legitimität und Gültigkeit erhält. Gerade der Dokumentarfilm kann seinen kommunikativen 'Auftrag' nicht mehr rechtfertigen, sobald die 'Erzählungen' von der Emanzipation oder der möglichen Befreiung an appellativer Kraft verlieren.

Damit wird deutlich, daß der demokratische Universalismus der Aufklärung, der von Habermas, Wellmer, Williams oder Bobbio implizit vorausgesetzt werden muß, auf spezifischen und grundsätzlichen *Gemeinsamkeiten* beruht, und daß seine in bestimmten gesellschaftlichen Bereichen gewünschte (Selbst-)Überschreitung an diesen anzusetzen hat (vgl. Wellmer 1985, 107). Während dabei - in der Konzentration auf Kriterien demokratischer Selbstbestimmung, Entscheidungsfindung oder Konfliktbewältigung - keine letztgültigen Legitimationen und Lösungen mehr beansprucht werden können, bedeutet ein Festhalten am demokratischen Universalismus, wie Wellmer (1985, 108) ausführt, "daß der moralisch-politische Universalismus der Aufklärung, daß die Ideen individueller und kollektiver Selbstbestimmung, und daß die Vernunft und die Geschichte neu gedacht werden müssen." Das postmoderne Modell Lyotards einer Enthierarchisierung der Sprachspiele und eines freien Zugangs zu den Datenbanken, das sich sowohl vom universalistischen Anspruch der Ideologiekritik als auch vom technokratischen System der funktionalen Steuerung absetzt, bleibt in seinen demokratietheoretischen Implikationen vor allem für die Frage, wie eine Öffnung der elektronischen Speicher gegen den Willen der Machteliten durchgesetzt werden kann, unbestimmt.

Dennoch deutet sich auch bei Lyotard an, daß der *Öffentlichkeit*, wenn sie in einem Raum der vollständigen Information zustandekommt, eine besondere Funktion zuteil wird. Dort können sich nicht nur die Sprachspiele entfalten, sondern auch Informationen über Metapräskriptionen ausgetauscht werden, wodurch sie eine strukturelle und eine prozessuale Besetzung erhält. Das 'postmoderne Wissen' zirkuliert insofern noch immer in jenem von der kritischen Kommunikationstheorie privilegierten Raum der Verständigung, in dem die ungehinderte Rede eine Vermittlung divergierender Geltungsansprüche bewerkstelligen soll. Dabei ist das am 'Projekt der Moderne' festhaltende Paradigma seinerseits gefordert, das Anwachsen der Informationsmacht und die im Zuge einer dominierenden instrumentellen Vernunft diskreditierte Basis des Aufklärungspostulats in einer Weise aufzugreifen, die das Vernunftpotential nicht zur totalisierenden Größe werden läßt, aber eine kritische Intervention des Subjekts theoretisierbar macht.[18] Die Ausgangsfrage, *was* eine demokratische Partizipation in der politischen Öffentlichkeit auszeichnet und *wodurch* sie erhalten werden kann, richtet sich nicht nur auf das Zusammenspiel der institutionellen, administrativen und ökonomischen Faktoren, die ein strukturelles Moment konstituieren, sondern auch auf die alltägliche Praxis der intersubjektiven Verständigung bzw. der über die Massenmedien sich herstellenden parasozialen Interaktion.[19]

---

[18] Im Folgenden wird vor allem auf Arbeiten von Habermas eingegangen, allerdings ohne die polemischen Dimensionen der Auseinandersetzung zwischen den 'modernen' und 'postmodernen' Lagern zu berücksichtigen. Sie erscheinen für die Frage, wie unterschiedliche Modelle eine kommunikationstheoretisch fundierte Demokratisierung veranschlagen, als nicht relevant.

[19] Unter parasozialer Interaktion wird jener interaktionistische Aspekt massenmedialer Kommunikation verstanden, der die Fernsehprogramme als simulierte Interaktion von Angesicht zu Angesicht in lebensweltliche Sphären einwirken läßt. Die Massenmedien bleiben in diesem Sinn nicht einem externen Kommunikationsbereich zugeordnet, sondern sie werden aufgrund der Zuschauerdispositionen und der Sendeformate in die alltägliche Kommunikation integriert. Dieser Ansatz wird zum Teil von Meyrowitz (1985) aufgegriffen, er wurde jedoch im Umfeld des symbolischen Interaktionismus für das Fernsehen bereits in den fünfziger Jahren ausformuliert. Bei Horton/Wohl (1976, 212) - einer Arbeit, die 1956 erstveröffentlicht wurde - wird der Simulationscharakter der parasozialen Interaktion folgendermaßen umschrieben: "One of the most striking characteristics of the new mass media - radio, television, and the movies - is that they give the illusion of face-to-face relationship with the performer. The conditions of response to the performer are analogous to those in a primary group. The most remote and illustrious men are met *as if* they were in the circle of one's peers; the same is true of a character in a story who

Bei Habermas (1990, 46) liegt der Schwerpunkt zunächst auf jenen kleineren Diskurseinheiten, die sich zusammenfinden, um als 'meinungsbildende Assoziationen' gegen die eingekapselten Einheiten des administrativen oder partei-bürokratischen Bereichs entweder publizistisch oder in alternativen Lebensformen wirksam zu werden. Für seine demokratietheoretische Prämisse einer in der Öffentlichkeit möglichen Intervention wird ein kommunikatives Vernunftpotential der intersubjektiven Verständigung und eine bindende Kraft diskursethischer Prinzipien zu normativen Bezugspunkten eines Modells, das in der dialogischen Verständigung im Bereich der (auch von Williams privilegierten) 'freien Rede' eine mögliche Willensbildung der gesellschaftlichen Individuen und Gruppen postuliert. Wenn das Verfahren der Kommunikation in diesem Sinn zum zentralen demokratietheoretischen Begriff erhoben wird, dann muß nach Habermas (1990, 39) zum einen gezeigt werden, daß "konfliktträchtige gesellschaftliche Materien überhaupt rational, d. h. im gemeinsamen Interesse der Betroffenen geregelt werden können", und zum anderen ist auszuführen, "warum sich das Medium öffentlicher Argumentationen und Verhandlungen für diese vernünftige Willensbildung eignet." Der sinnvolle Umgang mit Informationen und Wissen, auf dem neben diesem Demokratiebegriff auch die emanzipatorische Funktionsbestimmung des Dokumentarfilms beruht, richtet sich demnach an Kriterien des (freien, rationalen, machtbesessenen oder unvernünftigen) Kommunikationsaktes, der Politikfähigkeit des Publikums bzw. der Kommunikationsteilnehmer und der Funktionalität des Partizipationswunsches aus.

Gegen die Konzeption des technokratischen Systems, bei dem eine uninformierte und irrationale Öffentlichkeit möglichst ausgeschlossen und kompensatorisch gesteuert werden soll, oder des postmodernen Entwurfs eines sich auf lokale Formen der Übereinkunft einpendelnden, im idealen Zustand der vollständigen Information gedachten Sprachspiels hält das Modell einer demokratisierenden Aufklärung nicht nur an einer gemeinsamen Interessenregelung, sondern auch an der Allgemeingültigkeit der diskursiven Übereinkünfte und an einer ideologiekritischen Interventionsmöglichkeit fest. Im Gegensatz zu Elluls Propagandamodell, das als eine allgegenwärtige Technik immer schon im Horizont ihrer Instrumentalisierbarkeit gedacht wird und so eine Verselbständigung und spiralenförmige Machtausweitung der Techniker impliziert, bleibt das kritische Modell an ein Hinterfragungspotential gebunden, das Machtasymmetrien angreifen und verändern kann:

> Weil die Interpretation der Bedürfnisse ebenso wie ihre Unterdrückung an der symbolischen Struktur der vergesellschafteten Individuen und ihres Verkehrs untereinander festgemacht sind, sind die zu monopolistischen Werten erstarrten, der Diskussion entzogenen Rechtfertigungen grundsätzlich durch Aufklärungsprozesse, d. h. durch Einbeziehung in öffentliche Kommunikation veränderbar. (Habermas 1982, 462)

---

comes to life in these media in an especially vivid and arresting way. We propose to call this seeming face-to-face relationship between spectator and performer a *para-social relationship*."

Die manipulativen Funktionen der 'refeudalisierten' Öffentlichkeit, die sich im Rahmen der Konsumenten- und Klientenansprache durch Unternehmen, Parteien oder Regierungen massenmedial ausbreiten, können insofern durch die kritischen Funktionen gegenläufiger Organisationen und Gruppen herausgefordert und hinterfragt werden (vgl. Habermas 1990, 28). Die damit vorgenommene Ideologiekritik hält an der Vorstellung eines 'Verblendungszusammenhangs' fest, der im Sinne eines wahren Konsenses überwunden und demokratisierend, d. h. Informationen zur Selbstverwaltung der Gesellschaftsmitglieder zurechtrückend korrigiert werden kann. Das kritische Modell privilegiert die öffentlichen Interventionsmöglichkeiten, um gerade nicht wie im technokratischen System die Eigenkomplexität der sozialen Systeme sich möglichst unbeeinflußt von den Motivationen und Bedürfnissen der Betroffenen ausdifferenzieren zu lassen, und es postuliert im Gegensatz zum postmodernen Entwurf die Möglichkeit, daß ein Aufklärungsanspruch nicht automatisch oder unweigerlich zum disziplinierenden, verstümmelnden Akt werden muß (vgl. Habermas 1982, 477). Doch die Einwände eines totalisierenden Konsenses oder einer unzureichenden Berücksichtigung der (demokratisch nicht mehr einzuholenden) Systemkomplexität, bzw. die Hinterfragung einer möglichen Umsetzbarkeit des idealtypischen Raums der freien Rede im Zeitalter der Massenkommunikation bleiben klärungsbedürftige Fragen an ein 'demokratisches' Kommunikationssystem. Auch für den Dokumentarfilm, dessen normativer Bezugspunkt die kritische oder emanzipatorische Intervention ist, bleibt die Funktionsbestimmung mannigfaltig und in ihrer Gleichzeitigkeit auch gegenläufig. Das Versprechen einer lebensweltlichen Referenz durch eine im sozialen Gefüge markierte Instanz, die damit auf eine Krise, einen Mißstand oder etwas bislang noch Unbeachtetes zu verweisen versucht, schließt nicht nur die propagandistische Agitation gegen einen äußeren Feind ein, sondern siedelt die Umschlagspunkte eines Aufklärungspostulats in den beherrschenden Zugriff und überwachenden Blick mannigfaltig auf den Ebenen der drehsituativen Interaktion, der Montage, der Appellformen und der Ausschnittswahl sozialer Phänomene an. Auch wenn der Dokumentarfilm ein emanzipatorisches Anliegen hat, lassen die institutionellen, drehsituativen, technologischen und textuellen Konstitutionsbedingungen seiner Produktion und Rezeption weniger einen Bereich der freien Rede als einen des strategischen Kampfes entstehen. Das kritische Modell mag für den normativen Gehalt einer demokratisch verhandelten Selbstbestimmung das Fundament liefern, es bleibt jedoch in eine technokratische Umgebung eingebunden und an jene Übergriffe der instrumentellen, identitätslogischen Vernunft verwiesen, denen sich die postmoderne Kritik widersetzt.

Auch für Habermas stellen diese Übergriffe der 'normfreien' Systeme eine Gefahr dar, die der Öffentlichkeit nicht nur eine kritische, sondern auch eine den kulturellen Gehalt der Lebenswelten symbolisch reproduzierende Funktion zuweist. Während die kommunikative im Gegensatz zur subjektzentrierten Vernunft nicht als universalistische oder instrumentelle gedacht werden soll, die zwar einen transzendentalen

Geltungsanspruch erhebt, diesen aber nur für das Hier und Jetzt spezifischer Handlungskontexte ansetzt, behält sie für das Verhältnis zwischen System und Lebenswelt eine Vermittlungsfunktion (vgl. Habermas 1985, 375-394). Im Netz der konkurrierenden Öffentlichkeiten soll sie eine Eindämmung der 'Angriffe' ökonomischer und administrativer Systeme unterstützen, die sich mit ihren rationalisierenden funktionalen Steuerungsmedien und -mechanismen auf die Lebenswelten ausbreiten. Die Öffentlichkeiten, die als 'höherstufige Intersubjektivitäten' zum zentralen Forum einer gesellschaftlichen Bewußtseins- und Identitätsbildung werden, übernehmen in diesem Modell des Kampfes zwischen Systemen und Lebenswelten letztlich eine defensive, sich den Systemimperativen entgegenstemmende Aufgabe.[20] Ob damit die Grundlagen einer kritischen Gesellschaftstheorie unzulässig schematisiert werden und sich ihr Fokus von handlungsfähigen gesellschaftlichen Gruppen entfernt, soll hier nicht weiter erörtert werden.[21] Die Öffentlichkeitskonzeption von Habermas ist primär durch ihren demokratietheoretischen Anspruch einer normativ verstandenen öffentlichen Sphäre der Aushandlung von Geltungsansprüchen und der Einigung auf allgemeinverbindliche Regeln als 'kritisches Kommunikationsmodell' interessant. Ihre idealtypische Ausrichtung läßt dabei ebensowenig eine unmittelbare Übertragbarkeit auf massenmediale Prozesse wie eine eindimensionale Kritik an deren Demokratisierungstendenzen zu. Die Medienöffentlichkeiten führen nach Habermas (1988a, 573) zu einer Gleichzeitigkeit der Hierarchisierung und Entschränkung des Kommunikationshorizonts, und darin sieht er "ihr *ambivalentes Potential* begründet."

Die gegenläufigen und sich überschneidenden Funktionsbestimmungen und Wirkungspotentiale des Dokumentarfilms können in diesem Sinn auf die übergreifenden Kommunikationsprozesse der Massenmedien ausgedehnt werden. Die kritische Interventionskraft bleibt damit an das antagonistische Spiel zwischen den technokratischen Imperativen der Informationsmacht, den paternalistischen Anleitungen der Verwaltungs- und Bildungseliten, den kommerziellen Anbietern und den meinungs-

---

[20] Vgl. Habermas (1985, 423): "Selbstorganisierte Öffentlichkeiten müßten die kluge Kombination von Macht und intelligenter Selbstbeschränkung entwickeln, die erforderlich ist, um die Selbststeuerungsmechanismen von Staat und Wirtschaft gegenüber den zweckorientierten Ergebnissen radikaldemokratischer Willensbildung zu sensibilisieren. An die Stelle des Modells der Selbsteinwirkung der Gesellschaft tritt damit das Modell eines von der Lebenswelt unter Kontrolle gehaltenen Grenzkonfliktes zwischen ihr und den beiden an Komplexität überlegenen, nur sehr indirekt beeinflußbaren Subsystemen, auf deren Leistungen sie gleichwohl angewiesen ist."

[21] Vgl. Honneth (1989, 307-334), der Habermas einen fundamentalen Schematismus bezüglich einer normfreien Handlungsorganisation des Systems und einer machtfreien Kommunikationssphäre der Lebenswelt vorhält. Honneth klagt demgegenüber die Theoretisierung eines zwischen sozialen Gruppen ablaufenden Kommunikationsprozesses ein, dessen Dimensionen des strategischen Kampfes oder der konsensorientierten Verständigung sowohl in Systemen als auch in Lebenswelten anzutreffen sind. Vgl. auch Keane (1991), dessen Demokratiekonzept versucht, der Habermasschen Universalisierungstendenz zu entgehen; oder Scannells (1989, 159/160) Einwände gegen eine Überwertung der idealen Sprechsituation im Kontext der Massenmedien zugunsten einer an pragmatischen Handlungstheorien orientierten des 'vernünftigen Charakters' der Kommunikation.

bildenden Assoziationen in konkurrierenden Öffentlichkeiten gebunden. Für dieses Spiel wird der strukturbildende Charakter des historischen, auf geschlechter- bildungs- oder eigentumsspezifischen Kriterien beruhenden Ausschlusses gesellschaftlicher Gruppen ebenso wichtig wie die Definitionskriterien der öffentlich zu verhandelnden Fragen und die im Inneren der Öffentlichkeiten sich einstellenden (und nicht ausblendbaren) statusbedingten Machthierarchien (vgl. Fraser 1990). Die von Bobbio (1988a) ausgeführte Problematik einer oligarchischen Verteilung der Informationen oder Redepositionen und einer Begrenzung des demokratisierbaren Raums erweitert sich für das 'kritische Modell' um die Aspekte der sich in der Konkurrenz herstellenden hegemonialen Hierarchisierung der Öffentlichkeiten. Die ungleichen (institutionellen, ökonomischen oder informationellen) Machtverteilungen innerhalb der übergreifenden Kommunikationsstruktur stehen ebenso zur Verhandlung wie die sich auf die inneren Konstitutionsbedingungen der Diskurse beziehenden Fragen nach der intersubjektiven Verständigungsbereitschaft, den tabuisierten und verdrängten Themen und den geschlechter- und klassenspezifischen Verteilungen der Redepositionen. Damit hält das *kritische Modell*, auf das sich der intervenierende, emanzipatorische Film beruft, nicht nur an den Prämissen einer möglichen Ideologiekritik, sondern auch an einer Gültigkeit der sich in den konkurrierenden Öffentlichkeiten einstellenden kontextbedingten Übereinkünften fest. Ob die Ideologiekritik im aporetischen Sinn unweigerlich selbst zur Ideologie wird, bleibt so lange unentschieden, bis die Kategorien einer Selbstkritik und Reflexivität der kommunikativen Vernunft mit ausformulierten Konzepten einer 'postmodernen Gerechtigkeit' konfrontiert werden können. Das utopische demokratische Kommunikationssystem jedenfalls muß sich zur Umsetzung einer dialogischen Verständigung an der idealtypischen Möglichkeit einer 'aufgeklärten Vernunft' orientieren:

> Als unvernünftig galt *immer* schon, wer die Grenzen des Verstandes nicht kennt. Wenn sich der Verstand zur Totalität aufspreizt und den Platz der Vernunft ursurpiert [sic], verliert der Geist das Vermögen der Reflexion auf die Grenzen der Verstandestätigkeit. Daß die Aufklärung sich über sich selbst, auch über das von ihr angerichtete Unheil aufklärt, gehört also zu ihrer eigenen Natur. Nur wenn man das verdrängt, kann sich die Gegenaufklärung als Aufklärung über Aufklärung empfehlen. (Habermas 1988b, 63/64)

3) Die *Institutionalisierungsformen* der Öffentlichkeit bilden einen Kontext aus, innerhalb dessen sich, wie von Jameson ausgeführt, der Übergang einer Opposition moderner Kunst in postmoderne Affirmation vollzogen haben soll, und dessen Merkmale, wie beim Exkurs zu *public television* gesehen, eine kontinuierlich beklagte Lücke zwischen demokratietheoretischem Ideal und praktischer Umsetzung entstehen lassen. Die Auseinandersetzung mit diesen divergierenden Modellen einer erhofften, umgesetzten oder verunmöglichten kulturellen oder politischen Demokratisierung steht vor der Schwierigkeit, daß unterschiedliche Ebenen - etwa die Grundlagen des interpersonalen Austauschs, die Funktionsbestimmung einer künstle-

rischen Intervention, die Differenzen textueller Anspracheformen, die Mannigfaltigkeiten der Rezeptionsprozesse oder die strukturellen Bedingungen der Institutionalisierung - im Bereich der kommunikationstheoretischen Ansätze oftmals ineinandergreifen und in ihrem Verhältnis zueinander unzureichend ausdifferenziert werden. Die Fragen, *was* eine Demokratisierung zu leisten hätte, und *auf welche Ebenen* des Kommunikationsprozesses sie primär zu beziehen wäre - z. B. die Zugänglichkeit von Textstrukturen, die Förderung der Rezeptionskompetenz, die Ausweitung der Verfügungskraft über Produktionsapparate oder die Vermittlung der Ebenen im Bereich der öffentlichen Rede -, oszilliert zwischen den idealtypischen Entwürfen des kritischen oder des postmodernen Modells und den 'realistischen' des technokratischen, das an die Stelle einer Partizipation die Steuerung oder in der abgeschwächten Lippmannschen Variante die Expertokratie setzt. Während Lyotard die Möglichkeit einer *wissenschaftlichen* Metapräskription (auch zur Frage, was eine Demokratisierung leisten könnte) grundsätzlich bezweifelt (und damit den Anspruch der Wissenschaft zum klärungsbedürftigen Ausgangspunkt seiner Untersuchung macht), arbeiten sich die unterschiedlichen Modelle in ihren jeweiligen Prämissen an vier Problemkomplexen ab, die für die Erörterung einer kommunikationsbedingten Demokratisierung von zentraler Bedeutung sind: 1. die Frage nach dem rationalen Vernunft*potential* der Kommunikationsteilnehmer, Zuschauer, Rezipienten; 2. die aus diesem Potential ableitbare Möglichkeit einer massenhaften Partizipation an demokratischen Verfahren der Meinungs- und Willensbildung; 3. die aufgrund der Systemkomplexität (d. h. nicht der intellektuellen Kompetenz) mögliche und für das Funktionieren des Systems wünschbare mehrheitliche Partizipation und 4. die jeweiligen Orte und Ebenen des Kommunikationsprozesses, auf die sich die Partizipation beziehen sollte.

Ob dabei (wie im technokratischen Modell) die von den eigentlichen Entscheidungsfindungen ablenkende Simulation eines demokratischen Gemeinwesens oder wie bei Habermas die substantielle kritische Intervention in öffentliche Diskurse und die Umlenkung von Geltungsansprüchen zugrundegelegt wird, eine für das Demokratisierungspostulat konstitutive Schaltstelle findet sich in den *Institutionalisierungen* öffentlicher Rede. Mit einer Konzentration auf diese Schaltstelle und das Verhältnis, das durch sie zwischen Machthabern, Zuschauern/Partizipierenden und kulturellen Texten etabliert wird, konzipiert Williams die Unterscheidung in das autoritäre, paternalistische oder kommerzielle System. Sie kann insofern als ein Versuch herangezogen werden, die bei Habermas idealtypisch ausformulierten Komponenten einer demokratischen Kommunikation sowohl in ihren 'realen' Verzerrungen als auch in ihrem utopischen Gehalt im institutionellen Gefüge der Massenmedien aufzufinden. Williams führt dabei die Ausgangsfrage nach einer durch textuelle Anspracheformen implizierten Subjektkonstitution (und damit verbunden nach den intendierten oder zugelassenen Partizipationsformen) auf das konkrete Verhältnis zwischen Rezipienten, Produzenten und Textkategorien zurück. Die in der Öffentlichkeit zirkulierenden Texte definieren nicht nur ein Machtverhältnis zwischen den Kommunikationsteilnehmern, sondern sie konstituieren einen Raum der symbolisch vermittelten Interaktion; eine Form der Demokratie, in der sich durch Anspracheformen Rollen der Partizipation (als Befehlsempfänger, Lernbedürftige, Konsumenten, Klienten, Bürger etc.) verteilen und in kontextabhängigen Aneignungsprozessen zurückgewiesen bzw. verhandelt werden. Die Typologie von Williams läßt sich dadurch mit den dokumentarfilmischen Repräsentationsmodi kurzschließen, die ihrerseits durch unterschiedliche Anspracheformen charakterisiert sind: die Befehlsqualität des propagandistischen Films (der jedoch nicht darauf zu beschränken ist, sondern sich für die Zweckorientierung jeder Mischung von direkten oder indirekten Appellationsformen bedient), die paternalistische Anleitung des expositorischen Films, der die Interpretationshilfen vorgibt, oder des beobachtend-interaktiven, der darauf tendenziell verzichtet.

Doch besteht nicht nur für die Textqualität einer direkten oder indirekten Ansprache und ihr Verhältnis zu Akten der Dekodierung, sondern auch für die dem demokratischen System von Williams entsprechende Institution die Schwierigkeit, ihren universellen Anspruch, das Sagbare nicht zu beschränken, präskriptiv einzudämmen oder auf profitable Aussagen zu reduzieren, adäquat umzusetzen. Offensichtlich steht das Projekt einer *kulturellen* Demokratisierung vor dem Problem, daß es weder *den* demokratischen Text (mit allgemeingültigen Qualitäten) noch ein vereinheitlichbares Demokratisierungspotential von unterschiedlichen Anspracheformen (und korrespondierenden Rezeptionsweisen) gibt. Die gesellschaftliche Weiterverarbeitung stellt sich, sobald ihr dynamischer, kontextabhängiger und damit auch gegenläufig-widersprüchlicher Charakter ernst genommen wird, als so komplex dar, daß eine Annahme über die Linearität des Verhältnisses zwischen Text, herrschender Minderheit und rezipierender Mehrheit stark simplifizierend und eine Definition demokratischer Textmerkmale unsinnig wäre. Auch für die Umsetzung einer dem 'demokratischen System' entsprechenden Institution bleiben die Ausführungen von Williams (1973, 121) relativ unbestimmt; diese sollte dem *public service*-Gedanken entsprechen, "but it is very important that the idea of public service should not be used as a cover for a paternal or even authoritarian system. The idea of public service must be detached from the idea of public monopoly, yet remain public service in the true sense." Der 'wahre Gehalt' des *public service* hat bei Williams vor allem ein egalitäres Moment. Dabei zeigt sich für die Institutionalisierung einer symbolvermittelten Demokratie, daß dieses Moment weniger durch die Hinterfragung einer rationalen kommunikativen Vernunft oder durch die für die Effizienz des Systems vorgeblich funktionale Ausgrenzung der Mehrheit bedroht ist, als durch den Konflikt zwischen einer paternalistischen Anleitungsbemühung und einer Kommerzialisierung aller gesellschaftlichen Bereiche. Die institutionelle Umsetzung des demokratischen Systems (bei Williams) scheitert an der oligarchischen Macht politischer und industrieller Eliten und an der profitorientierten Aushöhlung des *public service*, d. h. an der Konkurrenz zwischen den Imperativen des paternalistischen und des kommerziellen Systems. Allerdings bleibt, wie in Kapitel 1 ausgeführt, in den institutionshistorischen Analysen die Einschätzung, wie weit die gemeinschaftsbindende Öffentlichkeitsfunktion des *public service* im Absterben begriffen ist, oder wie dysfunktional sich die Kommerzialisierung der 'freien Rede' darstellt, umstritten. Auf der einen Seite vervielfältigen sich durch Massenmedien die behandlungswürdigen kulturellen und gesellschaftlichen Fragestellungen, die in die pragmatischen Kommunikationskontexte der Primärerfahrung hineinreichen, auf der anderen kann die Profitorientierung der Kulturproduktion nicht nur zu einer Ausrichtung der Produkte an möglichst großen Käuferschichten, sondern durch das direkte Ansprechen unterschiedlicher Marktsegmente auch zur Verschärfung bestehender Differenzen im Bereich der kulturellen Kompetenz führen (vgl. Scannell 1989, Garnham 1983). Es zeigt sich zumindest für einige Entwicklungen des Dokumentarfilms (von den expositorischen Formen der sozialplanerischen Intervention zu den beobachtend-interaktiven des Direct Cinema zu den intertextuellen Formen) und für die Konkurrenz zwischen privaten und öffentlichen Anbietern im europäischen und nordamerikanischen Kontext, daß eine Ausdehnung des kommerziellen Marktmodells zu einer Eindämmung des am *public service* orientierten Modells führt: "What we are witnessing is a struggle to turn all information into private property and therefore a source of private profit rather than the claimed development of a system to provide information widely and cheaply to all" (Garnham 1983, 19/20). Diese Eindämmung läuft der Vorstellung zuwider, daß in einem Bereich der 'freien Rede' ein Zugang zu allen Informationen (auch den nicht profitablen) möglich sein sollte, und sie etabliert einen Raum der symbolischen Kommunikation, in dem die Wahrnehmung und Ansprache der Teilnehmer primär durch ihren Konsumentenstatus determiniert wird (vgl. Schiller 1993).

Durch den 'kommerziellen Paternalismus' geht also tendenziell das verloren, was noch in der zweiten Aufarbeitung des amerikanischen *public television* am Ende der siebziger Jahre für das *öffentliche* Fernsehen notwendig scheint (vgl. Carnegie 1979, 21-32). Dort wird zunächst der öffentliche Auftrag von der Verkaufsfunktion abgekoppelt: das Fernsehen soll nicht der Logik des Marktes, sondern den Bedürfnissen der Zuschauer folgen. Dies erscheint nur möglich, wenn es als Institution unabhängig bleibt, zwischen den Geldgebern und den Programminhalten eine Trennlinie zieht und in Technologien investiert, die Erleichterungen für bestimmte Zuschauergruppen umsetzen helfen können (etwa die Schrifttafeln für Gehörlose), von privaten Anbietern aufgrund ihrer mangelnden kommerziellen Attraktivität aber vernachlässigt werden. Darüber hinaus soll sich die kulturelle Heterogenität Amerikas in einer entsprechenden Programmvielfalt und -qualität niederschlagen, die nicht nur eine mutige journalistische Intervention betrifft, sondern auch erzieherische und unterhaltende Funktionen übernimmt, ohne in elitärem Paternalismus aufzugehen. Doch obwohl die große Bedeutung einer Demokratisierung der kulturellen und politischen

Öffentlichkeit und des Einsatzes komplizierter Technologien für das Gemeinwesen zur Gründung von *public television* in den sechziger Jahren beiträgt, weitet sich die Kommerzialisierung der Medienentwicklung unvermindert aus: "The idea of broadcasting as a force in the public interest, a display case for the best of America's creative arts, a forum of public debate - advancing the democratic conversation and enhancing the public imagination - has receded before the inexorable force of audience maximization" (Carnegie 1979, 22).[22] Das kommerzielle System, das sich auf die profitable Nutzung der Kommunikationsprozesse, die Strukturierung durch Werbung und die Perpetuierung einer konsumistischen Lebensform konzentriert, verhindert insofern an einigen strategischen Punkten die institutionelle Umsetzung eines demokratischen Kommunikationssystems.[23] Es etabliert die Repräsentationsverfahren des symbolischen Raums, innerhalb dessen kommunikative Prozesse ablaufen können, aufgrund einer Logik, deren Kriterien einer demokratischen Kontrolle entzogen sind. Die Simulation einer medialen Repräsentation folgt einem öffentlich nicht verhandelten Kode:

> A powerful centralising medium such as television can then, in much the same way as the representative but centralising processes of government, exhaust and even claim to exhaust the necessarily manifold and irregular processes of true public argument. Orthodox politics exhausts it at a formally representative level. Television exhausts it at a reactive level. (Williams 1990a, 53)

Doch obwohl sich in dieser Darstellung von Williams eine unausweichliche Homogenisierung der kommunikativen Prozesse und der demokratisch legitimierten Repräsentationsbedürfnisse andeutet, ist er von einer naiven, technologiedeterministischen Position weit entfernt. Die Nutzung und Entwicklung der technologischen Grundlagen erscheint für ihn als dialektisches Verhältnis intentionaler und abgeleiteter Bedürfnisse eines sozio-ökonomischen Gesamtzusammenhangs, der damit weder eine absolute Kontrolle noch eine unverrückbare Entwicklungstendenz vorgeben kann. Für die Institutionalisierung eines demokratischen Kommunikationssystems, innerhalb dessen die massenmedialen Repräsentationen und informationellen Einheiten zirkulieren könnten, ist nach Williams die technologische Basis ein Element, auf das je nach den jeweiligen politischen Prämissen zurückgegriffen werden kann. Dabei könnte die Utopie einer umfassenden und zur Partizipation führenden Verteilung der Informationen umgesetzt werden, oder es könnte sich die Kontrolle der militärischen, politischen und industriellen Interessengruppen verstärken, die für die Entwicklung der meisten technologischen Innovationen die ursprünglichen Impulse ge-

---

[22] Diese Entwicklung hat sich kontinuierlich verschärft, vgl. Lashley (1992), Gerard (1990a, 1990b).

[23] Vgl. Williams (1990a, 41): "The 'commercial' character of television has then to be seen at several levels: as the making of programmes for profit in a known market; as a channel for advertising; and as a cultural and political form directly shaped by and dependent on the norms of a capitalist society, selling both consumer goods and a 'way of life' based on them, in an ethos that is at once locally generated, by domestic capitalist interests and authorities, and internationally organised, as a political project, by the dominant capitalist power."

liefert haben. Die politische Nutzung der technologischen Mittel bleibt letztlich an die Möglichkeit gebunden, eine Demokratisierung massenmedialer Kommunikation gegen die Interessen der technokratischen und kommerziellen Machteliten durchzusetzen. Auch wenn die demokratisierende Einschränkung und Kontrolle der sich mit jedem Technologieschub ausweitenden Informationsmacht weder von Lyotard, Habermas oder Bobbio noch von Jameson oder Williams wirklich ausgeführt wird, kann abschließend das mögliche Spektrum des utopischen Einsatzes der Technologien in seinen Demokratisierungs- und Vermachtungsvarianten angezeigt werden. Das Resümee von Williams (1990a, 151) aus den siebziger Jahren hat in dieser Hinsicht nicht an Aktualität eingebüßt, sondern angesichts der weltweiten elektronischen Vernetzungsprozesse eher gewonnen:

> Over a wide range from general television through commercial advertising to centralised information and data-processing systems, the technology that is now becoming available can be used to affect, to alter, and in some cases to control our whole social process. And it is ironic that the uses offer such extreme social choices. We could have inexpensive, locally based yet internationally extended television systems, making possible communication and information-sharing on a scale that not long ago would have seemed utopian. These are the contemporary tools of the long revolution towards an educated and participatory democracy, and of the recovery of effective communication in complex urban and industrial societies. But they are also the tools of what would be, in context, a short and successful counter-revolution, in which, under the cover of talk about choice and competition, a few para-national corporations, with their attendant states and agencies, could reach farther into our lives, at every level from news to psycho-drama, until individual and collective response to many different kinds of experience and problem became almost limited to choice between their programmed possibilities.

7.2.3 Das Postulat der sichtbaren Regierung und die Macht der Überwachung

Im Zusammenhang mit dem technokratischen Steuerungsmodell Elluls oder der Expertokratie von Lippmann wurde von einer Manipulation der sichtbaren Macht gesprochen, d. h. der Anlage eines Kommunikationsprozesses, der die mehrheitliche Beteiligung bei Entscheidungsfindungen aufgrund der Systemkomplexität ausschließt. Dies soll nun, vor allem durch Elluls Rückgriff auf eine die Manipulation abmildernde propagandistische Entschädigung, weiter ausdifferenziert werden. Denn die Umsetzung des demokratischen Postulats einer möglichst umfassenden Entscheidungsmacht steht, wie Bobbio (1988b) ausführt, offensichtlich vor der Schwierigkeit, daß zwischen einem technokratischen Expertentum, das in einem objektiven Sinn (aufgrund des spezialisierten Wissens) die mehrheitliche Beteiligung ausschließt, und einem solchen, das die Information zum Herrschaftswissen macht, zu unterscheiden ist. Die Lippmannsche Expertokratie bezieht sich auf den ersten Typus, bei dem die Funktionsmechanismen so komplex geworden sind, daß sie von der Bevölkerungsmehrheit nicht nachvollzogen werden können und deren Einmischung eine Entscheidungsfindung behindern würde. Ähnlich wie bei der sich im Zuge der wohlfahrtsstaatlichen Demokratisierung ausbreitenden Bürokratisierung der Gesellschaft bleibt auch die Analyse, Verwaltung und Bedienung der informationstechnologischen Mechanismen in eine Dialektik der funktionalen Systemerhaltung und der vermachtenden Instrumentalisierung eingebunden. Diese mögliche (aber hier noch nicht als unausweichlich konzipierte) Vermachtung stellt sich für Lyotard und Williams als Kontrolle und Terror, bzw. als das Eindringen para-nationaler Unternehmen in jeden Winkel des Alltags dar; sie bleibt allgemeiner an die Verfahren der Definition, Gewinnung, Verteilung und des Einsatzes von Informationen gebunden, die in öffentlichen oder nicht-öffentlichen Räumen zirkulieren.

Während bei Habermas der demokratietheoretische Schlüsselbegriff einer 'politischen Öffentlichkeit' dem privaten, d. h. nicht-staatlichen Bereich entgegengesetzt wird, erweitert sich dagegen bei Bobbio (1988b) das Nicht-Öffentliche um das Verborgene und Geheime. Indem die Demokratie als Regierung einer öffentlichen Macht konzipiert wird, etabliert sich ein Transparenzideal der sichtbaren, offenkundigen, manifesten Meinungsbildung und Entscheidungsfindung, das es dem Volkssouverän überhaupt erst ermöglicht, an diesen Prozessen mehrheitlich zu partizipieren. Da die Öffentlichkeit die Regel sein soll, kann es keine Repräsentation im Geheimen geben, und das Geheimnis muß in jedem spezifischen Fall gerechtfertigt werden. Die öffentliche Meinung wird damit zu einer aufklärerischen gegen den autokratischen Staat gerichteten Kategorie, die durch die Sichtbarkeit und Zugänglichkeit der Macht deren Kontrolle erlauben soll. Doch während die Systemkomplexität die mehrheitliche Partizipation aufgrund des Spezialisierungsgrades der verhandelten Fragen faktisch ausschließen kann, steht dem kritischen Potential der Öffentlichkeit das Wirken einer 'unsichtbaren Macht' entgegen, die nicht nur den Zugang zu den Datenbanken *nicht* gewährt, sondern auch (etwa durch die Verfahren der Propaganda) eine Simulation des öffentlichen Raums installiert. Beide Ausgestaltungen der Kommunikationsstrukturen und -prozesse, die Geheimhaltung bzw. Entscheidungsfindung im Geheimen (Nicht-Öffentlichen) und die 'nützliche Lüge' oder simulierte Partizipation, untergraben das Transparenzideal des demokratischen Modells und lehnen sich an Formen der autokratischen Herrschaft an. Während in der Platonschen 'Theatokratie' das Demokratische zum öffentlichen Schauspiel wird, manifestiert sich nach Bobbio in den *arcana imperii* das bedeutsamere Verhältnis einer Macht, die sich durch die Mischung von Reichs- und Herrschaftsgeheimnissen auszuweiten versucht. Dabei korrespondiert ihre respekt- und furchteinflößende Präsenz mit der Undurchsichtigkeit und Unkontrollierbarkeit ihres Handelns und Entscheidens, das sie entweder (als Staatsgeheimnis) im Verborgenen vorbereitet, oder das sie durch maskenhafte Verstellungen dem Angriff durch potentielle Gegner permanent zu entziehen versucht. In der Platonschen Staatslehre wird es nach Bobbio zur Staatsraison, daß "wer die Macht innehat und sich ununterbrochen vor inneren und äußeren Feinden hüten muß, das Recht hat zu lügen, genauer, zu simulieren, d. h. das, was *nicht* ist, scheinbar sichtbar werden zu lassen, und zu 'dissimulieren', d. h. das, was ist, *nicht* sichtbar werden zu lassen" (Bobbio 1988b, 100).[24] Um den Gegner zu verwirren, Entscheidungen schnell treffen zu können, oder weil die Partizipation des (als irrational und beeinflußbar konzipierten) 'Volkes' als störende Einmischung ausgeschaltet werden soll, verbinden sich die Prinzipien der Geheimhaltung und der Simulation zu einem idealtypischen Herrschaftssystem der nicht lokalisierbaren Überwachung durch eine Macht, die sich verbirgt, Informationen über Körper, Handlungen und Gedanken sammelt und deren Kontrollpotential letztlich durch die Überwachten internalisieren läßt. Für Bobbio (1988b, 102), der hier auf Foucault zurückgreift, kann sich damit ein asymmetrisches Machtverhältnis etablieren, das dem demokratischen einer durch das Transparenzideal angestrebten symmetrischen Verteilung zuwiderläuft:

> Wenn man das Paar Befehl-Gehorsam als charakteristisch für ein asymmetrisches Macht-Verhältnis ansieht, so ist derjenige, der befiehlt, desto schrecklicher, je mehr er verborgen ist (der Untertan weiß, daß es einen gibt, der ihn sieht, aber er weiß nicht genau, wo er ist); derjenige, der gehorchen muß, ist um so fügsamer, je mehr er durchschaut ist, und er ist in jeder seiner Gesten, Handlungen oder Worte durchschaut (der Souverän weiß in jedem Moment, wo er ist und was er macht).

Neben die Unsichtbarkeit einer Verquickung industrieller und politischer Interessen oder die Aktivitäten der Geheimdienste tritt die Vision eines Kommunikationssystems, das die Extraktion und das Sammeln von Informationen nicht zur Umsetzung einer 'direkten Demokratie' über elektronische Wahlverfahren o. ä. nutzt, sondern zur immer lückenloseren Erfassung von statistischem Material über Lebens- und Konsumgewohnheiten der 'Untertanen'. Diese auch von Lyotard oder Williams hervorgehobene Vision würde das demokratische Ideal einer sichtbaren Macht in der öffentlichen Sphäre in das Gegenteil einer unsichtbaren Kontrollinstanz verkehren, die sich "nicht etwa in Richtung auf größtmögliche Kontrolle der Macht seitens der Bürger, sondern im Gegenteil in Richtung auf eine maximale Kontrolle der Untertanen von seiten derjenigen, die die Macht innehaben" (Bobbio 1988b, 112), ausdehnt.

Wie schon im Bereich des technokratischen Modells ist es auch für die Konzeption einer Kontrolle durch Prozesse der Sichtbarmachung offensichtlich, daß der Dokumentarfilm trotz einer normativ verstandenen 'Aufklärungsfunktion' sowohl über propagandistische Unternehmungen als auch die Exploration von 'unerschlossenem Gebiet' an Machtverhältnissen der Simulierbarkeit und der Informationsgewinnung teilhat. Die Kolonialisierung der Lebenswelten dehnt sich ja nicht nur parallel zur imperialistischen Ausbeutung des 19. Jahrhunderts auf die 'fremden Kulturen', sondern auch auf die 'eigenen' Sozialisierungsbereiche aus. Die Informationsmacht des Films gründet sich in diesem Sinn auf die Verwendung der Bilder und Töne als Roh-

---

[24] Auf dieser Grundidee basieren auch die Arbeiten Baudrillards (1978) zur 'Simulation des Realitätsprinzips' in den Massenmedien.

stoffe, die in der Exploration extrahiert und gewonnen werden, durch die administrative Verwendung ein Kontrollpotential entfalten und schließlich in ihrem damit installierten asymmetrischen Machtgefälle (der Sehenden und Angesehenen) die implizite Relationierung der Beteiligten in diese 'einpflanzen'. Das demokratische Kommunikationsmodell einer kritischen öffentlichen Intervention bleibt demnach nicht nur der Gefahr einer unmöglichen, weil überkomplexen Interventionsfähigkeit ausgesetzt, sondern auch einer Machtballung im Geheimen, gegen die eine öffentliche Kritik immun ist, und einer aussichtslosen, weil auf einen simulierten Raum der Partizipation bezogenen Interventionsbemühung. Das 'kritische Modell' kollidiert mit jenem einer unsichtbaren Macht, das am umfassendsten, wenn auch nicht unwidersprüchlich, von Foucault in seinen Analysen diskursiver und nicht-diskursiver Praktiken herausgearbeitet worden ist. Für das vorliegende Anliegen soll seine 'poststrukturalistische' Position nicht gegen andere ausgespielt, sondern im Sinn von Bobbio auf jene problematischen Entwicklungstendenzen in informationellen Kommunikationskontexten bezogen werden, die eine Umsetzung demokratietheoretischer Prämissen verhindern. Denn der Vorwurf, daß eine radikale Vernunftkritik sich aufgrund des Rückgriffs auf die implizit bereits abgeschaffte Vernunft in den performativen Selbstwiderspruch einer paradoxalen Prämisse hineinmanövriert,[25] kann den Versuch einer Theoretisierung 'unsichtbarer' Vermachtungsstrukturen nicht wirklich entkräften. Foucaults Analyse der Normierungs- und Überwachungsverfahren soll daher zunächst im Sinn einer kritischen Gesellschaftstheorie gelesen werden, um in einem zweiten Schritt die Frage zu erörtern, inwiefern sein sich von der ideologiekritischen Repressionshypothese absetzendes Machtmodell für die Auseinandersetzung mit massenmedialen Kommunikationsprozessen fruchtbar zu machen ist.

Ob Foucault als 'technokratischer Humanist' auftritt, der ein Funktionsoptimum für gesellschaftliche Entwicklungen ohne einen Rückgriff auf 'den Menschen' definieren möchte, oder als glücklicher Positivist, der sich den kontingenten Ereignisserien widmet, seine metatheoretischen Annahmen und deren Rezeption statten ihn mitunter mit jener Maske aus, die auch die unsichtbare Macht zu tragen scheint (vgl. Caruso 1987). In einer komplexen Mischung verbinden sich bei ihm die archäologischen Dimensionen einer Diskursanalyse, die sich auf die objektivierbaren "Aufteilungs-, Ausschließungs- und Knappheitsprinzipien" des Diskurses bezieht, mit einer genealogischen Dimension, die sich mit der "tatsächlichen Formierung des Diskurses" (Foucault 1991, 43/44) und seiner historischen Herausbildung auseinandersetzt. Diese soll sich jedoch nicht in einer ursprungsorientierten, teleologischen und kontinuierlichen Kausalität bewegen, sondern in einer Serie von diskreten Ereignissen, die sich durch diskontinuierliche und kontingente Brüche oder Sprünge auszeichnet und nur durch eine transzendente Kategorie der Macht zusammengehalten wird (vgl. Habermas 1985, 279-343). Die Genealogie soll demgemäß nicht nach dem *einen* Ur-

---

[25] Vgl. hierzu die Auseinandersetzung von Habermas (1985, 130-157) mit Horkheimer und Adorno.

sprung fahnden, sondern sich den vielfältigen Spuren widmen, die den Körper und das Subjekt durchkreuzen, dessen Einheit auflösen und zu einer Zerstreuung der konstitutiven Kräfte führen.[26] Sie widmet sich den Zufälligkeiten der Anfänge mit einem perspektivischen, nicht mehr auf transhistorischer Gültigkeit bestehenden Blick, der an die Stelle des hermeneutischen Verstehens das Zersetzen, Zerschneiden und Zerstreuen des diskontinuierlichen Ereignisses und die Konstitution eines Gegengedächtnisses stellt.[27] Das theoretische Projekt spielt mit jenen Masken der Parteinahme und Selbstauslöschung, die auch auf seiten der unsichtbaren Macht zum Einsatz kommen. Dabei dehnt sich die von Nietzsche übernommene Absage an ideale Kontinuitäten und Kausalitäten auch auf die Vorstellung aus, daß die 'ewige Wiederkehr des Gleichen' eine endlos variierte, aber im Kampf der Herrschaftsverhältnisse gleichgerichtete Überwältigungsbewegung darstellt, die weder auf eine Versöhnung ausgerichtet, noch von den subindividuellen Regelhaftigkeiten ablösbar ist: "Die Menschheit schreitet nicht langsam von Kampf zu Kampf bis zu einer universellen Gegenseitigkeit fort, worin die Regeln sich für immer dem Krieg substituieren; sie verankert alle ihre Gewaltsamkeiten in Regelsystemen und bewegt sich so von Herrschaft zu Herrschaft" (Foucault 1987, 78).

Die Prominenz eines entsubjektivierten Regelwerks, das nicht nur die Subjekte zu Diskurseffekten werden läßt, sondern auch die nicht-diskursiven Praktiken durchzieht, dabei aber als allgegenwärtiges und dezentralisiertes Netz wirksam zu werden scheint, bettet nach Honneth (1989, 196-224) das genealogische Modell in einen systemtheoretischen Zusammenhang ein, der die Machtstrategien als produktive 'Lösungen' etabliert und dem jeweiligen Entwicklungsstand des Systems funktional anpaßt. Damit geht die Dynamik einer *gleichzeitigen* Individuierung, bzw. 'Befreiung' und Disziplinierung, bzw. Integration der 'Subjekte' in eine totalisierende Ordnung einher. Diese Gleichzeitigkeit stellt offensichtlich auch den ambivalenten Untergrund der Informationsmacht dar, mit dem sich Williams, Lyotard oder Bobbio auseinandersetzen, und die Machtanalyse Foucaults liefert für die Verfahren der Sichtbarmachung ein Modell, das die Prozesse der Informationsgewinnung und -verteilung an die potentiellen Wirkungsmerkmale der 'unsichtbaren Macht' anschließt. Seine metatheoretischen Annahmen werden (ebenso wie die der System-

---

[26] Vgl. Foucault (1987, 75): "Dem Leib prägen sich die Ereignisse ein (während die Sprache sie notiert und die Ideen sie auflösen). Am Leib löst sich das Ich auf (das sich eine substantielle Einheit vorgaukeln möchte). Er ist eine Masse, die ständig abbröckelt. Als Analyse der Herkunft steht die Genealogie also dort, wo sich Leib und Geschichte verschränken. Sie muß zeigen, wie der Leib von der Geschichte durchdrungen ist und wie die Geschichte am Leib nagt."

[27] Vgl. Foucault (1987, 85): "Der historische Sinn umfaßt drei Arten der Historie, die sich jeweils deren platonischen Spielarten entgegensetzen: die wirklichkeitszersetzende Parodie widerstreitet der Historie als Erinnerung oder Wiedererkennung; die identitätszersetzende Auflösung stellt sich gegen die Historie als Kontinuität oder Tradition; das wahrheitszersetzende Opfer stellt sich gegen die Historie als Erkenntnis. In jedem Fall geht es darum, die Historie für immer vom - zugleich metaphysischen und anthropologischen - Modell des Gedächtnisses zu befreien. Es geht darum, aus der Historie ein Gegen-Gedächtnis zu machen und in ihr eine ganz andere Form der Zeit zu entfalten."

theorie) vor allem dann problematisch, wenn sie eine kritische öffentliche Intervention im Sinn eines angezeigten und umsetzbaren Partizipationsbedürfnisses aus dem theoretischen Kontext prinzipiell verbannen. Doch nicht nur Foucaults Analyse der Überwachungsformen, sondern auch seine Konzentration auf Disziplinierungsprozesse der Aufklärung sollen mit Bobbio als Möglichkeiten der Kritik an einer trickreichen Informationsmacht verstanden werden, die einer Demokratisierung widersteht (und an deren jeweils unterschiedlich wahrgenommene 'Über-Macht' sich die Naivität eines demokratischen Modells der 'freien Rede' knüpfen mag).
Die Diskurskonzeption bei Foucault (1991) verbindet ansatzweise jene inneren und äußeren Kreisläufe, die bei Williams den strukturellen vom prozessualen Aspekt der Kommunikation und des Kommunizierens unterscheiden helfen, und sie stattet den Diskurs mit 'Kräften und Gefahren' aus, die es zu bändigen, kontrollieren und kanalisieren gilt, bzw. auf die sich auch das Begehren richtet. Die Möglichkeiten einer (quasi-strukturellen) äußeren Regulierung des Diskurses finden sich in der Verknappung der sprechenden Subjekte, die entweder ausgeschlossen werden (und dann als verstummtes außen zur Konstitution des Innenraums notwendig beitragen), oder denen der Zugang durch Regeln und Rituale der Teilnahme verwehrt wird. Im Inneren des Kommunikationsprozesses setzen sich gleichermaßen Formen der Klassifikation und Anordnung durch, die entweder durch Tabuisierungen und Wahrheitskriterien Themen und Aussageklassen definieren oder über standardisierte Prinzipien (des Kommentars, der Anbindung an einen Autor) das Sagbare mit einer Autorität ausstatten. Während damit dem Spiel der Kontingenz und Vielfalt die Kategorien der Identität, Wiederholung und Individualität entgegengehalten werden sollen, hat das Wahrheitsprinzip als Ausschlußkriterium eine herausragende Funktion, auf das die disziplinierende Kontrolle zur Systemerhaltung angewiesen ist: "Die Disziplin ist ein Kontrollprinzip der Produktion des Diskurses. Sie setzt ihr Grenzen durch das Spiel einer *Identität*, welche die Form einer *permanenten Reaktualisierung der Regeln* hat" (Foucault 1991, 25). Diese Diskurskonzeption, die den Bereich des Sagbaren, Gesagten und Unsagbaren mit seinen Klassifikations- und Ordnungsverfahren privilegiert, wird später, wie von Deleuze (1987) ausgeführt, mit den nicht-diskursiven 'Milieu-Formationen' korreliert, die als das Sichtbare und reine Materie in den historischen Schichten vorfindbar sind und zwischen denen das Wissen durch Machtrelationen vermittelt, aber ohne eine eindeutig identifizierbare, isomorphe Entsprechung oszilliert. Das Licht als Bedingung des Sichtbaren und die Sprache als Bedingung der Aussagen werden zu einem disjunktiven audiovisuellen Archiv, dessen Machtpotential mit dem Vermögen steigt, die *Ausleuchtungsrichtungen* und die *Aussageklassifikationen* vorzugeben und ihre Korrelation vorzunehmen. Das parallel laufende Projekt einer nicht-diskursiven Sichtbarmachung und einer diskursiven Definition und Klassifikation der extrahierten Informationen breitet sich insofern in einem Netz der Vermachtung aus, das durch die raum-zeitlichen (architektonischen

oder chronologischen), körperbezogenen und wahrheitsproduzierenden Relationierungen gespannt wird (vgl. Foucault 1976).

Für die Konstitution der Informationsmacht ist Focaults panoptisches Überwachungs- und das damit zusammenhängende Normierungsmodell von besonderer Relevanz. Beide werden in einem Entwicklungszusammenhang gesehen, der sich durch eine beständige Perfektionierung und Ausweitung der Disziplinargesellschaft auszeichnet und durch politische Technologien oder die Ausdifferenzierung der Bio-Politik eine Gleichrichtung der Systemregeln herstellt, die zur Verwaltung der ökonomischen Prozesse und Bevölkerungssteuerung notwendig und effizient erscheint. Dabei produzieren jene an den Überwachungs-, Klassifizierungs- und Verteilungsprozessen beteiligten Disziplinen, die in einer für Foucault unauflösbaren Weise die Abschattung der Freiheiten der Aufklärungsepoche bilden, ein Wissen, das einerseits den repressiven Zugriff erlaubt, andererseits die Effizienz des Systems erhöht und zur Individuierung der Subjekte beiträgt. Die Überwachungsmacht beruht auf einem durch architektonische Anordnungen perfektionierten Sichtbarkeitsverhältnis, das es erlauben soll, alle Informationen wahrnehmen und sammeln zu können und dabei das Wissen über eine potentiell allgegenwärtige Beobachtung auszustreuen, um letztlich das asymmetrische Machtverhältnis in die Überwachten eingehen zu lassen:

> Derjenige, welcher der Sichtbarkeit unterworfen ist und dies weiß, übernimmt die Zwangsmittel der Macht und spielt sie gegen sich selber aus; er internalisiert das Machtverhältnis, in welchem er gleichzeitig beide Rollen spielt; er wird zum Prinzip seiner eigenen Unterwerfung. Aus diesem Grunde kann ihn die äußere Macht von physischen Beschwerden befreien. (Foucault 1976, 260)

Die Macht ist demnach zu einem Verhältnis geworden, zu einem Organisationsprinzip, das einen Disziplinarapparat in seinem netzartigen Gewebe strukturiert, sich aber als gegenständliche Substanz auflöst; sie wird im Wissen um die Allgegenwärtigkeit der überwachenden Instanz und deren Extraktionspotential wirksam. Die Utopie einer totalen Sichtbarkeit (und der Versuch ihrer architektonischen Umsetzung in Gefängnis, Fabrik oder Schule) ist die Vorbedingung für die vielfältigen Normierungsprozesse, die sich als Sanktionen der Strafe, als unterschiedliche Formen der Prüfung, als Aufgliederung von Zeiteinheiten oder als Kontrolle der Körper und Tätigkeiten zu einem Tableau der Relationierungen zusammenfügen, das die herkömmlichen Formen der repressiven Bestrafung für die institutionellen und ökonomischen Systemimperative umwandelt und die Leistungssteigerungen nutzbar macht. Die Informationsmacht erhöht wie im technokratischen Modell mit jedem Extraktionsvorgang ihr Nutzungs- und Kontrollpotential der gewonnenen Information, sie ist jedoch nicht mehr in einer Instanz lokalisierbar, sondern hat sich mit mannigfaltigen Relaisstationen ausdifferenziert und in die Mikrostrukturen der Funktionsmechanismen eingenistet. Die auf den Sichtbarmachungsformen beruhende Disziplinargesellschaft schließt sich für Foucault zu einem System zusammen, das die Individuen funktionalisiert, ihre Normierung flexibilisiert (von traditionellen Bestrafungsritualen ablöst) und sie in einer staatlichen Totalität subsumiert. Ihre 'Individualisierung' folgt nicht der demokratischen *master narrative* einer emanzipatorischen Subjektwerdung, sondern sie orientiert sich im Gegenteil an den Integrationsverfahren, die sich für den Systembestand am funktionalsten erweisen:

> In einem Disziplinarregime hingegen ist die Individualisierung "absteigend": je anonymer und funktioneller die Macht wird, um so mehr werden die dieser Macht Unterworfenen individualisiert: und zwar weniger durch Zeremonien als durch Überwachungen; weniger durch Erinnerungsberichte als durch Beobachtungen; nicht durch Genealogien, die auf Ahnen verweisen, sondern durch vergleichende Messungen, die sich auf die "Norm" beziehen; weniger durch außerordentliche Taten als durch "Abstände". (Foucault 1976, 248)

Während für Bobbio (1988b) die Frage, wer die Wächter überwacht, die Bedeutung einer klassischen, für die staatstheoretischen Erörterungen zentralen Überlegung nicht eingebüßt hat, scheint für Foucaults Machtbegriff eine Herausforderung oder Hinterfragung der Beobachtungsinstanz bereits ihrerseits in einen verfeinerten Vermachtungskontext eingespannt zu sein. Die Unsichtbarkeit einer zentralen Machtinstanz und die Gleichzeitigkeit der Befreiungs- und Disziplinierungsmechanismen, bzw. die Produktion von Individualität, die sofort wieder ökonomisch oder administrativ nutzbar gemacht werden kann, führen zu einem aporetischen Verhältnis, das eine wirksame Opposition letztlich ausschließt: "*Jede* Gegenmacht bewegt sich schon im Horizont der Macht, die sie bekämpft, und verwandelt sich, sobald sie siegreich ist, in einen Machtkomplex, der eine andere Gegenmacht provoziert" (Habermas 1985, 330).[28] Auch für Deleuze ist an diesem Punkt des Überwachungsmodells eine theoretische Sackgasse erreicht, in der eine 'Macht der Wahrheit' nicht mehr vorstellbar ist, die nicht zugleich als 'Wahrheit der Macht' auftritt.[29] Doch bleibt für Bobbios Konzept einer unsichtbaren Macht, die eine Verwirklichung des demokratischen Modells als Kryptoregierung im Bereich des Geheimen oder als sich versteckende Überwachungsinstanz verhindert, wie auch für die späteren Präzisierungen von Foucaults Machtbegriff das aporetische Verhältnis nur dann unaufgelöst, wenn der Wandel von einer ideologiekritischen Repressionshypothese zu einer relationalen, zergliedernden und produktiven Macht als 'entweder-oder'-Verhältnis konzipiert wird. Dies erscheint jedoch nicht nur im Bereich der Kommunikationssysteme, son-

---

[28] Habermas hält Foucaults genealogischem Ansatz vor allem eine unzureichende Trennung zwischen einem empirischen und einem transzendentalen Machtbegriff vor; ein Problem das auch in der handlungstheoretischen Umorientierung von Foucaults (1984) späterer Machtkonzeption nicht wirklich aufgelöst wird: "Diese [Kategorie der Macht] erhält nämlich einerseits die Unschuld eines deskriptiv verwendbaren Begriffs und dient einer *empirischen Analyse* von Machttechnologien, die sich in methodischer Hinsicht nur auffällig von funktionalistisch verfahrenden, historisch gerichteten Wissenssoziologie unterscheidet. Andererseits bewahrt die Kategorie der Macht aus ihrer verheimlichten Entstehungsgeschichte auch den Sinn eines *konstitutionstheoretischen* Grundbegriffs, der der empirischen Analyse von Machttechnologien erst ihre vernunftkritische Bedeutung verleiht und der genealogischen Geschichtsschreibung ihren entlarvenden Effekt sichert." (Habermas 1985, 317/318)

[29] Vgl. Deleuze (1987, 131-172), der dann die Wende zur Ethik bei Foucault als Auflösung der Machtaporie bezeichnet. Diese kann aber auch als Indiz für die sprunghafte und zum Teil widersprüchliche Theorieentwicklung Foucaults interpretiert werden.

dern auch für die Foucaultsche Disziplinargesellschaft als unzureichend, denn auch wenn die Macht zu einem allgegenwärtigen, handlungssteuernden Begriff geworden ist, so bleibt sie an die Prämisse gebunden, daß sie nur wirksam werden kann, wenn die Subjekte einen gewissen Grad an Freiheit besitzen, der divergierende Verhaltensweisen zuläßt. In diesem Sinn erscheinen Freiheit und störrischer Eigensinn als Bedingungen und Voraussetzungen für eine vermachtende Relationierung, die diese niemals vollständig subsumieren kann: "At the very heart of the power relationship, and constantly provoking it, are the recalcitrance of the will and the intransigence of freedom" (Foucault 1984, 428). Demnach kann die Umformulierung von Postulaten, die Deleuze (1987, 37-66) bei Foucault für den Machtbegriff nachzeichnet, und die sich auf die ideologiekritische Repressionshypothese bezieht, als eine Ergänzung und Erweiterung und weniger als ein angezeigter Paradigmenwechsel veranschlagt werden. Die Macht wird dann zu einer Strategie, zu Wirkungen von Dispositionen, die lokal und diffus auftreten und sich nicht durch ein Wesen oder Attribut, sondern durch die Gesamtheit der Kräfteverhältnisse auszeichnen; sie entfaltet ihre Produktivität durch das Zergliedern und Verteilen, das den Gegenstand, auf den sie sich richtet, mit hervorbringt. Damit muß sie in ihren unterschiedlichen Verhältnissen jedoch nicht von den traditionelleren Formen der Gewaltanwendung und Ideologie oder von identifizierbaren Instanzen und Produktionsweisen abgelöst werden. Denn auch die Kräfteverhältnisse der unsichtbaren Macht bleiben an divergierende Kontexte gebunden, in denen die 'nützliche Lüge' oder die Entscheidungsfindung im nicht-öffentlichen Raum adäquater sein können als die mit Hilfe des Überwachungsmodells installierte normierende Selbstkontrolle der Individuen.

Das Transparenzideal des demokratischen Kommunikationsmodells, in dem die Sichtbarkeit eine mehrheitliche Partizipation und eine Kontrolle der Regierenden ermöglichen soll, kann demnach, sobald es sich im Sinn einer unsichtbaren Informationsmacht auf die 'Untertanen' richtet und sie in Zonen der technologisch gestützten Sichtbarmachung ausspäht, die ökonomischen und administrativen Normierungsprozesse auf die Sphäre der Kommunikation ausdehnen. Die kritischen Interventionen prallen an einer simulierten Offenheit ab, während die technokratische Steuerung dem öffentlichen Zugriff entzogen wird; das autoritäre Befehlssystem präsentiert sich als Funktionszusammenhang ohne sichtbares Zentrum. Das demokratische Modell bleibt insofern in ein Konkurrenzverhältnis eingespannt, das neben einer techno- oder expertokratischen Konzeption der Kommunikation auch die Überwachungsvorstellung einer nicht-öffentlichen Instanz umfaßt, bei der sich die strukturellen und prozessualen Merkmale der Kommunikation zu einer reglementierten und funktionalisierten unfreien Rede und Anordnung der Körper verbinden, die den Systembestand effizienter ausgestalten. Die *Gleichzeitigkeit* einer Befreiungs- und Vermachtungstendenz begründet das ambivalente Potential der Produktions- und Verteilungstechnologien, die das Gerüst der medialen Verständigung ausbilden; eine Ambivalenz, die die Aufklärung im Sinn Foucaults mit den Disziplinierungsverfahren kurzschließen läßt, deren Ausleuchtungsverhältnis jedoch ihrerseits in einer dialektischen Verklammerung verhaftet bleibt: denn die normierende und kontrollierende Disziplinierung ist ohne die Vorbedingung von Freiheit, Widerstand und aufsässigem Eigensinn nicht denkbar. Insofern hat die Aufklärung die Disziplinen erfunden, aber die Disziplinierungen haben die Befreiung provoziert.

7.3 Kommunikation als gemeinschaftskonstituierendes Ritual

In Anlehnung an die demokratie- und kommunikationstheoretischen Arbeiten von Williams, Habermas und Bobbio hat sich die Erörterung des Verhältnisses zwischen dem Dokumentarfilm und unterschiedlichen Formen der (informationellen) Demokratisierung oder Vermachtung bisher an einer Vorstellung der Demokratisierung orientiert, die kurz zusammengefaßt werden kann. Die strukturellen und prozessualen Merkmale des demokratischen Systems garantieren einen Bereich der freien, ungehinderten Rede, in dem eine gewaltfreie und zwanglose Verständigung über Regeln, Teilnehmer und Umgangsformen des sozialen Zusammenhangs stattfinden kann, und der als institutionalisierter Kontext einer politischen Öffentlichkeit die gesellschaftlichen Machtverhältnisse durch kritische Interventionen substantiell affiziert. Der kommunikative Austausch findet in einem Kreislauf der Produktion und Rezeption statt, bei dem das Sagbare nicht ausgegrenzt oder präskriptiv eingeschränkt wird, und bei dem die von den anstehenden Entscheidungen Betroffenen eine adäquate Repräsentation beanspruchen dürfen: "Nur wenn die Stimme eines jeden - einer jeden - Betroffenen im demokratischen Diskurs angemessen repräsentiert ist, können demokratische *Entscheidungen* gerecht sein" (Wellmer 1993, 63). Dieser 'demokratische Diskurs' stellt die Prämisse für die Umsetzung der liberalen Meinungs- und Versammlungsrechte dar, die ihrerseits für die mehrheitliche Verteilung der Entscheidungsmacht über Regeln, Verfahren und Gestaltungswünsche zur Vorbedingung werden.

Der idealtypische Charakter dieses Modells ist evident; er wird bei Williams (1973) mit einer utopischen, auf ein zukünftiges System verweisenden Dimension versehen, die sich von den bestehenden Formen paternalistischer, kommerzieller oder autoritärer Relationen deutlich absetzt, während sich für Wellmer (1993) die Ausformulierung eines 'demokratischen Diskurses' zunächst nur über die Fiktion durchführen läßt, daß Gesellschaften in politischer und moralischer Hinsicht in sich abgeschlossen seien und eine Ablösung der liberalen und demokratischen Rechte von den sozialen Grundrechten möglich wäre. Sobald die Problematiken einer distributiven ökonomischen (Un-)Gerechtigkeit, eines massenmedialen Subsumierungsprozesses oder einer technologischen Spezialisierung aufgegriffen werden, stellt sich jenes zwischen normativem Anspruch und realpolitischer bzw. realtechnologischer und -diskursiver Wirklichkeit oszillierende Mißverhältnis ein, das auch für Bobbio den Ausgangspunkt einer permanenten Konkurrenz und Bedrohung des demokratischen Modells auszeichnet. Diese in ihrem Einfluß jeweils kontextabhängig zu bewertenden Kräfteverhältnisse lassen sich im Anschluß an die Ausführungen zu den unterschiedlichen (technokratischen, postmodernen, überwachenden und kritischen) Kommunikationsmodellen in verschiedenen Mechanismen und Bereichen zusammenfassend aufzeigen: 1. die allgegenwärtige *Ausgrenzung* der Teilnehmer (ihr Redeverbot) stellt sich dem Postulat des unbegrenzten Zugangs entgegen und basiert auf der

restriktiven Nutzung der Produktions- und Rezeptionstechnologien bzw. der verwaltenden Institutionen innerhalb der Kommunikationsstruktur; 2. die *intersubjektiven Ordnungsverfahren* im Inneren des Diskurses nehmen durch die Vorgabe von Sprecherpositionen, durch Anspracheformen des Publikums und durch die Tabuisierung oder Klassifikation von Informationen eine Kompetenzzuweisung an das zur demokratischen Verständigung (medial) 'versammelte' Publikum vor, die als präskriptiver Paternalismus oder autoritärer Befehl die Bedingungen der freien Rede unterläuft; 3. die *restriktive Verwaltung* der Informationen verlagert die Entscheidungsmacht aus der 'transparenten Öffentlichkeit' in den Bereich des Geheimen, in dem es keine politische Repräsentation geben kann, und der den Zustand der vollständigen Information ausschließt; 4. die *Simulation* einer diskursiven Partizipation manifestiert einen 'Mißbrauch' der Öffentlichkeit, in der über manipulative Publizität oder Propagandatechniken die *Authentizität* des Partizipationsgedankens in Frage gestellt oder abgeschafft wird, und in der sich ein kommerzieller Paternalismus (d. h. die Reduzierung des Sagbaren auf seine profitable Verwertung) etablieren kann; 5. die *Komplexität* der im demokratischen Diskurs zu verhandelnden Materie ist für die Betroffenen nicht mehr durchschaubar, so daß eine diskursive Partizipation unmöglich wird, weil entweder Entscheidungsprozesse den spezialisierten Experten überlassen werden müssen, oder weil eine möglichst unbeeinflußte (und die Informationsmacht damit asymmetrisch ausdehnende) Systemsteuerung angestrebt wird; 6. die Informationsbeschaffung dient innerhalb eines gesellschaftsübergreifenden Überwachungs- und Normierungszusammenhangs ausschließlich der kontrollierenden und *disziplinierenden Machtausweitung*, auch wenn damit ein produktiver und individuierender Machteffekt einhergehen mag; 7. der metapräskriptive *Anspruch* eines allgemeingültigen, universalistisch angelegten demokratischen Diskurses ist als Vorstufe einer unausweichlichen dabei unzulässigen Einebnung von kulturellen Heterogenitäten und Differenzen abzulehnen.
Die für die Ausformulierung des idealtypischen demokratischen Kommunikationsmodells notwendigen Fiktionen werden damit nicht nur durch das Problem der offensichtlichen ökonomischen Verteilungsungerechtigkeiten fragwürdig, sondern auch durch die metatheoretische Hinterfragung des Universalisierungsanspruchs, die Verbote und Ausgrenzungen der Betroffenen, die intersubjektiven, strukturbildenden Ordnungsverfahren im Inneren der Diskurse, die Komplexität der Materie oder die Bedrohung einer im Geheimen, in der Simulation oder mit der Überwachung operierenden Informationsmacht. Während auch eine metapräskriptive 'Politik der Differenz' noch an die universelle Gültigkeit von liberal-demokratischen Bürger- und Menschenrechten appellieren muß, um überhaupt praktikabel werden zu können (vgl. Wellmer 1993), lösen sich die konkurrierenden Kommunikationsmodelle tendenziell von den Prämissen einer mehrheitlichen, ausgedehnten und symmetrischen Teilhabe an Entscheidungsfindungen durch die Betroffenen ab. Sei es aufgrund der Eigendynamik des kommerziellen Marktes, des (innerhalb der Diskurse) allgegen-

wärtigen Machtwillens, der technologischen Überkomplexität, der oligarchischen Machtasymmetrien oder des Wirkens einer im Geheimen operierenden Instanz - die Umsetzbarkeit des demokratischen Ideals erscheint als unwahrscheinlich oder unmöglich.

In der Auseinandersetzung zwischen Lippmann und Dewey führte dieser Umstand zu Lippmanns Forderung, daß der kompetente und rational entscheidende Bürger als Ideal aufgegeben werden sollte (vgl. 3.2.1). Diese Hinterfragung idealtypischer Modellbildungen soll im vorliegenden Kontext nicht weiter ausgeführt werden. Für die Frage, in welchem Verhältnis die dokumentarfilmischen Explorationen zu demokratietheoretischen Vorstellungen stehen, bietet es sich statt dessen an, die Unterscheidung Deweys (1984) zwischen einer politischen und einer sozialen Funktion von Kommunikationsprozessen aufzugreifen und die Vorgänge innerhalb der politischen mit denen innerhalb der kulturellen Öffentlichkeit zu konfrontieren. Damit soll kein simplifizierender Schematismus zwischen 'politischen' und 'kulturellen' Dimensionen der demokratischen Interaktion behauptet werden (und es mag sein, daß die kulturelle Demokratisierung sich vor dem Hintergrund einer Ausweitung des technokratischen Kommunikationsverständnisses immer nur im Bereich der propagandistischen Entlastung im Sinn Elluls bewegt), aber gerade für den historischen Wandel des Dokumentarfilms (etwa vom analytischen zum performativen Modus) scheint es notwendig zu sein, die Begriffsbestimmung von 'Kommunikation' nicht nur auf die Dimension der sozialen Kontrolle durch Informationszirkulation zu beziehen, sondern sie auf die Vorstellung eines gemeinschaftskonstituierenden Rituals auszudehnen.

Diese Unterscheidung zwischen einer politischen Partizipation der Betroffenen in Entscheidungsprozessen und einer symbolgestützten Verständigung von Gruppen und *communities* über ihre zugrundeliegenden Wertvorstellungen meint Dewey (1984, 327/328), wenn er von politischen und sozialen Funktionen des demokratischen Ideals schreibt. Dahinter verbirgt sich die Vorstellung einer *demokratischen Kultur*, die nicht das Beiwerk der politischen Repräsentations- und Partizipationsansprüche darstellt, sondern die Freiheits-, Gleichheits- und Toleranzprinzipien auf die alltägliche Interaktion und den Bereich der künstlerischen Produktion ausdehnt. Sie manifestiert sich für de Tocqueville (1985) im 19. Jahrhundert in den 'Vorstellungen und Sitten' der nordamerikanischen Bevölkerung, während sie für Habermas (1990, 115) den Hintergrund der literarischen Öffentlichkeit bildet, innerhalb derer sich eine intersubjektive Wahrnehmungsform und ein Modus des Räsonnements für die politische vorzeichnen und etablieren kann. Die demokratischen Verhaltensformen, Einstellungen und Gefühlsstrukturen richten sich nach Williams (1990b, 93-98) an einem imaginären Gleichheitspostulat der Individuen aus ('als-ob' es keine Klassengegensätze zwischen ihnen gäbe), und sie transponieren für Bobbio (1988a) die Ideale der Toleranz, Gewaltfreiheit, dialogischen Veränderung und Solidarität in die alltäglichen Beziehungen.

Die strukturellen und prozessualen Merkmale der Kommunikation werden in dieser Perspektive von der ausschließlichen informationellen Übermittlung auf die rituellen Ansprache- und Verständigungsformen der Teilnehmer umgelenkt. Für Carey (1989, 23), der beide Grundkonzeptionen der Kommunikation (als Übermittlung und als Ritual) auf religiöse Vorläufer zurückführt, tritt mit zunehmender Relevanz neben die kommunikative Überwindung des Raums die pragmatische Vorstellung einer symbolvermittelten Verständigung, "whereby reality is produced, maintained, repaired, and transformed." Im Sinn einer para-sozialen Interaktion gerät das gemeinschaftskonstituierende Ritual der Kommunikation zu einem Prozeß, der weniger an einer politisch relevanten 'Aufklärung' orientiert ist, als an einer partizipatorischen Re-Produktion kommunitärer Wertesysteme, Verhaltensweisen und 'Gefühlsstrukturen'. Die demokratische Kultur breitet sich in Careys an die Arbeiten des amerikanischen Pragmatismus anknüpfendem Modell durch die verästelten Kommunikations*akte* aus, die in der zugrundeliegenden religiösen Tradition das Zeremonielle des Gebets über die instruierende Praxis der Predigt stellen:

> A ritual view of communication is directed not toward the extension of messages in space but toward the maintenance of society in time; not the act of imparting information but the representation of shared beliefs. If the archetypal case of communication under a transmission view is the extension of messages across geography for the purpose of control, the archetypal case under a ritual view is the sacred ceremony that draws persons together in fellowship and commonality. (Carey 1989, 18)

Dieser zeremonielle Charakter wurde für die dokumentarfilmische Exploration des Privaten in der Form eines 'säkularisierten Gebets' herausgearbeitet, das bei den protokollierenden, selbstanalytischen oder selbstinszenierenden Repräsentationsweisen sowohl für die drehsituative Interaktion als auch die Rezeptionsstruktur der 'Bewältigungsgeschichten' ein stilbildendes Merkmal darstellt. Es versammelt die Beteiligten um die technologischen Aufnahmegeräte, um in einer Verdoppelung der Krisenbewältigung, in einer performativen Auseinandersetzung mit den Aufnahmeinstanzen oder im Kontakt mit den Apparaten eine (Selbst-)Erfahrungsweise symbolisch vermittelbar zu halten und für das Publikum zur Diskussion zu stellen. Die primärprozeßhafte Auflösung von 'Welt' im Dabeisein verschiebt die appellative Kraft des amerikanischen Direct Cinema damit in den Bereich der ritualisierten Interaktion, in der sich die jeweilige *community* reproduzieren und verändern kann. Die Repräsentation von Anspracheformen, sozialen Akteuren und Konfliktlösungen erhält insofern die Doppelung einer deskriptiven und einer produktiven Tendenz, die den symbolvermittelten Kommunikationsprozeß als kontinuierliche und dynamische Modellierung von filmischen (und anderen medial konstituierten) Welten begreift, die keiner vorgängigen Essenz entsprechen und erst in der interaktiven Bearbeitung eine Relevanz erhalten.[30]

---

[30] Vgl. Carey (1989, 85): "Meaning in this [ritual] view is not representation but a constituting activity whereby humans interactively endow an elastic though resistant world with enough coherence and order to support their purposes. The agency by which they do this is certainly re-

Diese Bearbeitung findet für Carey (1989, 81) im Anschluß an Dewey innerhalb der Öffentlichkeit statt, die ihre gemeinschaftsbildende Kraft einbüßen muß, sobald sie atomisiert und parzelliert wird. Während die Partizipationsansprüche innerhalb sich ausdifferenzierender politischer Öffentlichkeiten an Wirksamkeit verlieren, bleibt auch die Umsetzung einer kulturellen Demokratisierung durch die Proliferation divergierender Rituale gefährdet. Das kommunitaristische Fundament einer Interaktion von Angesicht zu Angesicht, das der symbolvermittelten Kommunikation Deweys zugrundeliegt, und das den zeremoniellen Charakter für eine begrenzbare Gruppe von Interaktionsteilnehmern begründet, kann in diesem Zustand seine integrative und normative Kraft nicht mehr entfalten (vgl. Carey 1989, Phelan 1980). Für die Erörterung einer demokratischen Kultur, die sich in Careys Modell über die Kommunikationsprozesse ausweiten soll, ergeben sich daraus zwei Problembereiche, die im Folgenden (in 7.3.1 und 7.3.2) ausgeführt werden sollen: zum einen die Frage, welche Form des *Austauschs* bzw. der para-sozialen Verbindung sich mit Hilfe der kommunikationstechnologischen Mittel herstellen läßt; zum anderen die Frage, ob die ritualisierten Kommunikationsformen in ihren Funktionsbestimmungen ein Demokratisierungspotential auf der Text- oder Rezeptionsebene ansiedeln, bzw. auf welche Merkmale der kulturellen Verständigung sich ihre evaluativen 'Qualitäts'- Kriterien beziehen.

7.3.1 Symbolvermittelte Interaktion unter kommunikationstechnologischen Bedingungen

In seiner Auseinandersetzung mit dem desolaten Zustand der Öffentlichkeit in den zwanziger Jahren arbeitet Dewey (1984, 296-320) heraus, daß deren konstitutive Rolle für die Umsetzung des politischen Ideals einer Partizipation der Betroffenen unverzichtbar ist, und daß sie für die symbolvermittelte Herausbildung individueller und gruppenspezifischer Identitäten eine herausragende Rolle hat. Daher muß in der Professionalisierung der politisch-administrativen Verwaltung, in der sich beständig ausweitenden ökonomischen Kontrollmacht und in der Standardisierung und Vermassung des industriellen Systems eine Bedrohung des Demokratieverständnisses gesehen werden, das die überschaubare, auf dem persönlichen Kontakt und der nicht-entfremdeten Arbeit beruhende *community* zum Maßstab einer bestmöglichen Umsetzbarkeit partizipatorischer und kommunikativ-konsensueller Ansprüche macht. Für

---

presentation, but not representations simply of the world. It is the great power of symbols to portray that which they pretend to describe. That is, symbols have an 'of' and a 'for' side. It is this dual nature that allows us to produce the world by symbolic work and then take up residence in the world so produced. This is a ritual view of communication emphasizing the production of a coherent world that is then presumed, for all practical purposes, to exist. It is to emphasize the construction and maintenance of paradigms rather than experiments; presuppositions rather than propositions; the frame, not the picture."

Dewey kann sich ein gemeinsames Interesse an der gruppenorientierten Aushandlung und regelgebundenen Kontrolle der 'indirekten Konsequenzen' nicht herausbilden, solange die Öffentlichkeit durch expertokratische Steuerung oder durch unvollständige Informationen manipulativ beschränkt wird: "There can be no public without full publicity in respect to all consequences which concern it. Whatever obstructs and restricts publicity, limits and distorts public opinion and checks and distorts thinking on social affairs. Without freedom of expression, not even methods of social inquiry can be developed" (Dewey 1984, 339). Auch wenn Dewey nicht der Illusion nachhängt, daß alle Bürger kompetent urteilen könnten, bleibt als Minimalforderung die Möglichkeit eines Urteils der Betroffenen über die von den Experten vorgelegten Lösungsansätze. Die Umsetzung dieser Forderung stellt sich allerdings aufgrund der beständigen Ausweitung des 'Maschinenzeitalters' in den zwanziger Jahren als immer schwieriger dar, und es bleibt neben dem Einklagen einer vollständigen Information auch die Hoffnung auf die adäquate Nutzung der kommunikationstechnologischen Mittel, um über die Verbindung der Teilnehmer einen Zustand des Austauschs von Angesicht zu Angesicht zu etablieren. Nicht nur die politischen Ereignisse sollen damit symbolvermittelt verfügbar gehalten werden, sondern auch die Erfahrungsweisen, Gefühle und Ideen, die sich zu einem 'kollektiven sozialen Bewußtsein' der Gemeinschaft entwickeln. Der kommunikative Akt wird zu einem Vorgang, der die politischen Partizipations- und Repräsentationsansprüche untrennbar mit den kulturellen Selbstverständigungen über kollektive Identitäten verknüpft:

> Symbols in turn depend upon and promote communication. The results of conjoint experience are considered and transmitted. Events cannot be passed from one to another, but meanings may be shared by means of signs. Wants and impulses are then attached to common meanings. They are thereby transformed into desires and purposes, which, since they implicate a common or mutually understood meaning, present new ties, converting a conjoint activity into a community of interest and endeavor. Thus there is generated what, metaphorically, may be termed a general will and social consciousness: desire and choice on the part of individuals in behalf of activities that, by means of symbols, are communicable and shared by all concerned. A community thus presents an order of energies transmuted into one of meanings which are appreciated and mutually referred by each to every other on the part of those engaged in combined action. "Force" is not eliminated but is transformed in use and direction by ideas and sentiments made possible by means of symbols. (Dewey 1984, 331)

Daß die technologischen Bedingungen dieser symbolvermittelten Kommunikation in ihren spezifischen Übersetzungsleistungen und Machtpotentialen nicht umfassender ausgeführt werden, ist nach Carey (1989, 69-88) eine signifikante Leerstelle von Deweys Modell, doch ist für die Erörterung eines gemeinschaftskonstituierenden Rituals innerhalb einer demokratischen Kultur zunächst die kommunitaristische Ausrichtung an einem Gemeinschaftsbegriff vorrangig. Denn während Dewey seine Bestimmung der Öffentlichkeitsfunktionen bereits vor dem Hintergrund einer zunehmenden Fragmentierung von Traditionen, Lebenswelten und -formen vornimmt, stellt sich für die fortschreitende Industrialisierung der Kommunikationsprozesse jene implizite Annahme, ein Kommunikationsritual könnte gemeinschaftsbindende Kräfte aktivieren, als immer fragwürdiger dar. Das 'säkularisierte Gebet' des performativen Modus ist eben ein säkularisiertes, das an die Stelle der religiösen Bindungen und 'Heilserwartungen' die Psychologisierung der Konflikte rückt und in narzißtischen Endlosschleifen den Gestus des Rituals tendenziell nur noch simulieren kann. Die technologischen Apparate in *David Holzman's Diary* treiben den Protagonisten gerade nicht in eine intersubjektive Gemeinschaft, sondern führen zu seiner prothesenhaften Übernahme technologischer Fähigkeiten in der weitgehenden Isolation. Neben die Überlegung, ob sich ein authentischer Ritualcharakter herstellen läßt, tritt damit die demokratietheoretische Auseinandersetzung darüber, ob eine demokratische Kultur überhaupt zur Konsolidierung eines gemeinschaftsbindenden Entwurfs des 'guten Lebens' beitragen sollte (vgl. Wellmer 1993).

Wie von Bobbio (1988a) ausgeführt, stellen die liberalen Grundrechte die historische und juristische Voraussetzung des demokratischen Staates dar, der die Freiheitsrechte zur Ausübung einer demokratischen Macht benötigt, die ihrerseits die Grundfreiheiten garantieren soll. Bei Dewey (1984, 352/353) deutet sich darüber hinaus die Konzeption eines kommunikativen Prozesses an, der eine gemeinschaftlich-kollektive Identitätsbestimmung und Selbstdefinition unterstützt, die den angestrebten Verständigungshorizont ausmacht, und die der atomisierten, abgekapselten Individualität entgegensteht. Die Debatte zwischen kommunitaristischen und liberalen Positionen spitzt diesen Konflikt über die Funktionsbestimmungen einer demokratischen Kultur zu. Während jene eine Einbindung der individuellen Freiheitsrechte in einen kommunalen Kontext einfordern, um ihre destruktiven und atomisierenden Tendenzen einzudämmen, beharren diese auf der unhintergehbaren Gültigkeit der individuellen Selbstbestimmung, die durch nationale, ethnische oder kulturelle Traditionen bzw. Identitäten nicht eingeschränkt werden darf (vgl. Wellmer 1993). Für Wellmer findet sich in der liberalen Tradition bereits ein 'kommunitäres Korrektiv', das in der demokratischen Sittlichkeit wirksam wird und die Fragmentierungstendenzen der sich ausdifferenzierenden Lebensformen durch das Postulat einer allgemeinverbindlichen Orientierung an Regeln des demokratischen Diskurses ausrichtet. Ähnlich wie bei Williams, der den Raum der freien Rede vor Ausgrenzungsbestrebungen, einer Kommerzialisierung und der paternalistischen Definition des Sagbaren abgrenzt, ist es auch für Wellmer mit einer demokratischen Kultur nicht vereinbar (und durch die Heterogenität des kulturellen Lebens auch gar nicht praktikabel), Metapräskriptionen des 'guten Lebens' als Substantialisierungen kollektiver Werte festzuschreiben und den liberalen Grundrechten voranzustellen. Vielmehr bleiben individuelle und kollektive Identitäten im Rahmen einer prozedural gedachten demokratischen Sittlichkeit kritisier- und revidierbar, kann sich deren Geltungsanspruch nur auf die intersubjektiven Umgangsformen mit Konflikten und divergierenden

Wertesystemen beziehen: "Der Begriff einer demokratischen Sittlichkeit definiert somit nicht schon einen bestimmten Inhalt des guten Lebens, sondern nur die *Form* einer zugleich egalitären und kommunikativen Koexistenz einer Vielfalt miteinander konkurrierender Ideen des Guten" (Wellmer 1993, 69). Diese Form orientiert sich an jenen Kriterien, die auch innerhalb der politischen Öffentlichkeit für die kommunikative Interaktion vorausgesetzt werden müssen, und die als demokratische Verhaltensweisen vor allem die "Tugenden eines gewaltfrei-kommunikativen Umgangs mit Dissensen, Konflikten, Heterogenitäten und Entzweiungen ebenso wie solche eines Lebens ohne letzte Synthesen und ultimative Lösungen" (Wellmer 1993, 70) umfassen. Eine demokratische Kultur ist in diesem Sinn vor allem eine Gesprächskultur, die ihren diskursiven Vollzug zum universellen Fixpunkt macht, sich aber einer Hierarchisierung religiöser, nationaler oder ethnischer Bindungskräfte der *community* enthält.[31] Dabei läßt sich diese Konzeption noch ansatzweise mit Careys gemeinschaftskonstituierendem Kommunikationsritual kurzschließen; es scheint jedoch einen unvereinbaren Kern zu geben, bei dem der Konflikt zwischen einem zeremoniell angelegten, die Verbundenheit der Gemeinschaft feiernden Ritualcharakter und einer die diskursiven Grundbedingungen des Austauschs reflektierenden Sittlichkeit unaufgelöst bleibt. Während die liberale Position durch die Relativierung kultureller Eigenheiten eine tendenzielle Entwertung der heterogenen Lebensentwürfe vollzieht, unterliegt die kommunitaristische einer Subsumtionsbewegung, die in der ritualisierten Feier der 'Gemeinschaft' die kulturelle Vielfalt einebnen muß (vgl. Wellmer 1993, 79).

Die Kritik an einem kommunitaristischen Kommunikationsmodell der symbolvermittelten gemeinschaftsbildenden *Verbundenheit* richtet sich demnach (neben Lippmanns 'empirisch' gestützten Einwänden einer idealisierenden Realitätswahrnehmung) an einer Ausdifferenzierung des Verhältnisses zwischen liberalen und demokratischen Grundrechten und ihrer Gültigkeit für eine individuelle oder kollektive Selbstbestimmung aus. Sie kann sich jedoch auch auf die Prämisse beziehen, daß durch die kommunikationstechnologische Vernetzung überhaupt eine Gemeinschaft konstituiert wird, die in ritueller Form an ihrer kollektiven Identität arbeitet. Denn durch die Innovationen des 'postmodernen' Maschinenzeitalters finden Strukturveränderungen statt, die neben einer Fragmentierung und Proliferation der Diskursinseln auch deren Globalisierung und beschleunigte Verbreitung umsetzen. Was für Lyotard die Informatisierung der Gesellschaft und für Jameson eine Ballung umwälzender technologischer Revolutionen (im Bereich der Landwirtschaft, Energie und Datenverarbeitung) ist, stellt sich für McLuhan (1964, 5) in den fünfziger und sechziger Jahren als globale Implosion dar, die in einer eigenartigen Mischung den

---

[31] Vgl. in diesem Sinn Wellmer (1993, 67/68): "Denn es gibt keine sittliche Substanz jenseits des demokratischen Diskurses, die sich in einer für alle verbindlichen Form, sei es philosophisch, sei es theologisch, begründen oder zementieren ließe. Also müssen es die Bedingungen des demokratischen Diskurses selbst sein, die den Kern einer demokratischen Sittlichkeit definieren."

Wahrnehmungshorizont der Zuschauer aufsprengt und gleichzeitig das Weltgeschehen provinzialisiert: "As electrically contracted, the globe is no more than a village. Electric speed in bringing all social and political functions together in a sudden implosion has heightened human awareness of responsibility to an intense degree." Wodurch die Verantwortlichkeit gesteigert werden soll, bleibt in McLuhans idiosynkratischer 'Theoriebildung' zwar unausgeführt, aber es deuten sich drei Entwicklungen an, die den Ritualcharakter der Kommunikation affizieren: die Beschleunigung und Globalisierung der Informationen, die Relevanz des *Mediums* für die 'Botschaft' und die zunehmende Abhängigkeit der Individuen von technologischen Prothesen als Extensionen des Körpers. Auch wenn (entgegen McLuhans Postulat) weder die Berücksichtigung von Medien-Effekten hinfällig wird, noch die Botschaft des Mediums sich in dessen Merkmalen erschöpft,[32] stellt sich für die Konzeption einer gemeinschaftskonstituierenden Kommunikation die Frage, um welche *communities* es sich in einer internationalisierten und globalisierten Kommunikation handelt, und wie sich mit Hilfe der technologischen Bedingungen ein Austausch zwischen ihnen herstellen lassen kann. Denn es ist offensichtlich, daß nicht nur eine demokratische Sittlichkeit, die den diskursiven Rahmen einer gewaltfreien und toleranten Kommunikation garantieren soll, sondern auch eine kommunitär-kollektive Metapräskription über das 'gute Leben' auf die technologische Möglichkeit der Interaktion und auf die Definierbarkeit eines gemeinsamen diskursiven Raums angewiesen ist, um überhaupt wirksam werden zu können. Zwischen McLuhans Visionen einer elektronischen Re-Tribalisierung postliterarischer Individuen und einer vollständigen Ankoppelung des menschlichen Körpers und Bewußtseins an die informationstechnologischen Imperative bewegen sich jene Entwürfe, die sich der Kommunikationsqualität und der zunehmenden Informatisierung der Gesellschaft zuwenden.[33]

Die Gleichzeitigkeit einer globalen Ausdehnung massenmedialer Kommunikationsprozesse und eines Zusammenschrumpfens der Weltwahrnehmung stellt für McLuhan nicht nur den Abschied aus der 'Gutenberg-Galaxis' dar, sondern sie provoziert auch einen Typus des Schreibens über 'Massenmedien', der sich gegenüber den allgegenwärtigen, unübersichtlichen, widersprüchlichen und paradoxalen Ausprägungen der Kommunikationsprozesse zu positionieren versucht: positivistisch als das distanzierte Messen der Effekte, kritisch durch das Aufzeigen des sich manife-

---

[32] Ein Beispiel für McLuhans Versuch, seine These über das Verhältnis von Botschaft und Medium ('the medium is the message') historisch zu belegen, zeigt jene Unausgegorenheit seines 'instinktuellen' Ansatzes, die auch andere Unterscheidungen (z. B. zwischen 'heißen' und 'kalten' Medien oder zwischen Form und Inhalt) kennzeichnet: "That Hitler came into political existence at all is directly owing to radio and public-address systems. This is not to say that these media relayed his thoughts effectively to the German people. His thoughts were of very little consequence. Radio provided the first massive experience of electronic implosion, that reversal of the entire direction and meaning of literate Western civilization." (McLuhan 1964, 300)

[33] Vgl. McLuhan (1964, 57): "In this electric age we see ourselves being translated more and more into the form of information, moving toward the technological extension of consciousness."

stierenden Verblendungszusammenhangs, spielerisch im Aneinanderreihen der unterschiedlichen Bewußtseinsinhalte, die als Medienfragmente nebeneinanderstehen, nostalgisch durch die Erinnerung an einen Zustand der direkten Interaktion, der von der Vermitteltheit der Medien unwiederbringlich überdeckt worden ist. Die heterogenen massenmedialen Phänomene unterminieren jede Metaebene ihrer Verhandlung und lösen sich im empirischen Bereich bis zur Unkenntlichkeit auf; sie sind unhintergehbar globalisiert und unendlich diffus im Lokalen, allgegenwärtig und uneinheitlich. Die Frage nach ihrem Verhältnis zu einer demokratischen Kultur bleibt daher riskant und vorläufig. Sie soll für die Erörterung der kommunikations*technologischen* Strukturbedingungen zunächst auf drei Perspektiven beschränkt werden: die nostalgische von Baudrillard, die emanzipatorische von Heath und die pragmatische von Meyrowitz.

Für Baudrillard werden McLuhans Prämissen einer technologisch bedingten Implosion der Räume und Ereignisse und einer zunehmenden Privilegierung der Qualitäten des Mediums zum Hintergrund einer Kommunikationsform, bei der sich nicht nur die Implosion auf die semiotische Ebene des Zeichens verlagert, sondern auch die Formen des Austauschs grundsätzlich umdefiniert werden. Daß das Medium die Botschaft sei, heißt für ihn, daß das Ereignis durch das Medium hervorgebracht wird, wie Bolz (1990, 132) zusammenfaßt: "Die Implosion des Mediums im Realen löscht in ein und demselben Zug den Sinn und das Soziale. Damit beginnt das Zeitalter der Simulation, der Hyperrealität." Die Implosion läßt durch die paradoxale Gleichzeitigkeit einer 'globalen Unmittelbarkeit' keine Taktilität des organischen Berührens mehr zu, sondern nur noch das oberflächliche Zusammentreffen, Aneinanderstoßen von Bildschirmen, die in einem virtuellen Raum eine abstrakte Kommunikation praktizieren. Die Abstraktheit des oberflächlichen Austauschs gründet in einem Abstandsverhältnis, dem die Distanz des Artifiziellen (der Zauber des Künstlichen) und die Nähe des physischen Kontaktes fehlt, auch wenn es beides zu simulieren imstande ist, und das sich in der Vermittlung durch einen Kommunikationskode von einer *authentischen* Interaktion entfernen muß (vgl. Baudrillard 1989, 1992). Während in den Massenmedien durch die modellhafte Realitätskonstruktion ein Sinnverlust eintritt (der die Subversion, Transgression oder Revolution zum klischierten Zeichen werden läßt), verschwindet durch die Umstellung des Körpers auf eine genetische Information die Andersheit der Individuen. Der informationelle Kode legt sich als verselbständigtes Modell über die Realitäten und Körper, die im simulierten Raum der Kommunikation und Differenz die Illusionen des Austauschs und der Individualität aufrecht halten:

> Unsere gesamte Gesellschaft versucht die Andersheit zu neutralisieren, den anderen als natürliche Referenz zu zerstören - im aseptischen Fluß der Kommunikation, im interaktiven Erguß, in der Illusion von Austausch und Kontakt. Dank der Kommunikation wird diese Gesellschaft allergisch gegen sich selbst. Der Körper wird dank der Transparenz seines genetischen, biologischen und kybernetischen Wesens sogar allergisch gegen seinen Schatten. (Baudrillard 1992, 140/141)

Für Baudrillard (1992, 138) manifestiert sich in der Ausweitung und Verzweigung der technologischen Prothesen nach *innen*, in den strukturalen Rastern der medialen Realitätskonstruktion und in der Informatisierung des Körpers das Zeitalter der "genetischen und mentalen Software", das die Menschen unwiderruflich aus den imaginären Szenarien der Ichszene oder des Spiegels herausgelöst hat. Seine nostalgische Perspektive postuliert einen Verlust des authentischen interpersonalen Umgangs, der in der massenmedialen Vermittlung in ein unhintergehbares Kommunikationsmodell eingebunden bleibt, das eine Interaktion von Angesicht zu Angesicht ausschließen und zerstören muß. Die Simulation der Unmittelbarkeit bleibt letztlich nur in der direkten symbolischen Auseinandersetzung im Freiraum der 'Straße' korrigier- und hinterfragbar, innerhalb der Medien ist die Kritik an die Bedingungen der Kommunikation ausgeliefert (vgl. Baudrillard 1977). Was bei Dewey als Möglichkeit der kommunitären Vernetzung durch symbolvermittelte Interaktion postuliert wird, ist für Baudrillard im Kontakt der virtuellen Oberflächen der Bildschirme ausgeschlossen. Der postmoderne Mensch beschwört für seinen Körper eine Differenz, die es in den binären Rastern der genetischen Kodes nicht mehr gibt, und für seinen interaktiven Umgang eine reziproke Kommunikation, die durch die Massenmedien ausgeschlossen wird. Baudrillard, dessen Theorie der Simulation nicht zynisch, sondern nostalgisch gegenüber dem postulierten Verlust der Unmittelbarkeit (des Dialogs) und des Geheimnisses (der Andersheit) erscheint, hält an einem Kommunikationsmodell fest, das die Authentizität der Unmittelbarkeit an das direkte Aufeinandertreffen der Beteiligten knüpft:

> Die Massenmedien sind dadurch charakterisiert, daß sie anti-mediatorisch sind, intransitiv, dadurch, daß sie Nicht-Kommunikation fabrizieren - vorausgesetzt, man findet sich bereit, Kommunikation als *Austausch* zu definieren, als reziproken Raum von Rede und *Antwort* (parole et réponse), als Raum also einer *Verantwortung* (responsabilité), - und zwar nicht im Sinne psychologischer oder moralischer Verantwortung, sondern als eine vom einen zum anderen im Austausch sich herstellende persönliche Korrelation. Anders gesagt: vorausgesetzt, man definiert Kommunikation anders denn als bloße(n) Sendung/Empfang einer Information, und sei sie auch umkehrbar. Die gesamte gegenwärtige Architektur der Medien gründet sich jedoch auf diese letztere Definition: *die Medien sind dasjenige, welche* [sic] *die Antwort für immer untersagt*, das, was jeden Tauschprozeß verunmöglicht (es sei denn in Form der *Simulation* einer Antwort, die selbst in den Sendeprozeß integriert ist, was an der Einseitigkeit der Kommunikation nichts ändert). (Baudrillard 1977, 91)

Sobald die symbolisch vermittelte Interaktion in einen technologischen und die Pole des Senders, Empfängers und der Botschaft ausrichtenden Kode überführt worden ist, wird sie speicher- und verteilbar und in ihrer Qualität der Vergänglichkeit unterlaufen. Baudrillard greift insofern die McLuhanschen Formeln einer allgegenwärtigen Implosionsbewegung und einer Dominanz des Mediums auf, er wendet sie jedoch *gegen* die massenmediale Kultur, die nicht nur die herkömmlichen Kategorien des Sozialen und des Sinns aufzulösen beginnt, sondern auch die traditionellen Mittel der Verständigung zersetzt. In seiner nostalgischen Perspektive läßt sich dieser Verlust nicht durch die emanzipatorische Umwertung der Nutzung des technologischen Instrumentariums abfedern, sondern nur durch die radikale Abschaffung der massenmedialen Kommunikations*bedingungen*.[34] Doch ist dieser radikale Gestus bereits als melancholische Erinnerung einer kritischen Position in den Entwurf der Selbstauflösung eingeschrieben, der durch die Beschleunigung der Moderne als unumkehrbar erscheint: "Mit dem Zwang zur Verbreitung und dem Gebot totaler Zirkulation und Kommunikation ist heute jedes Faktum, jedes Ereignis allein schon 'befreit' - es wird zum Atom und verfolgt seine Flugbahn im Leeren" (Baudrillard 1990, 9).[35] Demgegenüber verfolgt die emanzipatorische Perspektive das Projekt einer Demokratisierung der kommunikationstechnologischen Bedingungen. Während Baudrillard im Aneinanderstoßen der Bildschirme keine Basis für interaktive Prozesse sieht, formuliert Enzensberger (1970) im Rahmen seiner medientheoretischen Überlegungen Zielvorstellungen, die in der Umverteilung der technologischen Mittel die Voraussetzung für eine emanzipative Nutzung der Kommunikation veranschlagen. Es erscheint notwendig, die Empfänger zu Sendern zu machen, die Isolation der Kommunikationsteilnehmer aufzuheben, eigene Öffentlichkeiten durch die Selbstorganisation der Beteiligten zu schaffen und die gesellschaftliche Kontrolle der Apparate durch ihre kollektive Verwaltung zu garantieren. Die Umstellung der intersubjektiven Verständigung auf einen technologischen und semiotischen Kode ist weniger problematisch als die asymmetrische Verfügungsgewalt über seine Generierung und Verteilung. Doch bleibt die emanzipatorische Perspektive im Kontext eines *global village* ihrerseits in ein Verhältnis eingebunden, das in der Kommerzialisierung der Kommunikationsbedingungen einerseits ihre Voraussetzung, andererseits ihre allgegenwärtige Bedrohung bereithält. Für Heath konsolidiert sich in der Verschiebung des Repräsentationsgedankens aus einem politischen in einen ökonomischen Raum die grundsätzliche Umdefinition des kulturellen Lebens, das die massenmediale Zuschaueransprache um den Konsumentenstatus des Publikums zentriert und die Realitätskonstruktionen an seiner erfolgreichen Repräsentation ausrichtet:

> Socio-political representation is turned into the commodification of a public that is television's economic representation of itself (its market existence); identities are leveled to that standard, the "other people" of the public (for the individual this is the

---

[34] Vgl. Baudrillard (1977, 92): "Jeglicher Versuch, die Inhalte zu demokratisieren, sie zu unterwandern, die 'Transparenz des Codes' wiederherzustellen, den Informationsprozeß zu kontrollieren, eine Umkehrbarkeit der Kreisläufe zu erreichen oder die Macht über die Medien zu erobern, ist hoffnungslos, - wenn nicht das Monopol der Rede gebrochen wird, und zwar nicht, um jedem Einzelnen das Wort zu erteilen, sondern damit die Rede ausgetauscht, gegeben und zurückgegeben werden kann, wie manchmal der Blick oder ein Lächeln, und ohne daß sie je angehalten, zum Gerinnen gebracht, gespeichert und an irgendeiner Stelle des gesellschaftlichen Prozesses neu verteilt werden kann."

[35] Für Heath (1990, 288), der Baudrillards Position ernst nimmt, zeichnet sich in ihr eine gewisse Kapitulation vor dem überwältigenden Gegenstand ab: "With social analysis out of the question, dependent as it would be on some rational notion of behavior, interests, goals, on some idea of representation, the point can only be to mimic - hyperconformism again - the new era, the media-real implosion."

serial consciousness that television gives: viewers are not me but all the others, and this is the same for everybody), and redeemed in the valuation of the everyday, constructed and presented as the truly real (television accounts for daily life: prime activity, taking up my time, and prime mode of its being, taking over reality in a constant domestic recycling in which the terms of my world are made and approved). (Heath 1990, 275)

In einer Fortführung von Williams' Kritik an den antidemokratischen Tendenzen des kommerziellen Kommunikationssystems stellt sich für Heath die Frage nach den Subjektivitäten, Individualitäten und Identitäten, die innerhalb der massenmedialen Kultur (im demokratietheoretischen Sinn) als *repräsentationswürdig* erachtet werden. Eine ausschließliche Anlehnung an die Bedürfnisse der Konsumenten wird für ihn zu einem selbstreferentiellen Kreislauf, der seinen Simulationscharakter an der ökonomischen Funktionalität orientiert. Im Gegensatz zu Baudrillard, für den die Übermacht der Massenmedien unweigerlich in die große Leere führen muß, affirmiert Heath (1990, 297) in seiner emanzipatorischen Perspektive jedoch eine kritische Position, die sich nicht der Naivität einer Abschaffbarkeit der technologischen Kommunikationsbedingungen hingibt, sondern auf die Möglichkeit vertraut, daß sich die Selbstwidersprüchlichkeiten und Heterogenitäten der sozialen Wirklichkeit auch innerhalb des massenmedialen Kontextes aufspüren und herausstellen lassen. Eine Demokratisierung der (kommunikationstechnologisch vermittelten) Kultur soll durch das Festhalten an einem Repräsentationsgedanken verwirklicht werden, der sich stärker auf die partizipatorischen Aspekte einer Gruppenerfahrung bezieht, und dessen Ausformulierung die Heterogenität des kulturellen Spektrums erhält.[36] Die emanzipatorische Perspektive begibt sich damit auf eine schwierige Vermittlungsposition zwischen einer intendierten Relevanz politischer und kultureller Repräsentation und einem unhintergehbaren Recht auf Andersheit, das für Baudrillard bereits im Moment ihrer öffentlichen Anerkennung als *Differenz* unterlaufen wird.[37] Sie versucht, die scheinbar unausweichliche Homogenisierung des 'globalen Dorfes' zu verlangsamen und abzuschwächen.

Damit gilt es etwas zu verteidigen, was durch die massenmediale Kommunikation bedroht zu sein scheint: kulturelle Eigenheiten, autonome Lebenswelten, solidarische

---

[36] Vgl. Heath (1990, 298): "So the fight is for, let us still say, representation but in new forms; forms that are bound up more with participation than delegation, dependent on significant associations of people rather than recorded majorities, moving toward the development of a non-representative representation: the achievement of modes of presentation and imaging and entertainment and argument that are realizations of collective desires, group aspirations, common projects, shared experience at the same time that they refuse all ideas - all expression - of standing in for and subsuming the heterogeneous individual-sociality/social-individuality of the actual lives of actual men and women."

[37] Vgl. Baudrillard (1992, 153): "Alle glauben als aufgeklärte Geister an den guten Umgang mit der Differenz. Der radikal Andere ist unerträglich, man kann ihn nicht ausrotten, aber man kann ihn auch nicht akzeptieren: man muß den andern zum Verhandlungsgegenstand machen, zum anderen der Differenz. Hier setzt eine Form subtilerer Ausrottung ein, in der alle humanistischen Tugenden der Moderne ins Spiel kommen."

Gemeinschaften. Die symbolvermittelte Interaktion hat primär einen subsumierenden und zerstörenden Charakter, der, sobald er sich mit den kommerziellen Anforderungen kurzgeschlossen hat, abzuwehren ist. Während eine Emanzipation der globalisierten Information und Kommunikation insofern primär im Bereich ihrer Herstellung und Verteilung stattfinden kann, wendet sich die pragmatische Perspektive von Meyrowitz (1985) den Transformationsprozessen kommunikativer Interaktion unter massenmedialen Bedingungen zu. Wichtiger als die Frage, welche Diskursinseln oder Kommunikationsmodi zu schützen wären, wird die Erörterung des Zusammenspiels zwischen medienkontextuellen und situationsdefinierenden Variablen der Kommunikation, das sich für *jede* symbolvermittelte Interaktion ausführen läßt und im Kontext der Massenmedien unweigerlich umgewälzt werden muß. Dabei richtet sich die para-soziale Interaktion nicht mehr an den physischen Begrenzungen aus, sondern sie findet in Situationen statt, die sich primär durch ihren sozialen Informationsgehalt eingrenzen lassen, und in denen das Verhalten durch die Zirkulationsformen und -richtungen dieser Informationen strukturiert wird. Insofern ergänzt Meyrowitz (1985, 35-51) das McLuhansche Postulat einer *medienabhängigen* Kommunikationsumgebung durch die Herauslösung der *face-to-face*-Kommunikation aus einem starren Raum-Zeit-Verhältnis und ihre Verpflanzung in einen informationsgesteuerten virtuellen Interaktionsraum. Durch die massenmediale Globalisierung der Kommunikationsprozesse soll sich dabei nicht nur eine Ausbreitung und Vermischung der Informationen über Sozialisationsstufen und Gruppenidentitäten einstellen, sondern durch die Überwindung physischer Informationsbarrieren auch eine Aufweichung von Machthierarchien, die sich im Geheimen etabliert haben: "Hierarchies will be undermined by new media that expose what were once the private spheres of authorities" (Meyrowitz 1985, 66).

Die technologischen Konstitutionsbedingungen der symbolischen Interaktion führen demnach einerseits zu einer 'Befreiung' der exklusiven Informationen über spezifische Verhaltensformen oder über das hinter den gesellschaftlichen Ritualen stehende Regelwerk, andererseits zu einer allgegenwärtigen Verschwommenheit, Verschmelzung und Überlappung von öffentlichen und privaten Informationsräumen. Die Verklammerung zwischen einer fest definierten sozialen Position und ihrer räumlich-physischen Entsprechung löst sich in den elektronisch vermittelten Interaktionsformen tendenziell auf und wird durch ein Machtpotential ersetzt, das den Besitz von Informationen zum Schlüssel für eine 'Herrschaft im Virtuellen' macht. Die massenmediale para-soziale Interaktion stellt sich als symbolvermittelte Kommunikation in Deweys Sinn dar, sie kann jedoch die *communities* nicht mehr in einem raumzeitlichen Verhältnis konstituieren, sondern siedelt diese in einer 'ortlosen Gemeinschaft' an, die sich ausschließlich durch ihren Informationstransfer definiert (vgl. Meyrowitz 1985, 115-125). Auch wenn in der pragmatischen Perspektive dieser Konstitutionswandel unweigerlich mit neuen Medien-Umgebungen einhergeht, bleibt die Frage nach einer Umsetzbarkeit der demokratischen Sittlichkeit oder der kommunitären Gemeinschaftsregeln für den Kontext des *global village* in einen fragilen Zusammenhang eingespannt. Neben die Problematik einer unüberschaubaren Fragmentierung der Diskursinseln tritt zum einen die Dynamik einer scheinbar unausweichlichen Homogenisierung kultureller Vielfalt durch den unkontrollierbaren Informationsaustausch über Identitäten, Rituale und Subjektivitäten der Fremden, Anderen, Exzentrischen - ein öffentliches Ausstellen tabuisierter und geheimer Welten; zum anderen die Allgegenwart einer Enthierarchisierung der gemeinschaftskonstituierenden Regeln, die sich zuletzt auch gegen die Geltung jener Tugenden richten kann, die den moralischen Werthorizont des demokratischen Diskurses ausmachen.

7.3.2 'Qualitäts'-Kriterien kultureller Verständigung - zur Theorie einer demokratischen Kultur

Die Auseinandersetzung mit den technologischen Bedingungen massenmedialer Kommunikationsprozesse, die unter den nostalgischen, emanzipatorischen und pragmatischen Perspektiven von Baudrillard, Heath und Meyrowitz betrachtet wurde, läßt sich durch die Hinzunahme der Text- und Rezeptionsebenen in einen größeren Kontext einbetten, der sich nicht nur auf Massenmedien, sondern auf populärkulturelle Prozesse im allgemeinen bezieht. Hinter Baudrillards Position deutet sich das Benjaminsche Projekt einer in der Rezeption sich umsetzenden Weitererzählung und -gabe von authentischen Erfahrungen an, das mittlerweile für Baudrillard aufgrund der technologischen Vermittlung für immer ausgeschlossen ist; Heath schwankt zwischen den Entwürfen, die innerhalb des kulturindustriellen Zusammenhangs ein emanzipatorisches Nutzungspotential der Technologien ausschließen oder zu retten versuchen; und für Meyrowitz steht weniger die Frage im Vordergrund, welche determinierenden Faktoren eine 'authentische' Enäußerung verhindern, als wie sich die Kommunikationsprozesse in veränderten Medien-Umgebungen darstellen, d. h. wie sich mit neuen Formen des Informationsaustauschs auch die Konzepte des Authentischen umformen. Baudrillards nostalgischer Gestus bewahrt sich ein Erschrecken vor dem, was sich in den Fernseh-Medien abspielt, aber der aporetische Simulationscharakter, für den jedes kritische Aufbäumen nur eine weitere Facette des Spiels darstellen kann, das verlorengegangene Realitätsprinzip zu reanimieren, schließt ein Demokratisierungspotential aus. Er formuliert ein Modell, das die kritische Intervention verunmöglicht und vor dem monströsen Phänomen der Massenmedien zu kapitulieren scheint. Dieses Phänomen bekommt - noch dazu, wenn es in einen populärkulturellen Rahmen eingebunden wird - offensichtlich Dimensionen, die nicht nur Baudrillards Satellitenperspektive provozieren, sondern auch eine Vielzahl von kulturpessimistischen, technologiedeterministischen oder apologetischen Positionen, die, wie Eco (1984) bemerkt hat, zwischen einer Teleologie der Apokalypse und einer Pragmatik der Integration schwanken. Es wird in einer Mischung konzeptualisiert, die omnipotente Kontrollphantasien, Unterwerfungsgesten, kühle Distanz oder einen Selbstverlust in der unübersichtlichen Komplexität versammelt und selten das manifeste Auseinanderklaffen zwischen den Makro- und Mikroebenen der in Frage stehenden Prozesse adäquat zu problematisieren vermag. Diese Thematisierung einer hinreichenden Repräsentativität des gewählten kulturellen Ausschnitts kann dabei auch im vorliegenden Kapitel nicht befriedigend geklärt werden. Doch soll die Erörterung einer demokratischen Kultur für die unterschiedlichen Formen massenmedialer Kommunikation zum einen weiterhin an der Typologie autoritärer, paternalistischer, kommerzieller und demokratischer Systeme von Williams orientiert werden, zum anderen auf jene drei Ebenen eingehen, die mit 'Qualitäts'-Kriterien in den meisten Verhandlungen der Populärkultur auftauchen: 1. die institutionell-technologische Verwaltungsebene, für die entscheidend ist, welche Kommunikationsbedingungen ein institutioneller Rahmen herstellt; 2. die Ästhetik der Textebene, die unter den spezifischen Prämissen beurteilt (und analysiert) wird, was ein Kunstwerk darstellen und umsetzen soll; und 3. die anthropologische Ebene der rezipierenden Subjekte oder Gruppen, die sich auf die Frage bezieht, was ein Publikum im Umgang mit textuellen Strukturen leisten kann. Die Annahmen zum institutionell-technologischen Kommunikationskontext, zur Funktionsbestimmung von Kunst und zur Rezeptionskompetenz des Publikums werden zu zentralen Topoi für das 'demokratische System' bei Williams, aber sie tauchen als wesentliche Parameter kultureller Selbstverständigung auch in anderen Modellen auf (vgl. z. B. Adorno 1967b, Benjamin 1991, Baudrillard 1977). Wie in Kapitel 6 bereits ansatzweise ausgeführt, stellt sich als eine Schlüsselfrage der Debatten zwischen text- und rezeptionstheoretischen Paradigmen jene nach einer Lokalisierung des 'Kontrollpotentials' (und damit implizit auch des Demokratisierungspotentials) dar: kann das Publikum durch einen Text und den für dessen Produktion zuständigen technologischen und institutionellen Apparat kontrolliert werden, oder ist es umgekehrt dem Publikum möglich, die Bedeutungsebenen und Leseformen des Textes zu kontrollieren und damit auch einen Einfluß auf die hinter diesem stehenden Institutionen auszuüben? Dieses Grundproblem muß durch sein wichtiges Ausloten von determinierenden Faktoren noch einmal aufgegriffen werden und soll in der Verbindung mit Wellmers Konzept der 'demokratischen Sittlichkeit' zu einer Begriffsbestimmung einer demokratischen Kultur führen, die sich aus den Prämissen des paternalistischen und des kommerziellen Systems herauslöst. Zunächst scheint es jedoch angebracht, die Ausführungen zum Wandel des amerikanischen Dokumentarfilms aufzugreifen, denn an diesem Genre läßt sich veranschaulichen, auf welche Schwierigkeiten die Bestimmung einer demokratischen Kultur stoßen kann.

Bei der Untersuchung der historischen Entwicklungslogik, die von einigen Autoren für den Dokumentarfilm postuliert wird (vgl. Kapitel 2), und in der Auseinandersetzung mit den Demokratisierungsebenen des Genres wurde eine teleologische Annahme hervorgehoben, die mit dem Wandel des Dokumentarfilms ein beständiges

Suchen nach neuen, adäquateren Formen des realistischen Stils verbindet und diese Suche auf ein Projekt der publikumsbezogenen Emanzipation bezieht. Die Filme zeichnen sich, so die Hypothese, wie der Realismus des 19. Jahrhunderts in den unterschiedlichen Entwicklungsstufen vom sozialplanerischen zum interaktionistischen zum intertextuellen Modus durch den möglichst umfassenden Einschluß der Zuschauer, die Zugänglichkeit der Textstrukturen, die Hinwendung zum Alltäglichen und die Reflexion der textuellen Konstitutionsbedingungen aus. Während die direkte Ansprache durch indirekte Formen ergänzt und phasenweise überlagert wird, scheint sich der postmoderne Dokumentarfilm noch radikaler mit dem Geltungsanspruch des Genres auseinanderzusetzen, führen ironische Verweise auf die Nicht-Repräsentierbarkeit von 'Geschichte', die bewußte Mißachtung von Genregrenzen und die Re-Ästhetisierung der Reportageform zu einem Spiel, das nur im engen Dialog mit dem Publikum seine Kraft entfalten kann und eine metareflexive Pose als nächste 'realistische' Stufe anzukündigen scheint (vgl. Arthur 1993a). Diese 'weiche' Teleologie einer fortschreitenden Demokratisierung des dokumentarfilmischen Kommunikationsprozesses in den Bereichen der montagebedingten Textstrukturen, der Drehsituation oder der Publikumsbezogenheit wird, wie gezeigt, durch die Problematik einer klassifizierenden Sichtbarmachung, eines realistischen Repräsentationsdiktats und durch die Möglichkeiten einer impliziten paternalistischen Didaktik des 'nur beobachtenden', nicht erklärenden Ansatzes mit einer vermachtenden Abschattung versehen, die das Projekt der filmischen Aufklärung mit den kontrollierenden Disziplinierungen der technologischen Überwachung gleichlaufen läßt. Die Demokratisierung massenmedialer Kommunikation durch den Dokumentarfilm ist daher weder in ein lineares, unwidersprüchliches oder unumkehrbares Verhältnis transponierbar, noch läßt sich aus ihrer behaupteten Entwicklungslogik etwas ableiten, das die Merkmale eines demokratischen Textes normativ vorgeben könnte. Sie bleibt vielmehr ein kontextuell und historisch zu spezifizierendes Ergebnis, das konstitutiv von der jeweils gewählten Beobachterperspektive abhängt und sich letztlich nur auf die Möglichkeit beziehen kann, in welchem Maß die konkurrierende Vielfalt des kulturellen Diskurses zur Entfaltung kommt. Denn auch wenn das realistische Genre den Anspruch hat, die kommunikativen Prozesse möglichst umfassend und einschließend zu strukturieren, kann sich eine demokratische Kultur *nicht* dadurch auszeichnen, daß eine paternalistische Definition die adäquaten Formen und Inhalte vorgibt und damit eine Hierarchisierung der divergierenden Texte impliziert, daß also der Dokumentarfilm vor den antirealistischen surrealistischen oder experimentellen Formen zu privilegieren wäre, oder umgekehrt, daß die einzige Funktionsbestimmung eine Absage an das Realitätsprinzip darstellen sollte. Es kann insofern keinen demokratischen Text geben, sondern nur ein Demokratisierungspotential der Produktions- und Rezeptionsbedingungen, die für die Zirkulation der heterogenen, widerstreitenden und exzentrischen Texte einen formalen Rahmen garantieren. Doch ist damit bereits eine These zur demokratischen Kultur formuliert, die in der Auseinandersetzung mit unterschiedlichen Modellen der Populärkultur im Folgenden ausführlicher entwickelt werden soll. Für den vorliegenden Zusammenhang können dabei zwei Annahmen vernachlässigt werden: zum einen die Ausführungen von Williams bezüglich eines autoritären Systems, das in einem kontrollierenden Befehlsverhältnis zu seiner Bevölkerung steht - dies stellt bei ihm eine durch die oligarchischen Verhältnisse industrialisierter Gesellschaften abgelöste Vorstufe dar; zum anderen die These von Jameson (1983) zur Analogie zwischen dem postmodernen Kunstwerk und dem postindustriellen System - weder für die von ihm behandelten Beispiele noch für die übrige Vielfalt kultureller Texte läßt sich der Status und Umgang mit ihnen auf unambivalenten Konsum reduzieren. Vielmehr hat sich das Umfeld der sechziger Jahre, in dem Williams seine Typologie ausformuliert, nicht so wesentlich verändert, daß nicht von einem Grundkonflikt zwischen den paternalistischen Metapräskriptionen einer kulturellen Elite über das, was Kunst sein soll, und dem kommerziellen Verwertungsprinzip einer Kultur, die sich profitabel handeln und verkaufen läßt, ausgegangen werden könnte. Während sich für die paternalistische Position die Populärkultur oftmals als Vermassung, Trivialisierung und Vulgarisierung der Hochkultur darstellt, droht mit der Kommerzialisierung des kulturellen Lebens die Diktatur des Profitmotivs, das eine Standardisierung und Entschärfung der Kunst nach sich zu ziehen scheint. Auch wenn es, wie Williams (1989b) betont, keine 'Massen', sondern nur Konzeptionen von Massen gibt, werden im Kontext der sich ausweitenden Vermassungsphänomene der Kultur (im *gobal village*) die anthropologischen Annahmen anhand der 'Masse' - etwa ihrer Irrationalität, Dummheit, Lernfähigkeit oder ihres quasi-natürlichen Bedürfnisses nach Unterhaltung - festgemacht und die Kommerzialisierungsakte mit der Nivellierung der ästhetischen Qualität gleichgesetzt. Das demokratische Gleichheitspostulat schließt sich bei den konservativen Kritikern mit der Angst vor einer kulturellen Gleichmachung kurz, während die Kommerzialisierung der Kultur für die 'linke', emanzipatorische Kritik den authentischen Restbestand des expressiven Potentials unterdrückt und manipuliert (vgl. Ferreira 1990). Beide Positionen haben dogmatische, antidemokratische Implikationen (einer dummen und vulgären Masse, von der eine Distanzierung notwendig wird, oder einer unterdrückten, kontrollierten Masse, die es zu 'befreien' gilt), aber sie kreisen um Tendenzen der Homogenisierung und Manipulierbarkeit innerhalb des kommerziellen Systems, die in massenmedialen Prozessen unübersehbar sind. Für Eco (1984, 42-44), der die gängigen Einwände gegen die Populärkultur zusammenträgt, haben diese Tendenzen drei wesentliche Merkmale: die Homogenisierung der Kultur durch die Orientierung an Geschmacksdurchschnitten, die Nivellierung des ästhetischen Materials und die konservative Stabilisierungsfunktion der Gesellschaft durch die Massenkultur. Die Homogenisierung der Kultur resultiert daraus, daß die Ansprache eines heterogenen Publikums sich an Durchschnittswerten ausrichtet und dadurch originelle Lösungen verhindert, während die weltweite Verbreitung dieser Durchschnittsprodukte regionale

Besonderheiten unterminiert und zerstört. Die Nivellierung des Materials entsteht durch die Kondensierung und Verflachung der 'hochkulturellen' Texte, das Vorfabrizieren von emotionalen Mustern, die Produktion von Typen und Symbolen mit sofortigem Wiedererkennungswert und die Zerstreuung der Aufmerksamkeit. Die konservative Funktion der Massenmedien stellt sich in Ecos Übersicht schließlich durch die Suggestivkraft der Werbung (die Bedürfnisse produziert), die Affirmation des herrschenden Geschmacks (d. h. die Ablehnung des Neuen), die Verbreitung von konformistischen Vorgaben und die Instrumentalisierung der öffentlichen Meinung her.[38]

Auch wenn in einer postmodernen kulturellen Landschaft die Kategorien der *high- middle-* und *low-culture* zunehmend an Trennschärfe verlieren und die Kontrolle durch das kommerzielle System nicht mehr linear konzipiert wird, müssen für die Theorie einer demokratischen Kultur jene Prozesse aufgegriffen werden, die der konservativen und der linken Kritik zugrundeliegen: das Einschmelzen kultureller Differenzen, die Komplexitätseinbuße des ästhetischen Materials und die systemstabilisierende populärkulturelle Beförderung gesellschaftlicher Konformität. Die Debatten darüber haben sich - je nach der impliziten Schwerpunktverlagerung auf die Text- oder Rezeptionsebenen - an den Implikationen ihrer technologie- oder ökonomiedeterministischen Prämissen abgearbeitet oder in einer populistischen Wendung das Widerstandpotential der Zuschauer idealisiert, ohne dabei einen konzeptionellen Entwurf vorzulegen, der das eigentlich zu theoretisierende intermediäre Modell interdependenter Relationen oder Vermittlungen konsistent ausformulieren würde (vgl. Fluck 1991). Dennoch scheint sich eine Theorie der demokratischen Kultur nur in Verbindung mit einer Theorie der interdependenten gesellschaftlichen und kulturellen Relationierungen, wie sie Williams (1977a) für eine Soziologie der Kultur angedeutet hat, entwickeln zu lassen, da sich die Demokratisierungs- und Vermachtungsprozesse offensichtlich einer *isolierten* Verteilung auf die Ebenen der Produktion, des Textes oder des Publikums entziehen. Es soll daher im Folgenden darum gehen, Ansätze für einen derartigen Theorierahmen herauszuarbeiten.

Die für die Frage nach dem Demokratisierungspotential zentralen Bestimmungen, ob die Verwalter der institutionell-technologischen Ebene über die Text- und Rezeptionsebene verfügen können, ob das Publikum sich die Texte aktiv aneignet, oder ob der Text eine Autonomie besitzt, die das Verhältnis der gesellschaftlichen Produktions- und Rezeptionsprozesse vermittelt, erweisen sich als ein metatheoretisches Schlachtfeld, auf dem jede der in den drei Ausrichtungen angesiedelten Extremposi-

---

[38] Vgl. auch Fluck (1979, 62/63), der von einem affirmativen Zirkel der populären Kultur spricht: "Die vorhandene Sozialisation treibt zu einer bestimmten Art von ästhetischer Selbstverständigung, die wiederum mithilft die Sozialisation zu stabilisieren. Das ist letztlich das eigentlich Bedenkliche an der populären Kultur: während sich der Vorwurf, daß sie gesellschaftlich negativ zu bewertende neue Einstellungen (wie etwa erhöhte Gewalttätigkeit) hervorbringt, nicht schlüssig beweisen läßt, weisen alle Ergebnisse darauf hin, daß sie die vorhandene Sozialisation fortlaufend unkritisch reproduziert und damit stabilisiert."

tionen eine Facette der fraglichen Kommunikationsprozesse erfassen kann, aber die Typen und Organisationsprinzipien der Relationen *zwischen* den Ebenen unterbelichtet bleiben. Auch Adornos Theorie der Vermittlung muß im populärkulturellen Bereich konstatieren, daß über das Verhältnis zwischen subjektiver Erfahrung und objektiver Gesellschaftsstruktur keine umfassenden Ergebnisse vorliegen.[39] Daher kann das Konzept der 'Kulturindustrie' als ein Entwurf bezeichnet werden, der mit aporetischen Implikationen die determinierende Kraft der institutionell-technologischen Ebene des kommerziellen Systems privilegiert. Die Kulturindustrie wird dabei von der frühen Frankfurter Schule als Zusammenhang von ökonomischen und administrativen Gewalten konzipiert, der die Kunstproduktion aus ihrem partiell autonomen Verhältnis herauslöst und dem allgegenwärtigen Profitmotiv unterstellt. Die kulturellen Produkte werden für Adorno in diesem Prozeß standardisiert, entindividualisiert, in eine Zirkulation des Immergleichen überführt, mit einem realitätsverdoppelnden Diktat versehen und zur Kontrolle oder Manipulation der rezipierenden Massen instrumentalisiert - auch wenn sie gerade das Neue, Unbekannte oder Individuelle vorzugeben versuchen. Das Skelett der kulturindustriellen Produkte ist das Immergleiche des Profitmotivs, und die Konsumentenkultur zementiert die Immanenz der Gesellschaft, indem sie als "Verlängerung der Produktion" (Adorno 1975, 54) auftritt. So kann sich Adornos normatives Verständnis von Kultur, die nicht an der Verdoppelung des Bestehenden, sondern gerade an der Verweigerung und Negation von Sinn teilhat, und als Ausdruck von "Leiden und Widerspruch die Idee eines richtigen Lebens" (Adorno 1967b, 66) festzuhalten bestrebt ist, nicht mehr übergreifend umsetzen. Statt dessen 'drapiert' die Kulturindustrie das vermachtende System von Ordnungskriterien des Bestehenden, von klischierten, stereotypen Rollenmodellen und Verhaltensweisen, die nichts weiter zu bewirken vermögen als die Vervielfältigung der autoritären Anweisungen des über die industriellen Bedingungen verfügenden Monopols. Das Projekt der Gegenaufklärung wird damit für Adorno in sei-

---

[39] Vgl. Adorno (1969, 118/119), wo er der empirischen Rezeptionsforschung zunächst seine Vermittlungshypothese gegenüberstellt: "Es schien mir aber andererseits, und davon bin ich auch heute noch überzeugt: daß, im kulturellen Betrieb, in dem, was nach den Anschauungen von Wahrnehmungspsychologie bloßer Stimulus ist, ein seinerseits qualitativ Bestimmtes, Geistiges, seinem objektiven Gehalt nach Erkennbares vorliegt. Ich sträube mich dagegen, Wirkungen zu konstatieren und zu messen, ohne sie in Beziehung auf jene 'Stimuli', nämlich die Objektivität dessen zu setzen, worauf die Konsumenten der Kulturindustrie, hier also: die Radiohörer, reagieren. Was nach den Spielregeln des orthodoxen social research axiomatisch war, der Ausgang von den Reaktionsweisen der Probanden als von einem Primären, der letzten Rechtsquelle soziologischer Erkenntnis, schien mir ein durchaus Vermitteltes und Abgeleitetes. Oder, vorsichtiger: es wäre erst von der Forschung zu ermitteln gewesen, inwieweit derlei subjektive Reaktionen der Probanden tatsächlich so spontan und unmittelbar sind, wie die Probanden meinen, oder inwieweit dahinter nicht nur die Verbreitungsmechanismen und die Suggestionskraft des Apparats, sondern auch die objektiven Implikationen der Medien und des Materials stehen, mit dem die Hörer konfrontiert werden - und schließlich weit übergreifende gesellschaftliche Strukturen, bis hinauf zu der der Gesamtgesellschaft." Das Verhältnis zwischen subjektiven und objektiven Strukturen bleibt für Adorno (1969, 121) aber unklar: "Trotz alledem jedoch ist unbewiesen, ob tatsächlich von Meinungen und Reaktionsweisen einzelner Personen zur Gesellschaftsstruktur und zum gesellschaftlichen Wesen fortgeschritten werden kann."

ner Wirksamkeit durch die Diktatur des autoritär-kommerziellen Systems unhintergehbar ausgebreitet:

> Der Gesamteffekt der Kulturindustrie ist der der Anti-Aufklärung; in ihr wird, wie Horkheimer und ich es nannten, Aufklärung, nämlich die fortschreitende technische Naturbeherrschung, zum Massenbetrug, zum Mittel der Fesselung des Bewußtseins. Sie verhindert die Bildung autonomer, selbständiger, bewußt urteilender und sich entscheidender Individuen. Die aber wären die Voraussetzung einer demokratischen Gesellschaft, die nur in Mündigen sich erhalten und entfalten kann. (Adorno 1967b, 69/70)

Die Kritik der antidemokratischen Tendenzen des Primats kommerzieller Verwertbarkeit verbindet sich insofern bei Adorno mit einem präskriptiv-paternalistischen Kunstbegriff, der die Negation des Sinns und die Absage an die Repräsentation zum Ideal der Kulturproduktion erhebt - und bei dem sich die Konzeption von Adorno mit der Lyotards zur postmodernen Kunst trifft.[40] Während es für die Theorie der Kulturindustrie damit unmöglich (und unangebracht) erscheint, das zu benennen, womit das Kunstwerk einen Wirklichkeitsbezug herzustellen imstande ist,[41] bleibt das implizierte autoritäre Verfügungsverhältnis zwischen Monopol und Masse mit Wirkungsannahmen verhaftet, die in ihrer aporetischen Unveränderbarkeit und gleichzeitigen Unausweichlichkeit auch für Adorno problematisch werden. Er wendet sich zwar einerseits gegen die These, daß es notwendig sei, populärkulturelle Orientierungshilfen für die Menschen zu akzeptieren, andererseits, daß die Kulturindustrie für den 'seelischen Haushalt' der Rezipienten unverzichtbar wäre,[42] aber er muß anerkennen, daß die Kulturindustrie zur wirksamen Ansprache keine unwidersprüchlichen Texte hervorbringen kann: "Will sie die Massen ergreifen, so gerät selbst die Ideologie der Kulturindustrie in sich so antagonistisch wie die Gesellschaft, auf die sie es abgesehen hat. Sie enthält das Gegengift ihrer eigenen Lüge" (Adorno 1967a, 83).

Damit kann jedoch die 'fundamentalistische' Position der frühen Frankfurter Schule nicht mehr aufrechterhalten werden,[43] und es zeigt sich, daß Adornos teilweise revidiertes Modell der kulturindustriellen Indoktrination auf der 'anthropologischen

---

[40] Vgl. Lyotard (1990) und Wellmer (1985, 61), der die Gemeinsamkeiten von Adorno und Lyotard herausarbeitet: "Für Adorno ist das Kunstwerk die scheinhaft-sinnliche Präsenz eines weder Denk- noch Darstellbaren - die Wirklichkeit im Stande der Versöhnung; für Lyotard wird die Kunst zum anspielenden Verweisen auf ein Denkbares, das nicht darstellbar ist."

[41] Vgl. Wellmer (1985, 61): "Es sind diese gemeinsamen sprach- und vernunftphilosophischen Prämissen, die beide, Adorno wie Lyotard, daran hindern, das am Kunstwerk zu benennen, wodurch es *mehr* ist als bloß eine Chiffre des Absoluten; das also, wodurch die Kunst auf eine komplexe Weise auf *Wirklichkeit* bezogen ist."

[42] Vgl. Adorno (1967b, 65): "Die Wichtigkeit der Kulturindustrie im seelischen Haushalt der Massen dispensiert nicht, und am letzten eine pragmatisch sich dünkende Wissenschaft davon, über ihre sachliche Legitimation, ihr An sich nachzudenken; vielmehr nötigt sie eben dazu. So ernst sie nehmen, wie es ihrer fraglosen Rolle entspricht, heißt, sie kritisch ernst nehmen, nicht vor ihrem Monopol sich ducken."

[43] Vgl. Kausch (1988, 237/238) zu den unterschiedlichen Positionen der Frankfurter Schule.

Ebene' über keine adäquate Hypothese zum Widerstandspotential der Zuschauer verfügt.[44] Während die Wirksamkeit der Kulturindustrie durch die Quantität ihres alltäglichen Einhämmerns der gleichen Verhaltensweisen in eine Qualität der Verinnerlichung umschlagen soll, schwankt die 'Masse' zwischen einer masochistischen Selbstverachtung, die sie das populärkulturelle Produkt genießen läßt, obwohl sie genau weiß, daß es ihr Leben nicht erträglicher machen kann,[45] oder einer instinktiven Auflehnung gegen das 'Monopol', da sie über ein unbewußtes Mißtrauen zu verfügen scheint, das ihr den Unterschied von Kunst und empirischer Wirklichkeit zugänglich hält.[46] Damit wird die psychische Disposition der Masse an den klassischen psychoanalytischen Unterscheidungen zwischen Eros und Thanatos orientiert, und sie manövriert das Wirkungsmodell des autoritär-kommerziellen Systems und seiner Konsumentenkunst in einen unauflösbaren Widerspruch zwischen einer *unbewußten* (und weitgehend unausgeführten) Widerstandsfähigkeit des Publikums und ihrer zunehmenden Aushöhlung durch die Kulturindustrie - bis sich die Zwangsverhältnisse über die Massen in deren psychologischen Haushalt eingepflanzt haben bzw. internalisiert wurden.[47] Die Kulturindustrie schließt letztlich die Emanzipation der Massen aus: "Die Konsumenten sollen bleiben, was sie sind, Konsumenten; deshalb ist die Kulturindustrie nicht Konsumentenkunst, sondern verlängert den Willen der Verfügenden in ihre Opfer hinein. Die automatische Selbstreproduktion des Bestehenden in seinen etablierten Formen ist Ausdruck der Herrschaft" (Adorno 1967a, 88).
Die problematischen Implikationen des Kulturindustrie-Konzepts - seine implizite Orientierung an einem paternalistischen Kunstbegriff und die fehlende Theoretisierung der Frage, wodurch die 'Massen' das 'Gegengift' der kulturindustriellen Lüge überhaupt erkennen und bewußtmachen können - unterstreichen die Begrenzungen, die sich aus der Privilegierung *eines* determinierenden Merkmals (der institutionell-

---

[44] Vgl. Adorno (1967a, 82): "Liegen tatsächlich, nach der These von 'Fernsehen als Ideologie', verschiedene Schichten von Verhaltensmodellen in den Filmen übereinander, so impliziert das, die offiziellen, intendierten Modelle, die von der Industrie gelieferte Ideologie, müßten keineswegs automatisch das sein, was in die Zuschauer eindringt; suchte die empirische Kommunikationsforschung sich endlich Probleme, bei denen etwas weiterkäme, so wäre jenes der Bevorzugung wert. Die offiziellen Modelle sind überlagert von inoffiziellen, welche für die Attraktion sorgen und, der Absicht nach, von den offiziellen außer Kurs gesetzt werden."

[45] Vgl. Adorno (1967b, 66): "Nicht nur fallen die Menschen, wie man so sagt, auf Schwindel herein, wenn er ihnen sei's noch so flüchtige Gratifikationen gewährt; sie wollen bereits einen Betrug, den sie selbst durchschauen; sperren krampfhaft die Augen zu und bejahen in einer Art Selbstverachtung, was ihnen widerfährt, und wovon sie wissen, warum es fabriziert wird. Uneingestanden ahnen sie, ihr Leben werde ihnen vollends unerträglich, sobald sie sich nicht länger an Befriedigungen klammern, die gar keine sind."

[46] Vgl. Adorno (1967b, 68/69): "Ohne Bedenken jedenfalls darf man annehmen, daß steter Tropfen den Stein höhlt, vollends, da das System der Kulturindustrie die Massen umstellt, kaum ein Ausweichen duldet und unablässig die gleichen Verhaltensschemata einübt. Nur ihr tief unbewußtes Mißtrauen, das letzte Residuum des Unterschieds von Kunst und empirischer Wirklichkeit in ihrem Geist, erklärt, daß sie nicht längst allesamt die Welt durchaus so sehen und akzeptieren, wie sie ihnen von der Kulturindustrie hergerichtet ist."

[47] Vgl. Eco (1984) zur Orientierung der Massenkultur-Kritik an klassischen psychoanalytischen Konzepten.

technologischen Ebene) ergeben, und zeigen die Notwendigkeit einer Ausdifferenzierung der anderen am Kommunikationsprozeß beteiligten Ebenen an. Wichtiger als die Beobachtung, daß das Konzept der Kulturindustrie in kühnem Gestus Einzelphänomene extrapoliert und zum symptomatischen Zeichen des kulturellen Verfalls erhebt, ist die Tatsache, daß es weder die strukturbildende Kraft der kapitalistischen Produktionsform - im Sinn eines antagonistischen kreativen Abfalls, der neben der Produktion des 'Immergleichen' anfällt - erfassen kann, noch zu erkennen vermag, daß die Ausdifferenzierung der kulturellen (Massen-)Produktion auch zu 'Produkten' geführt hat, die einen gewissen Qualitätsstandard erreichen. Die berechtigte Kritik an der Übermacht kapitalistischer Interessen isoliert sich resignativ, wenn sie die 'Kreativität' der Massenproduktion nicht angemessener berücksichtigen kann.

Doch bleibt Adornos kritischer Ansatz, der sich letztlich nicht elitär gegen die 'Massen', sondern gegen die ihren Erfahrungshorizont beschneidenden gesellschaftlichen Verhältnisse richtet, durch die deutlich markierte Beobachterposition, die er einnimmt, eine Erinnerung an die Gefahren einer populistisch-apologetischen Position, die das Widerstandspotential der 'Massen' idealisiert und zur Feier einer 'semiotischen Demokratie' aufruft. Weder das totalitäre kulturindustrielle Herrschaftsverhältnis noch eine scheinbar allgegenwärtige, opponierende Appropriation textueller Bedeutung durch die Zuschauer können die populärkulturellen Verständigungen adäquat erfassen, doch auch die 'realistischen' Verhandlungspositionen, die sich dazwischen ansiedeln, sind in ihren Positionsbestimmungen und Wirkungsannahmen nicht unproblematisch, worauf zurückzukommen sein wird.[48] Zunächst soll die ideologiekritische Position mit der diskurstheoretischen Rezeptionsforschung der *Cultural Studies* konfrontiert werden,[49] denn dort richtet sich die Aufmerksamkeit nicht nur auf die Frage, wie die 'Masse' als Publikum ausdifferenziert und für die kulturwissenschaftliche Analyse herangezogen werden kann, sondern auch auf die Erörterung der Lesepraktiken und der Rezeptionskompetenz.

Von entscheidender Bedeutung ist zum einen die Aktivität des Publikums (das ja auch bei Adorno zum Erkennen des Gegengiftes fähig ist), zum anderen die paradigmatische Offenheit des populärkulturellen Textes, der als polysemantischer keine lineare Bedeutungskonstitution zuläßt. Die diskurstheoretische Perspektive negiert zwar den Einfluß der institutionell-technologischen Ebene nicht, verabschiedet sich

---

[48] Vgl. Kausch (1988), der als realistische Positionen für die Frankfurter Schule Löwenthal und Benjamin anführt. Vgl. auch Hansen (1992, 58), die gegen den Vorwurf von Adornos elitärem Gestus die unterschiedlichen Ansprüche einer stereoskopischen Sichtweise auf kulturelle Demokratisierungs- und Vermachtungsprozesse anführt: ""For it [Adorno's elitist stance] raises the question as to the possibility of an alternative discourse on mass culture that is simultaneously receptive and critical, non-elitist and yet not simply 'popular.' Bound up with this question is the larger one of whether and how mimetic-aesthetic experience can be generalized, that is, democratized, even under the conditions of late-capitalist, electronic media publics."

[49] Vgl. Morley (1989) zur Vorgeschichte der *Cultural Studies* und Evans (1990) zur Kritik an den zugrundeliegenden theoretischen Annahmen und der relativen Vernachlässigung des *uses-and-gratifications*-Ansatzes durch ein interpretierendes Paradigmen.

aber tendenziell von einer letztgültigen determinierenden Kraft zugrundeliegender Tiefenstrukturen und von einer symptomatischen bzw. repräsentativen Gültigkeit der jeweils behandelten kulturellen Prozesse.[50] Während die 'Masse' in unterschiedliche Zuschauergruppen ausdifferenziert wird, die im ökonomischen Bereich einem Marktsegment, in kultureller Hinsicht einem Ort der Sozialisation und Akkulturation entsprechen,[51] führt die Möglichkeit divergierender Leseweisen zu Annahmen über die Widerstandsfähigkeit des Publikums, die sich von Thesen (der psychoanalytischen Filmtheorie) zur eindeutigen Positionierung der Subjekte durch den Text oder ihrer unambivalenten ideologischen 'Interpellation' absetzen.[52] Das rezipierende Subjekt, das in vielfältige soziale Kontexte integriert ist, wird zwar von unterschiedlichen Diskursen überkreuzt, durchdrungen und konstituiert, aber es bewahrt sich eine kulturelle Kompetenz, die einen gewissen Autonomiegrad garantiert.[53] Im Gegensatz zu Morley, der eine Einbettung der Rezeptionsforschung in eine Theorie des Freizeitverhaltens anstrebt, kündigt sich für Fiske (1989, 61) mit dieser kulturellen Kompetenz eine Ermächtigung des Publikums an, die einer Inversion von Adornos kulturindustriellem Postulat nahekommt: "The people choose to make some texts popular, and some not, and this process of choice is essentially a popular one: however hard the industry may try through market research, promotion, advertising, and scheduling to influence popular choice, its failure rate is enormous."[54] Das Populäre

---

[50] Vgl. Morley (1986) und Fiske (1992, 356): "In discourse analysis, no utterance is representative of other utterances, though of course it shares structural features with them; a discourse analyst studies utterances in order to understand how the potential of the linguistic system can be activated when it intersects at its moments of use with a social system. The utterance is an actualization in a historical social relationship of the linguistic potential. So the cultural analyst studies instances of culture in order to understand both the system that structures 'the whole way of life' and the ways of living that people devise within it."

[51] Vgl. Fiske (1992, 354): "The definition of 'the audience' depends upon the way it is positioned in the social order: located within the economic system the audience is a market segment to be reached, and, simultaneously a commodity to be traded; located within the socio-ethical system, the audience is a site of acculturation or socialization; and when located in the materiality of everyday life the audience stops being a social category and becomes a process, a constituent element in a way of living."

[52] Vgl. Morley (1986, 43): "However, it is not simply Althusser who is at issue here; much of the psychoanalytic work on the theory of ideology generates an equally passive notion of subjectivity, in which the subject is precisely 'spoken' by the discourses which constitute that person. I want to try to formulate a position from which we can see the person actively producing meanings from the restricted range of cultural resources which his or her structural position has allowed them access to."

[53] Vgl. Morley (1986, 43): "So, we have here a person making different readings of the same material in different contexts, and making different readings of material on different topics - oppositional in some areas, dominant in others. He is indeed a 'subject crossed by a number of disourses', but it is *he*, the particular person (who represents a specific combination of/intersection of such discourses), who makes the readings, not the discourses which 'speak' to him in any simple sense. Rather, they provide him with the cultural repertoire of resources with which he works."

[54] Vgl. zur Inversion der Position der Frankfurter Schule im kulturtheoretischen Diskurs auch Fluck (1987a; 1987b).

der Massenkultur wird ins Populistische gewendet; die konservative Kritik, die Massen würden bekommen, was ihrem schlichten Gemüt zusteht, in die These umformuliert, daß sie abwählen, was ihnen nicht gefällt.[55] Dabei ist diese, sich auf den immanenten Rahmen der Kulturindustrie beschränkende Position nur über die radikale Entgrenzung des Textbegriffs möglich, dessen Offenheit sich durch syntagmatische Lücken oder die Querverweise der Intertextualität manifestiert. Für Fiske (1989, 71) löst sich im Fernsehkontext nicht nur die Autorität von Anspracheagenturen, sondern auch die Vereinheitlichungstendenz realistischer Repräsentationsentwürfe auf, die durch das Wirken einer 'semiotischen Demokratie' mit Gegenstimmen konfrontiert werden: "Semiotic democracy entails the subject's power to participate in and inflect meanings of text, social experience, and subjectivity."

Doch während dabei das Verhältnis zwischen dominierenden und subversiv-alternativen Lesarten unausgeführt bleibt und tendenziell eine überdehnte Privilegierung kontextueller Faktoren (vor dem als 'offen' bezeichneten Text) vorgenommen wird, steht für die Frage einer demokratischen Kultur letztlich die Einschätzung des (auch von Adorno nicht verleugneten) Widerstandspotentials der Zuschauer zur Debatte. Denn auch wenn sich darin eine diffuse 'Macht der Differenz' andeutet,[56] bleibt der populistische Einwand über die Wahlmöglichkeit innerhalb der 'Konsumentenkultur' ein schwaches Argument gegen die ideologiekritische These, daß das kommerzielle System seine Machtasymmetrien gerade durch die *Beförderung* einer vielschichtigen Publikumsaktivität zu sichern versucht: "Thus, it would often be the case that a singular, preferred condition of a mass disseminated text would *not* serve the maintenance or domination of the given social order; metaphorically speaking, what the order must prefer *is* interpretational variation" (Evans 1990, 159). Insofern stellt die diskurstheoretische Rezeptionsforschung eine notwendige Ausdifferenzierung der Dekodierungsformen und -kompetenzen dar, die der Analyse institutionell-technologischer und textueller Ebenen *beigestellt* werden muß, diese jedoch nicht ablösen kann.[57]

---

[55] Vgl. zur konservativen Position Ferreira (1990) und zur These von Fiske (1989, 75): "The question facing progressive critics may now need reversing: rather than asking how it is that the culture industry makes people into commodities that serve its interests, we should now be asking how it is that the people can turn the products of the industry into *their* popular culture and can make them serve *their* interests."

[56] Vgl. Fiske (1989, 73), der dort auch eine Hypothese zur 'politischen' Wirksamkeit des Fernsehens formuliert: "But I would argue that television's political effectivity and its progressive potential lie rather in its ability to devolve the power to make meanings rather than in any alternative meanings it may offer."

[57] Die Kritik an den britischen *Cultural Studies* in ihrer nordamerikanischen Variante fassen Budd/Entman/Steinman (1990, 169) zusammen: "First, it overestimates the freedom of audiences in reception. Second, it minimizes the commodification of audiences as analyzed by a political-economic approach. Third, it fails to differentiate between mass advertising and specialized media. Fourth, it confuses active reception with political activity. Finally, it takes the exceptional situation of progressive readings promoted within oppositional subcultures as the norm."

Für die Theorie interdependenter Relationierungen kultureller Texte erwächst aus der ideologiekritischen Systemanalyse des Produktionskontextes und der diskursanalytischen Rezeptionstheorie die Notwendigkeit, den kulturellen Text weder im Sinn einer Widerspiegelungs- oder Abbildtheorie mit dem Produktionssystem zusammenfallen zu lassen, noch ihn mit der entgrenzten Offenheit des pluralistischen Publikums zu verwechseln. Das kulturelle Objekt stellt mehr dar als die materiellen Produktionsbedingungen oder die Lesarten des Publikums; es vermittelt zwischen den Begrenzungen des Materials und den Bedeutungszuweisungen der Zuschauer und konstituiert im Akt der Vermittlung eine eigenständige materielle Kommunikationspraxis.[58] Der Text besitzt und provoziert demnach eine autonome Überschußqualität, die in den Prozessen des Produzierens und Entzifferns zur Entfaltung kommen kann und für den populärkulturellen Bereich zu dem Postulat führt, daß sowohl die textuellen Angebote als auch die Zuschaueraktivitäten an den Konflikten, Widersprüchen, Spannungen, Widerständen und den hegemonialen Subsumierungsprozessen in ihrer gesamtgesellschaftlichen Heterogenität partizipieren. Dieses Partizipationspotential am Diskurs über transgressive oder beschränkende Textqualitäten schließt lineare Kontroll- oder Befreiungsszenarien aus und impliziert eine emanzipatorische Widerstandsfähigkeit jener 'Massen', die an populärkulturellen Kommunikationsformen teilhaben. Die 'Massenkultur' stellt dabei eine Sphäre der Selbstverständigung dar, die als Raum der symbolischen Reproduktion Konflikte der sozialen Wirklichkeit aufgreift, diese aber durch fiktive Erweiterungen derart auffächert, daß konkurrierende Modelle im kommunikativen Austausch ausgehandelt werden können - als Erfüllung unbewußter Wünsche, als ideologische Verkleisterung des Bestehenden, als subversive Entlarvung gesellschaftlicher Hierarchien, als Bestätigung des Bestehenden etc. Sie trägt zur Verdeutlichung und Definition von Sozialisationsangeboten und -konflikten und zur Verständigung über die Angemessenheit dieser Angebote oder dominierenden Lösungen bei, d. h. über die bei Adorno (1967b, 65) formulierte Frage, inwiefern der 'seelische Haushalt der Massen' durch populärkulturelle Interventionen affiziert werden *soll*. Damit ist deutlich, daß die Populärkultur in letzter Konsequenz nicht nur eine symbolische Verhandlung gesellschaftlicher Verhältnisse zuläßt, sondern daß sich trotz der bemängelten Vermassungstendenzen ein emanzipatorisches Potential bereithalten läßt.

Während insofern gegen die Kritiker der 'Massenkultur' eingewendet werden kann, daß die kulturellen Texte nicht auf ihren Warenstatus reduzierbar sind und die Informatisierung vor allem jene Schichten betrifft, die in früheren Gesellschaftsformen von übergreifenden Kommunikationsprozessen völlig ausgeschlossen waren, erscheint für die elitäre Unterscheidung zwischen der *high-* und *low-culture* eine Aus-

---

[58] Für Williams (1977a, 99) hängt das Problem der Vermittlung dabei zentral von Annahmen über die signifizierende Praxis ab: "The problem is different, from the beginning, if we see language and signification as indissoluble elements of the material social process itself, involved all the time both in production and reproduction."

differenzierung notwendig, die für das Konzept einer demokratischen Kultur zur These einer Nichtdefinierbarkeit des 'demokratischen Textes' führt. Eco (1984) schlägt vor, den Begriff der Kulturniveaus einerseits von einer impliziten Klassenschichtung abzulösen, andererseits ihre Zuordnung nicht mit einem Komplexitätsgrad zu verkoppeln, der ein Urteil über den ästhetischen Wert zuließe.[59] Damit wird ein Modell entworfen, das die evaluativen Qualitätskriterien vom exklusiven Verfügungsrecht einer speziellen kulturellen Elite entfernt und die präskriptiven Kategorisierungen des künstlerischen Materials ablehnt. Weder die Bewertung eines kulturellen Objekts noch die Bestimmung einer anzustrebenden ästhetischen Produktion können in diesem Sinn innerhalb einer demokratischen Kultur verbindlich vorgegeben werden, sondern einzig die Möglichkeiten eines 'demokratischen Diskurses' *über* heterogene kulturelle Texte. Es kann insofern keine demokratischen Textmerkmale oder -inhalte geben, die paternalistisch vorzuschreiben wären, sondern nur eine aufrechtzuhaltende Kommunikationsstruktur, die eine breitgefächerte Selbstverständigung über Kunst ermöglicht. Wie es im Kontext einer demokratischen Sittlichkeit keine Vorschrift des 'guten Lebens' geben kann, existiert im Rahmen einer demokratischen Kultur auch kein Konzept einer 'guten Kunst' (vgl. Wellmer 1993).

In einer weiteren Konsequenz kann es dann aber auch keine Vorschrift über die 'richtige' Rezeption und die angemessenen Bedürfnisse der 'Masse' geben, sondern nur einen Versuch, die Strukturbedingungen der Kommunikationsprozesse, d. h. den Produktionsapparat und die Rezeptions*kompetenz* zugänglich und einschließend zu halten bzw. mit einem (Selbst-)Ermächtigungspotential der Rezipierenden auszustatten. Deren Bedürfnisse und die Qualitätsurteile über ästhetisches Material werden dem demokratischen Diskurs über Kunst nicht paternalistisch vorangestellt, sondern ergeben sich kontextabhängig und in spezifischen historischen Konstellationen aus demselben. Dieser konzeptionelle Rahmen einer demokratischen Kultur und das zugrundeliegende Modell interdependenter gesellschaftlicher und kultureller Relationen ist dabei den Phänomenen der Entzweiung und des Dissenses ebenso ausgesetzt wie die demokratische Sittlichkeit, und es erscheint fraglich, ob sie sich mit ihren problematischen und destruktiven Implikationen in dem versöhnlichen Sinn auflösen lassen, wie er von Williams in seiner Kommunikationstheorie formuliert worden ist. Da sich jedoch bei ihm die metatheoretischen Ambivalenzen des Konzepts einer demokratischen Kultur aufzeigen lassen, soll in der Erörterung seines Modells abschließend eine Zusammenfassung der in Frage stehenden Prozesse vorgenommen werden. Das theoretische Projekt von Williams siedelt sich in einem eigenwilligen Rahmen an, der vielleicht als kommunikationstheoretische Praxisphilosophie bezeichnet werden könnte.[60] Im Gegensatz zu poststrukturalistischen Theorien der diskursabhängi-

---

59 Vgl. jedoch auch Ecos (1991b) Unterscheidung in naive und kritische Leser, die sich das Material - massenmediale 'neobarocke' Fernseh-Serien - unterschiedlich komplex aneignen. In gewisser Weise wird hierbei das Qualitätsurteil vom Text auf das Publikum verschoben.

60 Vgl. zum Begriff der Praxisphilosophie die grobe Unterscheidung bei Habermas (1985); vgl. zur Neubewertung von Williams' Arbeit West (1992), Moriarty (1992), Simpson (1992).

gen Subjektpositionierung und -konstitution oder zu kritischen Positionen einer unhintergehbaren ideologischen Interpellation widmet sich Williams zentral jenen Relationierungsprozessen, mit denen nicht nur die Subjekte in Repräsentationssystemen gleichermaßen gesprochen werden und zu einem Ausdruck finden, sondern mit denen sie auch gegen asymmetrische Machtverhältnisse einen Widerstand umzusetzen imstande sind (vgl. Fluck 1993). Gegen technologiedeterministische Positionen einer unmöglichen Demokratisierbarkeit der Produktions- und Rezeptionsapparate und gegen die Konzepte kulturindustrieller Kontrolle formuliert er einen Entwurf kultureller Verständigungsprozesse, der weder die Kontrollpotentiale ökonomischer, administrativer oder politischer Gruppen unterschätzt, noch eine emanzipatorische Interventionskraft prinzipiell ausschließt, sondern vielmehr die Aufmerksamkeit der kulturwissenschaftlichen Analyse auf Subsumtions- und Widerstands*prozesse* lenkt. Während diese Analyse dabei als eine Form der Modellbildung verstanden wird, die ihrerseits von kontextuellen und historischen Faktoren bedingt ist (und daher in den dynamischen Selbstverständigungsprozeß der Kultur integriert wird), orientiert sich das Modell der kulturellen Beziehungen und Texte an der Metapher des Netzwerkes, das seine Sinnstiftungsvorgänge, seine materiellen Produktionsweisen und seine Repräsentativität aus sich selbst ableitet, d. h. das in den praktischen Kommunikationsprozessen einen eigenständigen Raum der symbolischen, signifizierenden Reproduktion etabliert.[61] Damit löst sich der Textbegriff von klassischen marxistischen Annahmen zur Widerspiegelung der Basis oder zur symptomatischen Enthüllung einer Tiefenstruktur ab und wird zur analytischen Kategorie einer künstlerischen Praxis, die sich als eigenständige produktive Kraft entfaltet und nicht im Überbau aufgehoben werden kann. Für Williams ist eine Theorie der interdependenten Relationen insofern nur ausformulierbar, wenn die Unauflösbarkeit der Verbindungen zwischen materieller Produktion, politischen und kulturellen Institutionen und Bewußtseinsprozessen zum konstitutiven Fundament der Theoriebildung wird und sich ihre Konzeptualisierung um die Prozeßhaftigkeit von dynamischen Abhängigkeiten, Grenzziehungen und Kräfteverhältnissen ausrichtet. Dabei oszilliert Williams (1989c) zwischen einem Ansatz, der die immanente Widersprüchlichkeit und antagonistische Qualität dieser Prozesse hervorhebt, und einer organizistischen Wachstumsmetapher, die für die *common culture* letztlich ein kommunitaristisches Konsensbedürfnis postuliert, an dem sich die Entzweiungen zusammenfinden. Wie schon für Deweys Kommunikationsverständnis ausgeführt, orientiert sich das relationale Modell von Williams an einer unauflösbaren Verbundenheit signifizierender und materieller Praktiken, die in eine übergreifende kommunale Einigung führen oder zur Relativierung der antagonistischen Kräfte beitragen können. Die Oszillation zwi-

---

61 Vgl. Williams (1977a, 38): "Signification, the social creation of meanings through the use of formal signs, is then a practical material activity; it is indeed, literally, a means of production. It is a specific form of that practical consciousness which is inseparable from all social material activity." Vgl. auch Fluck (1991; 1993).

schen einer Vereinheitlichung der kulturellen Prozesse und einer Berücksichtigung der Machtfunktion, die ihre Verhandlung auszeichnet, der Konflikt also zwischen einer Homogenisierung durch partielle Ausgrenzung und einer Anerkennung des Kampfes um Mitsprache läßt sich jedoch nur durch die Forderung eines 'demokratischen Diskurses' über die Relationierungsprozesse mit einem Gerechtigkeitsanspruch versehen. Obwohl Williams tendenziell an einem starken *community*-Begriff festhält, bleibt das Fundament einer 'gemeinsamen' Kultur letztlich der demokratische Kommunikationsprozeß über ihre divergierenden Merkmale:

> It is also that the idea of a common culture is in no sense the idea of a simply consenting, and certainly not of a merely conforming, society. One returns, once more, to the original emphasis of a common determination of meanings by all the people, acting sometimes as individuals, sometimes as groups, in a process which has no particular end, and which can never be supposed at any time to have finally realized itself, to have become complete. In this common process, the only absolute will be the keeping of the channels and institutions of communication clear, so that all may contribute, and be helped to contribute. (Williams 1989c, 37/38)

Während, wie von Wellmer (1993, 61) ausgeführt, für den Bereich einer demokratischen Sittlichkeit "keine substantiellen Wertorientierungen oder kulturellen Identitäten vor Kritik und Revision sicher" sind - und dabei auch die Idee des demokratischen Konsenses in die Kritisierbarkeit eingeschlossen werden muß - bleibt auch in einer *common culture* die Möglichkeit (und das Grundrecht) der diskursiven Partizipation im Bereich der (idealtypischen) freien Rede das universell gültige Prinzip (vgl. Williams 1989a). Trotzdem ist das organizistische Wachstumsmodell mit seiner Betonung eines langsamen, gemeinschaftlichen Veränderungsprozesses eine bei Williams durchgängig vorfindbare traditionalistische Ausrichtung, die zwei problematische Implikationen gegenüber den ideologiekritischen oder den poststrukturalistischen Ansätzen hat: zum einen basiert die Einschätzung von Williams zur Demokratie- und Kulturfähigkeit der Individuen und Gruppen auf der 'anthropologischen' Ebene letztlich auf einem nicht weiter begründbaren 'Glauben' an die Vernunft der Masse und ihrer Entscheidungen (vgl. Williams 1989b; Fluck 1993); zum anderen wird durch die Hypothese einer allgegenwärtigen interdependenten Verbundenheit kultureller Prozesse die Analyse der Kontroll- und Vermachtungsverhältnisse derart ausdifferenziert, daß die Identifikation von asymmetrischen Machtverteilungen sich eintrübt. Während an die Stelle der irrationalen, vulgären oder machtbesessenen Masse die prinzipiell vernünftige und lernfähige tritt, bleibt das Vermachtungspotential für die praxisphilosophisch relevanten *alltäglichen* Vorgänge des *practical consciousness*, der *lived experience* oder *material practice* unausgeführt. Es deuten sich lediglich verschiedene Muster einer Entwicklungsdynamik kultureller Prozesse an, die für eine Annäherung an ein Machtkonzept des relationalen Modells dienen und zur Identifikation der Bereiche einer emanzipatorischen Praxis beitragen können.

Da für Williams gesellschaftliche Prozesse nicht zwischen isolierten und statischen Systemen konzipierbar sind, sondern sich in interdependenten Kräfteverhältnissen herstellen, werden für ihn determinierende Faktoren zu Größen, die einen begrenzenden, unterdrückenden, aber keinen umfassend kontrollierenden Einfluß haben: "Determination of this whole kind - a complex and interrelated process of limits and pressures - is in the whole social process itself and nowhere else: not in an abstracted 'mode of production' nor in an abstracted 'psychology'" (Williams 1977a, 87). Er verabschiedet sich damit tendenziell von formalistischen und strukturalistischen Positionen, die durch das Auffinden von analogen und homologen Strukturen ein stringentes Abhängigkeitsverhältnis zwischen kulturellen und gesellschaftlichen Bereichen postulieren, und widmet sich statt dessen den produktiven Aspekten signifizierender und materieller Praxis. Während sich hegemoniale Relationierungen innerhalb des kulturellen Kontextes einstellen können, bleiben diese damit an das Aushandeln und kämpfen der beteiligten Individuen und Gruppen gebunden. Der hegemoniale Anspruch muß sich immer gegen den Widerstand der Betroffenen durchsetzen, und er bleibt in signifikanten Transformationsphasen einer Veränderungsmöglichkeit unterworfen: "It [a lived hegemony] has continually to be renewed, recreated, defended, and modified. It is also continually resisted, limited, altered, challenged by pressures not at all its own" (Williams 1977a, 112). Auch wenn sich die oppositionellen Kräfte oftmals aus den hegemonialen ableiten und durch diese konstituiert werden, bleibt in dieser Perspektive ein Restbestand der Abweichung und Auflehnung vorhanden, der sich auch in der von Williams als fundamental erachteten Assimilation an traditionsgebundene Lebenswelten erhalten kann. Die interdependenten kulturellen Relationierungen beziehen sich insofern auf unterschiedliche Erfahrungsgehalte und -weisen, die neben- bzw. gegeneinander innerhalb der *common culture* existieren und im spezifischen Austausch miteinander ihre Gestalt herausbilden.

Williams (1977a, 121-127) kategorisiert diese als die Bereiche des Dominierenden, des Residualen, des Emergenten und des Archaischen, zwischen denen kontinuierlich die Grenzen verschoben werden und kooptierende, antagonistische oder anerkennende Verhältnisse bestehen. Während das Archaische der Vergangenheit angehört, wird das Residuale als Überkommenes teilweise vom Dominierenden überlagert, teilweise für spätere Zeitpunkte verfügbar gehalten. Das Emergente nimmt dagegen veränderte Bedingungen der sozialen Umwelt oder des praktischen Bewußtseins auf und bringt sie im Kontakt mit dem Dominierenden in die hegemonialen Verhältnisse ein. Es orientiert sich dabei an der Veränderung jener 'Gefühlsstrukturen', die für Williams als eine Mischung aus Alltagserfahrungen, praktischem Bewußtsein und affektiven und kognitiven Anteilen auf paradoxe Weise ein kontextuell-synchronisches System von lebensweltlichen Gefühlen mit einer prozessualen Erfahrung kurzschließen.[62] Die hegemoniale Relationierung umfaßt sowohl die Ausrichtung der Gefühls-

---

[62] Vgl. die Definition der *structures of feeling* bei Williams (1977a, 132): "We are talking about characteristic elements of impulse, restraint, and tone; specifically affective elements of consciousness and relationships: not feeling against thought, but thought as felt and feeling as thought: practical consciousness of a present kind, in a living and interrelating continuity. We are then defining these elements as a 'structure': as a set, with specific internal relations, at once

strukturen als auch die dazugehörigen emergenten, residualen und dominierenden kulturellen Bereiche, aber auch hierbei gilt für Williams (1977a, 125), daß weder die Produktionsformen noch die dominierenden Kräfte ein *totalisierendes* Kontrollpotential entfalten können:

> What has really to be said, as a way of defining important elements of both the residual and the emergent, and as a way of understanding the character of the dominant, is that *no mode of production and therefore no dominant social order and therefore no dominant culture ever in reality includes or exhausts all human practice, human energy, and human intention.*

Die angestrebte Kultursoziologie richtet sich demnach auf jene Manifestationen, in denen ein Widerstandspotential oder ein Dominierungsversuch der hegemonialen Macht erkennbar wird, und bettet diese in das übergreifendere relationale Netzwerk kultureller Beziehungen ein.[63] Für das Konzept einer demokratischen Kultur ergibt sich daraus die Notwendigkeit einer Demokratisierung der *Bedingungen*, die zur asymmetrischen Ausrichtung und vermachtenden Hierarchisierung der interdependenten Relationen führen können. Auf der institutionell-technologischen Ebene bezieht sich dieser Anspruch auf den Zugang und die Kontrolle der kommunikationstechnologischen Apparate, auf der Rezeptionsebene auf die Kompetenz des Publikums, das für den Umgang mit dem ästhetischen Material über eine Vielzahl von Lesestrategien verfügen soll. Die Ablehnung der autoritären Ausgrenzung des Sagbaren oder seiner Reduzierung auf die Kriterien der Profitabilität verbindet sich insofern mit der Ablehnung einer präskriptiven Definition des kulturell wertvollen ästhetischen Objekts durch eine paternalistische Elite. Das Demokratisierungspotential erstreckt sich auf die strukturellen Bedingungen der Kunstproduktion und -rezeption, aber nicht auf ihre Inhalte oder Formen. Es kann daher keine elitäre Definition der 'guten Kunst', sondern nur einen demokratischen Diskurs über sie geben. Dabei wird die Problematik der 'anthropologischen' Annahme von Williams deutlich; denn auch wenn die Kriterien der demokratischen Sittlichkeit, d. h. die Toleranzkriterien der gewaltfreien kommunikativen Verständigung auf den kulturellen Kontext zutreffen sollten, bleibt die Frage offen, ob die 'Masse' so vernünftig ist, das Abweichende, Exzentrische, Andere oder auch das kritisch Herausfordernde und Schwierige zu akzeptieren.[64] Bereits bei de Tocqueville (1985, 361/362) wird die demokra-

---

interlocking and in tension. Yet we are also defining a social experience which is still *in process*, often indeed not yet recognized as social but taken to be private, idiosyncratic, and even isolating, but which in analysis (though rarely otherwise) has its emergent, connecting, and dominant characteristics, indeed its specific hierarchies."

[63] Vgl. Williams (1977a, 139/140): "Specific studies must often temporarily isolate this or that element. But the fundamental principle of a sociology of culture is the complex unity of the elements thus listed and separated. Indeed the most basic task of the sociology of culture is analysis of the interrelationships within this complex unity: a task distinct from the reduced sociology of institutions, formations, and communicative relationships and yet, as a sociology, radically distinct also from the analysis of isolated forms."

[64] Vgl. Williams (1973, 123) zur Mehrheitsentscheidung gegen schwierige Kunst: "The only way to prevent this is to promote the most open discussion, including the contributor's own rea-

tische Kultur durch das Gleichheitspostulat in eine unausweichliche Gleichmachungstendenz gezwungen, die sich im stummen Ausgrenzungsdruck der öffentlichen Meinung manifestiert und in der allgegenwärtigen Mittelmäßigkeit ihren traurigen Fluchtpunkt hat: "Fast alle Extreme schleifen sich ab; fast alles Hervorragende schwindet, um irgendeiner Mittelmäßigkeit Platz zu machen, die zugleich minder hoch und minder tief, minder glanzvoll und minder armselig ist, als was die Welt bisher sah."
In Analogie zur demokratischen Sittlichkeit kann demgegenüber die Unmöglichkeit einer paternalistischen Definition der 'guten' (oder demokratischen) Kunst dazu dienen, Homogenisierungsbewegungen der Massenkultur zu verhindern und die heterogene, konfliktäre und entzweiende Kraft kultureller Differenz *nicht* durch eine kommunitäre Vorgabe einzudämmen. Der technologisch zugängliche und kompetente demokratische Diskurs über Kultur- und Kunstproduktion stellt sich als das universelle Prinzip dar, auf das sich die demokratische Kultur berufen kann, nicht dessen adäquater Inhalt. Ob sich dabei eine 'vernünftige' Verständigung der 'Masse' einstellt, ist nicht vorbestimmbar; doch wenn sie im Umgang mit kultureller Differenz nicht möglich ist, dann werden wohl auch die Sphären der politischen Partizipationsfähigkeit affiziert. Damit wird aber ein letztlich aporetisches Verhältnis deutlich, mit dem eine demokratische Kultur umzugehen hat. Denn während sich die Erhöhung der Rezeptionskompetenz und die Erleichterung der Zugangsmöglichkeiten zu Technologien auf die horizontale Ausweitung der demokratischen Räume und die Herausforderung asymmetrischer Machtpotentiale bezieht, bleibt das Postulat einer Nichtdefinierbarkeit 'guter Kunst' und die Forderung nach kultureller Differenz in einem gegenläufigen Spannungsverhältnis verhaftet.
Auf der einen Seite ist die Absage an paternalistische Kunstdefinitionen mit der Forderung verbunden, daß eine ungleiche Verteilung des kulturellen Kapitals (und dessen asymmetrischer Kurzschluß mit politischen und ökonomischen Eliten) verhindert werden sollte; auf der anderen dehnt sich das Gleichheitspostulat derart aus, daß letztlich keine heterogene kulturelle Landschaft mehr übrigbleiben kann, auch wenn sich die Forderung nach einem Schutz der kulturellen Differenz gerade diesem Homogenisierungsverhältnis entgegenstellt, das die gesellschaftliche Gleichheit in die kulturelle Gleichmachung münden läßt. Damit bleibt die demokratische Kultur in ein paradoxes Beziehungsgeflecht eingebunden, bei dem die unhintergehbare Forderung einer Differenz im Kulturellen bei einer gleichzeitigen egalitären Verteilung des kulturellen Kapitals jene Voraussetzungen kontinuierlich zu reproduzieren scheint, die eine asymmetrische Verteilung des Kapitals befördern. Entweder die kulturellen Machtasymmetrien werden beständig erneuert und vertieft, oder die kulturelle Differenz wird durch die Tyrannei der homogenisierenden Mehrheit beschränkt. Was für die demokratische Sittlichkeit gilt - daß sie sich im Kontext des demokratischen Dis-

---

soning, or reasoning on his behalf. I do not believe that, when this is done, people usually choose wrongly."

kurses über Lebensformen und Identitäten in posttraditionaler Form oder als "potentieller Sprengsatz für kommunitäre Lebensformen" (Wellmer 1993, 64) etablieren kann -, trifft insofern auch mit aporetischen Implikationen auf die Produktion und Rezeption ästhetischer Texte zu. Während die Heterogenität und Komplexität der kulturellen Objekte die egalitäre Verteilung des kulturellen Kapitals verhindern und unterminieren kann, trägt die autoritäre Durchsetzung des Gleichheitspostulats zu jener Verarmung der ästhetischen Qualität bei, auf die sich die Gegner der demokratischen Massengesellschaften immer berufen haben. Dieses dilemmatische Verhältnis gilt es auszuhandeln, wenn eine demokratische Kultur nicht nur antielitär, sondern auch komplex, anspruchsvoll und kritisch sein soll.

8. Quellen- und Literaturverzeichnis

Das Quellen- und Literaturverzeichnis teilt sich in vier Untergruppen auf: 8.1 die für die Fragestellung der vorliegenden Untersuchung behandelten und erwähnten Filme (dabei wurde darauf verzichtet, alle in den historischen Übersichten in Kapitel 2 genannten Filme in das Verzeichnis mit aufzunehmen); 8.2 die zitierten Bücher und Aufsätze; 8.3 die Artikel und Bücher zu *An American Family* und 8.4 die für den Exkurs 1.3 benutzte Literatur über das amerikanische *public television*. Während in 8.1 und 8.2 nur das zitierte Material berücksichtigt ist, wurde in 8.3 und 8.4 zusätzlich zu den zitierten Arbeiten auch weiterführendes Material aufgenommen. Da eine Mehrfachnennung vermieden werden sollte, finden sich einige Quellen, auf die im laufenden Text verwiesen wird, in 8.3 oder 8.4.

8.1 Filmographie

An American Family. Craig Gilbert, Alan Raymond, Susan Raymond. 1973, 12 Episoden à 60 Min.

An American Family Revisited: The Louds Ten Years Later. Alan Raymond, Susan Raymond. 1983, 60 Min.

Banks and the Poor. Morton Silverstein. 1970.

Black Natchez. Ed Pincus, David Neuman. 1966, 62 Min.

Chelsea Girls. Andy Warhol. 1966, 210 Min.

Chiefs. Richard Leacock. 1969, 18 Min.

Crisis: Behind a Presidential Commitment. Richard Leacock, Donn Alan Pennebaker, Hope Ryden, James Lipscomb. 1963, 54 Min.

Daughter Rite. Michelle Citron. 1978, 53 Min.

Daughters of Chaos. Marjorie Keller. 1980, 20 Min.

David (Synanon). Donn Alan Pennebaker, Gregory Shuker, William Ray. 1961.

David Holzman's Diary. Jim McBride, L. M. Kit Carson. 1967, 71 Min.

Diaries 1971-1976. Ed Pincus. 1980, 200 Min.

Diaries, Notes and Sketches, Volume I, Reel 1-6, Lost Lost Lost. Jonas Mekas. 1976, 175 Min.

Don't Look Back. Donn Alan Pennebaker. 1967, 96 Min.

Empire. Andy Warhol. 1964, 48 Min.

Family Portrait Sittings. Alfred Guzzetti. 1975, 103 Min.

Going Home (1971), Adolfas Mekas, Pola Chapelle, 61 Min.

Grey Gardens. David Maysles, Albert Maysles, Ellen Hovde, Muffie Meyer, Susan Froemke. 1974, 94 Min.

Growing Up Female: As Six Become One. Julia Reichert, James Klein. 1971, 50 Min.
Happy Mother's Day. Richard Leacock, Joyce Chopra. 1963, 26 Min.
Harvest of Shame. David Lowe, CBS Reports. 1961, 54 Min.
Housing Problems. Arthur Elton, Edgar Anstey. 1935, 17 Min.
Hunger in America. Martin Carr, Peter Davis, CBS Reports. 1968, 54 Min.
It Happens to Us. Amalie Rothschild. 1972, 30 Min.
Jane. Donn A. Pennebaker, Hope Ryden, Richard Leacock, Gregory Shuker, Abbott Mills. 1962.
Janie's Janie. Geri Ashur, Peter Barton. 1972, 25 Min.
Joe and Maxi. Maxi Cohen, Joel Gold. 1978, 81 Min.
Joyce at 34. Joyce Chopra, Claudia Weill. 1972, 28 Min.
Life and Other Anxieties. Ed Pincus. 1978, 90 Min.
Middletown (1982), Peter Davis (producer), public television
   Community of Praise. Richard Leacock, Marisa Silver, 60 Min.
   Family Business. Tom Cohen, 90 Min.
   Second Time Around. Peter Davis, 60 Min.
   Seventeen. Joel DeMott, Jeff Kreines, 120 Min.
   The Campaign. Peter Davis, Tom Cohen, 90 Min.
   The Big Game. E. J. Vaughn, 60 Min.
Nana, Mom and Me. Amalie Rothschild. 1974, 47 Min.
Nanook of the North. Robert Flaherty. 1922, 64 Min.
Native Land. Leo Hurwitz, Paul Strand. 1942, 88 Min.
No Lies. Mitchell Block. 1973, 25 Min.
One Step Away. Ed Pincus, David Neuman. 1968, 54 Min.
Panola. Ed Pincus, David Neuman. 1970, 21 Min.
Premature. David Parry. 1981, 55 Min.
Primary. Richard Leacock, Donn Alan Pennebaker, Terence McCartney-Filgate, Albert Maysles. 1960, 54 Min.
Real Life. Albert Brooks. 1978.
Reminiscences of a Journey to Lithuania. Jonas Mekas. 1971, 89 Min.
Salesman. David Maysles, Albert Maysles. 1969, 90 Min.
Shadows. John Cassavetes. 1959, 60 Min.
Six American Families (1976) Paul Wilkes (producer), public television
   The Stephenses of Iowa. Arthur Barron, Mark Obenhaus, 58 Min.
   The Georges of New York City. Arthur Barron, 53 Min.
   The Kennedys of Albuquerque. William Jersey, 59 Min.
   The Burks of Georgia. David Maysles, Albert Maysles, Ellen Hovde, Muffie Meyer, 56 Min.
   The Greenbergs of California. Mark Obenhaus, 58 Min.
   The Pasciaks of Chicago. Mark Obenhaus, 59 Min.

Speaking Directly. Jon Jost. 1973, 102 Min.
The Chair. Richard Leacock, Donn Alan Pennebaker, Gregory Shuker. 1963, 80 Min.
The Chicago Maternity Center Story (1973-1977), Kartemquin Films: Suzanne Davenport, Jennifer Rohrer, 57 Min.
The Children Were Watching. Richard Leacock. 1960, 18 Min.
The Fischer Quintuplets. ABC-Television. 1963, 29 Min.
The Thin Blue Line. Errol Morris. 1983, 115 Min.
Titicut Follies. Frederick Wiseman. 1967, 85 Min.
Underground. Emile de Antonio, Haskell Wexler, Mary Lampson. 1976, 85 Min.
Warrendale. Allan King. 1966.
What Harvest for the Reaper. Morton Silverstein. 1968, 59 Min.
Yanki No!. Richard Leacock, Donn Alan Pennebaker, Albert Maysles. 1960.

8.2 Bücher und Aufsätze

Adorno, Theodor W. (1967a): "Filmtransparente". *Ohne Leitbild. Parva Aesthetica*. Ders. Frankfurt, 79-88.
--- (1967b): "Résumé über Kulturindustrie". *Ohne Leitbild. Parva Aesthetica*. Ders. Frankfurt, 60-70.
--- (1969): "Wissenschaftliche Erfahrungen in Amerika". *Stichworte. Kritische Modelle 2*. Ders. Frankfurt, 113-148.
--- (1975): "Kulturkritik und Gesellschaft". *Gesellschaftstheorie und Kulturkritik*. Ders. Frankfurt, 46-65.
Allen, Jeanne (1977): "Self-Reflexivity in Documentary". *Ciné-Tracts* I/2 (Summer): 34-42.
Allen, Robert C./Gomery, Douglas (1985): *Film History. Theory and Practice*. New York.
Anderson, Caroly/Benson, Thomas W. (1988): "Direct Cinema and the Myth of Informed Consent: The Case of *Titicut Follies*". *Image Ethics. The Moral Rights of Subjects in Photographs, Film, and Television*. Eds. Larry Gross, John Stuart Katz, Jay Ruby. New York, Oxford, 58-90.
--- (1991): *Documentary Dilemmas. Frederick Wiseman's* Titicut Follies. Carbondale, Edwardsville.
Antonio, Emile de (1980): "*In the Year of the Pig* and *Underground*". *The Documentary Conscience*. Ed. Alan Rosenthal. Berkeley, Los Angeles, London, 205-226.
Arlen, Michael J. (1981): *The Camera Age. Essays on Television*. New York.
Arnold, James (1979): "The Present State of the Documentary". *The Documentary Tradition*. Ed. Lewis Jacobs. New York, 483-491.

Aronowitz, Stanley (1993): "Is a Democracy Possible? The Decline of the Public in the American Debate". *The Phantom Public Sphere*. Ed. Bruce Robbins. Minneapolis, London, 75-92.

Arthur, Paul (1993a): "Jargons of Authenticity (Three American Moments)". *Theorizing Documentary*. Ed. Michael Renov. New York, 108-134.

--- (1993b): "Routines of Emancipation: Alternative Cinema in the Ideology and Politics of the Sixties". *To Free the Cinema. Jonas Mekas and the New York Underground*. Ed. David E. James. Princeton, N.J., 17-48.

Barnouw, Erik (1983): *Documentary. A History of the Non-Fiction Film*. Revised Edition. Oxford [u.a.].

--- (1993): *Documentary. A History of the Non-Fiction Film*. Second Revised Edition. Oxford [u.a.].

Barsam, Richard Meran (1973): *Nonfiction Film. A Critical History*. New York.

--- (1986): "American Direct Cinema: The *Re*-Presentation of Reality". *Persistence of Vision* 3-4 (Summer): 131-156.

--- (1992): *Nonfiction Film. A Critical History. Revised and Expanded*. Bloomington, Indianapolis.

Barthes, Roland (1982): *Camera Lucida. Reflections on Photography*. London.

Batra, Nayaran D. (1987): *The Hour of Television. Critical Approaches*. Metuchen, N.J., London.

Baudrillard, Jean (1977): "Requiem für die Medien". *Kool Killer oder Der Aufstand der Zeichen*. Ders. Berlin, 83-118.

--- (1978): *Agonie des Realen*. Berlin.

--- (1983): "The Ecstasy of Communication". *The Anti-Aesthetic*. Ed. Hal Foster. Seattle, 126-134.

--- (1989): "Videowelt und fraktales Subjekt". *Philosophien der neuen Technologie*. Hrsg. Ars Electronica. Berlin, 113-131.

--- (1990): *Das Jahr 2000 findet nicht statt*. Berlin.

--- (1992): *Transparenz des Bösen. Ein Essay über extreme Phänomene*. Berlin.

Baudry, Jean-Louis (1985): "Ideological Effects of the Basic Cinematographic Apparatus". *Movies and Methods. Volume II*. Ed. Bill Nichols. Berkeley, Los Angeles, London, 531-542.

--- (1986): "The Apparatus: Metapsychological Approaches to the Impression of Reality in the Cinema". *Narrative, Apparatus, Ideology. A Film Theory Reader*. Ed. Philip Rosen. New York, 299-318.

Becker, Edith (u.a.) (1980): "The Last Word: WNET Censorship". *Jump Cut* 22 (May): 39-40.

Benjamin, Walter (1991): "Das Kunstwerk im Zeitalter seiner technischen Reproduzierbarkeit". *Walter Benjamin. Gesammelte Schriften. Band I/2*. Hrsg. Rolf Tiedemann, Hermann Schweppenhäuser. 1974; Frankfurt, 471-508.

Beyerle, Mo (1991): "Das Direct Cinema und das Radical Cinema". *Der amerikanische Dokumentarfilm der 60er Jahre. Direct Cinema und Radical Cinema*. Hrsg. Mo Beyerle, Christine N. Brinckmann. Frankfurt, 29-53.

Beyerle, Mo/Brinckmann, Christine N. (Hrsg.) (1991): *Der amerikanische Dokumentarfilm der 60er Jahre. Direct Cinema und Radical Cinema*. Frankfurt.

Biskind, Peter (1982): "Does Documentary Have a Future?". *American Film* 7/6 (April): 57-64.

Blue, James (1965a): "One Man's Truth. An Interview with Richard Leacock". *Film Comment* 3/2: 15-23.

--- (1965b): "Thoughts on Cinéma Vérité and a Discussion with the Maysles Brothers". *Film Comment* 2/4 (Fall): 22-30.

Bluem, Albert William (1965): *Documentary in American Television. Form, Function, Method*. New York.

Bobbio, Norberto (1988a): "Die Zukunft der Demokratie". *Die Zukunft der Demokratie*. Ders. Berlin, 7-34.

--- (1988b): "Die Demokratie und die unsichtbare Macht". *Die Zukunft der Demokratie*. Ders. Berlin, 86-112.

Boddy, William (1990): "Alternative television in the United States". *Screen* 31/1 (Spring): 91-101.

Bogart, Leo (1993): "Shaping a New Media Policy". *The Nation* 257/2 (July 12): 57-60.

Bolz, Norbert (1990): *Theorie der Neuen Medien*. München.

Bordwell, David (1985): *Narration in the Fiction Film*. London.

Branigan, Edward (1992): *Narrative Comprehension and Film*. London, New York.

Breitrose, Henry (1964): "On the Search for the Real Nitty-Gritty: Problems & Possibilities in Cinéma Vérité". *Film Quarterly* 17/4: 36-40.

Breuer, Stefan (1992): "Sozialpsychologische Implikationen der Narzißmustheorie". *Psyche* 46/1 (Januar): 1-31.

Brinckmann, Christine N. (1988): "Ichfilm und Ichroman". *Film und Literatur in Amerika*. Hrsg. Alfred Weber, Bettina Friedl. Darmstadt, 65-95.

--- (1992): "Neuenglische Weiblichkeitsideologie in Marjorie Kellers *Daughters of Chaos* (1980)". *Frauen und Film* 52 (Juni): 73-79.

Browne, Nick (1985): "The Spectator-in-the-Text: The Rhetoric of *Stagecoach*". *Movies and Methods. Volume II*. Ed. Bill Nichols. Berkeley, Los Angeles, London, 458-475.

Brunsdon, Charlotte (1989): "Text and audience". *Remote Control. Television, Audiences, and Cultural Power*. Ed. Ellen Seiter [u.a.]. London, New York, 116-129.

Bruss, Elizabeth W. (1980): "Eye for I: Making and Unmaking Autobiography in Film". *Autobiography: Essays Theoretical and Critical*. Ed. James Olney. Princeton, N.J., 298-320.

Budd, Mike/Entman, Robert M./Steinman, Clay (1990): "The Affirmative Character of U.S. Cultural Studies". *Critical Studies in Mass Communication* 7: 169-184.

Burton, Julianne: "Democratizing Documentary: Modes of Address in the Latin American Cinema, 1958-72". *"Show Us Life". Toward a History and Aesthetics of the Committed Documentary*. Ed. Thomas Waugh. Metuchen, N.J., London 1984, 344-383.

Carey, James W. (1989): *Communication as Culture. Essays on Media and Society.* Boston.

Carpignano, Paolo (u.a.) (1990): "Chatter In The Age Of Electronic Reproduction: Talk Television And The 'Public Mind'". *Social Text* 8/3 & 9/1: 33-55.

Carroll, Noel (1983): "From Reel to Real: Entangled in the Non-Fiction Film". *Philosophic Exchange 1983: Can Nonfiction Film be Objective?*: 5-45.

Caruso, Paolo (1987): "Gespräch mit Michel Foucault". *Von der Subversion des Wissens.* Hrsg. u. Übers. Walter Seitter. Frankfurt, 7-27.

Casebier, Allan (1986): "Idealist and Realist Theories of the Documentary". *Post Script* 6/1 (Fall): 66-75.

Citron, Michelle (1986): "Concerning *Daughter Rite*". *Journal of Film and Video* 38/3&4 (Summer/Fall): 93-94.

Clifford, James (1978): "'Hanging Up Looking Glasses at Odd Corners': Ethnobiographical Prospects". *Studies in Biography.* Ed. Daniel Aaron. Cambridge, Mass., 41-56.

Comolli, Jean-Louis (1980a): "Le détour par le direct - Un corps en trop". From: *Cahiers du Cinéma*. Nos. 209, 211 (1969). Trans. Diana Matias. *Realism and the Cinema. A Reader.* Ed. Christopher Williams. London, 225-243.

--- (1980b): "Machines of the Visible". *The Cinematic Apparatus.* Eds. Teresa de Lauretis, Stephen Heath. New York, 121-142.

Cooke, Kevin/Lehrer, Dan (1993): "The Whole World Is Talking". *The Nation* 257/2 (July 12): 60-64.

Dancyger, Kenneth (1979): "Relaxed, natural and personally transcendent". *Cinema Canada* 53 (March): 30-31.

Davidson, David (1981): "Direct Cinema and Modernism. The Long Journey to 'Grey Gardens'". *Journal of the University Film Association* 33/1: 3-13.

Decker, Christof (1991): "Interview mit Ed Pincus". *Der amerikanische Dokumentarfilm der 60er Jahre. Direct Cinema und Radical Cinema.* Hrsg. Mo Beyerle, Christine N. Brinckmann. Frankfurt, 293-302.

--- (1993): "Der Soldat als Massenprodukt: *The Autobiography of a Jeep* (1943) und die Propaganda der technokratischen Elite". *Der Krieg der Bilder. Ausgewählte Dokumentarfilme zum Zweiten Weltkrieg und zum Vietnamkrieg.* Hrsg. Michael Barchet, Maria Diedrich, Walter Hölbling. Trier, 41-59.

--- (1994): "Problematische Wahrheitsansprüche des Dokumentarfilms: Anmerkungen zur 'programmatischen Reflexivität'". *Der amerikanische Dokumentarfilm:*

Herausforderungen für die Didaktik. Hrsg. Lothar Bredella, Günter H. Lenz. Tübingen, 67-80.

Decker, Christof/Barchet, Michael (1991): "Einführung in die Filme von Ed Pincus und David Neuman". *Der amerikanische Dokumentarfilm der 60er Jahre. Direct Cinema und Radical Cinema.* Hrsg. Mo Beyerle, Christine N. Brinckmann. Frankfurt, 280-292.

Deleuze, Gilles (1987): *Foucault.* Frankfurt.

--- (1989): *Das Bewegungs-Bild. Kino I.* Frankfurt.

Denzin, Norman K. (1991): *Images of Postmodern Society. Social Theory and Contemporary Cinema.* London, Newbury Park, New Delhi.

Deren, Maya (1978): "Cinematography: The Creative Use of Reality". *The Avant-Garde Film. A Reader of Theory and Criticism.* Ed. P. Adams Sitney. New York, 60-73.

Dewey, John (1984): "The Public and Its Problems [1927]". *John Dewey. The Later Works 1925-1953.* Volume 2: 1925-1927. Ed. Jo Ann Boydston. Carbondale, Edwardsville, 237-372.

Diercks, Carsten (1992): "Die 'entfesselte Kamera' wird gesellschaftsfähig. Die Entwicklung des 'Pilottons' und die 'Hamburger Schule'". *Fernseh-Dokumentarismus. Bilanz und Perspektiven.* Hrsg. Peter Zimmermann. München, 61-79.

Doherty, Thomas P. (1981): "American Autobiography and Ideology". *The American Autobiography. A Collection of Critical Essays.* Ed. Albert E. Stone. Englewood Cliffs, N.J., 95-108.

Drew, Robert L. (1988): "An Independent with the Networks". *New Challenges for Documentary.* Ed. Alan Rosenthal. Berkeley, Los Angeles, London, 389-401.

Eco, Umberto (1971): "Die Gliederung des filmischen Code". *Semiotik des Films. Mit Analysen kommerzieller Pornos und revolutionärer Agitationsfilme.* Hrsg. Friedrich Knilli. München, 70-93.

--- (1977): *Zeichen. Einführung in einen Begriff und seine Geschichte.* Frankfurt.

--- (1984): *Apokalyptiker und Integrierte. Zur kritischen Kritik der Massenkultur.* Frankfurt.

--- (1991a): "Über Spiegel". *Über Spiegel und andere Phänomene.* Ders. München, 26-61.

--- (1991b): "Die Innovation im Seriellen". *Über Spiegel und andere Phänomene.* Ders. München, 155-180.

Egan, Catherine (1978): "From Kitchen to Camera: Feminism and the Family Film". *Sightlines* (Spring): 9-12, 31-34.

Egan, John (1982): "Filmmakers are not 'Nice Guys': In Defense of Unpopular Films". *Sightlines* 4 (Summer): 8-13.

Elder, Bruce (1989): *Image and Identity. Reflections on Canadian Film and Culture.* Waterloo, Ontario.

Ellis, Jack C. (1989): *The Documentary Idea. A Critical History of English-Language Documentary Film and Video.* Englewood Cliffs.

Ellul, Jacques (1973): *Propaganda. The Formation of Men's Attitudes*. 1965; New York.

Elsaesser, Thomas (1985): "Tales of Sound and Fury: Observations on the Family Melodrama". *Movies and Methods. Volume II*. Ed. Bill Nichols. Berkeley, Los Angeles, London, 165-189.

Elshtain, Jean Bethke (1981): *Public Man, Private Woman. Women in Social and Political Thought*. Princeton, N.J..

Enzensberger, Hans Magnus (1970): "Baukasten zu einer Theorie der Medien". *Kursbuch* 20: 159-186.

--- (1977): "Television and the Politics of Liberation." *The New Television: A Public/Private Art*. Eds. Douglas Davis, Allison Simmons. Cambridge, Mass., London, 248-261.

Erens, Patricia (1988): "Women's Documentary Filmmaking: The Personal Is Political". *New Challenges for Documentary*. Ed. Alan Rosenthal. Berkeley, Los Angeles, London, 554-565.

Evans, William A. (1990): "The Interpretive Turn in Media Research: Innovation, Iteration, or Illusion?". *Critical Studies in Mass Communication* 7: 147-168.

Feldmann, Harald (1988): *Mimesis und Wirklichkeit*. München.

Ferreira, Jim (1990): "Cultural Conservatism and Mass Culture: The Case Against Democracy". *Journal of American Culture* 13/1 (Spring): 1-10.

Feuer, Jane (1986): "'Daughter Rite': Living with Our Pain and Love". *Films for Women*. Ed. Charlotte Brunsdon. London, 24-30.

Fischel, Anne (1989): "Engagement and the documentary". *Jump Cut* 34 (March): 35-40.

Fiske, John (1989): "Moments of television: Neither the text nor the audience". *Remote Control. Television, Audiences, and Cultural Power*. Ed. Ellen Seiter [u.a.]. London, New York, 56-78.

--- (1992): "Audiencing: A cultural studies approach to watching television". *Poetics* 21/4 (August): 345-359.

Fluck, Winfried (1979): *Populäre Kultur. Ein Studienbuch zur Funktionsbestimmung und Interpretation populärer Kultur*. Stuttgart.

--- (1987a): "Fiction and Fictionality in Popular Culture: Some Observations on the Aesthetics of Popular Culture". *Journal of Popular Culture* 21/4 (Spring): 49-62.

--- (1987b): "Popular Culture as a Mode of Socialization. A Theory about the Social Function of Popular Cultural Forms". *Journal of Popular Culture* 21/3 (Winter): 31-46.

--- (1991): "Modelle der Relation: *American Studies*, Theodore Dreisers Roman *An American Tragedy* und dessen Verfilmungen". *Amerikastudien* 2: 189-202.

--- (1993): "Raymond Williams und die englische 'Cultural Studies'-Tradition". Manuskript.

Flusser, Vilém (1989): "Gedächtnisse". *Philosophien der neuen Technologie*. Hrsg. Ars Electronica. Berlin, 41-55.

Foucault, Michel (1976): *Überwachen und Strafen. Die Geburt des Gefängnisses.* Frankfurt.
--- (1977): *Der Wille zum Wissen. Sexualität und Wahrheit I.* Frankfurt.
--- (1984): "The Subject and Power". *Art After Modernism: Rethinking Representation.* Ed. Brian Wallis. New York, Boston, 417-432.
--- (1987): "Nietzsche, die Genealogie, die Historie". *Von der Subversion des Wissens.* Hrsg. u. Übers. Walter Seitter. Frankfurt, 69-90.
--- (1988): "Was ist ein Autor?" *Schriften zur Literatur.* Ders. Frankfurt, 7-31.
--- (1991): *Die Ordnung des Diskurses.* 1974; Frankfurt.
--- (1993a): "Technologien des Selbst". *Technologien des Selbst.* Hrsg. Luther H. Martin [u.a.]. Frankfurt, 24-62.
--- (1993b): "Die politische Technologie der Individuen". *Technologien des Selbst.* Hrsg. Luther H. Martin [u.a.]. Frankfurt, 168-187.
Fraser, Nancy (1990): "Rethinking the Public Sphere; A Contribution to the Critique of Actually Existing Democracy". *Social Text* 8/3 & 9/1: 56-80.
Freud, Sigmund (1969): "Der Dichter und das Phantasieren [1908]". *Bildende Kunst und Literatur. Studienausgabe Band X.* Frankfurt, 169-179.
--- (1975a): "Zur Einführung des Narzißmuß [1914]". *Psychologie des Unbewußten. Studienausgabe. Band III.* Frankfurt, 37-68.
--- (1975b): "Notiz über den 'Wunderblock' [1925]". *Psychologie des Unbewußten. Studienausgabe. Band III.* Frankfurt, 363-369.
--- (1982a): "Massenpsychologie und Ich-Analyse [1921]". *Fragen der Gesellschaft. Ursprünge der Religion. Studienausgabe Band IX.* 1974; Frankfurt, 61-134.
--- (1982b): *Die Traumdeutung. Studienausgabe Band II.* 1972; Frankfurt.
Garnham, Nicholas (1977): "TV Documentary and Ideology". *Screen Reader 1. Cinema/Ideology/Politics.* London, 55-61.
--- (1983): "Public service versus the market" *Screen* 24/1: 6-27.
Genette, Gérard (1993): *Palimpseste. Die Literatur auf zweiter Stufe.* Frankfurt.
Gitlin, Todd (1983): *The Whole World is Watching. Mass Media in the Making and Unmaking of the New Left.* Berkeley, Los Angeles, London.
--- (1989): "Postmodernism: Roots and Politics". *Cultural Politics in Contemporary America.* Eds. Ian Angus, Sut Jhally. New York, London, 347-360.
Goffman, Erving (1972): *The Presentation of Self in Everyday Life.* 1959; Harmondsworth.
Goldman, Debra (1983): "A Decade of Building An Alternative Movement". *Film & Video Monthly* (September): 18-24, 30.
Goodwin, H. Eugene (1983): *Groping for Ethics in Journalism.* Ames.
Greef, Willem de (1989): "Realism programmed as materialism". *Image, Reality, Spectator. Essays on Documentary Film and Television.* Eds. Willem de Greef, Willem Hesling. Amersfoort, 47-56.
Grierson, John (1945/46): "Postwar Patterns". *Hollywood Quarterly* I: 159-165.

--- (1979): *Grierson on Documentary*. Ed. Forsyth Hardy. 1946; London, Boston.

Gross, Larry/Katz, John Stuart/Ruby, Jay (1988): "Introduction: A Moral Pause". *Image Ethics. The Moral Rights of Subjects in Photographs, Film, and Television*. Eds. Larry Gross, John Stuart Katz, Jay Ruby. New York, Oxford, 3-33.

Gusdorf, Georges (1980): "Conditions and Limits of Autobiography". *Autobiography: Essays Theoretical and Critical*. Ed. James Olney. Princeton, N.J., 28-48.

Guynn, William (1990): *A Cinema of Nonfiction*. London, Toronto.

Habermas, Jürgen (1982): *Zur Logik der Sozialwissenschaften*. Erweiterte Ausgabe. Frankfurt.

--- (1983): "Modernity - An Incomplete Project". *The Anti-Aesthetic. Essays on Postmodern Culture*. Ed. Hal Foster. Seattle, 3-15.

--- (1985): *Der philosophische Diskurs der Moderne. Zwölf Vorlesungen*. Frankfurt.

--- (1988a): *Theorie des kommunikativen Handelns. Band 2: Zur Kritik der funktionalistischen Vernunft*. 1981; Frankfurt.

--- (1988b): "Die neue Intimität zwischen Politik und Kultur". *Die Zukunft der Aufklärung*. Hrsg. Jörn Rüsen, Eberhard Lämmert, Peter Glotz. Frankfurt, 59-68.

--- (1990): *Strukturwandel der Öffentlichkeit. Untersuchungen zu einer Kategorie der bürgerlichen Gesellschaft*. 1962; Frankfurt.

Hall, Jeanne Lynn (1990): *Refracting Reality: The Early Films of Robert Drew & Associates*. Diss. Univ. of Wisconsin. Madison.

Hall, Stuart (1974): "The Television Discourse. Encoding and Decoding". *Education and Culture* 25: 8-14.

--- (1988): "Media Power: The Double Bind". *New Challenges for Documentary*. Ed. Alan Rosenthal. Berkeley, Los Angeles, London, 357-364.

Hansen, Miriam (1992): "Mass Culture as Hieroglyphic Writing: Adorno, Derrida, Kracauer". *New German Critique* 56 (Spring/Summer): 43-73.

Harpham, Geoffrey Galt (1988): "Conversion and the Language of Autobiography". *Studies in Autobiography*. Ed. James Olney. New York, Oxford, 42-50.

Harpole, Charles H. (1973): "What is the 'Documentary Film'?". *Filmmakers Newsletter* 6/6 (April): 25-27.

Harvey, David (1989): *The Condition of Postmodernity. An Enquiry into the Origins of Cultural Change*. Cambridge Mass., Oxford.

Heath, Stephen (1986): "Narrative Space". *Narrative, Apparatus, Ideology. A Film Theory Reader*. Ed. Philip Rosen. New York, 379-420.

--- (1990): "Representing Television". *Logics of Television. Essays in Cultural Criticism*. Ed. Patricia Mellencamp. Bloomington, Indianapolis, 267-302.

Hebdige, Dick (1979): *Subculture. The meaning of style*. London.

--- (1988): *Hiding In The Light*. London, New York.

Henderson, Lisa (1988): "Access and Consent in Public Photography". *Image Ethics. The Moral Rights of Subjects in Photographs, Film, and Television*. Eds. Larry Gross, John Stuart Katz, Jay Ruby. New York, Oxford, 91-107.

Hesling, Willem (1989): "Documentary film and rhetorical analysis". *Image - Reality - Spectator. Essays on Documentary Film and Television*. Eds. Willem de Greef, Willem Hesling. Amersfoort, 101-131.

Hess, John (u.a.) (1982): "The Last Word: Censorship on Public Television". *Jump Cut* 27: 72.

Heung, Marina (1983): "The New Family in American Cinema". *Journal of Popular Film and Television* 11/2 (Summer): 79-85.

Himmelstein, Hal (1984): *Television Myth and the American Mind*. New York.

Hohenberger, Eva (1988): *Die Wirklichkeit des Films. Dokumentarfilm. Ethnographischer Film. Jean Rouch*. Hildesheim, Zürich, New York.

Höijer, Brigitte (1992): "Socio-cognitive structures and television reception". *Media, Culture and Society* 14: 583-603.

Holland, Norman N. (1983): "Postmodern Psychoanalysis". *Innovation/Renovation. New Perspectives on the Humanities*. Eds. Ihab Hassan, Sally Hassan. Madison, 291-309.

Holub, Robert C. (1984): *Reception Theory. A Critical Introduction*. London, New York.

Honneth, Axel (1989): *Kritik der Macht. Reflexionsstufen einer kritischen Gesellschaftstheorie*. Frankfurt.

Hoover, Dwight W. (1987): "Censorship or Bad Judgement? An Example from American Public Television". *Historical Journal of Film, Radio and Television* 7/2: 161-174.

Horkheimer, Max/Adorno, Theodor W. (1988): *Dialektik der Aufklärung. Philosophische Fragmente*. 1969; Frankfurt.

Horowitz, Karen (1976): "Elephants, Home Movies, Senior Citizens, and Yanomamo Anthropologists Go Bananas". *American Film* (September): 66-68.

Horton, Donald/Wohl, R. Richard (1976): "Mass Communication and Para-Social Interaction: Observations on Intimacy at a Distance". *Drama in Life. The Uses of Communications in Society*. Eds. James E. Combs, Michael W. Mansfield. New York, 212-228.

Hübner, Christoph (1983): "Der Zuschauer als Interessent oder Von der Notwendigkeit der Sachkunde in der Dokumentarfilmkritik". *Bilder, die wir uns nehmen. Aufsätze zur dokumentarischen Filmarbeit und Dokumentation*. Hrsg. Angela Haardt, Paul Hofmann. Duisburg, 112-117.

Hudson, Robert V. (1987): *Mass Media. A Chronological Encyclopedia of Television, Radio, Motion Pictures, Magazines, Newspapers, and Books in the United States*. New York/London.

Hutton, Patrick H. (1993): "Foucault, Freud und die Technologien des Selbst". *Technologien des Selbst*. Hrsg. Luther H. Martin [u.a.]. Frankfurt, 144-167.

Iser, Wolfgang (1983a): "Akte des Fingierens. Oder: Was ist das Fiktive im fiktionalen Text?" *Funktionen des Fiktiven*. Hrsg. Dieter Henrich, Wolfgang Iser. München, 121-151.

--- (1983b): "Die Doppelungsstruktur des literarisch Fiktiven". *Funktionen des Fiktiven*. Hrsg. Dieter Henrich, Wolfgang Iser. München, 497-510.

--- (1984): *Der Akt des Lesens. Theorie ästhetischer Wirkung*. München.

--- (1993): *Das Fiktive und das Imaginäre. Perspektiven literarischer Anthropologie*. Frankfurt.

Jacobs, Diane (1979): "Where Love Has Gone". *American Film* (December-January): 54-59.

Jaffe, Patricia (1965): "Editing Cinéma Vérité". *Film Comment* 3/3: 43-47.

James, David E. (1989): *Allegories of Cinema. American Film in the Sixties*. Princeton.

Jameson, Fredric (1983): "Postmodernism and Consumer Society". *The Anti-Aesthetic. Essays on Postmodern Culture*. Ed. Hal Foster. Seattle, 111-125.

--- (1984): "Periodizing the 60s". *The 60s Without Apology*. Ed. Sohnya Sayres [u.a.]. Minneapolis, 178-209.

Janis, Ralph (1982): "Middletown Revisited: Searching for the Heart of Mid-America". *Indiana Magazine of History* 78/4: 346-351.

Jauß, Hans Robert (1988): "Das kritische Potential ästhetischer Bildung". *Die Zukunft der Aufklärung*. Hrsg. Jörn Rüsen, Eberhard Lämmert, Peter Glotz. Frankfurt, 221-232.

Jost, Jon (1975): "Afterimages. Notes from practice". *Jump Cut* 5/3-4 (Jan./Feb.): 4-7.

Joußen, Wolfgang (1990): *Massen und Kommunikation. Zur soziologischen Kritik der Wirkungsforschung*. Weinheim.

Kaplan, E. Ann (1988): "Theories and Strategies of the Feminist Documentary". *New Challenges for Documentary*. Ed. Alan Rosenthal. Berkeley, Los Angeles, London, 78-102.

--- (1989): "Feminist Film Criticism: Current Issues and Problems". *The Cinematic Text. Methods and Approaches*. Ed. R. Barton Palmer. New York, 157-173.

Katz, John Stuart/Katz, Judith Milstein (1988): "Ethics and the Perception of Ethics in Autobiographical Film". *Image Ethics. The Moral Rights of Subjects in Photographs, Film, and Television*. Eds. Larry Gross, John Stuart Katz, Jay Ruby. New York, Oxford, 119-134.

Kausch, Michael (1988): *Kulturindustrie und Populärkultur. Kritische Theorie der Massenmedien*. Frankfurt.

Keane, John (1991): *The Media and Democracy*. Cambridge.

Kellner, Douglas (1990): *Television and the Crisis of Democracy*. Boulder, San Francisco, Oxford.

Klier, Peter (1990): *Im Dreieck von Demokratie, Öffentlichkeit und Massenmedien*. Berlin.

Kluge, Alexander (1975): *Gelegenheitsarbeit einer Sklavin*. Frankfurt.

--- (1981): "Zu Klaus Wildenhahns, 'Industrielandschaft mit Einzelhändlern'. Antwort auf ein Diskussionsangebot". *Bilder aus der Wirklichkeit*. Aufsätze zum dokumentarischen Film und Dokumentation. 4. Duisburger Filmwoche '80. Hrsg. Werner Biedermann, Angela Haardt. Duisburg, 26-38.

Koch, Gertrud (1989): *Was ich erbeute, sind Bilder. Zum Diskurs der Geschlechter im Film*. Frankfurt.

Krauss, Rosalind (1976): "Video: The Aesthetics of Narcissism". *October* 1 (Spring): 51-64.

Kreimeier, Klaus (1993): "Dokumentarfilm, 1892-1992. Ein doppeltes Dilemma". *Geschichte des Deutschen Films*. Hrsg. Wolfgang Jacobsen, Anton Kaes, Hans Helmut Prinzler. Stuttgart, 391-416.

Kuhn, Annette (1978): "The Camera I. Observations on Documentary". *Screen* 19/2 (Summer): 71-83.

Lacan, Jacques (1973): "Das Spiegelstadium als Bildner der Ichfunktion, wie sie uns in der psychoanalytischen Erfahrung erscheint". *Jacques Lacan. Schriften I*. Hrsg. Norbert Haas. Olten, Freiburg i. Br., 61-70.

Lane, James Martin (1991): *The Autobiographical Documentary Film in America: A Critical Analysis of Modes of Self-Inscription*. Diss. Univ. of California. Los Angeles.

Laplanche, Jean/Pontalis, Jean-Bertrand (1986): *Das Vokabular der Psychoanalyse*. 1972; Frankfurt.

Lapsley, Robert/Westlake, Michael (1988): *Film Theory: An Introduction*. Manchester.

Lasch, Christopher (1978): *The Culture of Narcissism. American Life in an Age of Diminishing Expectations*. New York.

Leacock, Richard (1961): "For an Uncontrolled Cinema". *Film Culture* 22/23 (Summer): 23-25.

--- (1986): "Personal Thoughts and Prejudices About the Documentary". Presented at the 23rd C.I.L.E.C.T. Congress, Paris (November). Manuskript.

Lesage, Julia (1975): "Speaking Directly: Some American Notes. Talkin' To Us". *Jump Cut* 5/3-4 (Jan./Feb.): 3-4.

--- (1984): "Feminist Documentary: Aesthetics and Politics". *"Show Us Life". Toward a History and Aesthetics of the Committed Documentary*. Ed. Thomas Waugh. Metuchen, N.J., London, 223-251.

Levin, G. Roy (1971a): "Jean Rouch". *Documentary Explorations - 15 Interviews with Film Makers*. Ed. G. Roy Levin. Garden City, New York, 131-145.

--- (1971b): "Richard Leacock". *Documentary Explorations - 15 Interviews with Film Makers*. Ed. G. Roy Levin. Garden City, New York, 195-221.

Lidz, Victor (1984): "Television and moral order in a secular age". *Interpreting Television: Current Research Perspectives*. Eds. Willard D. Rowland, Bruce Watkins. Beverly Hills, London, New Delhi, 267-289.

Linton, James M. (1976): "The Moral Dimension in Documentary". *Journal of the University Film Association* 28/2 (Spring): 17-22.

Lippmann, Walter (1925): *The Phantom Public*. New York.

--- (1989): *The Public Philosphy*. 1955; New Brunswick.

Lowry, Stephen (1992): "Film - Wahrnehmung - Subjekt. Theorien des Filmzuschauers". *montage/av* 1/1: 113-128.

Luik, Arno (1988): "Emile de Antonio. Gespräche, aufgezeichnet Oktober 1984". Unveröffentlichtes Manuskript für die nicht mehr erscheinende Zeitschrift *Filmkritik*.

Lyotard, Jean-François (1990): "Beantwortung der Frage: Was ist postmodern?". *Postmoderne und Dekonstruktion. Texte französischer Philosophen der Gegenwart*. Hrsg. Peter Engelmann. Stuttgart, 33-48.

--- (1993): *Das postmoderne Wissen. Ein Bericht*. 1979; Wien.

MacCabe, Colin (1986): "Theory and Film: Principles of Realism and Pleasure". *Narrative, Apparatus, Ideology. A Film Theory Reader*. Ed. Philip Rosen. New York, 179-197.

MacDougall, David (1985): "Beyond Observational Cinema". *Movies and Methods, Vol. II*, Ed. Bill Nichols. Berkeley, Los Angeles, London, 274-287.

--- (1992): "Complicities of style". *Film as Ethnography*. Eds. Peter Ian Crawford, David Turton. Manchester, 90-98.

Mamber, Stephen (1974): *Cinéma Vérité in America: Studies in Uncontrolled Documentary*. Cambridge Mass., London.

Man, Paul de (1979): "Autobiography as De-facement". *Modern Language Notes* 94/5: 919-930.

Marcorelles, Louis (1973): *Living Cinema. New Directions in Contemporary Filmmaking*. With Nicole Rouzet-Albagli. New York, Washington.

Martinez, Wilton (1992): "Who constructs anthropological knowledge? Toward a theory of ethnographic film spectatorship". *Film as Ethnography*. Eds. Peter Ian Crawford, David Turton. Manchester, 131-161.

McGarry, Eileen (1975): "Documentary, Realism and Women's Cinema". *Women & Film* 2/7: 50-59.

McLuhan, Marshall (1964): *Understanding Media. The Extensions of Man*. London.

Mekas, Jonas (1962): "Notes on the New American Cinema". *Film Culture* 24: 6-16.

--- (1978): "The Diary Film". *The Avant-Garde Film. A Reader of Theory and Criticism*. Ed. P. Adams Sitney. New York, 190-199.

Mellencamp, Patricia (1988): "Video and the Counterculture". *Global Television*. Eds. Cynthia Schneider, Brian Wallis. New York, Cambridge, 199-223.

Metz, Christian (1976): "History/Discourse: Note on Two Voyeurisms". *Psycho-Analysis/Cinema/Avant-Garde Magazine*, No. 1, Edinburgh Magazine: 21-25.

Meyrowitz, Joshua (1985): *No Sense of Place. The Impact of Electronic Media on Social Behavior.* New York, Oxford.

Minh-ha, Trinh T. (1984): "Mechanical Eye, Electronic Ear, and the Lure of Authenticity". *Wide Angle* 6/2: 58-63.

--- (1993): "The Totalizing Quest of Meaning". *Theorizing Documentary.* Ed. Michael Renov. New York, 90-107.

Morgan, Michael (1989): "Television and Democracy". *Cultural Politics in Contemporary America.* Eds. Ian Angus, Sut Jhally. New York, London, 240-253.

Moriarty, Michael (1992): "The Longest Cultural Journey: Raymond Williams and French Theory". *Social Text* 30: 57-77.

Morley, David (1980): *The* Nationwide *Audience: Structure and Decoding.* London.

--- (1986): *Family Television: Cultural Power and Domestic Leisure.* London.

--- (1989): "Changing paradigms in audience studies". *Remote Control. Television, Audiences, and Cultural Power.* Ed. Ellen Seiter [u.a.]. London, New York, 16-43.

--- (1992): "Populism, revisionism and the 'new' audience research". *Poetics.* 21/4 (August): 329-344.

Mulvey, Laura (1985): "Visual Pleasure and Narrative Cinema". *Movies and Methods. Volume II.* Ed. Bill Nichols. Berkeley, Los Angeles, London, 303-315.

Naficy, Hamid (1981): "'Truthful Witness'. An Interview with Albert Maysles". *Quarterly Review of Film Studies* 6/2 (Spring): 154-179.

--- (1982): "Richard Leacock. A Personal Perspective". *Literature Film Quarterly* 10/4: 234-253.

Neale, Stephen (1980): *Genre.* London.

--- (1977): "Propaganda". *Screen* 18/3 (Autumn): 9-40.

Negt, Oskar/Kluge, Alexander (1974): *Öffentlichkeit und Erfahrung. Zur Organisationsanalyse von bürgerlicher und proletarischer Öffentlichkeit.* Frankfurt.

Nelson, Joyce (1988): *The Colonized Eye. Rethinking the Grierson Legend.* Toronto.

Nichols, Bill (1981): *Ideology and the Image. Social Representation in the Cinema and other Media.* Bloomington.

--- (1985): "Introduction". *Movies and Methods. Volume II.* Ed. Bill Nichols. Berkeley, Los Angeles, London 1985, 1-25.

--- (1986): "Questions of Magnitude". *Documentary and the Mass Media.* Ed. John Corner. London [u.a.], 107-122.

--- (1987): "History, Myth, and Narrative in Documentary". *Film Quarterly* 41/1 (Fall): 9-20.

--- (1988a): "The Voice of Documentary". *New Challenges for Documentary.* Ed. Alan Rosenthal. Berkeley, Los Angeles, London 1988, 48-63.

--- (1988b): "The Work of Culture in the Age of Cybernetic Systems". *Screen* 29/1 (Winter): 22-46.

--- (1989a): "Form Wars: The Political Unconscious of Formalist Theory". *South Atlantic Quarterly* 88/2 (Spring): 487-515.

--- (1989b): "Ideological and Marxist Criticism: Towards a Metahermeneutics." *The Cinematic Text. Methods and Approaches*. Ed. R. Barton Palmer. New York, 247-275.

--- (1991): *Representing Reality. Issues and Concepts in Documentary*. Bloomington/Indianapolis.

O'Connell, P.J. (1992): *Robert Drew and the Development of Cinema Verite in America*. Carbondale, Edwardsville.

Odin, Roger (1989): "A semiopragmatic approach of the documentary". *Image - Reality - Spectator. Essays on Documentary Film and Television*. Eds. Willem de Greef, Willem Hesling. Amersfoort, 91-100.

Olney, James (1980): "Some Versions of Memory/Some Versions of *Bios*: The Ontology of Autobiography". *Autobiography: Essays Theoretical and Critical*. Ed. James Olney. Princeton, N.J., 236-267.

Paech, Joachim (1988): *Literatur und Film*. Stuttgart.

--- (1989): "The mummy lives!". *Image - Reality - Spectator. Essays on Documentary Film and Television*. Eds. Willem de Greef, Willem Hesling. Amersfoort, 57-65.

--- (1990/91): "Zur Theoriegeschichte des Dokumentarfilms". *Journal Film* 23 (Winter): 24-29.

Pateman, Carole (1988): "The Fraternal Social Contract". *Civil Society and the State*. Ed. John Keane. London, New York, 101-128.

Patterson, Philip/Wilkins, Lee (1991): *Media Ethics. Issues and Cases*. Dubuque.

Peirce, Charles S. (1955): "Logic as Semiotic: the Theory of Signs". *Philosophical Writings of Peirce*. Ed Justus Buchler. New York, 98-119.

Perniola, Mario (1990): "Videokulturen als Spiegel". *Im Netz der Systeme*. Hrsg. Ars Electronica. Berlin, 50-74.

Phelan, John M. (1980): *Disenchantment. Meaning and Morality in the Media*. New York.

Pincus, Ed (1977): "New Possibilities in Film and the University". *Quarterly Review of Film Studies* (May): 158-178.

Pingree, Suzanne/Thompson, Margaret E. (1990): "The Family in Daytime Serials". *Television and the American Family*. Ed. Jennifer Bryant. Hillsdale, N.J., 113-127.

Polan, Dana (1990): "The Public's Fear, or Media as Monster in Habermas, Negt, and Kluge". *Social Text* 8/3 & 9/1: 260-266.

Prokop, Dieter (1981): *Medien-Wirkungen*. Frankfurt.

Pryluck, Calvin (1976a): "Seeking to Take the Longest Journey: A Conversation with Albert Maysles". *Journal of the University Film Association* 28/2 (Spring): 9-16.

--- (1976b): "Ultimately We Are All Outsiders: The Ethics of Documentary Filming". *Journal of the University Film Association* 28/1 (Winter): 21-29.

Qualter, Terence H. (1985): *Opinion Control in the Democracies*. London.

Rapping, Elayne (1987): *The Looking Glass World of Nonfiction TV*. Boston.

Reeves, Jimmie L. (1988): "Television Stardom. A Ritual of Social Typification and Individualization". *Media, Myths, and Narratives. Television and the Press*. Ed. James W. Carey. Newsbury Park [u.a.], 146-160.

Reisman, Linda (1983): "Personal Film/Feminist Film". *Camera Obscura* 11 (Fall): 61-71.

Renov, Michael (1987): "Newsreel: Old and New - Towards An Historical Profile". *Film Quarterly* 4/1 (Fall): 20-33.

--- (ed.) (1993): *Theorizing Documentary*. New York.

Riesman, David (1953): *The Lonely Crowd. A Study of the Changing American Character*. New Haven.

Robson, Kenneth J. (1983): "The Crystal Formation: Narrative Structure in *Grey Gardens*". *Cinema Journal* 22/2 (Winter): 42-53.

Rodowick, David Norman (1991): *The Difficulty of Difference. Psychoanalysis, Sexual Difference, and Film Theory*. New York.

Rosen, Philip (1993): "Document and Documentary: On the Persistence of Historical Concepts". *Theorizing Documentary*. Ed. Michael Renov. New York, 58-89.

Rosenthal, Alan (1971): "Introduction". *The New Documentary in Action: A Casebook in Film Making*. Ed. Alan Rosenthal. Berkeley, Los Angeles, London, 1-17.

--- (1988): "Documentary Ethics. Introduction". *New Challenges for Documentary*. Ed. Alan Rosenthal. Berkeley, Los Angeles, London, 245-253.

Roth, Wilhelm (1982): *Der Dokumentarfilm seit 1960*. München.

Rotha, Paul (1952): *Documentary Film*. Third Edition. 1935; London.

Rothman, William (1977): "Alfred Guzzetti's 'Family Portrait Sittings'". *Quarterly Review of Film Studies* (February): 96-113.

Rothschild, Amalie (1980): "*It Happens to Us* and *Nana, Mom and Me*". *The Documentary Conscience*. Ed. Alan Rosenthal. Berkeley, Los Angeles, London, 415-425.

Ruby, Jay (1977): "The Image Mirrored: Reflexivity and the Documentary Film". *Journal of the University Film Association* 29/4 (Fall): 3-11.

--- (1988): "The Ethics of Imagemaking; or, 'They're Going to Put Me in the Movies. They're Going to Make a Big Star Out of Me ...'". *New Challenges for Documentary*. Ed. Alan Rosenthal. Berkeley, Los Angeles, London, 308-318.

Ruoff, Jeffrey (1993): "Conventions of Sound in Documentary". *Cinema Journal* 32/3 (Spring): 24-40.

Ruoff, Robert (1978): "Engagement an der Wirklichkeit". *Der Dokumentarfilm, Ein Modell-Seminar*. Hrsg. Freunde der deutschen Kinemathek. Berlin, 42-61.

Ryan, Michael (1988): "The Politics of Film: Discourse, Psychoanalysis, Ideology". *Marxism and the Interpretation of Culture*. Eds. Cary Nelson, Lawrence Grossberg. London, 477-486.

Scannell, Paddy (1989): "Public service broadcasting and modern public life". *Media, Culture & Society* 11/2: 135-166.

Schiller, Herbert I. (1989): "The Privatization and Transnationalization of Culture". *Cultural Politics in Contemporary America*. Eds. Ian Angus, Sut Jhally. New York, London, 317-332.

--- (1993): "Public Way or Private Road?" *The Nation* 257/2 (July 12): 64-66.

Sennett, Richard (1977): "Narcissism and Modern Culture". *October* 4 (Fall): 70-79.

--- (1978): *The Fall of Public Man. On the Social Psychology of Capitalism*. New York.

Shamberg, Michael (1971): *Guerrilla Television*. New York, Chicago, San Francisco.

Simpson, David (1992): "Raymond Williams: Feeling for Structures, Voicing 'History'". *Social Text* 30: 9-26.

Sitney, P. Adams (1977/78): "Autobiography in Avant-Garde Film". *Millennium Film Journal* 1/1 (Winter): 60-105.

Skill, Thomas (1983): "Television's Families: Real By Day, Ideal By Night?" *Journal of American Culture* 6/3: 72-75.

Smith, Henry (1973): "Goebbels in Space. Government Use of Telecommunications". *Cinéaste* 5/4: 37-44.

Sobchack, Thomas/Sobchack, Vivian (1987): *An Introduction to Film*. Second Edition. Boston, Toronto.

Sobchack, Vivian C. (1977): "*No Lies:* Direct Cinema as Rape". *Journal of the University Film Association* 29/4 (Fall): 13-18.

--- (1984): "Inscribing Ethical Space: Ten Propositions On Death, Representation, and Documentary". *Quarterly Review of Film Studies* 9/4 (Fall): 283-300.

Sprinker, Michael (1980): "Fictions of the Self: The End of Autobiography". *Autobiography: Essays Theoretical and Critical*. Ed. James Olney. Princeton, N.J., 321-342.

Staiger, Janet (1989): "Reception Studies: The Death of the Reader". *The Cinematic Text. Methods and Approaches*. Ed. R. Barton Palmer. New York, 353-367.

--- (1992): *Interpreting Films. Studies in the Historical Reception of American Cinema*. Princeton, N.J..

Steinberg, Cobbett (1985): *TV Facts*. New York, Oxford.

Taylor, Ella (1989): *Prime Time Families. Television Culture in Postwar America*. Berkeley, Los Angeles, London.

Tocqueville, Alexis de (1985): *Über die Demokratie in Amerika* [1835]. Hrsg. J.P. Mayer. Stuttgart.

Trojan, Judith (1978): "Who's Who in filmmaking: Albert Maysles". *Sightlines* (Spring): 26-30.

Turim, Maureen (1986): "Childhood Memories and Household Events in the Feminist Avant-Garde". *Journal of Film and Video* 38/3-4 (Summer-Fall): 86-92.

--- (1993): "Reminiscences, Subjectivities, and Truths". *To Free the Cinema. Jonas Mekas and the New York Underground*. Ed. David E. James. Princeton, N.J., 193-212.

Tyler, Stephen A. (1986): "Post-Modern Ethnography: From Document of the Occult to Occult Document". *Writing Culture. The Poetics and Politics of Ethnography*. Eds. James Clifford and George E. Marcus. Berkeley, Los Angeles, London, 122-140.

Utterback, Ann S. (1977): "The Voices of the Documentarist". *Journal of the University Film Association* 29/3 (Summer): 31-35.

Vander Hill, Warren (1982): "The Middletown Film Project: Reflections of an 'Academic Humanist'". *Journal of Popular Film and Television* 10/2: 48-65.

--- (1983): *The Middletown Film Project: One Year Later*. Muncie.

Varley, Pamela (1981): "Looking inside a 70's marriage". *Cambridge Chronicle* (April 16).

Vaughan, Dai (1976): *Television Documentary Usage*. London.

--- (1992): "The aesthetics of ambiguity". *Film as Ethnography*. Eds. Peter Ian Crawford, David Turton. Manchester, 99-115.

Viera, John David (1988): "Images as Property". *Image Ethics. The Moral Rights of Subjects in Photographs, Film, and Television*. Eds. Larry Gross, John Stuart Katz, Jay Ruby. New York, Oxford, 135-162.

Warth, Eva-Maria (1992): "'A Woman who I'm very much like and not like at all': Zur Darstellung des Mutter/Tochter-Konflikts in Michelle Citrons *Daughter Rite* (1978)". *Frauen und Film* 52 (Juni): 64-72.

Watson, Mary Ann (1990): *The Expanding Vista. American Television in the Kennedy Years*. New York/Oxford.

Watzlawick, Paul/Beavin, Janet H./Jackson, Don D. (1985): *Menschliche Kommunikation. Formen, Störungen, Paradoxien*. 1969; Bern.

Waugh, Thomas (1976): "*Underground*: Weatherpeople at Home". *Jump Cut* 12/13: 11-13.

--- (1985): "Beyond *Vérité*: Emile de Antonio and the New Documentary of the Seventies". *Movies and Methods. Volume II*. Ed. Bill Nichols. Berkeley, Los Angeles, London, 233-258.

Weis, Elisabeth (1975): "Family Portraits". *American Film* 1/2 (November): 54-59.

Wellmer, Albrecht (1985): "Zur Dialektik von Moderne und Postmoderne: Vernunftkritik nach Adorno". *Zur Dialektik von Moderne und Postmoderne. Vernunftkritik nach Adorno*. Ders. Frankfurt, 48-114.

--- (1993): "Bedingungen einer demokratischen Kultur. Zur Debatte zwischen 'Liberalen' und 'Kommunitaristen'". *Endspiele: Die unversönliche Moderne*. Ders. Frankfurt, 54-80.

West, Cornel (1992): "The Legacy of Raymond Williams". *Social Text* 30: 6-8.

White, Robert A. (1989): "Social and Political Factors in the Development of Communication Ethics". *Communication Ethics and Global Change*. Ed. Thomas W. Cooper [u.a.]. White Plains, N.Y., 40-65.

Williams, Linda (1981): *Figures of Desire. A Theory and Analysis of Surrealist Film*. Urbana, Chicago, London.

--- (1989): *Hard Core. Power, Pleasure, and the 'Frenzy of the Visible'*. Berkeley, Los Angeles.

--- (1993): "Mirrors Without Memories. Truth, History, and the New Documentary". *Film Quarterly* 46/3 (Spring): 9-21.

Williams, Linda/Rich Ruby B. (1985): "The Right of Re-Vision: Michelle Citron's *Daughter Rite*". *Movies and Methods. Volume II*. Ed. Bill Nichols. Berkeley, Los Angeles, London, 359-369.

Williams, Raymond (1973): *Communications*. 1962; London.

--- (1977a): *Marxism and Literature*. Oxford.

--- (1977b): "A Lecture on Realism". *Screen* 18/1 (Spring): 61-74.

--- (1989a): "Communications and Community [1961]". *Resources of Hope. Culture, Democracy, Socialism*. Ed. Robin Gable. London, 19-31.

--- (1989b): "Culture is Ordinary [1958]". *Resources of Hope. Culture, Democracy, Socialism*. Ed. Robin Gable. London, 3-18.

--- (1989c): "The Idea of a Common Culture [1968]". *Resources of Hope. Culture, Democracy, Socialism*. Ed. Robin Gable. London, 32-38.

--- (1990a): *Television. Technology and Cultural Form*. Ed. Ederyn Williams. 1975; London.

--- (1990b): *Keywords. A Vocabulary of Culture and Society*. 1976; Glasgow.

--- (1991): "Realism, Naturalism, and their Alternatives". *Explorations in Film Theory. Selected Essays from Ciné-Tracts*. Ed. Ron Burnett. Bloomington, Indianapolis, 121-126.

Winston, Brian (1978/79): "Documentary". *Sight & Sound* 48/1 (Winter): 2-8.

--- (1983): "Hell of a good sail ... sorry, no whales". *Sight & Sound* 52/4: 238-243.

--- (1988): "The Tradition of the Victim in Griersonian Documentary". *Image Ethics. The Moral Rights of Subjects in Photographs, Film, and Television*. Eds. Larry Gross, John Stuart Katz, Jay Ruby. New York, Oxford, 34-57.

--- (1993): "The Documentary Film as Scientific Inscription". *Theorizing Documentary*. Ed. Michael Renov. New York, 37-57.

Wollen, Peter (1980): "Cinema and Technology: A Historical Overview". *The Cinematic Apparatus*. Eds. Teresa de Lauretis, Stephen Heath. New York, 14-22.

Worth, Sol (1981): *Studying Visual Communication*. Editor Larry Gross. Philadelphia.
Zimmermann, Patricia (1986): "The Amateur, the Avant-Garde, and Ideologies of Art." *Journal of Film and Video* 38 (Summer/Fall): 63-85.
--- (1988): "Hollywood, Home Movies, and Common Sense: Amateur Film as Aesthetic Dissemination and Social Control, 1950-1962." *Cinema Journal* 27/4 (Summer): 23-44.

8.3 Bücher, Aufsätze, Zeitungsartikel zu *An American Family*

"'An American Family'". *Newsweek* (January 15, 1973): 68.
"American Family Revisited: The Louds 10 Years Later". *Variety* (August 17, 1983): 64.
"An American Family ... and Reality". *Variety* (April 11, 1973).
"An American Family". *Variety* (January 24, 1973).
"Festival Favors 'Family' Filmers; Gilbert Is Yellin". *Variety* (August 21, 1974): 36.
"Living With the Louds, Redux". *New York Times* (December 31, 1990): 22.
"Pat Loud Tells Her Story For Coward, McCann & Geoghegan". *Publisher's Weekly* (October 1, 1973): 44.
"Sample of One?". *Time* (February 26, 1973): 35-36.
"The Divorce of the Year". *Newsweek* (March 12, 1973): 48-49.
Alexander, Shana (1973): "The Silence of the Louds". *Newsweek* (January 22): 28.
An American Family Returns to Public Television. WNET Press Release (October 1990).
An American Family. WNET Press Release (November 1972).
Carlin, Sybil (1973a): "Bye, Patty. Bye, Bill. Bye, Margaret". *Village Voice* (April 12): 25.
--- (1973b): "Seeing the Loud Family". *Village Voice* (March 1): 15, 28.
Donnelly, Tom (1973): "'An American Family' to Drive You Up the Wall". *Washington Post* (February 1): 8.
Francke, Linda (1974): "An American Divorce". *Newsweek* (March 11): 58.
Friedman, Jack (1973): "Every Loud has a silver lining". *Village Voice* (January 18): 59.
Gardella, Kay (1973a): "Louds on Dick Cavett Are Defenseless People". *Daily News* (February 22): 35.
--- (1973b): "Pat Loud Feels Betrayed by WNET & TV Producer". *Daily News* (February 20): 32.

Geller, Robert (1973): "Coming of Age In Santa Barbara: An American Family". *Media & Methods* (March): 50-52.

Gilbert, Craig (1982): "Reflections on 'An American Family'". *Studies in Visual Communication* 8 (Winter): 24-54.

Greeley, Bill (1973): "Which Are The 'Real' Wm. C. Louds, Cavett's Guests Or 'American Family'?". *Variety* (February 21): 29.

Gross, Leonard (1973): "Bill Loud: After the Fact". *Image* (June): 6-7, 16.

Grossman, Edward (1973): "The Family In the Tube". *World* (March 13): 54-56.

Harrington, Stephanie (1973): "An American Family Lives Its Life on TV". *New York Times* (January 7): 19.

Harrison, Barbara Grizzuti (1980): "Hers". *New York Times* (April 17): 2.

Krueger, Eric (1973): "An American Family: An American Film". *Film Comment* (November/December): 16-19.

Loud, Lance (1991): "20 Years Louder". *American Film* (January): 64.

Loud, Pat (1974): *A Woman's Story*. With Nora Johnson. New York.

--- (1973): "Letter to *The Forum for Contemporary History*". *An American Family*. Text prep. by Ron Goulart. New York, 234-238.

Maynard, Fredelle (1973): "An American Family: The Crack in the Mirror." *Image* (January): n.p.

McDarrah, Timothy/DiGiacomo, Frank (1990): "TV rerun produces Loud protest". *New York Post* (October 12): 6.

Mead, Margaret (1973): "As Significant as the Invention of Drama or the Novel". *TV Guide* (January 6-12): 21-23.

Nachman, Gerald (1973): "A Faded, Thumbed 'Family' Album". *Daily News* (February 9): 68.

O'Connor, John (1973a): "Mr. & Mrs. Loud, Meet the Bradys". *New York Times* (March 4): 19, 20.

--- (1973b): "TV: Arguments Over 'An American Family' Are Smothering Its Contents". *New York Times* (January 22): 60.

--- (1973c): "TV: 'An American Family' Is a Provocative Series". *New York Times* (January 23): 79.

Raymond, Alan/Raymond, Susan (1973): "Filming *An American Family*". *Filmmakers Newsletter* 6/5 (March): 19-21.

Reilly, John (1973): "In the Wake of An American Family. Conversation With Craig Gilbert". *Tube* (May/June): 15-18.

Roberts, Steven V. (1973): "An American Family Sees Itself on TV". *New York Times* (January 13): 62.

Roiphe, Anne (1973): "Things are keen but could be keener". *An American Family*. Text prep. by Ron Goulart. New York, 9-27.

Seligsohn, Leo (1973): "'American Family' gets shook up in TV version". *Courier-Journal & Times* (January 14): 1, 6.

Singer, Stephen (1990): "The Return of the Louds". *Current* (November 5).
Taubin, Amy (1990): "America's Saddest Home Video". *Village Voice* (Dezember 25): 63.
Terry, John (1973): "Filming *An American Family* in Super-8". *Filmmakers Newsletter* 6/5 (March): 22-23.
Ward, Melinda (1973a): "The Making of An American Family: Susan Raymond, Alan Raymond and John Terry". *Film Comment* (November/December): 24-31.
--- (1973b): "Pat Loud: An Interview". *Film Comment* (November/December): 20-23.

8.4 Literatur zum amerikanischen *public television* (Exkurs 1.3)

Alexander, Sidney S. (1967): *The Public Interest in Public Broadcasting*. Rand Corporation Paper, September.
Aufderheide, Pat (1983): "Public Television's Prime-Time Politics". *American Film* 8/6 (April): 53-57, 62.
--- (1984): "TV Worth Paying For?" *The Progressive* 48/5: 33-36.
--- (1992): "Cable Television and the Public Interest". *Journal of Communication* 42/1 (Winter): 52-65.
Avery, Robert K./Pepper, Robert (1980): "An Institutional History of Public Broadcasting". *Journal of Communication* 30/3: 126-138.
Bennett, James R. (1987): "The Public Broadcasting System: A Bibliography of Criticism". *Journal of Popular Film and Television* 15/2 (Summer): 85-92.
Blakely, Robert J. (1971): *The People's Instrument. A Philosophy of Programming for Public Television*. Washington D.C.
--- (1979): *To Serve the Public Interest. Educational Broadcasting in the United States*. Syracuse.
Brown, Les (1971): *Television: The Business Behind the Box*. New York.
Carlson, Robert A. (1973): *Educational Television in its Cultural and Public Affairs Dimension: A Selected Literature Review of Public Television as an Issue in Adult Education*. New York.
Carnegie Commission on Educational Television (1967): *Public Television. A Program for Action*. New York.
Carnegie Commission on the Future of Public Broadcasting (1979): *A Public Trust. The Report of the Carnegie Commission on the Future of Public Broadcasting*. New York.
Cater, Douglass/Nyhan, Michael J. (eds.) (1976): *The Future of Public Broadcasting*. New York, Washington, London.
DeMott, Benjamin (1979): "The Trouble with Public Television". *Atlantic Monthly* 243 (February): 42-47.

Gerard, Jeremy (1989): "Public TV's Plan: Cut Red Tape, Diversify Shows". *New York Times* (November 20): 18.

--- (1990a): "Public TV Is Seeking To Centralize Programs". *New York Times* (June 21): 22.

--- (1990b): "Stations Oppose Streamlined PBS". *New York Times* (September 20): 18.

Gibson, George H. (1977): *Public Broadcasting: The Role of the Federal Government, 1912-1976*. New York, London.

Johnson, Fenton (1985): "Independents". *American Film* 11/1 (October): 62-63.

Katz, Helen (1989): "The future of public broadcasting in the US". *Media, Culture and Society* 11: 195-205.

Koughan, Martin (1983): "The Fall and Rise of Public Television". *Channels* 3 (May/June): 23-24, 25-29, 40.

Lashley, Marilyn (1992): *Public Television. Panacea, Pork Barrel, or Public Trust?*. New York [u.a.].

Lee, Larry (1982): "The Private Reality of Public Television". *Working Papers for a New Society* 3/2 (March/April): 34-41.

LeRoy, David J. (1980): "Who Watches Public Television". *Journal of Communication* 30/3: 157-163.

Macy, John W. (1974): *To Irrigate a Wasteland. The Struggle to Shape a Public Television System in the United States*. Berkeley, Los Angeles, London.

Möller, Wolfgang/Wimmersberg, Heidrun (1988): *Public Broadcasting in den USA. Nichtkommerzielle Hörfunk- und Fernsehstrukturen in einem kommerziell geprägten Rundfunksystem*. München.

O'Connor, John J. (1991): "A New, Hipper Look For Public Broadcasting". *New York Times* (October 2): 22.

Pepper, Robert M. (1979): *The Formation of the Public Broadcasting Service*. New York.

Powledge, Fred (1972): *Public Television: A Question of Survival*. Washington.

Roman, James (1980): "Programming for Public Television". *Journal of Communication* 30/3: 150-156.

Schapiro, Mark (1991): "Public TV Takes Its Nose Out of the Air". *New York Times* (November 3): 31, 32.

Stone, David M. (1985): *Nixon and the Politics of Public Television*. New York, London.

Wicklein, John (1986): "The Assault on Public Television". *Columbia Journalism Review* 24/5 (Jan./Feb.): 27-34.

Zimmermann, Patricia (1981): "Independent Documentary Producers and the American Television Networks". *Screen* 22/4: 43-53.